康复医学科主治医生1166问

（第2版）

主　编　潘　钰　周谋望　许宏志

中国协和医科大学出版社

北　京

图书在版编目（CIP）数据

康复医学科主治医生1166问 / 潘钰，周谋望，许宏志主编. —2版. —北京：中国协和医科大学出版社，2023.9

（现代主治医生提高丛书）

ISBN 978-7-5679-2262-4

Ⅰ. ①康…　Ⅱ. ①潘…②周…③许…　Ⅲ. ①康复医学－问题解答　Ⅳ. ①R49-44

中国国家版本馆CIP数据核字（2023）第171169号

现代主治医生提高丛书
康复医学科主治医生1166问（第2版）

主　　编：潘　钰　周谋望　许宏志
责任编辑：沈冰冰　胡安霞
封面设计：邱晓俐
责任校对：张　麓
责任印制：张　岱

出版发行：中国协和医科大学出版社
（北京市东城区东单三条9号　邮编100730　电话010-65260431）
网　　址：www.pumcp.com
经　　销：新华书店总店北京发行所
印　　刷：北京天恒嘉业印刷有限公司

开　　本：787mm×1092mm　1/16
印　　张：33
字　　数：740千字
版　　次：2023年9月第2版
印　　次：2023年9月第1次印刷
定　　价：132.00元

ISBN 978-7-5679-2262-4

编者名单

主　编　潘　钰　周谋望　许宏志

副主编　谢欲晓　宋为群　陈嘉玲　林瀛洲　谢　青　刘宏亮

编　者（按姓氏笔画排序）

丁　桃（昆明医科大学第一附属医院）
马　超（中山大学孙逸仙纪念医院）
马跃文（中国医科大学附属第一医院）
王于领（中山大学附属第六医院）
王永慧（山东大学齐鲁医院）
王宝兰（新疆医科大学第一附属医院）
王宝军（包头市中心医院）
公维军（首都医科大学附属北京康复医院）
尹　勇（云南省第二人民医院）
叶超群（中国人民解放军空军特色医学中心）
白玉龙（复旦大学附属华山医院）
白定群（重庆医科大学附属第一医院）
丛　芳（北京博爱医院）
朱　宁（宁夏医科大学总医院）
刘　颖（北京协和医院）
刘宏亮（陆军军医大学西南医院）
刘劲松（北京博爱医院）
刘忠良（吉林大学第二医院）

闫彦宁（河北省人民医院）
江　山（中日友好医院）
许　涛（华中科技大学同济医学院附属同济医院）
许宏志（中国台湾嘉义长庚纪念医院）
杜　青（上海交通大学医学院附属新华医院）
李红玲（河北医科大学第二医院）
李建华（浙江大学医学院附属邵逸夫医院）
杨延砚（北京大学第三医院）
吴　霜（贵州医科大学附属医院）
宋为群（首都医科大学宣武医院）
宋振华（海口市人民医院）
张　皓（北京博爱医院）
张长杰（中南大学湘雅二医院）
张巧俊（西安交通大学第二附属医院）
张华斌（清华大学附属北京清华长庚医院）
张志强（中国医科大学附属盛京医院）
张跃萍（甘肃省人民医院）
张锦明（哈尔滨医科大学附属第一医院）
陆　晓（江苏省人民医院）
陈　伟（徐州医科大学附属医院）
陈卓铭（暨南大学附属第一医院）
陈智光（中国台湾桃园长庚纪念医院）
陈嘉玲（中国台湾林口长庚纪念医院）
邵伟波（江苏省第二中医院）
林瀛洲（中国台湾桃园长庚纪念医院）
周谋望（北京大学第三医院）
郑遵成（泰安市中心医院）
赵　澎（天津儿童医院）

胡昔权（中山大学附属第三医院）

袁　华（空军军医大学西京医院）

倪朝民（安徽省立医院）

郭钢花（郑州大学第五附属医院）

梁　英（山西白求恩医院）

谢　青（上海交通大学医学院附属瑞金医院）

谢欲晓（中日友好医院）

潘　钰（清华大学附属北京清华长庚医院）

魏　全（四川大学华西医院）

秘　书　冯雨桐（清华大学附属北京清华长庚医院）

第二版前言

生命是一场奇迹的征途，而康复医学则是这条道路上的引领者和陪伴者。康复医学是一门以消除和减轻患者功能障碍，弥补和重建其功能缺失，设法改善和提高各方面功能的医学学科。近年来，随着科技的飞速发展，康复医学也得到了极大的推动。康复亚专业从神经康复、脊髓损伤康复、儿童康复、老年康复、骨关节康复逐渐发展扩大到盆底康复、运动损伤康复、器官移植康复、肿瘤康复、安宁照护康复等方向。在可穿戴设备、智能传感、大数据、机器人等技术支持下，康复新技术发展日新月异，虚拟现实（VR）、增强现实（AR）、智能假肢和外骨骼、神经调控、脑机接口、再生治疗等新技术更为康复医学发展带来了质的飞跃。

我国康复医学发展较晚，学科建设处于攻坚建设阶段，全国各地区康复医学发展水平参差不齐。打造学科专业书籍和相关培训是缩短各地区间医师诊疗水平差距的有效手段之一。本书从康复医学科临床实际需要出发，以设问解答的方式，精选出1166条问题，由来自49家单位的共55名专家进行知识点回答与扩展，力争体现出全面性、实践性、规范性、科学性的特点，力求满足康复医学科主治医生这一层次读者的需求，并适当介绍临床诊疗工作的新进展、新观念，促进主治医生的知识更新。

本书的目的在于提供一套全面、实践导向的指南，帮助康复医学科医师、康复治疗师、康复护理人员和所有关心康复医学的人们，深入了解和应用康复医学最新实践经验及科研成果。本书可供康复医学科主治医师在繁忙的一线工作之余学习或备查，通过自学和实践相结合，掌握康复医学科专业理论和临床技能。本书还适用于正在学习康复医学的医学生和医师，同时面向那些在康复领域中拥有丰富经验的专家们。期待在这个共同的学习旅程中，一起交流和分享，共同成长。希望本书能成为读者在康复医学领域的得力助手，为读者提供全面、准确的信息，引领读者在探索康复医学的旅程中取得更为卓越的成就。

最后，我们要向所有参与编撰的专家们和团队成员们表示诚挚的感谢，正是他们的辛勤努力和专业才能，使得这本书得以顺利完成。

编　者

2022年5月

第一版前言

康复医学在我国是一个年轻的医学专业，引进至今也仅只十余年。正所谓“起步较晚”，但发展迅速！所谓发展迅速，是指康复机构和康复人员的数量增加。增加的人员必然需要更新的知识与技能，尽管各地已经先后办过数十个长短期培训班、学习班，但是实际工作千头万绪、复杂多变，远不是在短期学习理论讲授所能解决。

考虑到专业人员学习的需要，中国协和医科大学出版社决定编印出版本书，作为主治医师临床工作中的参考。在已经系统学习了本专业基础和参考书籍的基础上，人们在日常的临床与门诊工作中，仍然遇到许多难于处理的问题，需要参考学习相关资料帮助解决问题。编写一本这样的书籍，是临床工作的需要，也是培训工作的需要。

本书涵盖了康复医学的主要方面：康复医学概况与进展、康复医学评定、康复治疗技术、各科临床康复问题以及康复临床中常见病症的处理。从实际需要出发，以先哲苏格拉底传道、授业、解惑的设问解答方式，这不仅可以介绍相关的新知识、新理论，还能够活跃思维。但是康复医学学科毕竟比较年轻，而目前许多专业人员，尚无机会获得系统的培养，为此本书兼收了一些必须熟练掌握的、规范的基础知识，供学习或备查。

由于编写仓促，尚有不少错漏，欢迎广大读者、专家不吝批评指正。

南登崑

2001年5月于武汉

目　录

一、康复医学总论

二、康复医学评定技术

三、康复医学诊断技术

四、康复医学相关治疗技术

五、神经系统疾病康复

六、肌肉骨骼系统疾病康复

七、运动医学康复

八、儿童疾病康复

九、其他疾病康复

一、康复医学总论

（一）康复医学基本概念

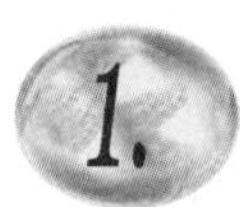

康复医学的概念、康复的范畴以及康复的目的是什么？

康复医学（rehabilitation medicine）是采用多专业联合诊治的方式，通过多种综合性、训练性、教育性的手段，以研究病、伤、残者功能障碍的预防、评定和治疗为主要任务，以改善躯体功能、提高生活自理能力、改善生存质量、重返家庭和社会为目的的医学专科。

康复的范畴：康复所采用的各种措施包括医学、工程、教育、社会、职业等手段，分别称为医疗康复（medical rehabilitation）、康复工程（rehabilitation engineering）、教育康复（educational rehabilitation）、社会康复（social rehabilitation）、职业康复（vocational rehabilitation），从而构成全面康复（comprehensive rehabilitation）。

康复的目的：康复以整体的人为对象，以提高局部与整体功能水平为主线，针对病、伤、残者的功能障碍，即使某些局部或系统功能无法完全恢复，但仍可有意义、有成效地生活。康复以提高病、伤、残者生存质量，最终融入家庭和社会为目标。

康复医学四个治疗纲要是什么？

康复医学四个治疗纲要如下。

预防并发症：因预防疾病、伤害或功能丧失所引起的并发症所做的康复治疗，如保持关节活动度以防止僵硬，变换姿势、避免卧床、增加肢体及心肺活动等，从而预防肺炎的发生。

促进功能恢复：利用特殊的康复治疗技术，使失去的功能恢复至正常，如脑部疾病的患者肢体功能恢复，促进失语症患者的言语功能恢复。

功能障碍的代偿：内在方面主要维持或增进残存功能，如增加患者肌力有助于增加患者运动功能，用健手代替失能的利手进食，或双下肢瘫痪患者加强双上肢肌力以帮助患者推动轮椅；外在方面主要是矫形支具、假肢或辅助器具的使用。

训练高水平功能：运用高科技来发展、改善内在功能或外在环境来增加患者的功能，如脊髓损伤患者的驾驶训练，智力障碍患者、视力残疾患者或听力缺损患者用电脑训练或功能电刺激治疗等。

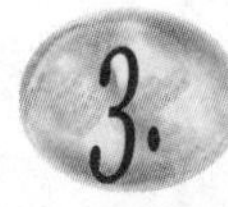

3. 康复医学的特征有哪五点?

康复医学的五个特征如下。

团队性：康复医学是由康复医师主导及协调的一个团队工作，团队成员包括康复医师、病人及家属、物理治疗师、作业治疗师、言语治疗师、辅具装置师、康复护士、康复心理治疗师及康复社会工作者等。

专业性：康复医师及其团队人员皆受过专业训练且具备专业知识及技能，可做专业评估及治疗，无法由其他专业人员代替。

机动性：康复团队讨论由康复专科医师主持及协调，并综合康复团队所有相关专业人员的评估结果及意见，作出共同可以接受的结论，制定康复目标及决定康复治疗计划，以后必须再评估并调整康复目标及康复治疗。

全面性及积极性：康复医学必须做全面性、积极性的医疗照护，其对象是“整个人”，而不是单单只是一个“病人”。

经济效益性：康复医学具有经济效益且对病人、家属、社会、整个国家都有正面价值。

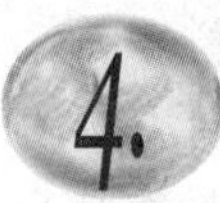

4. 康复医学与临床医学有什么区别?

康复医学与临床医学的区别见表1-1。

表1-1　康复医学与临床医学的区别

内容	区别	
	临床医学	康复医学
核心理念	以人体疾病为中心	以人体功能障碍为中心
医学模式	强调生物学模式	强调生物-心理-社会模式
工作对象	各类患者	各类功能障碍者和残疾者
临床评估	疾病诊断和系统功能	肢体、心理、生活/社会独立功能
治疗目的	以疾病为核心，强调去除病因、挽救生命，逆转病理和病理生理过程	以功能障碍为核心，强调改善、代偿、替代的途径来提高功能，提高生活质量，回归社会
治疗手段	以药物和手术为主	以非药物治疗为主，强调患者主动参与和合理训练工作模式、专业化分工模式、团队模式等

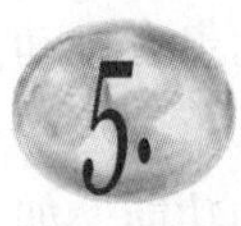

5. 康复团队如何组成?

康复医学团队是由康复专科医师主导及协调的一个团队工作，除康复医师外，其成员包括物理治疗师、作业治疗师、言语治疗师、康复护士、假肢辅具装置师、康复心理治疗师、康复社会工作者、就业辅导师、其他相关专科医师、患者及家属等。

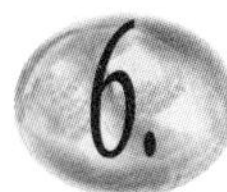

6. 康复医师应该接受的培训和具备的技能是什么？

康复专科医师之所以能成为医学专科医师是因为他们必须接受相关专业技能培训，除了要有基本的数学、物理学、解剖学、生理学、生化学、病理学、药理学等医学基础知识外，还要加强运动生理学、肌动学、医学工程学、康复心理学、神经生理学、电生理学等，在临床方面，必须接受基本的内科（特别是风湿科、心内科、老年病科）、骨科、神经科的培训，了解各种不同疾病的康复原理等。

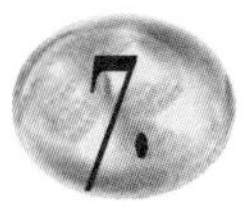

7. 什么是定期再评估？近期目标和远期目标如何定义？

每位接受积极性、全面性康复的患者，必须定期接受再评估，康复医师及其团队所有相关人员必须依需要性，择期做再评估。在急性期，因病情变化比较大，可能至少每2～3天就要评估一次，以后就渐渐减少频次，但无论如何，至少每个月应进行一次再评估。再评估的主要作用是在必要时修改康复目标及治疗方案，这样才能增加疗效、降低并发症、取得最大功能。

近期目标是以患者目前的状况，可以合理期待且可很快在短期内（一两周内）达到的目标。

长期目标是理论上有望达到的，但需要长时间（几个月以上）才能达到的目标。

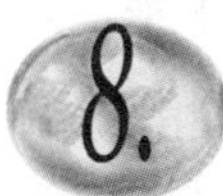

8. 全面康复的定义是什么？

康复医疗必须做全面性康复照护，康复医学的对象是“整个人”，而不单是一个“患者”，更不是只治疗一种病。因为康复医师及其团队不仅要负责针对各项功能障碍进行全面康复治疗，还需照顾患者的心理问题、家庭问题、社会问题、经济问题等，以便帮助患者在接受康复治疗后，能够回到社会上，成为一个尽量接近完整的“人”。因此康复团队所有人必须对患者共同作出全面性评估，决定康复目标并采取全面性的康复治疗方案。

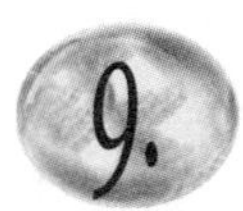

9. 康复潜能是什么？

康复潜能即康复恢复功能的最大潜在能力。广义的康复潜能包括针对患者的生理、心理原来的健康状况，导致“失能”的疾病有无机会恢复或改善，患者家属（家庭）及周围环境（社会）的支持度与支援有无，加上患者对康复（恢复）的意愿及毅力的强烈与否，进行综合性的判断得出的患者功能恢复的能力。

10. 康复医疗的层次如何分类？取决于哪些因素？

康复医疗层次大致可分为全面性积极性康复医疗、中度康复医疗、长期中度康复医疗及维持性康复医疗。康复医疗的层次取决于两个重要原则：康复潜能及恢复情况。

11. 确定康复的期限的决定因素是什么？

康复治疗的期限不是取决于疾病种类而是取决于定期康复功能评定。例如，同样为脑损伤患者，部分可能2～3周就可看出无康复潜能而不需要继续做积极的康复，部分患者可能2年后仍有功能恢复的潜能，而需继续积极康复。因此必须依靠康复评定来决定。

12. 何谓康复评定？康复评定的目的和作用是什么？

康复评定即康复功能评定，是指在临床检查的基础上，对病、伤、残者的功能状况及其水平进行客观、定性和/或定量的描述，评定功能障碍的原因、性质、部位、范围、严重程度、发展趋势、预后和转归，并对结果作出合理解释的过程。康复评定应在康复治疗前（初期评定）、康复治疗中（中期评定）、康复治疗结束后（末期评定）进行。

康复功能评定的目的：根据评定结果来制订、修改治疗计划和对康复治疗效果及结局作出客观的评价，制订对应的康复目标。

康复评定的作用：客观地、准确地评定功能障碍的原因、性质、部位、范围、严重程度、发展趋势、预后和转归，能够使“功能诊断”更精准、更细化，并能将功能水平数量化，从而制订有适合的康复治疗计划。

13. 人体运动学的定义是什么？

人体运动学（human kinesiology）是研究人体活动科学的领域。是通过位置、速度、加速度等物理量描述与研究人体和器械的位置随时间变化的规律或在运动过程中所经过的轨迹，而不考虑人体和器械运动状态改变的原因。

14. 康复评定的内容包括哪些？

康复功能评定是客观地、系统地对个体功能水平进行评定，包括整体（宏观）评定和具体（微观）评定。

（1）整体或宏观评定：国际功能、残疾和健康分类（International Classification of Functioning，Disability and Health，ICF）框架下评定。

（2）具体或微观评定：①运动功能评定，包括肌力、肌张力、关节活动范围、步态分析、平衡与协调功能、感觉功能、心肺运动试验等评定。②生物力学评定。③日常生活活动能力与社会功能评定，包括日常生活活动能力评定和生活质量评定。④脑高级功能评定，包括言语功能评定、吞咽功能评定、心理功能评定等。⑤神经生理功能检查，包括肌电图、诱发电位、脑电图等。⑥特殊康复问题评定，包括压疮、疼痛、二便和性功能的评定。⑦环境评定。⑧就业前评定。

15. 脑损伤后的可塑性与哪些因素有关?

脑的可塑性分结构的可塑性和功能的可塑性。脑损伤后的可塑性可能与下列因素有关：①兴奋和抑制的平衡被打破，抑制被解除。②神经元的联系远大于大脑的实际功能联系。③原有的功能联系加强或减弱。④神经元的兴奋性改变，新的轴突末梢发芽和新的突触形成。

16. 康复医学的贡献主要是什么?

①改变患者个人生活品质。当康复治疗使一位残障者的功能提高以后，必然改善其生活品质，当一位长期卧床的极重度脑损伤患者经康复治疗后能够坐轮椅出行，对其生活品质是一种改善，同时给予生命之尊严，即现代医学给生命以岁月，康复医学给岁月以生命。②降低医疗及照顾残障者所需之社会成本。③增加残障者生产力，增加社会资源。④增加家庭和谐、减少社会问题。⑤提高国家的国际地位。社会福利完美，可提高国家的国际地位。所有先进国家，对康复医学都很重视，落后国家则不是，甚至没有康复医疗工作。

17. 病损、残疾和残障的定义是什么?

（1）病损（impairment）亦称为病伤、残损，现改称为“身体结构受损”，是指心理、生理、解剖结构或功能方面的任何丧失或异常，是生物器官系统水平上的残疾。病损可分为：①智力残损。②心理残损。③语言残损。④听力残损。⑤视力残损。⑥内脏（心肺、消化、生殖器官）残损。⑦骨骼（姿势、体格、运动）残损。⑧畸形。⑨多种综合的残损。在每一类残损中又有许多细分项目。

（2）残疾（disability）：现改称为“活动受限”，是由于残损使能力受限或缺乏，以致患者不能按正常的方式和范围进行活动，是个体水平上的残疾。残疾可分为：①行为残疾。②交流残疾。③生活自理残疾。④运动残疾。⑤身体姿势和活动残疾。⑥技能活动残疾。⑦环境适应残疾。⑧特殊技能残疾。⑨其他活动方面的残疾。每一类残疾又分列多个项目。

（3）残障（handicap）：现改称为“参与限制”，是因残损或残疾、限制或阻碍患者发挥正常的（按年龄、性别、社会和文化等因素）社会作用，是社会水平的残疾。残障可分为：①定向识别（时、地、人）残障。②身体自主残障（生活不能自理）。③行动残障。④就业残障。⑤社会活动残障。⑥经济自立残障。⑦其他残障。第1～6类残障分别分为9个等级，第7类分4个等级。

（二）医学伦理

18. 伦理与法律的关系是什么？

伦理是有关道德的研究，而道德是人类行为与决定的价值取向。医学伦理是伦理学的一个分支，是处理医疗执业中的道德问题。伦理永远是医疗执业不可或缺的成分，像尊重人格、知情同意及保密的伦理原则都是医疗关系的基础。

医学伦理与生命伦理［bioethics，又称生物医学伦理（biomedical ethics）］密切相关，但不完全相同。医学伦理着重在医疗行为所衍生的议题，生命伦理则是一门很广的学科，关注的是更广泛的生命科学发展过程中所衍生的道德议题。近年来，人权的发展大大影响了医学伦理，而医学伦理也与法律息息相关，伦理所要求的行为标准往往比法律要求得还高，法律会因国家不同而有很大的差异，但伦理却可以超过国界。

19. 生命伦理的“四原则”是什么？

医学之进步与发展，有赖于实验研究，而新疗法、新药物或新技术应用于临床治疗前，常常须经过一段相当漫长之动物实验及人体试验，以了解其疗效与风险。为了规范人体试验的实施，美国国会在1974年成立了“生物医学及行为研究之人类保护国家委员会”（the National commission for the protection of human subjects of biomedical and behavior research），该委员会于1979年公布《贝尔蒙特报告》（*The Belmont Report*），要求研究者进行人类相关研究时必须遵循之伦理规范及政策，揭示了人格的尊重、行善及正义三原则。

生命伦理四原则是1979年由美国的Beauchamp与Childress两人所提出，并被推广到欧洲各地。生命伦理学基本原则建构于共有道德理论基础之上，亦即一般社会大众共享的常识及传统，该四个原则分别为尊重自主原则、不伤害原则、行善原则及正义原则。

自主原则之临床意义，患者在正常理性认知的状态下，有权决定和选择医疗专业人员及治疗或研究方式，亦即医师所采取的医疗行为应得到患者之充分授权或认可。尊重自主原则于医疗照顾范畴内可以导出下列道德规则，例如：诚实，不隐瞒患者之病情及诊断，如此他们才能根据被告知的讯息作出决定；守密，医疗专业人员有保护患者的隐私、对患者所告知事项保密的义务；知情同意，应当告知患者足够的讯息，并获得患者的同意方可对患者进行医疗处置。不伤害原则指医师维持本身有良好的临床知识及技术、谨慎地执行以达到适当的照顾标准，并避免让患者承担任何不当的、受伤害的风险。行善原则是医疗专业人士须遵从的基本的义务，在不伤害他人基础上，要求能进一步关心并致力提升他人的福祉。正义原则论及公平地分配医疗资源。

20. 医学伦理－赫尔辛基宣言的内容是什么？

世界医师会（World Medical Association）于1947年成立，其宗旨即在拟定世界通用的医疗伦理规范，1948年通过《日内瓦宣言》（*Declaration of Geneva*），1949年制定国际医学伦理守则（International Code of Medical Ethics），1964年在芬兰首都赫尔辛基举办第十八届总会，通过并公布《赫尔辛基宣言》（*Declaration of Helsinki*），对人体试验作出更详尽的规范：①受试人在自由意志下自愿同意。②受试人对于试验所涉及的内容，有一定程度的了解。③试验设计目的是为人类社会之福祉。④人体试验进行前必须先有实验室及动物实验作依据。⑤尽力避免对人体身心的伤害，一旦试验中途发现对人体有害，应立即终止。⑥必须在合法机关的监督下，由具备资格者进行试验，且须事先准备好补偿措施。

21. 什么是知情同意？

"知情同意"是informed consent的译词，若以患者角度来诠释，译为"被告知后同意"更为贴切。告知是医师的义务，同意是患者的权利。患者有权利选择同意或拒绝，这是他的权利；而医师必须告知，没有逃避的余地，这是他应尽的义务。

知情同意可以说是当代西方医学伦理发展最具代表性与象征性的一个观念与实务应用，将患者的自我决定权为中心的思维方式落实到法律上，就是"知情同意法则"的建立。知情同意法则主张患者是医疗的主体，医师应该尊重患者的自主权，它规范医师在法律上的说明义务，在得到患者的告知同意后，方可进行医疗行为。

知情同意法则并非绝对的，当医师在执行医疗行为时，遇到下列三种情形，可不必得到患者的同意：紧急情况、病人放弃权利（waiver）及治疗特许（therapeutic privilege）。根据一般社会可接受的习惯，当需要立即进行救治以保住患者的性命时，即是紧急情况。实施手术与实施侵入性检查或治疗时，若情况紧急，不需先取得同意书。2002年9月我国卫生部颁布的《病历书写基本规范》中第一章第十条规定：为抢救患者在法定代理人或近亲属关系人不能及时签字的情况下，可由医疗机构负责人或授权的负责人签字。

（三）国际功能、残疾和健康分类及其应用

22. ICF的概念是什么？

ICF属于由世界卫生组织（World Health Organization，WHO）为不同健康领域的应用而建立的国际"分类"家族，是世界通用的对疾病所造成的功能损害以及失能状态进行评估的分类系统。WHO国际分类家族提供了一种框架，可以对广泛的有关健康的信息进行编码，并运用标准化的通用语言使世界不同学科和领域能够对有关健康的情况进行交流。其

中，ICF的总目标是要提供一种统一与标准的语言和框架来描述健康状况及与健康有关的状况。作为一种分类，ICF把某人所处的健康状况系统地分组到不同的领域，包括有关生理功能、解剖结构、行动、任务或生活领域的一整套实用和有意义的内容。这些领域可以用两个分类方式加以说明：①身体功能和结构；②活动和参与。这种分类方式能够为用户提供一个记录各个领域中个体功能、残疾和健康情况的轮廓。

23. ICF与ICD有什么区别和联系？

ICD（International Classification of Disease）即国际疾病分类。ICD和ICF均为WHO发布的分类系统。ICD在“生物医学模式”下针对患者的疾病进行分类与编码，ICF在“生物–心理–社会模式”下针对健康和与健康相关的情况及结果进行分类。ICD提供病因学架构，对疾病的诊断与其他健康问题进行系统性记录分析，但无法描述上述原因造成的健康状况、失能、社会参与与环境等相关情况；ICF提供一个架构以标准化编码描述关于各种健康的信息，并使各种学科对于健康及健康有关问题能使用标准化的共同语言进行沟通。ICD与ICF可以共同使用并互相补充，从而提供更加深入全面的认识疾病或其他卫生领域事务的工具。

ICF是如何发展起来的？

早在1972年，WHO就开始着手发展因疾病后续造成功能损害后果的分类系统。在1976年5月召开的第29届WHO大会上作为ICD的附件发布了国际损伤、失能和残障分类（International Classification of Impairment，Disability，and Handicaps，ICIDH），并于1980年出版第一版。ICIDH的分类方式强调由疾病或障碍引起的损伤，后续导致失能，最终造成残障（Handicap）的过程。但第一版ICIDH所能提供的分类方式没有考虑到个体本身的环境与家庭等差异性，仅强调疾病直观造成的障碍分类。故WHO在1993年开始修订ICIDH，暂时命名为ICIDH-2，即ICF的原型。从1996年开始收集资料，1999年开始进行实地试验。在整合实地试验资料与WHO测量和分类专家会议意见之后，于2000年10月将修订起草的ICIDH-2提交WHO执行委员会。最终在2001年5月第54届世界卫生大会中通过以“国际功能、残疾和健康分类”（ICF）命名的新分类方式。ICF已从“疾病的结局”分类转变为一种“健康的成分”分类，就病因而言采取了中立的立场，并允许研究人员运用适当的科学方法进行原因的推断。

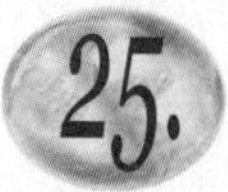

ICF的主要结构有哪些？

ICF的结构主要分两部分。第一部分涵盖功能和失能，主要由“身体功能和身体结构”及“活动和参与”两要素组成；第二部分涵盖情境因素，由“环境因素”及“个人因素”两要素组成（表1-2）。每一要素可以用正向和负向两种术语表达。建构（constructs）透过限定值和相关代码来定义，第一部分有四个建构，即身体功能改变、身体结构改变、容能、表现，第二部分有一个建构，即环境因素的促进因子或阻碍因子。层级（level）构成系统次序以提供关于类目细节的指示，第一层级包含所有第二层级的项目，关于个体的健康与健康相关状态可挑选适当类目代码来记录，再加入限定值。ICF的要素（component）在每个代码中以字母表示：b表示身体功能，s表示身体结构，d表示活动和参与，e表示环境因素。

表1-2　ICF的结构组成

分部	功能和失能		情境因素	
要素	身体功能和身体结构	活动和参与	环境因素	个人因素
建构	身体功能改变（生理） 身体结构改变（解剖）	容能（标准环境执行任务） 表现（现实环境执行任务）	自然、社会、态度等	个人属性等
正向方面	功能和结构的完整性	活动和参与	促进因子	不适用
负向方面	功能损伤	活动限制和参与受限	阻碍因子	不适用

 ICF是如何进行编码的？

ICF运用了一种字母数字编码系统，字母b、s、d和e分别代表身体功能、身体结构、活动和参与，以及环境因素。紧接着这些字母的是用章节开头的数字（一位数），后面是二级水平（两位数），以及三级和四级水平（各为一位数）。例如，在身体功能分类编码中：b1表示精神功能（一级水平）、b114表示定向功能（二级水平）、b1142表示人物定向（三级水平）、b11420表示自我定向（四级水平）。在ICF中，一个人的健康和与健康有关的状况可以用包含两部分分类的编码表示。所以，每个人在一位数水平上的最大编码数可以达到34个（8个身体功能，8个身体结构，9个活动表现和9个能力编码）。以此类推，在二级水平上总的编码可达到362个，在三级和四级水平上最多可达到1424个代码。在现实生活运用上，只需要3～18个代码即可适当说明个案精确到二级水平（三位数）的健康状态。一般情况下，更详细的四级水平的版本仅供专家使用（如康复医学、老年病学等），而二级水平分类可用于调查和临床结果评定。目前编码与相关水平分类及定义可通过WHO官方网页查询。

 ICF的限定值是什么？

为了明确该类目功能或失能的程度大小，或环境因素是促进因子或阻碍因子的程度，ICF代码后采用限定值（qualifier）来分类其严重程度。限定值是以点号后面一个、两个或更多数字来编码。使用任何代码应给伴随至少一个限定值，如果没有限定值代表严重程度，代码就失去意义。数字越大表示损伤或受限程度越严重。在ICF分类中所有三个要素（身体功能和结构、活动和参与、环境因素）都是由相同通用量尺量化。有问题可能意味着损伤、限制、受限或阻碍。对个案提供广泛范围的百分比，以可取得之已校正评量仪器或其他标准来量化损伤、容能限制、表现问题或阻碍。其中，“0：没有问题”（无，缺乏，微不足道……）代表0～4%的困难；“1：轻度问题（略有一点，很低……）”代表5%～24%的困难；“2：中度问题（中等程度，一般……）”代表25%～49%的困难；“3：重度问题（很高，非常……）”代表50%～95%的困难；“4：完全问题（全部……）”代表96%～100%的困难。

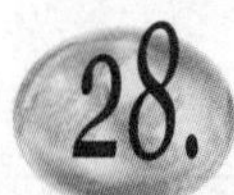

28. ICF的核心要素是什么？

ICF核心要素（core set）是从1000多个编码中筛选出来的，针对特定疾病和情况进行简易且更具有代表性的评估。WHO委托ICF分支机构协助进行核心要素的筛选工作，目前已有15个针对特定疾病的核心要素组合，包括脑卒中、糖尿病、骨质疏松症等。近年来ICF核心要素组合除了当年WHO所规划的15种疾病之外，陆续有针对不同情况的核心要素组合的研究发表，各式各样的核心要素组合依据不同应用方式可归纳如下。①依据复杂程度：一种是适用于研究及教学的综合核心要素组合（comprehensive core set），另一种是适合医师及临床人员使用的简易核心要素组合（brief core set）。②依据疾病类别：目前ICF核心要素组合除了WHO原先规划的15种疾病之外，世界各地的研究机构正在积极根据自己国家的疾病特性，开发符合疾病特性的ICF核心要素组合。③依据疾病阶段：同一疾病在不同时期的临床表现不尽相同，所使用的ICF编码可能不同，因此有些ICF核心要素组合是以疾病不同阶段来设计，如专门为急性期、亚急性期和慢性期所开发的ICF核心要素组合。④依据专业领域：不同专业可依据各自观点来开发适用于自身领域专业人员使用的核心要素组合，如专门为医师、物理治疗师、作业治疗师所开发的ICF核心要素组合。⑤依据特殊目的：ICF核心要素组合可针对各种政策或目的而设计，例如，针对社会保险制度等。⑥依据国际性：ICF核心要素组合多数为提供全球使用，因此会邀请跨国专家协助参与开发；但是某些ICF核心要素组合的发展是为了国内特殊情况，因此共识会议组成只以国内专家为主。

29. ICF的核心要素是如何产生的？

ICF分类结构相当完整且编码数量庞大，在临床上，若每一位患者都做全面性评估，会相当耗时耗力，造成应用上的困难。故ICF发展与筛选出核心要素针对特定疾病或情况作较为简易且具代表性的评估。ICF核心编码的形成需经过正式决策和共议过程，有些则是收集已发表的研究成果或专家共同意见而来。常见的三种产生方式：①德尔菲法（Delphi method），需经过三轮专家会议及问卷针对ICF项目的重要性与相关性形成共识，这是最常用的方式。②文献回顾法（systemic review），根据已经发表的文章整理而成。③实证资料收集（empirical date），收集个案的临床表现及功能状况。以上三种方式可以单独或合并使用，从而针对特定疾病或情况形成核心要素编码。

30. ICF临床应用的目的是什么?

ICF是一种设计用于不同学科和领域的多目的性的分类。其目的可以归纳为以下几个方面：①为认识与研究健康和与健康有关的状况、结果以及它们的决定因素提供科学基础。②为描述健康和与健康有关的状况而建立一种共用的语言以便改善诸如卫生保健工作者、研究人员、公共政策制定者以及公众，包括残疾人等不同使用者间的交流。③可以对不同国家、不同卫生保健学科领域、不同服务及不同时间的数据进行比较。④为卫生信息系统提供一种系统的编码程序。目前ICF已用于各种目的，如作为统计工具用于数据的收集和记录，作为研究工具对结果、生活质量或环境因素进行测量，作为临床工具用于需求评定、对特定情况选择治疗方式、职业评定、康复及其结果进行评估，作为社会政策工具用于社会保障计划、赔偿系统和政策的制定与实施，作为教育工具用于课程设计和提高社会意识及采取社会行动。ICF具有广谱的可利用性，如社会保障、评估卫生保健管理，以及在地方、国家和国际水平的人口调查，它提供了一个概念性的框架以收集信息，包括预防和健康促进在内的个人卫生保健，以及通过消除或减轻社会障碍及鼓励提供社会支持和便利来改进个体的社会参与。

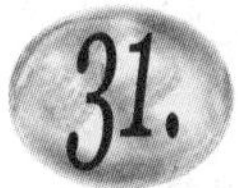

31. 如何应用ICF的核心要素?

针对疾病已有15个核心编码组。近年来ICF核心编码组除了当年WHO的15种疾病外陆续有针对不同情况的核心编码研究发表，并有着不同的应用方式。核心编码组的目的是开发一组编码，提供给相关领域的专业人员使用。ICF核心要素根据复杂程度分为两种，一种适用于研究及教学的综合核心要素（comprehensive core set），一种是适合医师及临床人员使用的简明核心要素（brief core set）。以脑卒中的临床应用为例，其核心要素包含130个ICF第二层编码，而简明核心要素只包含10个ICF的第二层编码，由于相当精简，仅适合临床上使用，使用过程中常有找不到编码之感，在临床实际应用中可能需根据具体情况额外补充合适的编码。

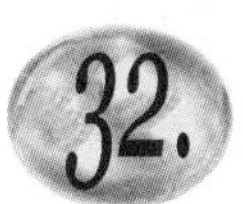

32. ICF在儿童和少年中的应用目的是什么?

由于儿童和青少年群体的表现与成人不同，WHO开发了针对儿童和青少年的ICF分类（International Classification of Functioning，Disability and Health for Children and Youth，ICF-CY）。在2002—2005年间，WHO工作小组为ICF-CY举办一系列会议及实地试验以审查ICF代码，并确认新代码以描述儿童和青少年的特征。ICF-CY初稿版本于2003年出版并于2004年进行实地测试，2006年11月ICF-CY正式被出版成为ICF的首部衍生分类。ICF-CY涵盖年龄范围从出生到18岁，其分类单元并非为儿童下诊断，而是描述其功能的概况。在儿童和青少年身体、社会和心理发展中，失能和健康状况的表现在性质、强度等方面与成人不同。

ICF-CY建立在ICF的概念框架上，以共同语言和中性术语描述在婴儿期、儿童期和青春期与相关环境因素所涉及的身体功能、身体结构、活动限制及参与受限的问题。对于儿童和青少年，功能、结构的落后有可能只是暂时性的，常常表现为发育迟缓。发育迟缓常作为鉴定儿童身心障碍风险增加的基础，因此ICF-CY通过设定发育迟缓的相关术语和概念，对儿童和青少年身体功能和结构，以及活动和参与的限定值进行定义，而限定值可能随时间而变化。ICF-CY给临床、公共卫生和研究人员提供了一种关于儿童和青少年健康及失能的共同和普通的分类标准。

33. ICF未来发展和应用的可能方向有哪些?

自从1980年ICF第一个测试版出版以来，它已用于各种目的。例如：①作为统计工具，用于数据收集和记录（如用于人口研究和调查或用于管理信息系统）。②作为研究工具，用于测量结果、生活质量或环境因素。③作为临床工具，用于需求评定、对特定情况选择治疗方法、职业评定、康复及其结果评估。④作为社会政策工具，用于社会保障计划、赔偿系统和政策的制定与实施。⑤作为教育工具，用于课程设计和增强社会意识及采取社会行动。尽管原本ICF只作为一种健康和与健康有关问题的分类，但它也可以用于像保险、社会保障、劳动就业、教育、经济、社会政策和一般立法，以及环境改造等方面，因此它已经被接受作为联合国社会分类的一部分，并参照和具体体现于《残疾人平等机会标准规则》。因此，ICF为实施国际人权法案及国家法律提供了一种适当工具。未来ICF发展和应用的可能方向：①促进在国家水平上使用ICF以发展全国性数据库。②建立国际性数据模式和框架允许进行国际间的比较。③为适宜的社会福利和保障金确定运算规则。④研究家庭成员的残疾和功能。⑤拟定个人因素。⑥出于研究目的为类目制定精确的操作性定义。⑦为鉴定和测量制定工具。⑧通过计算和实例记录形式提供实际应用。⑨建立生活质量概念与主管良好感测量间的联系。⑩研究治疗或干预匹配。⑪促进使用科学的研究比较不同的健康状况。⑫编制使用ICF的培训教材。⑬在世界范围内建立ICF培训和参考资料中心。⑭为在描述标准化及现实环境中使用而对环境因素进一步加以研究以提供必要细节。

二、康复医学评定技术

（一）运动功能评定

临床常见肌力测评方法有哪些？

临床常见肌力测试方法有多种。

（1）徒手肌力测试：它是目前临床最常用也最方便的测试方法，利用测试人员的主观感受，加上部分客观观察给予打分，评分级别分为0～5共六级。

（2）等长收缩力测试：等长收缩又称静止最大自主收缩，可以募集到收缩肌肉内最大量的肌肉纤维。等长收缩力测试是一项用来评估肌肉静止收缩状态肌力的肌力测试，临床常用来鉴别诊断中枢或周围原因所致的肌肉无力。测量仪器包括手握式测力计、钢索测力计、力量感测器等。

（3）重复型阻力测试：一次最大阻力型肌力测试（1RM）是肌肉一次收缩带动关节全范围活动时所抗最大阻力，测试1RM时尽量在4～6次内完成，测试间期至少休息1分钟。

（4）等速肌力测试：使用等速肌力测试仪，设定好一定的角速度，在3～5次的测试中以最大力矩值来表示最大肌力的测量值。

（5）肌肉爆发力测试：爆发力与走路的速度、从椅子上站起的速度、爬楼梯的速度相关，通常以阻力测量仪来估测。

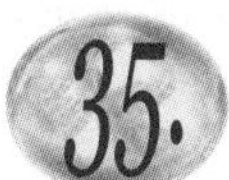

肌力测试过程中的注意事项有哪些？

肌力测试过程中的注意事项如下。

（1）考虑和备注影响肌力测试结果的因素，如受试者是否存在疼痛、关节肿胀，是否用了特殊药物等。

（2）每次进行测试的时间、环境、测试方法、测试设备应尽量保持一致，并且必须按照测试的规范操作进行，以确保每次的测量结果之间有较高的可靠性和可比性。

（3）肌力测试需要受试者积极主动参与和配合，测试前需做好适当的动员，避免受试者在主观上努力程度的变化，影响测试结果的可靠性。

（4）不宜在疲劳、饱餐或受试者易被干扰的环境内进行肌力测试。

（5）肌力测试中最大肌肉用力可以引起心血管系统特异反应，故年老体弱与心血管系统疾病患者慎用。

（6）受试者存在关节不稳、骨折愈合不良、急性炎症、严重疼痛、关节活动度明显受限、骨关节肿瘤时，不宜进行肌力检查。

（7）手法肌力检查（徒手肌力测试）主要适用于肌肉本身、运动终板、下运动神经元性伤病引起的肌肉力量变化，不适用于非弛缓性上运动神经元性伤病所致肌力障碍。

36. 肌肉收缩方式有哪些？分别适用于哪些测评方法？

骨骼肌收缩时主要有三种不同的收缩方式，等张收缩、等长收缩、等速收缩。

（1）等张收缩：又称动力性收缩，肌肉收缩时，肌纤维张力基本保持不变，而肌纤维的长度发生改变，从而产生关节活动。等张收缩包括离心性等张收缩和向心性等张收缩两种。主要适用于徒手肌力测定，一次最大阻力型肌力测试（1RM）。

（2）等长收缩：又称静力性收缩，肌肉收缩时，肌纤维的长度没有改变，也不产生关节活动度的变化。主要发生在对抗较重阻力时，适用于肌肉耐力测试、握力及捏力测试等。

（3）等速收缩：肌肉收缩过程中，肌纤维长度及肌张力均发生变化，但带动的关节运动速度是不变的。一般生理活动状态下很难产生，只在特定等速肌力测试仪器上可以进行。

37. 肌力测试的适应证及禁忌证有哪些？

肌力测试的适应证与禁忌证如下。

（1）适应证：①废用性肌肉功能障碍，由于制动、运动减少或其他原因引起的肌肉失用性功能障碍。②肌源性肌肉功能障碍，原发性肌病、肌源性功能损害、运动终板病变引起的肌肉萎缩或肌力减弱。③神经源性肌肉功能障碍，由下运动神经元伤病引起的肌力减弱，或上运动神经元损伤处于弛缓期或者神经功能恢复到出现自主肌力收缩时。④关节源性肌肉功能障碍，由骨关节疾病（截肢、骨折、关节炎）或损伤引起的肌力减弱。⑤其他原因所致肌肉功能障碍，如中毒、离子紊乱等原因引起的肌肉功能改变。⑥正常人群的肌肉功能评定，作为健康人或运动员的体质评定指标。

（2）禁忌证：局部急性炎症、严重的关节腔积液或滑膜炎、骨关节不稳定、关节急性扭伤或拉伤、局部骨折愈合不良、剧烈疼痛、关节活动极度受限、局部骨关节肿瘤、严重的心脏病或高血压、近期使用影响肌力的药物。

38. 肌肉耐力的测试方法有哪些？

肌肉耐力的测试方法主要有耐力测试、疲乏度测试、精密仪器测试。

（1）耐力测试包括动态耐力测试、静态耐力测试、绝对耐力测试和相对耐力测试。①动态耐力测试是指观察受试者在接受固定阻力下，单位时间内可重复执行的次数。②静态耐力测试是指受试者在接受固定阻力下，可持续维持肌肉在相同收缩长度的时间。③绝对耐力测试是让受试者在某个固定的负荷下，进行重复性运动，记录能够完成的最大重复次数，或在某固定负荷下维持某种姿势维持的最长时间。④相对耐力测试较绝对耐力不同的是使用受试者最大力量的百分比作为阻力，可以降低体型和肌肉体积等因素的干扰影响，有利于不同人群间的肌肉耐力进行比较。

（2）疲乏度测试，通常使用等角速度肌力测试仪来测量，重复执行20～25次的肌力测试，比较最后5次做功量与前5次测出的做功量的比值。

（3）精密仪器测试，包括表面肌电信号频谱分析技术，磁共振波谱技术用于监测肌肉代谢变化，近红外光谱分析技术测定肌肉活动时肌肉内氧气含量的变化，微透析技术通过微透析导管侵入肌肉组织，监测肌肉内糖类、脂类代谢，骨骼肌间隙离子浓度变化和血流变化。

影响肌肉耐力的因素有哪些？

（1）年龄：从幼儿至成人随着年龄的增长，肌肉耐力逐渐增强，到老年再逐渐衰减。

（2）肌肉力量状态：肌肉失神经支配、肌肉发炎、肌肉营养不良等病理改变均可引起肌肉耐力减低。

（3）肌肉本身因素：肌纤维的类型（慢肌纤维比重）、肌红蛋白的储备、肌酶的作用状态均影响肌肉耐力。

（4）运动强度：所进行的运动强度越大，肌肉耐力越小。

（5）心肺适能水平：当心肺功能减低时，肌肉耐力随之减低，其中的呼吸功能肺活量影响更大。

（6）运动机体适能（平衡、爆发、反应等）综合水平：当运动机体出现平衡功能减低，运动爆发力下降，运动反应能力降低等，都可影响肌肉耐力。

肌肉表现力的功能性测试方法有哪些？

肌肉表现功能多数体现在日常生活活动中，其测试方法如下。

（1）坐站时间，受试者测试时将背部靠在椅子靠背上，将双脚踏地并屈膝90°，以最快速度双手抱胸做站起坐下的动作5～10次，用秒表记录过程时间。可作为膝关节伸直功能的间接指标。

（2）登阶爆发力，受试者按照要求以最快的速度向上登阶梯，并用秒表记录所需时间，登阶爆发力（W）等于受试者体重（kg）乘以阶梯总高度（m）除以所需时间（s）再除以6.12乘以60。

（3）最大行走速度，是要求受试者在固定距离下以最快的速度行走，用秒表记录行走所需时间。

（4）6分钟行走测试，是目前应用最普遍的功能性测试。要求受试者在6分钟内尽其所能地走出尽可能长的距离，并且不引起喘憋等不舒适的感觉。常用来作为有氧耐力的指标。

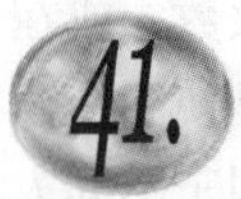

41. 关节活动度评定的注意事项有哪些？

（1）对要测量的关节必须充分暴露，特别是对女性检查时应准备单房间及更衣室，检查异性时须有第三者在场。

（2）要耐心说明评定目的，使受检者精神放松，使活动受检者配合，以使其采取轻松姿势。

（3）基本轴的固定很重要，固定的位置应在关节的近端或远端，不能在关节处固定。

（4）角度计的长轴应与关节的骨干长轴取得一致，不要妨碍轴的平行移动。

（5）用角度计要测量两次，即在关节活动的前后分别进行测量，并左右侧对照。

（6）对有两个关节肌（多关节肌）的关节，要充分考虑肌肉的影响。

（7）有关节痛时，要发现疼痛的范围并做记录，注意慢慢检查，防止暴力操作。

（8）检查时注意排除相邻关节的相互影响或体位代偿。

42. 评定关节活动度时临床查体应注意哪些内容？

（1）检测前询问，包括所查关节周围是否有骨折及愈合情况、是否有疼痛、是否有韧带损伤等影响关节活动检测的因素。

（2）观察局部关节有无肿胀、局部皮肤颜色有无发红，关节周围肌肉有无萎缩，可双侧对比。

（3）轻触局部关节有无触痛，局部皮温有无增高或减低，轻轻活动时感受关节有无异常摩擦感。

（4）适当活动关节，感受关节周围肌肉是否有痉挛，关节周围软组织是否有粘连。

（5）令受试者主动活动所测关节达最大范围，用量角器测量并记录，再测量被动活动范围，双侧对比记录。

（6）令受试者做几个日常动作，如梳头、摸腰、蹲起等，观察关节活动范围对日常生活活动的影响程度。

43. 关节本体感觉功能异常如何评定？

关节本体感觉是人体特殊的深感觉之一，它能感知关节运动和位置，无须大脑的控制即可自主调节关节的张力以适应变化的运动环境。实际操作中常用关节位置觉、关节振动觉和位置再现等检查评估其是否存在障碍，该检查需在患者意识清楚并能较好地配合时才能完成。

（1）关节位置觉检查：令受试者闭眼，操作者将其某肢体摆放在一定关节活动位置，令受试者说出其肢体被摆放在何种位置。

（2）关节振动觉：检查者使用音叉引发振动后分别置于受试者双侧同一关节骨突位置，令受试者说出感受到振动的有无与强度大小。

（3）角度再现法或位置再现法：此方法主要通过肢体位置的再现评估关节的位置觉，分为主动运动与被动运动法。检查者先将受试者某关节置于某活动度，并令其记住该位置，之后令其主动将该关节重现检查时要求记住的位置，称为主动运动测试。如果是测试者被动带动受试者肢体关节活动，到达目标位置时，受试者说到，称为被动运动测试。

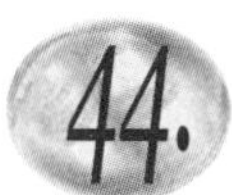

44. 临床引起关节活动度异常的因素有哪些？

（1）关节本身因素：关节内异物，关节内有渗出或游离体时，关节活动度减少；关节僵硬，关节骨性强直会影响关节主动及被动活动度；关节韧带损伤，韧带撕裂或断裂，则活动度变大，重建韧带短缩，则活动度变小；关节囊异常病变，关节囊撕脱，则关节活动度变大。

（2）关节周围因素：包括关节周围肌肉或软组织的弹性和伸展性，如果因外伤或手术导致局部软组织粘连，伸展性降低则关节活动度减低；关节及周围软组织的疼痛，如外伤或炎性疼痛可以限制关节的主动及被动活动度；关节周围肌肉痉挛，会影响关节主动活动度；关节周围肌肉无力，会影响关节主动活动度。

（3）其他因素：包括关节活动度检测时间、环境、受试者配合度等多因素影响。

45. 如何进行肩关节活动度测量？

肩关节活动共有三个维度六个方向的角度测量。

（1）前屈：可坐位或仰卧位，以肱骨侧面肩峰为轴心，固定臂与躯干腋中线平行，移动臂与肱骨干长轴平行。

（2）后伸：可坐位或俯卧位，以肱骨侧面肩峰为轴心，固定臂与躯干腋中线平行，移动臂与肱骨干长轴平行。

（3）内收：坐位，肩关节外展90°位水平面内收，以肩峰突为中心，固定臂与双侧肩峰连线平行，移动臂与肱骨干长轴平行。

（4）外展：有两种体位，一种是坐位，肩关节外展90°位水平面外展，方法同水平内收；另一种是坐位或仰卧位，肩关节0°起始位冠状面外展，以肩峰前部为轴心，固定臂与躯干中轴脊柱平行，移动臂与肱骨干长轴平行，注意活动时防止脊柱侧弯代偿。

（5）内旋：两种检查体位，一种是坐位，肩0°屈肘90°位，前臂中立位垂直于冠状面，以尺骨鹰嘴突为轴心，固定臂与躯体冠状面垂直，移动臂与前臂长轴平行；另一种是坐位或仰卧位，肩外展90°屈肘90°位，以尺骨鹰嘴突为轴心，固定臂与躯体冠状面垂直，移动臂与前臂长轴平行。

（6）外旋：两种检查体位，具体同内旋。

46. 如何进行髋关节活动度测量?

髋关节活动共有三个维度六个方向的角度测量。

(1)前屈:仰卧髋膝中立位,以股骨大转子侧面体表投影为轴心,固定臂与躯干长轴平行,移动臂与股骨干长轴平行,令其屈膝屈髋。

(2)后伸:俯卧髋膝中立位,以股骨大转子侧面体表投影为轴心,固定臂与躯干长轴平行,移动臂与股骨干长轴平行,令其屈膝伸髋。

(3)内收:仰卧髋膝中立位,以股骨头投影为轴心,固定臂与两髂前上棘连线平行,移动臂与股骨干长轴平行,测量结果取与90°相减的绝对值。

(4)外展:具体体位及检查方法同内收。

(5)内旋:坐位或仰卧位,屈髋屈膝90°以胫骨平台中心为轴心,固定臂与躯干长轴平行,移动臂平行于胫骨长轴,检查时注意防止髋关节外展或内收代偿。

(6)外旋:具体体位及检查方法同内旋。

47. 如何进行腕关节活动度测量?

腕关节活动共有两个维度四个方向的角度测量。检查均取坐位。

(1)腕掌屈:前臂中立位,以腕关节桡骨茎突为轴心,固定臂与桡骨干平行,移动臂与示指掌骨平行,注意防止前臂旋前、旋后代偿。

(2)腕背伸:前臂中立位,以腕关节桡骨茎突为轴心,固定臂与桡骨干平行,移动臂与示指掌骨平行。

(3)腕尺偏:前臂旋前手掌平行于水平面,以腕关节背部第三掌骨根部为轴心,固定臂与尺桡骨干平行,移动臂与第三掌骨干平行,防止前臂旋前腕掌屈代偿。

(4)腕桡偏:具体体位及检查方法同腕尺偏,防止前臂旋后腕背伸代偿。

48. 如何进行踝关节活动度测量?

踝关节活动共有两个维度四个方向的角度测量。检查可取坐位或仰卧位,但膝关节均取伸直位。

(1)踝背屈:踝关节中立位,以踝关节中点远心2.5cm处为轴心,固定臂与腓骨干平行,移动臂与第五跖骨干平行,测量结果取与90°相减的绝对值。

(2)踝跖伸:踝关节中立位,检查方法与踝背屈相同。

(3)踝内翻:固定臂与胫骨长轴平行,移动臂与足掌跖面平行,轴心位于固定臂与移动臂腓侧面交点,防止髋关节外旋代偿。

(4)踝外翻:具体体位及检查方法同踝内翻,防止髋关节内旋代偿。

（二）协调和平衡功能评定

49. 参与平衡的感觉系统包括哪些？

参与平衡的感觉系统包括前庭系统、视觉系统及躯体感觉系统，这些感觉系统能够提供身体在空间中的姿势和动作。

前庭系统主要由三个半规管、椭圆囊及球状囊构成。半规管的接受器侦测头部的角加速度，而内耳石的接受器（椭圆囊和球状囊）会侦测相对重力的线性加速度与头部姿势。前庭系统是控制姿势最重要的工具之一，包含了感知系统及动作系统。在感知方面，前庭系统可以侦测到身体的姿势及动作，并且引导头部及躯干在直立的状态，并能在不同感觉环境下选择最适当的感觉输入，让躯干维持直立。在动作方面，前庭系统可以利用静态姿势及动能动作来控制身体质量的中心，还可以在身体活动时稳定头部。

躯体感觉系统包含肌肉、关节及皮肤感受器（触觉及压觉感受器），它提供有关身体及身体部分相对于彼此和支撑面的姿势和动作信息。当支撑面是平稳、平坦和固定的时，肌肉本体感觉器、关节接受器、皮肤感受器等是主要感觉输入，但当支撑面是移动的或不是水平的情况下，躯体感觉系统并不足以维持平衡，必须依赖于其他感觉的输入来维持稳定度。

视觉系统则是侦测身体部位的定位及身体于参考环境中的定位，提供关于垂直方向的定位及视觉流的信息，视觉流信息描述出某种影像在视网膜上呈现出的动作，并提供外在环境的信息，更是在躯体感觉系统有缺失时给予提供适时的感觉输入。

50. 姿势控制系统包括哪些具体的动作策略？

为了维持身体的平衡，人体会自动发起身体协同的模式，此种模式整合感觉信息、过去经验、身体状态来使个体可以将其身体的重心维持在支撑面内。恢复平衡的3种主要动作策略包括踝关节策略、髋关节策略、跨步策略。

（1）踝关节策略：当静态站立，遭遇到小的、慢速的外在干扰造成人体失去平衡时，此策略通过先收缩远端的小腿肌肉群并以踝关节为支点来调节重心，从而恢复到稳定的姿势。

（2）髋关节策略：对于快速和/或大的外在干扰，或是执行动作造成重心接近稳定极限时，人体会使用此策略处理平衡的改变，身体以髋关节为支点调整重心位置，此时肌肉收缩的顺序为由近端往远端的方式。

（3）跨步策略：当身体重心位移幅度太大，使上述两大主要策略不足以维持身体稳定时，人体会采取跨步策略以便使身体重心再度回到支撑底面范围内，以维持平衡。

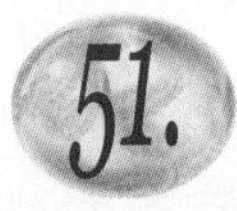

51. 中枢神经系统在平衡中发挥了哪些作用？

中枢神经系统中最主要用于维持身体控制的大脑皮质位于中央沟前回，而各种不同的信息主要来自于人体的小脑、基底核和周围神经系统（肌肉和感受器）。来自感觉神经末梢、本体感觉的信息一部分会传入大脑，而另一部分则是传递给小脑，而小脑接受所有信息并整合前庭神经核所接受的信息再传入丘脑，丘脑再上传至大脑皮质，大脑会根据环境给予感觉输入不同的权重，并开始向下发布动作指令。其中一部分进入皮质脊髓束，另一部分则进入基底核，通过基底核促进及抑制整合信号，处理小脑等的回馈来产生精确动作。

小脑功能主要是维持肌肉正常张力，并协调肌肉动作，保持身体平衡，使得肢体运动顺畅。

基底核接收来自大脑皮质与小脑的信息，借由视丘将信息传给动作皮质区，其与自动姿势反应动作息息相关，包括踝关节、髋关节、跨步策略等，也与平顺且协调的动作有关。

脑干也是中枢平衡功能的重要一环，主要接收来自小脑与前庭觉系统的信息，将信息传递至脊髓神经束、小脑、顶叶，不但整合前庭觉的输入，而且与眼睛代偿动作有关。

52. 协调功能系统是如何构成的？

协调功能系统主要由三部分构成，小脑、基底核和背索。

运动及协调功能的运作主要在小脑。小脑主要负责整合与调整控制平衡所需输出的力量，它接收、整合并调节来自其他结构的信息。从解剖学角度看，小脑分为三部分，其中绒球小结叶接收来自前庭神经核的信息，因此被称为前庭小脑，主要调节平衡。前叶即脊髓小脑，包括前蚓部及部分的后蚓部，主要接受背侧脊髓小脑束和腹侧脊髓小脑束的投射，其感觉传入主要来自肌肉和肌腱的信号，主管身体姿势及肌肉张力。后叶又称为皮层小脑，它不接受外周感受器的传入信息，仅接收来自大脑皮质的信息，主管自主动作的调控。

基底核也参与动作的调控，它主要是对于意向性动作的起始和调节、复杂动作反应的执行、动作的诱发、不正常动作的抑制，以及自主性动作和姿势的校正。

背索主要接受来自肌肉及关节的本体觉，在协调运动和姿势调节中扮演重要角色。

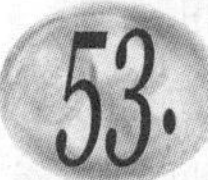

53. 协调功能的异常临床表现有哪些？

包括小脑病变、基底核病变和背索病变。

（1）小脑病变

1）姿势和步态的异常：包括行走及站立时稳定度的异常，表现为站立不稳、步态蹒跚。

2）随意运动协调障碍：表现为无法执行平顺、精确、控制良好的自主动作，具体表现为轮替运动困难、辨距不良、意向性震颤。

3）言语障碍：构音困难也是常见的临床表现，其表现为句子不适当地停顿，称为断续性语言。

4）眼运动障碍：小脑病损患者会合并眼震，最常见的有凝视引发性眼震及钟摆运动眼震。

（2）基底核病变

1）动作徐缓：常发生于动作起始及动作执行时，动作徐缓患者的肌力多半是正常的。

2）动作僵直：表现为在被动活动关节时产生的张力过度的情形。还有其他非自主性的动作包括舞蹈症、徐动症、单侧跳跃及张力不全。

（3）背索病变：步态障碍是背索病变最常见的表现，典型的步态为身体摇晃、支撑表面加宽及步长不平均。

54. 协调功能的评估包括哪些内容?

协调测试主要分两种。一种为平衡协调测试，即站立姿势下进行动态与静态的躯体动作测试，如交叉步行、原地转圈、站立侧弯等；另一种为非平衡协调测试，如指鼻试验、跟膝胫试验、踏步、拍手、用下肢划圈等。指鼻试验时，小脑半球病变患者可见指鼻不准，接近目标时动作迟缓或出现动作（意向）性震颤，常超过目标、辨距不良。跟膝胫试验时，小脑受损患者抬腿触膝时出现辨距不良和意向性震颤，下移时摇晃不稳。评估时必须观察患者表现中五个重要的部分：①动作交替的平顺度。②动作组成或协同作用的协调度。③动作的准确度。④固定或支撑身体的能力。⑤平衡能力。协调能力的难度依次为单侧活动、双侧活动、双侧对称性活动、双侧非对称性活动、多肢体活动。在进行明确评估后，医师找出患者缺少的协调能力要素进行针对性训练，可通过增加活动的复杂性增加测试与训练的难度。

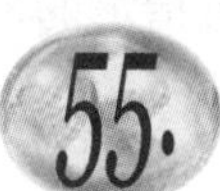

55. 前庭功能异常的评估方法有哪些?

眼球运动是观测前庭功能最直接的检查。其中最明显的为眼球震颤，是指双眼眼球不自主来回摆动，前庭系统周围部包括半规管、前庭神经节、前庭神经内听道。部分病变可引起前庭周围性眼震，表现为水平性或水平旋转性眼震，持续时间较短。前庭神经颅内部分和前庭神经核病变会引起前庭中枢性眼震，表现为眼震方向具有多样性，可为水平、垂直、旋转等，持续时间长，幅度大。前庭功能损伤检查：①跳视检查，检查时患者将目光集中在一点（如就检查者鼻子），然后快速将患者头部转向一侧，正常人的目光仍会聚焦在检查者的鼻子，而前庭功能异常患者的目光则会移开，然后回到检查者鼻子，这种检查快速而且敏感度较高，跳视问题可能来自小脑后蚓部的病变。②头部晃动眼球震颤，让患者低头30°，以2Hz的速度摇动患者头部20次。正常人不会有眼震，但前庭功能丧失患者会有快速眼震。③姿势改变引起的眼球震颤，患者转头45°后快速躺下使其头部低于身体水平30°，并观察其眼球运动，不同的眼震方向代表不同的半规管中耳石脱落的情况。

56. 静态平衡的评估方法有哪些?

静态平衡能力评估主要是在不同站立姿势下进行平衡的评估，主要可以分为并脚站、前后站、一直线上前后站、单脚站、闭目站立。主要评估方法如下。①Romberg测试：测试患者睁眼时双脚平行并拢的站立能力，然后测试闭眼30秒。②The sharpened Romberg测试：要求患者以脚跟对脚尖姿势站立，并且双手交握胸前闭上眼睛1分钟。③单脚平衡站立测试：要求患者不穿鞋单脚站立，手臂交握胸前，但该脚不能接触到另一脚，各脚执行5次30秒的试验，该测试已被用来测试社区居住老年人的伤害性跌倒和运动员的脚踝扭伤风险。④Stroke stand测试：让患者双脚站立，双手置于髋关节两边，然后抬起一只脚并将脚趾放在另一只下肢的膝盖上。在测试者的命令下，患者接着抬高站立脚的脚跟逐渐用前脚掌至脚尖站立，并尽可能维持平衡，不让脚跟接触地面或另一脚离开膝盖，正常人可以维持20～30秒。

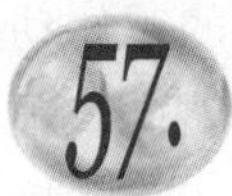

57. 动态平衡的评估方法有哪些?

通过观察患者在不稳定面（如治疗球与海绵垫）的站立或坐姿，从一个姿势转移到另一个姿势（如从卧位至坐位或从坐位至站立位），执行像是行走、单脚跳、双脚跳等活动的能力来评估动态平衡控制能力。临床上评估方法主要如下。①功能性前伸测试：以评估受试者的预期性姿势控制能力。测试前受试者侧向墙壁自然站立，双脚与肩同宽、手与肩同高，在不失去平衡情况下单侧手尽可能前伸3次，测量前伸长度平均值。②5次坐到站测试：受试者双手交握胸前坐在椅子上，尽可能用最快的速度站立然后坐下连续5次，并且计时，可以用来评估坐下和站立之间转换的平衡控制。在社区居住老年人的研究中，5次坐到站测试的时间＞15秒可预测有复发性跌倒风险。③星状移动平衡测试：受试者以一脚达到所指定的8个方向，而且尽可能越远越好，同时保持另一只脚平衡，可以测试站立时的稳定极限。

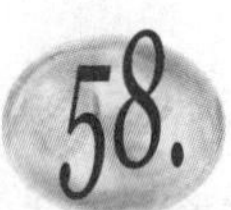

58. 平衡功能的综合评分量表有哪些?

平衡功能的综合评分量表主要是结合各种平衡能力评估进行全面性的整合，然后判断个体的整体平衡能力。主要的评估量表如下。①Berg平衡量表：包括从坐到站、无支持站立、无支持坐位等从易到难与日常生活能力相关的14项评估内容，分数为0～4分，总分56分。分数越高平衡能力越好，＜40分提示有跌倒风险。②动态步态指数：采用8种日常生活中常见动作做测试，包括基本步态、步速、步行中头部水平转动、步行中头部垂直转动、步行中转身、步行中跨越障碍物、步行中绕过障碍物、上下楼梯。每项分数为0～3分，满分24分。分数越低代表跌倒风险越高，此测试用于测试前庭脊髓反射功能，对于前庭有问题的患者而言，分数＜19分则代表有较高跌倒风险。③计时起立-步行测试：测试开始前，受试者静坐在有扶手且不易滑动的椅子上，背部贴紧椅背，在离座椅3m远的地面上贴一条彩条的粗线。

开始后患者从靠背椅上站起，站稳后，按照尽可能快走路的步态，向前走3m，过彩条粗线后转身，然后迅速走回到椅子前，再转身坐下，靠到椅背上。整个过程可拿辅具器具但不可由他人协助。正常老年人能在10秒内完成，如果在14秒内不能完成，代表有高风险跌倒可能。

（三）肌张力评定

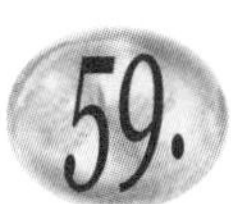

59. 肌张力产生的生理学是什么？如何进行分类？

肌张力的产生与两方面有关。①正常人体骨骼肌受重力的作用发生牵拉，刺激其梭内肌的螺旋感受器反射性地引起梭外肌轻度收缩，形成一定的肌张力。②γ运动神经元在高位中枢的影响下，有少量的冲动传到梭内肌，梭内肌收缩刺激螺旋感受器把冲动传到脊髓，通过α神经元及传出纤维使梭外肌收缩，产生一定肌张力。

（1）正常肌张力的分类：根据身体所处的不同状态，正常肌张力可分为如下。①静止性肌张力。②姿势性肌张力。③运动性肌张力。

（2）异常肌张力的分类：肌张力水平可由于神经系统的损害而增高或降低。肌张力异常分为如下。①肌张力增高。②肌张力减低 。③肌张力障碍。

60. 肌张力的分级是什么？

根据关节被动运动时所感受的阻力评价肌张力及肌痉挛状态，通常将肌张力分为以下几种类型。0级：软瘫，被动活动肢体无反应。1级：低张力，被动活动肢体反应减弱。2级：正常，被动活动肢体反应正常。3级：轻、中度增高，被动活动肢体有阻力反应。4级：重度增高，被动活动肢体有持续性阻力反应。

61. 肌张力的正常及异常表现是什么？

肌张力正常表现如下。

（1）静止性肌张力：人在静卧休息时，身体各部肌肉所具有的张力称静止性肌张力。

（2）姿势性肌张力：躯体站立时，虽不见肌肉显著收缩，但躯体前后肌肉亦保持一定张力，以维持站立姿势和身体稳定，称为姿势性肌张力。

（3）运动性肌张力：肌肉在运动过程中的张力，称为运动性肌张力，是保证肌肉运动连续、平滑（无颤抖、抽搐、痉挛）的重要因素。

肌张力异常表现如下。

（1）肌张力增高：指肌张力高于正常静息水平。表现为肌肉较硬，被动运动阻力增加，关节活动范围缩小。见于锥体系和锥体外系病变。

（2）肌张力减低：肌肉松弛时被动运动肌体所遇到的阻力减退，肌内缺乏膨胀的肌腹和正常的韧性而松弛。可因损害部位不同而临床表现有异。①周围神经损害时伴肌无力、萎缩、感觉障碍、腱反射常减退或消失。②小脑系统损害时伴运动性共济失调，步行呈蹒跚步态。③吉兰-巴雷综合征（Guilian-Barre综合征）脊神经和周围神经的脱髓鞘疾病。呈进行性上升性对称性麻痹、四肢软瘫。

（3）肌张力障碍：是指由于肌张力的改变引起的持续的异常的姿势与正在进行中的动作的阻断，分为全身性、局灶性或节段性肌张力障碍。临床上常见类型有扭转痉挛、痉挛性斜颈及手足徐动症等。

62. 肌张力障碍诊断流程是什么？

肌张力障碍的诊断流程可分为3步。

（1）明确不自主运动是否为肌张力障碍性运动：依据定义进行症状学诊断。

（2）明确肌张力障碍是否为获得性，获得性肌张力障碍诊断的临床线索如下。

1）起病突然，病程早期进展迅速。

2）持续性偏身型肌张力障碍。

3）儿童期颅段起病。

4）成人起病的下肢或全身型肌张力障碍。

5）早期出现固定的姿势异常。

6）除肌张力障碍外存在其他神经系统体征。

7）早期出现语言功能障碍，如构音障碍、口吃。

8）混和性运动障碍伴神经系统异常，如痴呆、癫痫、视觉障碍、共济失调、肌无力、肌萎缩、反射消失、感觉缺失、自主神经功能障碍。

（3）明确肌张力障碍是遗传性或特发性。

63. 肌张力评定有哪些方法？

（1）肢体的物理惯性。

（2）肌肉和结缔组织内在的机械弹性特点。

（3）反射性肌肉收缩（紧张性牵张反射）。上运动神经元损伤的患者，肢体的物理惯性不会发生改变，因此评定肌张力过程中，一旦发现阻力增加，则表明是肌肉、肌腱的单位发生改变（如挛缩）和/或节段反射弧内发生改变（如活动过强的牵张反射）。

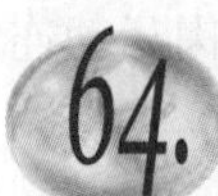

64. 如何在临床应用肌张力评定？

（1）评定目的：①治疗前的基线评定结果。②提供制定治疗方案和选择治疗方法的依据。③评价各种治疗的疗效。

（2）适应证：适用于中枢神经系统和外周神经系统疾病，包括神经系统损害造成神经源性肌力减退等的评定，如上、下肢代表性肌群的肌张力评定可作为全面评价瘫痪严重程度的指标。

（3）禁忌证：关节不稳、骨折未愈合又未做内固定、急性渗出性滑膜炎、严重疼痛、关节活动范围极度受限、急性扭伤、骨关节肿瘤等。

（4）方法：①量表测评。②摆动试验。③机械扰动试验。④肌电图检测。⑤H反射评测。⑥等速测试。⑦等长测试。

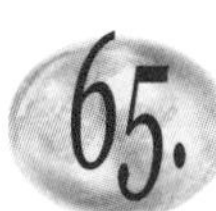

65. 肌张力异常的表现有哪些?

（1）痉挛（spasticity）是一种由牵张反射高兴奋性所致的、以速度依赖的紧张性牵张反射增强伴腱反射异常为特征的运动障碍，是肌张力增高的一种形式。所谓痉挛的速度依赖即为伴随肌肉牵伸速度的增加，痉挛肌的阻力（痉挛的程度）也增高。

特殊表现：包括巴宾斯基（Babinski）反射、折刀样反射（clasp knife reflex）、阵挛（clonus）、去大脑强直（decerebrate rigidity）和去皮质强直（decorticate rigidity）等。

（2）强直（rigidity）指主动肌和拮抗肌张力同时增加，导致关节被动活动的各个方向在起始和终末的抵抗感均增加的现象。

特征：在进行任何方向的被动运动时，整个活动范围内阻力均增加，相对持续，且不依赖牵张刺激的速度；齿轮样僵硬的特征是在僵硬的基础上存在震颤，从而导致整个关节活动范围中收缩、放松交替；铅管样僵硬的特征是存在持续的僵硬；僵硬和痉挛可在某一肌群同时存在。

（3）肌张力障碍是一种以张力损害、持续的和扭曲的不自主运动为特征的肌肉运动亢进性障碍。

特征：肌肉收缩可快或慢，且表现为重复、模式化（扭曲）；张力以不可预料的形式由低到高变动。其中张力障碍性姿态（dystonia posturing）为持续扭曲畸形，可持续数分钟或更久。

（4）肌张力减低（flaccidity）指肌张力低于正常静息水平，对关节进行被动运动时感觉阻力消失的状态。

特征：肌肉可表现为柔软、弛缓和松弛；邻近关节周围肌肉共同收缩能力减弱，导致被动活动范围扩大；腱反射消失或缺乏。

66. 肌张力增高的利与弊是什么?

（1）肌张力高的好处

1）下肢的伸肌痉挛帮助患者站立和行走。

2）活动过强的牵张反射可促进肌肉的等长和离心自主收缩。

3）保持相对肌容积。

4）预防骨质疏松。

5）降低瘫痪肢体的依赖性水肿。

6）充当静脉肌肉泵，降低发生深静脉血栓的危险性。

（2）肌张力高的弊端

1）髋内收肌剪刀样痉挛和屈肌痉挛影响站立平衡稳定性。

2）下肢伸肌痉挛和阵挛影响步态的摆动期。

3）自主运动缓慢。

4）屈肌痉挛或伸肌痉挛导致皮肤应力增加。

5）紧张性牵张反射亢进或屈肌痉挛形成挛缩的危险。

6）自发性痉挛导致睡眠障碍。

7）髋屈肌和内收肌痉挛影响会阴清洁以及性功能。

8）下肢痉挛或阵挛干扰驾驶轮椅、助动车等。

9）持续的屈肌痉挛可导致疼痛。

10）增加骨折、异位骨化的危险性。

67. 肌张力的检查方法有哪些?

（1）病史：详细询问痉挛发生的频率、受累的肌肉及数目、痉挛的利弊、引发痉挛程度改变的原因等。

（2）视诊：仔细观察患者有无肢体或躯体的异常姿态、刻板样运动模式、自发性运动缺失等。

（3）触诊：以触摸肌肉的硬度来判断肌张力。

（4）反射：应特别注意检查患者是否存在腱反射亢进等现象。

（5）被动运动：被动运动检查可观察肌肉对牵张刺激的反应，通过检查者的手来感觉肌肉的抵抗，是最常用的检查方法。通过被动运动检查可发现是否存在肌张力增高或减低，是否有阵挛，并与挛缩进行比较和鉴别。

（6）摆动检查：是以一个关节为中心，使远端肢体快速摆动，摆动时主动肌和拮抗肌交互收缩。肌张力减低时，摆动幅度增大；肌张力增高时，摆动幅度减小。

（7）其他检查方法

1）伸展性检查：让肌肉缓慢被动伸展时，观察其能达到的最大伸展度，可提示该肌肉的肌张力有无增高或减低。

2）姿势性肌张力检查：让患者变换姿势和体位，观察并记录其抵抗的状态。

3）生物力学评定方法，如通过等速测力技术来评价痉挛的严重程度。

4）电生理评定方法，如通过刺激胫神经引出H反射，再测定患者的H波和M波波幅，并计算其比值，以定量评价α运动神经元的兴奋性。

68. 痉挛的评定标准是什么?

痉挛的准确量化评定比较困难，临床上多根据量表进行评定，最常用的评定量表是改良Ashworth痉挛评定量表。

0级：无肌张力增加。

1级：肌张力略微增加，受累部分被动屈伸时，在关节活动之末时出现突然卡住然后呈现最小的阻力或释放。

1+级：肌张力轻度增加，表现为被动屈伸时，在ROM后50%范围内出现突然卡住，然后均呈现最小的阻力。

2级：肌张力较明显增加，通过关节活动范围的大部分时肌张力均较明显地增加，但受累部分仍能较容易的被移动。

3级：肌张力严重增高，被动活动困难。

4级：僵直，受累部分被动屈伸时呈现僵直状态，不能活动。

69. 痉挛评定时的注意事项有哪些？

由于影响肌张力的因素较多，且肌张力呈动态变化，因此临床上同一患者的同一肌肉或肌群的肌张力在不同情况下会发生变化，在肌张力的评定过程中需注意以下事项。

（1）被动牵伸的速度不同，痉挛肌肉发生反应的角度也会不同，所以在比较痉挛评定结果时需确保被动运动的速度相同。

（2）痉挛量化评定的可信度还受患者努力的程度、情感、环境温度、评定时并存的问题（如尿路结石、感染、膀胱充盈、便秘、压疮、静脉血栓、疼痛、局部肢体受压等可使肌张力增高）患者的整体健康水平（如发热、代谢和电解质紊乱对肌张力的影响）、药物、患者的体位等因素的影响。因此，进行痉挛量化评定时，必须使评定的程序严格标准化。

（3）再次评定时，应注意尽量选择相同的时间段和其他评定条件。

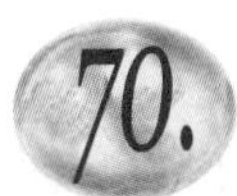

70. 影响肌张力评定的因素有什么？

影响肌张力评定的因素如下。

（1）体位的影响：不良的姿势和肢体位置可使肌张力增高，如在痉挛期的脑卒中患者，仰卧位时患侧下肢伸肌肌张力可增高。

（2）精神因素的影响：紧张和焦虑情绪，以及不良的心理状态都可使肌张力增高。

（3）并发症的影响：有尿路结石、感染、膀胱充盈、便秘、压疮、静脉血栓、疼痛、关节挛缩等都可使肌张力增高。

（4）神经状态的影响：中枢抑制系统和中枢易化系统的失衡，可使肌张力发生变化。

（5）局部压力改变的影响：局部肢体受压可使肌张力增高，如穿紧而挤的衣服和鞋子。

（6）疾病的影响：如骨折、脱位、异位骨化等外伤或疾病可使肌张力增高。

（7）药物的影响：如烟碱能明显增加脊髓损伤患者的痉挛程度，巴氯芬能抑制脊髓损伤患者痉挛的发生。

（8）外界环境的影响：当气温发生剧烈变化时肌张力可增高。

（9）主观因素的影响：患者对运动的主观控制作用，肌张力可变化。

71. 如何进行脑瘫婴儿肌张力评定?

可以通过抱、姿势、触摸和被动运动来评定。

（1）抱：通过抱起婴儿的手感，可以初步了解患儿的肌张力情况。肌张力低下者，抱起时会感到困难，如捞面条样的感觉，有下沉的感觉，患儿容易从抱起者的手中滑落。而肌张力高的患儿，抱起时会有强直感和抵抗感，如抱棍棒样的感觉。

（2）姿势：观察超过3个月的正常婴儿，如把他放置于仰卧位，他会自然躺着，并不断对抗肢体重量进行运动，自如地保持一定的体位和姿势。而肌张力低下的软瘫患者，如被放置于仰卧位，上下肢常屈曲、外展，缺乏主动运动；肌张力高的硬瘫患者，如被放置于仰卧位，往往出现不对称的异常姿势，主动运动减少，动作显得很刻板。肌张力越高，主动运动就越少。

（3）触摸：测试者通过用手触摸患者上下肢的肌肉来感受肌肉组织的紧张度。若患者肌张力低下，那么手感柔软、松弛，对手指的按压较少有抵抗。如肌张力正常，触摸时手感柔软适中，结实而富有弹性。如肌张力高，则手感紧张，对手指的按压有比较强的抵抗。

（4）被动运动：测试者对患者的肢体做被动屈伸运动，如肌张力低下，则会感到沉重、无抵抗力，肢体无自我控制能力。如肌张力高，则测试者会感到明显的抵抗，而且这种抵抗力往往在运动开始时大于运动结束时。肌张力正常的肢体在做被动运动时，既可以作出抵抗，又可以做到协同，在一定范围内，有自我控制的能力，测试者手感既不像肌肉张力低下的肢体那样沉重，也不像肌肉张力高的肢体那样有很大的抵抗力。

72. 如何判断新生儿的肌张力?

新生儿肌张力的判断，必须要有训练有素的新生儿科医生，进行新生儿神经行为测评（NBNA）检查测定，才能作出准确判断。新生儿的肌张力包括两大部分，第一大部分是主动肌张力，第二大部分是被动肌张力。主动肌张力包括四项，有头竖立反应、手握持反射、牵拉反射和支持反射；被动肌张力也有4项，检查被动肌张力必须要在新生儿清醒状态下检查，有围巾征、前臂弹回、下肢弹回、腘窝角。每个部分，每一项里面评分均有0～2分，0分一般为差，2分为正常。

73. 肌张力评定的手法检查有哪些内容?

（1）采集病史：肌张力异常频率的增加可能是尿路结石、便秘、膀胱感染及急腹症或其他疾病导致的早期表现，患者的病史在一定程度上可以帮助判断肌张力异常的原因、发展规律。

（2）视诊检查：刻板样运动常表明患者有肌张力异常，不自主的被动运动表明患者有肌张力紊乱（肌张力障碍），而主动运动的减弱或完全丧失则表明患者有肌张力低下。

（3）触诊检查：在患者完全静止、放松相关肢体的情况下触摸受诊肌群，有助于判断肌张力情况。肌张力增高时肌腹丰满，弹性增高，触之较硬。肌张力低下时肌肉松弛，肌腹塌陷，弹性减弱，触之较软。

（4）反射检查：反射检查应特别注意检查患者腱反射是否正常，有无亢进或减弱现象，如肱二头肌反射、肱三头肌反射等。肌张力增高常伴腱反射亢进，肌张力低下常伴腱反射减弱或消失。

（5）被动运动检查：被动运动检查是肌张力手法检查的主要内容，是通过评定者的手感觉患者肌肉的抵抗，从而发现肌肉对牵张刺激的反应。检查中评定者通过体会患者肢体被动运动过程中的运动范围和对运动的抵抗来判断肌张力的情况。

通常情况下，肢体容易被移动，评定者可很好地改变运动方向和速度而不感到异常阻力，运动范围正常，同时肢体的反应和感觉较轻，这是肌张力正常的表现。运动时有明显抵抗，评定者感觉僵硬，运动范围减小，可判断为肌张力增高；评定者感到肢体沉重，且运动时没有抵抗，运动范围增大，可判断为肌张力低下。

74. 肌张力评定的生物力学方法包括哪些？

生物力学评定方法试图量化痉挛患者肢体的位相性牵张反射和紧张性牵张反射。根据定义，痉挛肢体在外力促使的关节运动时阻力异常，这一阻力可随偏差角度和肢体运动速度的增大而增大。生物力学评定方法的观察指标包括力矩（由肢体活动通过某特定范围所获得的力量大小）、阈值（力矩或肌电图活动开始显著增加的特殊角度）和肌电信号（靠近体表肌群的肌电信号分析等）。

（1）钟摆试验（pendulum test）：当肢体从抬高位沿重力方向下落时，观察肢体摆动和停止摆动的过程，通过分析痉挛妨碍自由摆动的状态来进行评定的方法。痉挛越重，摆动受限越显著。钟摆试验常用于下肢痉挛评定，尤其是股四头肌和腘绳肌，它的特点为重测信度较高，与Ashworth分级法相关性较好，并可应用于普通的装置上；此试验也可区分偏瘫痉挛和帕金森强直，但必须进行多次检查，并计算其平均值。

（2）等速装置评定：主要有等速摆动试验和等速被动测试两种方法。前者为一种在等速装置上模拟摆动试验的评定方法，后者可认为是一种在等速装置上完成类似Ashworth评定的量化评定方法，并能较好地体现痉挛速度依赖的特征。

（四）言语功能评定

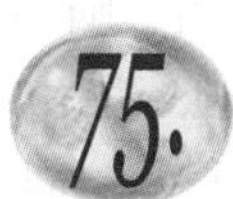

75. 语言与言语的区别和联系是什么？

语言是人类交流思想的工具。在人们平时的交往中，语言和言语两个词往往混用，并不会影响意思的理解，但从语言病理学的角度看，两者的定义有一定的区别。

语言是指人类社会中约定俗成的符号系统。人们通过应用这些符号达到交流的目的。包括对符号的运用（表达）和接受（理解）的能力，也包括对文字语言符号的运用（书写）、接受（阅读），以及姿势语言和哑语。

言语是音声语言（口语）形成的机械过程。为使口语表达声音响亮、发声清晰，需要有正常的构音器官结构和与言语产生有关的神经、肌肉的活动作为基础。言语和语言的区分主要是为了言语治疗人员能够对各种语言和言语障碍正确理解和准确地制订康复治疗计划。

76. 常见言语障碍的类型及其定义是什么？有何临床表现？

言语障碍（Speech and language impairment）是指由于各种原因导致的不同程度的言语障碍，不能或难以进行正常的言语交流活动，以致影响其日常生活和社会参与。其类型及相应的临床表现，具体如下。

（1）发音障碍：无法正确发出特定的音素或音节，例如替换、删除或替代某些音素，发音不清楚或模糊，导致他人难以理解。

（2）延迟性语言发育：儿童在语言发育方面相对滞后，无法按照年龄预期达到语言能力，词汇量较小，语句结构简单，学习语法规则和语言规范困难。

（3）流利障碍（口吃症）：口吃或语言流畅性受到影响，表现为重复音节、阻塞、延长音节或中断语流。有时伴随非流利的身体动作或紧张情绪。

（4）语音障碍：对语音的感知、产生或理解存在困难。声音失真或变形，可能出现声调、音高、音量和音调的问题。

（5）言语理解障碍：难以理解他人的语言，可能出现理解语句、指令或问题的困难，需要重复或解释才能理解他人的意思。

（6）声带疾病：声音变得嘶哑、失去音调或产生其他异常声音，声音的质量或强度受到影响。

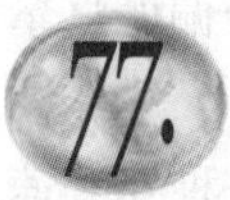

77. 常见语言障碍的定义及其类型是什么？有何临床表现？

语言障碍通常是指通过口语、书面等形式来表达个人思想、感情、意见的能力出现缺陷，表现为听、说、读、写四个方面的各功能环节单独受损或两个以上环节共同受损。正常的语言有赖于感觉、运动功能的相互协调、语言符号的联系以及习惯句子模式的产生，当与这些有关的脑组织功能受损时，就会出现相应的语言障碍。

常见类型有失语症、构音障碍、小儿语言发育迟缓等。

失语症是由于大脑功能受损所引起的语言功能丧失或受损。常见病因有脑血管病、脑外伤、脑肿瘤、感染等，脑血管病是其最常见的病因。可表现为Broca失语、Wernicke失语、传导性失语及混合性失语等。构音障碍是指由于构音器官先天性和后天性的结构异常，神经、肌肉功能障碍所致的发音障碍以及不存在任何结构、神经、肌肉、听力障碍所致的言语障碍，主要表现可能为完全不能说话、发声异常、构音异常、音调和音量异常，以及吐字不清，但不包括由于失语症、儿童语言发育迟缓、听力障碍所致的发音异常。常见有运动性构音障碍、器官结构异常所致的构音障碍和功能性构音障碍。小儿语言发育迟缓是指语言发育没有达到发育年龄应有的水平。常见于智力发育迟缓、自闭症、构音器官异常、脑损伤，以及语言环境的脱离。

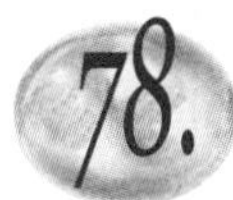

78. 失语症的常见病因及分类方式是什么？

失语症常见病因包括脑血管病、脑外伤、脑肿瘤、感染等，脑血管病是其最常见的病因。由于病因不同，失语症的临床表现也不相同。脑卒中所致失语症的发病率国外数据为21%，国内研究资料显示至少1/3以上的脑卒中患者可产生各种语言障碍。

分类方式：1971年，Benson和Geschwind提出按照解剖—临床为基础的失语症分类，将失语症分为12类，此分类法得到了世界范围的广泛使用。此外，较常用的失语症分类还有以解剖部位为基础的Bensonwv分类法，以症状为基础的Schnell分类法，以及以语言障碍分类的Head分类法。

我国学者以Benson失语症分类为基础，根据失语症临床特点及病灶部位，结合我国具体情况，制定了汉语失语症分类，将失语症分为外侧裂周失语综合征、分水岭区失语综合征、完全性失语、命名性失语、皮质下失语、纯词聋、纯词哑、失读症和失写症。此外，临床上有一些特殊的失语，如交叉性失语、原发性进行性失语、儿童获得性失语症。20世纪90年代的Hollandr的失语症二分法分类目前也在临床常用，失语症二分法按失语症患者语言的流利程度将失语症分为非流畅性失语和流畅性失语两大类。

79. 失读症的定义、临床分型及评定方法是什么？

失读症是一种语言性阅读障碍，特指大脑解码文字过程中出现的阅读障碍，而不是阅读所依赖的注意、记忆、视空间等非语言性的高级神经功能损伤引起的获得性阅读障碍。

临床分型：①失读伴失写，又称中央部失读症、皮质视觉性失语症、顶颞叶失读症。②失读不伴失写，又称纯失读、拼读性失读、枕叶失读。③额叶失读，可以理解一些文字材料，但仅限于个别字，特别是名词实词、动作动词和意义明确的修饰词。④失语性失读，是指感觉性失语、传导性失语及难以进行分类的失语症所伴有的阅读障碍。

评定方法：失读症的检查方法基本内容如下。

（1）词的视觉认知：①词—图、词—物匹配。②听词指词。

（2）阅读：①数字朗读。②合体字及其组成部分的认读。③字词阅读。④语句理解。⑤短文阅读。⑥《汉语失语症检查法》（草案）的阅读检查，包括字词阅读（朗读和字词匹配）、语句朗读（朗读和理解）、篇章阅读（朗读和回答是非题）等。

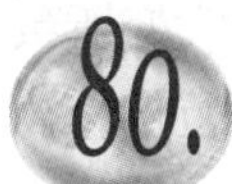

80. 失写症的定义、临床分型及评定方法是什么？

（1）失写症的定义：失写症是指脑损害所引起原有的书写功能受损或丧失。

（2）临床分型

1）失语性失写：①非流畅性失写。②流畅性失写。③其他失语性失写。④失读伴失写。⑤Gerstmann综合征患者的失写。⑥纯失写。⑦精神错乱状态失写症。⑧深层失写症。⑨分离性失写症。

2）非失语性失写：①运动性失写，包括瘫痪性失写、运动过少性失写、运动过多性失写、重复性失写。②视空间性失写。③癔症性失写。

（3）评定方法：汉语失写检查法主要内容如下。①自动书写。②抄写。③听写。④看图书写。⑤主动书写。⑥书写相关能力的检查。

失语症评定中常用的失语症成套检查法有哪些？其诊断分析方法是什么？

（1）国际常用的失语症检查法

1）波士顿诊断性失语症检查：此检查是目前英语国家普遍应用的标准失语症检查方法，是一种言语功能综合性评价方法。此检查由27个分测验组成，分为5个大项：①会话和自发性语言。②听觉理解。③口语表达。④书面语言理解。⑤书写。

2）标准失语症检查：是日本失语症研究会设计完成，检查包括听、说、读、写、计算5大项目，共包括26个分测验，按6个阶段评分，在图册检查设计上以多图选一的形式，避免了患者对检查内容的熟悉，使检查更加客观。此方法易于操作，而且，对训练有明显指导作用。

3）西方失语症成套测验：西方失语成套测验是较短的波士顿失语症检查版本，检查时间大约1小时，该测验提供一个总分称失语商（AQ），可以分辨出是否为正常语言。还可以测出操作商（PQ）和皮质商（CQ），前者可了解大脑的阅读、书写、运用、结构计算、推理等功能，后者可了解大脑认知功能。该测验还对完全性失语、感觉性失语、经皮质运动性失语、传导性失语等提供解释标准误差和图形描记。

4）Token测验：是DoReazi和Vgolo于1962年编制，此测验由61个项目组成，包括两词句10项、词句10项、四词句10项、六词句10项及21项复杂指令。

（2）国内常用的失语症评定方法

汉语标准失语症检查包括两部分内容：第一部分是通过患者回答12个问题了解其语言的一般情况；第二部分由30个分测验组成，分为9个大项目，包括听理解、复述、说、出声读、阅读理解、抄写、描写、听写和计算。

汉语失语成套测验是由北京大学第一医院神经心理研究室参考西方失语成套测验结合我国国情编制，由谈话、理解、复述、命名、阅读、书写、结构与空间、运用和计算九大项组成，于1988年开始用于临床。

（3）鉴别诊断

1）语言的流畅度：失语症鉴别诊断的第一步是确定语言的流畅度。大脑皮质病变所致的失语症依据会话语言的特征分成两类，流利性和非流利性失语。这些会话语言的范例应该包括社会交往方面的话题（你今天好吗？），以及个别的需要以短句和较长句子回答的问题（请介绍一下你的职业或请说一下你的发病经过）。

2）口语的听觉理解：在我们的失语检查中的听理解由四个分测验组成，即名词、动词、句子和执行口头命令。在决定听理解的好与差时，重要的是要看患者理解短句、较长句子、需要用对或错回答的篇章水平的材料和完成指令（一步到三步指令）。

3）复述：像听觉理解检查一样，这项检查主要是鉴别患者的复述和面对面会话能力的相对保留或损害，在我们的检查中包括名词动词复述（其中有单节词到三音节词），以及短句和较长句子复述。

82. 构音障碍的分类是什么？其常见病因有哪些？

（1）分类

1）运动性构音障碍：是指由于神经病变、与言语有关肌肉的麻痹收缩力减弱或运动不协调所致的言语障碍。

2）器官结构异常所致的构音障碍：是指由于先天和后天原因的结构异常所致的构音障碍。临床上最常见的是由于唇腭裂所致的构音障碍，其次为舌系带的短缩、先天的颌面部缺陷、后天的颌面部损伤的后遗症。

3）功能性构音障碍：是指发音错误表现为固定状态，但找不到明显原因的发音不清，临床多见于儿童，特别是学龄前的儿童。

（2）常见病因

1）痉挛型构音障碍（中枢性运动障碍）：脑血管病、假性延髓麻痹，脑瘫、脑外伤、脑肿瘤、多发性硬化。

2）弛缓型构音障碍（周围性构音障碍）：颅神经麻痹、延髓麻痹、肌肉本身障碍、进行性肌营养不良、外伤、感染、循环障碍、代谢和变性性疾病。

3）失调型构音障碍（小脑系统障碍）：肿瘤，多发性硬化、酒精中毒、外伤。

4）运动过强型构音障碍（锥体外系障碍）：舞蹈病、肌震挛，手足徐动。

5）运动过弱型构音障碍（锥体外系障碍）：帕金森病。

6）单侧上运动神经元（unilateral upper motorneuron，UUMN）损伤：大脑单侧上运动神经元损伤，特别是额叶。

7）混合型构音障碍（运动系统多重障碍）：①肌萎缩性侧索硬化症（ALS）。②多发性硬化（MS）。

83. 国内常用的构音评定方法有哪些？其诊断分析方法是什么？

汉语构音障碍评定法，是李胜利等依据日本构音障碍检查法和其他发达国家构音障碍评定方法的理论，按照汉语普通话语音的发音特点和我国的文化特点在1991年研制的。评定法包括两大项目：构音器官检查和构音检查。通过此方法的评定不仅可以检查出患者是否患有运动性构音障碍及其程度，而且可用于器质性构音障碍和功能性构音障碍的评定。对治疗计划的制订具有明显的指导作用。

（1）评定的目的和内容

1）构音障碍的有无、种类和程度判定。

2）原发疾病及损伤部位的推定。可作为制订治疗计划的依据。

（2）构音器官评定

1）目的：通过构音器官的形态和粗大运动检查来确定构音器官是否存在器官异常和运动障碍。常常需要结合医学实验室检查、言语评价才能作出诊断。

2）范围：包括肺（呼吸情况）、喉、耳口部肌肉、硬腭腭咽机制、下颌、反射。

（3）用具：压舌板、笔式手电筒、长棉棒、指套、秒表、叩诊槌、鼻息镜等。

（4）方法：观察安静状态下构音器官的同时，通过指示和模仿，使其做粗大运动并对以下方面作出评价。

1）部位：构音器官哪个部位存在运动障碍。

2）形态：确认各器官的形态是否异常。

3）程度：判定异常程度。

4）性质：确认异常，判定是中枢性、周围性或失调性。

5）运动速度：确认单纯运动及反复运动是否速度低下或节律变化。

6）运动范围：确认运动范围是否受限，协调运动控制是否低下。

7）运动的力：确认肌力是否低下。

8）运动的精确性、圆滑性：可通过协调运动和连续运动判断。

（5）检查说明：做每项检查前应向患者解释检查目的，按检查表和构音器官检查方法的要求记录。

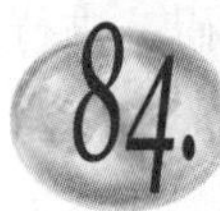

常见的构音异常的类型有哪些？

（1）省略：布鞋（buxie）→物鞋（wuxie）。

（2）置换：背心（beixin）→费心（feixin）。

（3）歪曲：大蒜（dɑ suɑn）类似“大”中的“d”的发音，并不能确定为置换的发音。

（4）口唇化：普遍地将辅音发成“b、p、f”的音。

（5）舌口唇化：普遍地将辅音发成“d、t、b、p、f”的音。

（6）齿背化：普遍地将辅音发成“z、c、s”的音。

（7）硬腭化：普遍地将辅音发成类似“zh、ch、sh和j、q、x”的音。

（8）上齿龈化：普遍地将辅音发成“d、t、n”的音。

（9）送气音化：大蒜（dɑ suɑn）→踏蒜（tɑ suɑn）普遍将不送气音发成送气音。

（10）不送气音化：踏（tɑ）→大（dɑ）普遍将送气音发成不送气音。

（11）边音化：普遍地将辅音发成“l”。

（12）鼻音化：怕（pɑ）→那（nɑ）普遍地将非鼻音声母和韵母发成鼻音。

（13）非鼻音化：把“m、n”的音发成其他非鼻音的声母或韵母。

（14）无声音化：发音时部分或全部音只有构音器官的运动但无声音。

（15）摩擦不充分：发（fɑ）摩擦不充分而不能形成清晰的摩擦音。

（16）软腭化：齿背音、前硬腭音等发成类似“g、k”的音。

（17）卷舌音化：将辅音普遍发成“zh、ch、sh、r”的音。

（18）腭化构音：发音时舌在硬腭和软腭前部形成卷曲气流从舌腭之间的空隙通过，发“g、k、c”音较常见。

（19）声门破裂音：发某些辅音时，声音似从喉咽部挤出，重症可能会完全省略摩擦和爆破的动作。

（20）破裂不充分：“b、p、d、t”等音爆破减弱。

（21）破裂音化：普遍发音表现为爆破现象，类似于“b、p”的爆破表现。

（22）不卷舌音化：常见将“zh、ch、sh、r”发成“z、c、s”或者“d、t”的音。

（23）侧音化构音：发音时气流与颊黏膜之间产生共振，常把“ki”发成“gi”，并能听到气流的杂音。

（24）有声音化：可发声或有嗓音，几乎形不成具体构音，含糊不清。

（25）鼻腔构音：发声时软腭振动形成软腭摩擦音，气流逸出鼻腔，常见将“gu”发成“ku”。

（26）齿间音化：发音时，舌尖位于上下切牙（前牙之间，多发生于发“z、c、s、zh、ch、sh”音时，听起来其像咬着舌头说话的感觉）。

85. 腭裂的定义是什么？其评定方式和分析有哪些？

腭裂是口腔颌面部常见的先天畸形。它可单独发生也可与唇裂伴发，表现为软硬腭部分或完全裂开。

评价分为主观评价和客观评价。

（1）主观评价：构音器官形态的评价。

1）构音器官运动功能的评定。

2）语音的评价：①汉语语音清晰度测试。通过应用标准化的汉语音节和词的量表对患者的发音作出测试，记录其发音的错误，计算发音错误词数占总测试词数的百分比，从而得出量化的言语清晰比值。国内将言语清晰度分级如下：≥96%为正常，70%～96%为轻度异常，35%～70%为中度异常，0～35%为重度障碍。此外，对于语音障碍的患儿也要进行语句的测试，同样记录患者的语音错误方式和错误率，通过对腭裂患者进行音节、单词和语句测试，以判断腭咽功能不全是持续性的还是间歇性的，在发音过程中，腭咽功能不全带来影响的比例，可以评价口腔和鼻腔共鸣情况，发辅音鼻漏气情况，言语连贯性和言语清晰度，以作出对患者语音情况的全面评估。②语音错误方式评价。国内在20世纪90年代开始对于以汉语语音为基础的发音分类，并参考西方和日本的构音错误分类，将错音的方式根据临床表现进行分类，如替代错误、省略错误、歪曲错误、声门爆破音、咽喉摩擦音、咽喉爆破音、腭化构音、侧化构音、鼻音化等类型，并在患者发音错误的因素上进行标注。

（2）客观评价：鼻咽纤维内窥镜的评价、鼻息镜检查法、语图仪—计算机语音频谱分析与评价、鼻息计、X线检查、电子腭图检查、计算机断层扫描（CT）、磁共振检查和肌电图检查。

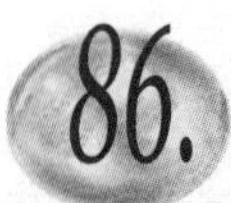

86. 腭裂的语音学特征是什么？

（1）鼻共鸣异常

1）开放性鼻音即鼻音过重。

2）闭塞性鼻音即鼻音过少。

3）鼻漏气是指发音时不能关闭口咽及鼻咽之间的通道，声音由鼻孔逸出。

（2）构音异常

1）腭化构音：发音时舌在硬腭和软腭前部形成卷曲气流从舌腭之间的空隙通过，发“g、k、c”音较常见。

2）侧音化构音：发音时气流与颊黏膜之间产生共振，常把“ki”发成“gi”，并能听到气流的杂音。

3）鼻咽构音：发音时舌后部后缩，气流逸出鼻腔，似鼻后部摩擦音，常见将“gu”发成“ku”、“i”和“u”相关的音较常见。

（3）代偿性发音

1）声门爆破音：发某些辅音时，声音似从咽喉部挤出，辅音起声时间消失或者过短，在发“pɑ、tɑ、kɑ”等音时最易检出，严重者在发辅音时完全会省略掉摩擦和爆破的动作，并伴有面部表情。

2）咽喉摩擦音：腭咽闭合功能不全特有的异常语音，表现为发摩擦音时咽腔缩小，舌根和咽喉摩擦而形成异常语音，发生时几乎看不到舌尖活动，语音清晰度较低。

3）咽喉爆破音：腭咽闭合功能不全特有的异常语音，发音的过程靠舌根和咽后壁的闭锁和开放来完成。在发咽部爆破音的患者，在发“kɑ、gɑ”音时，舌背呈水平向后移动。

87. 声音的定义及其基本要素是什么？

正常人的发音是由呼吸运动产生的吸气呼气动作作为动力来源，由声带的振动产生基本的声音，由声带以上的结构产生共鸣，以及由神经中枢系统对声音的韵律和音调进行控制调节，最后形成声音的过程，人所发出的声音称为嗓音。

主观对声音的感受是响度、音调和音色。

响度与声强呈正相关，可以用来评价发声时声音的大小。声强指声音的强弱，又称音量，单位是分贝，声强的大小主要反映声带振动的幅度，振动幅度越大，声强越大，振动幅度越小，声强越小。声带振动的幅度是由声门下压力决定的。

音调是指声音的高低，物理学上又称为音高，决定音调高低的是声带每秒的振动频率，单位是赫兹。声带的振动频率和声带的长短、薄厚及紧张性有关，也同呼气时声门下压力有关，声带短、紧张、较薄、呼气量大，音调会较高，声带长、松弛、较厚、呼气量小，音调会较低。

音色是指一种听觉现象。音色的不同依赖于声音的频谱，频谱是由若干频率和振幅不同的纯音组成的，频率最低而振幅最大的称为基音，决定一个人的音调，其他频率成分称为泛音。

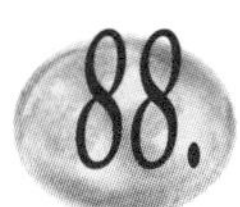

88. 发声障碍的常见病因有哪些？其分类是什么？

（1）常见病因

1）过度用声：是最常见的病因，主要发生在使用嗓音频繁的职业的人群，此类人群常会因关系或所处环境的影响，过度用嗓，即使声音疲惫、嘶哑也强行使用嗓音，导致出现后续器质性嗓音障碍。

2）炎症：常见于喉部炎症或喉部相邻组织的炎症扩展。

3）声带结构异常：常见于声带形态出现变化后，如声带小结、息肉、慢性水肿、变声期声带形态异常、肿瘤等。

4）神经损伤：声带的运动受周围神经和中枢神经系统控制，当神经系统受损时会出现声带运动的异常。

5）其他：①听力障碍。影响患者对自己嗓音的听觉反馈，听觉反馈是大脑对嗓音的音调、韵律进行自我反馈调节的重要基础。②内分泌功能异常。常见变声期及妇女闭经前后因体内性激素水平的变化出现嗓音障碍，此外，甲状腺、肾上腺、垂体等器官疾病引发的体内激素水平的变化也会导致嗓音障碍。③心因性或精神创伤性。

（2）分类：根据其病变性质，分为器质性嗓音障碍和功能性嗓音障碍。

89. 发声障碍的评定方式有哪些？

GRBAS评价法是由日本音声语言医学会1979年制定，该方法测量对象是嗓音障碍患者发出连续元音赝本，测量内容包括5个描述参数，分别是声音嘶哑总分度（overall grade degree，G）、粗糙声（rough，R）、气息声R（breath，B）、无力声（asthenia，A）、紧张声（strained，S）。每个参数分为4个测量等级，正常为0级，轻度为1级，中度为2级，重度为3级。GRBAS测量参数的意义如下：气息声是指发音时声带不完全闭合导致振动周期中不断有气流逸出，发声时便伴有周期性的呼吸音，这种声质称为气息声。严重的气息声可以导致无声化，如声带麻痹的早期。粗糙声是指声带表面形态发生改变如声带肿胀、小结、息肉或附着黏液时，声带振动的周期变得不规则，声带不能正常闭合或出现代偿性改变时，声音呈粗糙性的一种主观感知表现称为粗糙声。无力声是指音强弱的一种表现，声带此时的振动表现微小而且不规则，发出的声音显得虚弱无力，临床上常见于一些弛缓性瘫痪和长期卧床患者的说话声音。费力声又称紧张声，是由于发声时声带过分紧张，喉肌张力过高而引起声带振动周期的改变所致，此时的发声中夹杂了很多不应该出现的噪声。常见于痉挛性瘫痪及假声的患者。一般来讲，紧张声和粗糙声可以伴随存在，无力声和气息声可以伴随存在，而紧张声、粗糙声和无力声、气息声则不会同时存在。由于GRBAS评价是主观评价方法，各个检查者之间难免会出现不一致的地方，因此，在临床应用中一定要由有经验的嗓音医学专业人员、言语病理学专家和语言治疗师进行评估，可以由三或五名检查者共同评价计分最后取平均值即可。

 口吃的常见病因有哪些？其各方面的症状是什么？

（1）病因：传统的观点认为口吃是一些儿童语言发展过程中学习口吃者说话所致，即口吃的习得理论。现在口吃的研究者开始从医学的角度寻找口吃的原因。一种研究是探索口吃的遗传起源。另一种研究是探索口吃的神经学起源，研究口吃的脑功能影像。

（2）各方面的症状

1）言语症状

A群：①音、音节的重复。②词的部分重复。③辅音延长。④元音延长。⑤在不自然的位置当中出现重音或爆破性发音。⑥歪曲或紧张。⑦中断。

B群：①准备（在说话前构音器官的准备性运动）。②异常呼吸（在说话前的急速呼吸）。

C群：①词句的重复。②说错话（语言上的失误，也包括朗读错误）。③自我修正。④插入（在词句中插入意义上不需要的语音、词、短句等）。⑤中止。⑥暂停。

D群：①速度变化。②声音大小、高低、音质的变化（由于紧张在说话途中突然变化）。③用残留的呼气说话（用残留的呼气继续发音）。

E群：其他。

2）伴随症状：为了克服口吃而产生的身体某部位或全身的紧张，不必要的运动。

构音器官、呼吸系统：喘气、嘴歪、张嘴、下颌开合、伸舌、弹舌。

颜面部位：鼓腮、睁大眼睛、眨眼、闭眼、抽噎、张开鼻孔。

头颈：颈部向前、后、侧面等乱动。

四肢：四肢僵硬、手舞足蹈、用手拍打脸或身体，用脚踢地、握拳。

躯干：前屈、后仰、坐不稳。

3）努力性表现：努力避免口吃或从口吃状态中解脱出来，口吃者常有以下表现。①解除反应：出现口吃时努力从口吃中解脱出来，用力、加进拍子、再试试等。②助跑现象：为了不口吃，想办法用助跑的方式，再插入、速度、韵律方面出现问题时有目的地使用，重复开始的语句。③延长：想办法将困难发的音延长，最终目的是将目的音发出来，前面有婉转表现，或貌似思考，空出间隔。④回避：尽量避开要发的音，尽量不发目的音，放弃说话或用别的词代替，或者用不知道回答，使用语言以外的方法如手势语等。

4）情绪性反应：可在预感口吃、口吃时或口吃后出现。

态度：故作镇静、虚张声势、攻击态度、做怪相、害羞样、心神不定。

表情：脸红、表情紧张、表情为难。

视线：视线转移、视线不定、偷看对方、睁大眼睛、盯着对方。

说话方式：开始很急、语量急剧变化、语言单调、声音变小、欲言又止。

行为：羞涩地笑、手脚乱动、焦急、假咳嗽、抽动样。

5）波动：口吃初期流畅期与非流畅期常常交替出现，在此称为“波动”。多种原因都可能造成口吃的波动，尤其在儿童的生活明显不规律，如在假期、环境明显改变后、生病时等原因会出现此种情况，但随着年龄的增长及口吃的进展，流畅期越来越短。

6）适应性、一惯性：适应性效果是指在同一篇文章中反复朗读时口吃频率会降低，口吃越重这种适应性就越低。一贯性效果是指在同一篇文章反复朗读时，在同一位置，同一音节中出现口吃表现，这种表现在谈话中也常可以见到。重度口吃患者一贯性都很高。

91. 有阅读能力者和无阅读能力者的口吃评定方式分别是什么？

（1）无阅读能力者

1）向口吃儿童的父母询问：适用于年龄较小的儿童和不配合检查的孩子，有时也适合怀疑自己孩子口吃的父母而又非常紧张很担心孩子到医院来心理方面会受到影响的家长。

2）会话：可以由检查者和孩子进行会话，也可观察口吃孩子和其父母的会话。目的是了解口吃孩子在实际生活中的说话情况，还可了解口吃孩子是否有回避现象。幼儿园的孩子可以问孩子喜欢什么小动物、幼儿园的情况；上学的孩子可以询问学校的情况等，最好选择能让孩子多说话的问题来交谈。

3）图片单词命名：可以根据孩子的年龄选用10～20张名词和动词图片，可以在命名和动作描述中了解在词头音出现口吃的情况和特征。

4）句子描述：选用简单和较复杂的情景画图片，可以了解在不同句子长度及不同句型当中口吃的状况。这项检查要注意给孩子一定的时间来反应，必要时可以给一两句的引导语诱导孩子来描述。

（2）有阅读能力者

1）自由会话：以了解日常生活中说话状态。根据语音的种类了解口吃的特点。

2）单词命名和句子描述：用名词、动词和情景画图片了解不同层级语句中口吃的表现和数量。

3）单词朗读：用单词字卡，了解单词朗读时，尤其根据词头音不同口吃表现的差别，检查结果与口语命名结果相比较。

4）朗读句子：用句子卡片以了解句子朗读时口吃的状态，还可以了解口吃在句子内的位置及不同语法难度对口吃的影响，还可以了解口吃一致性和适应性效果。

5）回答提问以了解回答问题时说话状态及口吃的状态。

92. 儿童语言发育迟缓的常见病因有哪些？其具体症状是什么？

（1）常见病因

1）听觉障碍：听觉对儿童的语言发育非常重要，如果在语言发育期间存在对口语的输入障碍，特别是新生儿和婴幼儿中度以上的听力障碍，语言的理解和表达将会受到影响，导致不同程度的语言发育困难，这种情况下其语言障碍程度与听力损失程度相平行。

2）儿童孤独症：又称为自闭症，是一种广泛性神经系统发育障碍，除了表现为社会交往障碍及固定的刻板行为或兴趣以外，语言障碍的表现也非常突出。

3）智力发育迟缓（精神发育迟缓）：精神发育迟缓在语言发育迟缓中所占的比例最大，在发育期间整体智力较正常平均水平显著降低，并伴有适应性行为障碍。

4）受语言学习限定的特异性障碍（发育性运动性失语、发育性感觉性失语）。

5）癫痫：在儿童语言的发展期的癫痫可以造成语言的理解和表达的发育困难，特别是中等程度以上的癫痫，药物控制不理想，癫痫的反复发作对语言的影响更大。

6）脑瘫：部分脑瘫儿童由于大脑的损伤可以造成不同程度的语言发育缓慢，有些脑瘫儿童语言发育迟缓和运动型构音障碍共存，使脑瘫儿童的言语表达更加困难。

7）构音器官的异常：是指以腭裂为代表的构音器官结构的异常，表现为语言发音和表达的落后。

8）语言环境的脱离和不良。

（2）具体症状：①语言的输入障碍。②说话晚或很晚。③语言发育慢或出现停滞。④语言技能较低。⑤词汇量少，句子简单。⑥回答问题反应差，遵循指令困难。

93. 儿童语言发育迟缓评估法的适用年龄是几岁？其适应证和构成是什么？

各种原因所引起的语言发育迟缓，原则上适合1岁半至6岁半的语言发育迟缓儿童，有些儿童的年龄已超过此年龄段，但其语言发展的现状如不超出此年龄段水平，也可应用。另外，学龄前的儿童获得性失语症也可以参考应用。不适合听力障碍为原因的语言障碍。

构成：检查内容包括符号形式与指示内容关系、基础性过程、交流态度3个方面进行综合评价。但以言语符号与指示内容的关系评价为核心，后者的比较标准分为5个阶段。将评价结果与正常儿童年龄水平相比较，即可发现语言发育迟缓儿童。

94. 儿童语言发育迟缓评估法的结果与其对应的年龄的关系是什么？

见表2-1。

表2-1　儿童语言发育迟缓评估法

S-S语言发育迟缓评估法	
符号形式与指示内容关系	☐ 1-1，对事物、事态理解困难阶段（小于1：6Y）
	☐ 2-1，事物功能性操作阶段（小于1：6Y）
	☐ 2-2，匹配阶段（小于1：6Y）
	☐ 2-3，选择阶段（小于1：6Y）
	☐ 3-1，手势符号阶段（小于1：6Y）
	☐ 3-2，语言符号阶段（1：6Y-2：0Y）
	☐ 4-1，两词句阶段（2：0Y-2：6Y）
	☐ 4-2，三词句阶段（2：6Y-3：6Y）
	☐ 5-1，语序规则阶段（3：6Y-5：0Y）
	☐ 5-2，语法规则阶段（5：0Y-6：6Y）

续 表

S-S语言发育迟缓评估法	
表达	□ 未达3-2，小于1：6Y □ 3-2，语言符号阶段（1：6Y-2：0Y） □ 4-1，两词句阶段（2：0Y-2：6Y） □ 4-2，三词句阶段（2：6Y-3：6Y） □ 5-1，语序规则阶段（3：6Y-5：0Y） □ 5-2，语法规则阶段（5：0Y-6：6Y）
操作性课题	□ 1岁至1岁5个月：投入小球及延迟性反应 □ 1岁6个月至1岁11个月：堆积，3种图形3/3＋ □ 1岁9个月至1岁11个月：排列，描画横、竖，6种图形3/6～4/6 □ 2岁至2岁5个月：隧道，10种图形7/10＋ □ 3岁至3岁5个月：描画圆形、十字，10种图形10/10＋ □ 3岁6个月至4岁11个月：描画三角形、正方形 □ 5岁以上：描画菱形

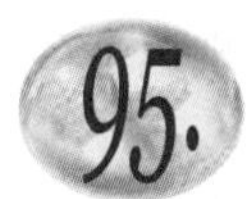

95. 如何根据儿童语言发育迟缓评估法的结果进行分群？

见图2-1。

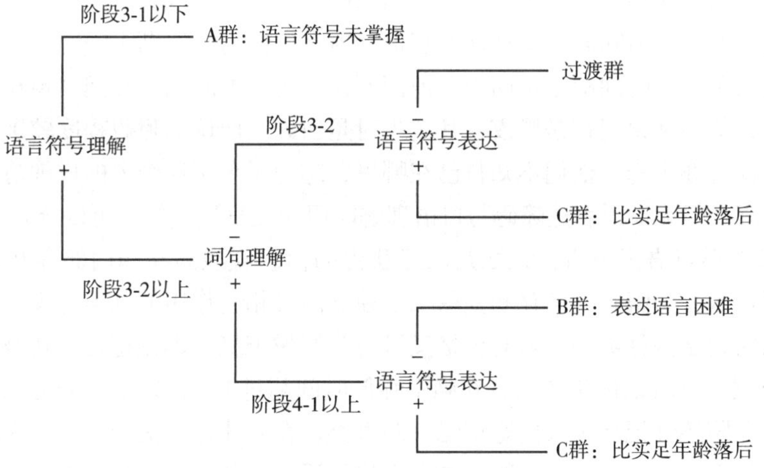

图2-1 儿童发育迟缓分群图解

A群：语言符号尚未掌握，符号与指示内容关系的检查在阶段3-1以下，不能理解口语中的名词。A群a：操作性课题与符号形式与指示内容的相关检查均落后于实足年龄。A群b：操作性课题好于符号形式与指示内容的相关检查。

B群：无亚群，但应具备以下条件和语言表达困难条件。①实足年龄在4岁以上。

②词句理解在阶段4-1以上。③一般可以数词表达。④语言模仿不可或有波动性。⑤上述②～④的状态，持续1年以上。⑥无明显的运动功能障碍。

C群：语言发育落后于实足年龄，条件为语言符号与指示内容相关检查在阶段3-2以上。亚项分类如下。C群a：动作性课题和语言符号与指示内容相关的理解和表达全面落后。动作性课题＝语言符号的理解＝表达。C群b：动作性课题好于语言符号与指示内容的相关情况。动作性课题＞语言符号的理解＝表达。C群c：语言符号的理解好于表达，操作性课题检查基本与语言符号理解相当。动作性课题＝语言符号的理解＞表达。C群d：语言符号表达尚可，但理解不好，此亚群多见于孤独症或有孤独症倾向的儿童。

96. 认知障碍对语言障碍有何影响?

认知障碍必然影响语言行为，可同时伴发或表现为失语症、构音障碍、言语失用等。语言能力是认知功能的组成之一，语言又是其他认知功能的外部表现形式，语言能力可能随着认知衰退而出现不同程度的下降：轻度认知障碍患者可表现为找词困难，词汇量下降，在言谈中有频繁的停顿；中度认知障碍患者可表现为命名障碍明显，有语义错误，语音相对保存较好；重度认知障碍患者可表现为严重的语义障碍，词汇量大幅度下降，开始出现语音障碍，难以进行语言交流。各项认知能力障碍导致的语言障碍表现不同。

（1）定向力障碍与语言障碍：定向能力指一个人对时间、地点、人物及对自己本身状态的认识能力。一是包括对周围环境的认识，如时间、地点、人物；二是包括对自己状态的认识，如自己的姓名、年龄、职业等。早期认知障碍患者主要表现为时间定向力的改变，而地点定向力改变不明显，但随着认知功能的衰退，地点定向力亦逐渐下降，如脑梗死患者在认知障碍早期可表现为对时间缺乏定向力，他们不知道每天的时间，在问“现在是白天还是黑夜”的问题时，他们常说现在是黑夜，其实当时是白天。而认知障碍程度较重的患者地点定向力与人物定向力亦下降，他们不知自己在哪里，忘记了名字和个人的详细情况，不记得家庭成员与地址等。但无口语表达障碍与口语理解障碍，无复述受损，可以合并命名障碍。

（2）记忆障碍与语言障碍：记忆是已经获得的信息或经验在脑内储存和提取的神经过程，人的记忆可区分为编码、储存和提取三个独立而又相互作用的基本过程。记忆可以分为短时记忆和长时记忆两种类型。短时记忆又可分为影像记忆、即刻记忆、初级记忆、工作记忆四种不同类型。长时记忆是指信息在脑中存储时间超过1分钟以上，分为陈述性记忆（或外显记忆）和非陈述性记忆（或内隐记忆）两大类。在陈述性记忆中，又分为语义记忆和情景记忆两个记忆系统，语义记忆系统包含人们使用语言时的全部信息，而情景记忆是对个人亲身经历的记忆。

认知能力障碍患者大多早期表现为记忆力下降，其中延迟回忆比即刻回忆下降明显，如轻度的认知功能障碍患者，可表现为部分或完全地失去回忆和再认的能力，可出现近事记忆、个人经历记忆、生活中重大事件的记忆障碍，从而导致了对近事、个人经历、生活中重大事件的语言交流内容缺乏，使语言交流中的交流对象认为其一问三不知、答话不切题，语言交流时常因思考、回忆往事而中断，甚至对相关话题不知如何确切回答而被动采取沉默不语；中、重度记忆障碍大多因找词困难，难以独立组织话题而表现为不主动交流，被动地回答“是”或“否”，某些重度记忆障碍患者会纠缠着某一主题而喃喃自语，表现如Wernicke失语。

（3）视空间能力障碍与语言障碍：视空间功能包括物与物之间的定位关系、物与观察者之间的空间关系、景物之间的方位关系。由视觉原因造成物体在空间内的各种特性的认识障碍称为视觉性空间知觉障碍，简称视空间障碍。视空间障碍可分为定位障碍、深度知觉障碍线方向判断障碍、形状知觉障碍和空间翻转能力障碍。大脑颞叶有助于快速地视觉辨认，与视空间整合能力有关。顶叶选择性地注意空间信息，顶叶上部可能与注意范围的缩窄、聚焦有关，顶下区可能和扩大注意范围使之包括黄斑以外的周围视野有关，大脑中相应区域的损伤可以导致患者对空间位置变化的注意、感知、快速辨认、整合和分析均有异于正常，出现视空间障碍。

视空间障碍可出现语言障碍。如枕叶皮质的损害可导致患者对物体形状的分析障碍，由于患者无法意识到的视空间变化，使在口语表达中对物体形状的描述错误而被正常的交流对象认为错误，双方各执一词而影响语言交流。大脑顶叶皮质受损导致位置和物体之间空间关系信息的处理障碍，在口语表达中表现为方向错乱，不辨东西；颞下皮质受损导致辨别物体特征信息（如形状和颜色）的处理障碍，在口语表达中表现为对颜色辨别不清，容易被误诊为色弱，难以进行颜色辨别方面的语言辩论。

（4）计算力障碍与语言障碍：数字计算是脑高级认知功能之一，计算行为可能包含以下几种认知成分，即数字识别、数学符号含义的理解、从长时记忆中提取计算事件（个位数加法、乘法等简单算式的机械记忆）计算方法的选择、运算规则和特殊计算程序的执行、中间结果的暂时储存和再提取，以及记忆结果的表达。数字默读任务仅包含数字识别和程度较低的数字符号含义理解。数字计算过程可能以语义加工为基础，但比单纯数字默读包含更多、更复杂的认知过程。复杂计算至少存在词语工作记忆和空间工作记忆：词语工作记忆负责计算中间结果的储存和提取，用于下一步计算，这种存储与提取反复进行；空间工作记忆参与减法计算过程在“十位”和“个位”双重单位系统之间进行“移位”。随着计算难度的增加，可能需要动用多项认知能力协同完成。

前额皮质、运动前区、额中回及扣带回等脑功能区受损可导致复杂计算障碍，顶下小叶、额下回后部（Broca区）、运动前区和额中回（包括辅助运动区）受损导致计算中间结果的储存和提取障碍，随着认知障碍程度的加重，工作记忆能力下降也越明显，间接影响复杂计算的完成，导致中重度认知障碍患者的计算功能的进一步下降。在口语表达中因计算困难而表现简单计算（如2加3等于几？）可回答正确，稍复杂的计算（如93减7等于几？）则回答错误。患者可表现出不愿意讨论与计算有关的话题，甚至交流中不想涉及该方面的表达，使交流难以完成。

（5）思维概括能力障碍与语言障碍：思维概括能力涉及多项认知功能，最能反映智力水平。智力可分为流体智力和晶体智力两部分。流体智力与图形、物体之间关系的感知、注意、近事记忆和反应速度有关，受神经系统结构和功能的影响，是记忆力、视空间能力、定向能力、计算能力等的综合直接运用，流体智力可能随年龄增加而逐步下降。晶体智力受文化、知识、经验积累的影响，是各项认知能力与社会实验运用的概括总结，表现在社会交往和领导力影响力等方面，晶体智力可能随着年龄增加逐渐增加，至退休年龄以后才会逐渐下降。

认知障碍患者思维概括能力与语言反应、交流障碍等临床症状相一致，如思维、概括能力障碍的患者，其延伸意义的主题讨论有障碍，出现复杂理解障碍，复杂思维问题难以表达，口语表达明显延迟，对简单问题的理解判断没有明显障碍，复述完全正常。

（6）执行功能障碍与语言障碍：执行功能是人们成功从事独立的、有目的的、自我负责的行为的能力，包括目标形成、策划过程（具有抽象思维性质）、完成目标导向和有效操作四个主要步骤。它不同于其他各种认知功能，它要问的是一个人正在“怎样”做事情，其他各种认知功能要问的是一个人正在“做什么”或“做多少”。执行功能不是单一的认知功能，是多种成分的综合。执行功能的常见成分包括定势转移、优势抑制、工作记忆、概念形成和流畅性。

执行功能障碍患者常表现有语言障碍。在口语表达中出现语序颠倒，内容杂乱，主题不清，思维矛盾，语言不流畅，尽管极想表达一件事情，但表达不合逻辑，往往越说越乱。

97. 阿尔茨海默病患者的语言障碍表现为哪三个阶段？

痴呆严重程度是影响语言障碍最严重的影响因素，随着阿尔茨海默病患者病情的加重，语言功能逐渐衰退，最终缄默不语（表2-2）。

表2-2 阿尔茨海默病患者语言障碍的表现

项目	早期	中期	晚期
自发言语	基本正常，偶有找词困难	语量稍减少，语调正常，无发音障碍，说话不费力，有文法，无错语，有找词困难，谈话不切题，缺乏逻辑关系	语量进一步减少，语调正常，说话不费力，出现无文法，错语，找词困难，模仿语言，重复语言，谈话严重不切题，答非所问，缺乏逻辑关系，信息量明显下降
复述	词或短句子完全正常，长句子及无意义短句子有困难	异常（与听理解成比例）	明显下降
命名	词命名出现轻度障碍	轻度障碍	严重受损
听理解	大致正常，对复杂的口头指令有时有困难	异常（与复述成比例）	明显衰退，与复述衰退成比例

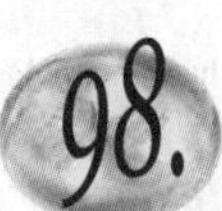

98. 口颜面失用的评定方法有哪些？

口失用检查方法如下。

（1）鼓腮

正常_____摸索______

（2）吹气

正常_____摸索______

（3）咂唇

正常_____摸索______

（4）缩拢嘴唇

正常_____摸索______

（5）摆舌

正常_____摸索______

（6）吹口哨

正常_____摸索______

99. 言语失用的病因是什么？其评定方法有哪些？

言语失用的病因是脑损伤，大部分患者为左大脑半球的损害涉及第三额回。言语失用被认为是在言语产生的中间水平发生障碍，即语言形成（失语性错误所在）和运动计划的执行（构音性错误所在）之间。

言语失用评价方法如下。

元音顺序（1、2、3要说五遍）

（1）（ɑ-u-i）

正常顺序

元音错误

摸索

（2）（i-u- ɑ）

正常顺序

元音错误

摸索

（3）词序（复述爸爸、妈妈、弟弟）

正常顺序

元音错误

摸索

（4）词复述（啪嗒、洗手、你们打球、不吐葡萄皮）

正常顺序

元音错误

摸索

100. 孤独症患儿语言交流障碍的发展特征是什么？

孤独症患儿语言交流障碍主要表现为语言和非语言交流的整合困难，异常的眼神接触和身体语言，或者在理解和使用手势方面的缺陷，面部表情和非语言交流的完全缺乏。

孤独症谱系障碍儿童语言特征主要为语言发育迟缓。患儿表现为整个语言发育进程中语言习得速度慢，通常在两三岁时仍然不会说话，语言能力明显低于其年龄阶段应有的水平，甚至一部分患儿终身无语言表达能力。或者出现语言功能倒退，部分患儿虽具备语言能力甚至语言过多，但是缺乏语言交流的能力。在非语言交流方式的使用上存在障碍，运用躯体语言方面落后，较少运用点头或是摇头表示同意或拒绝，不会与他人打招呼，不懂得表达需要，不能用手指物。

（1）语言表达障碍：患儿较少主动用语言表达自己的意愿，发音困难及理解障碍更影响了语言的表达与使用，即使有少量语言表达也是单一的动词或动词＋名词。有的根本无法形成语言表达能力，即使有说话能力，也通常无法发展出实用性语言，功能性言语受限。具有学舌式说话，如模仿语言。缺乏非语言交流方式，有需要时常拉着别人的手到某一地方，不会用手势、点头、摇头、肢体动作表达想法，自身表情缺乏变化。

（2）语言理解障碍：对一步指令可理解，但不主动完成，对二步指令及抽象问题难以理解、缺少逻辑性。混淆称呼，不能分出你、我、他的关系。

根据孤独症谱系障碍儿童语言的不同临床表现，将其语言进行分期，包括无口语期、仿说期、不善交流期。临床工作者可根据分期进行对应的治疗。

1）无口语期：此期孤独症患儿多在1～3岁，表现为随着年龄的增大，患儿仍不开口说话，常被误诊为聋哑，语言发育迟缓等。

2）仿说期：一般2岁半以上的孤独症患儿常会出现鹦鹉学舌样仿说，自创语言、自言自语，完全沉浸在自己的语言世界里。

3）不善交流期：孤独症患儿即使会说话，也不愿主动说话，不善于语言沟通。

（五）吞咽障碍评定

101. 正常的吞咽过程是什么？参与该过程的脑神经有哪些？其作用是什么？

正常的吞咽过程包括四个阶段，分别为口腔前期、口腔期、咽期及食管期。①在口腔前期，食物被咀嚼为食团，以利吞食，时间长短因人而异。参与其中的有负责咀嚼的三叉神经；负责食物搅拌及控制食物，避免其于咀嚼中掉入气道的舌下神经；掌管口腔闭合的面神经；负责口腔内感觉的三叉神经和舌咽神经。②在口腔期，当食物被咀嚼成团后，舌头开始进行运动，借由上腭的挤压动作将食团由口腔前部向后送，此过程耗时约1秒，由舌下神经支配。口腔期是吞咽的自主期，由大脑皮质控制。脑皮质若有明显受损，如认知功能受损，则患者会失去主动进食的能力，常将食物含在口中，不肯吞入。③咽期的吞咽过程又叫吞咽反射，耗时约1秒，是吞咽中的非自主部分，由脑干吞咽中枢控制。其目的在于使食团安全进入食管而非气道。④食团进入食管后，需8～20秒的蠕动时间便可顺利进入胃部。

102. 吞咽功能的评估包括哪些？

吞咽功能的评估包括临床评估、影像透视吞咽检查、纤维内镜吞咽功能检查、压力测定、超声检查、肌电图检查。

103. 吞咽功能的临床评估包括哪些？

吞咽功能的临床评估包括询问病史、一般查体、神经功能检查和吞咽功能检查。询问病史包括患者目前的吞咽问题，是否有吞咽困难、疼痛、呛咳、食物哽咽感；出现吞咽问题的时间、频率、严重程度；是否合并内科疾病，如肺部感染、肺炎、呼吸衰竭；是否有体重减轻，以及进食、进水量减少。一般查体包括体重、脉搏、血压、体温、皮肤、呼吸音等，如有肺部感染体温可能升高，进食和进水量不足会导致皮肤干燥、尿量减少、脉搏增快、血压下降等现象。肺部查体如闻及啰音提示肺部感染。神经系统查体包括意识状态、认知功能、语言功能、平衡姿势等。吞咽功能检查须查患者口腔感觉、脸部肌肉动作、舌动作，通过发音检查口唇功能、软腭功能和声带功能。记录咽反射、咳嗽能力及吞咽反射，吞咽清水后发声是否声音沙哑不清。

104. 如何根据吞咽障碍患者的具体情况选择食物？

若某些患者因吞咽反射延迟造成吞咽时有咳嗽现象，改用黏稠度较高的食物可降低咳嗽的机会。若患者因环咽肌紧张而使食物滞留于梨状隐窝，进而造成吞咽呛咳，则可考虑使用黏稠度较稀的食物，看看是否能借由减少残留而减少呛咳。选择食物的硬度主要考量患者的咀嚼能力，与齿列状况及咬合能力有关。至于食物的内聚性代表食物受压后是否容易散开的程度，一般而言较佳的内聚性有助于成型食团的维持，口咽部感觉异常或动作控制障碍的患者可以选择高内聚性的食物，提供较佳的感觉回馈，帮助食团在口咽部的运送。咀嚼能力较差及舌部力量不足的患者，可选择低内聚性的食物，减少口腔准备期的负担。但需注意低内聚性的食物容易在舌根及咽喉壁挤压时提早散开，散开的食团或溢出的水分可能造成吞咽反射延迟或喉部上抬不足的患者出现呛咳现象。选择食物的质地需依患者吞咽异常的情形来决定，除了临床的评估外，有时还需借助影像透视吞咽检查结果做判断，最后，需实际试试其效果。

105. 影像透视吞咽检查过程中主要观察的内容包括哪些？

影像透视吞咽检查过程中主要观察咽期吞咽过程，因为咽期由临床检查不易得知，且吞咽过程中，咽期是最危险的阶段。在X线透视的过程中，一般先由侧面照射的影像开始，必须观察舌头的活动度如何，悬雍垂和咽后壁、会厌谷或梨状隐窝，喉部上升的幅度是否足够，会厌后倾是否完全，环咽肌的放松是否彻底，钡剂是否有误入气道，以及呛入钡剂量的多寡。前后照射的影像则可以观察到两侧钡剂的流动是否对称，是否有单侧的会厌谷或梨状隐窝有较多的残留物，借此推测是否有单侧的咽喉肌无力。

106. 年龄对吞咽功能的影响有哪些?

目前国内外研究显示，社区中65岁以上的老年人中10% ～ 12%有吞咽障碍。年龄造成的而非疾病本身造成的吞咽障碍分为口腔期异常和咽期异常。口腔期的变化主要包括牙齿咀嚼功能退化、唾液分泌不足、舌及周围组织的后坠，口腔感觉减退。因此，高龄造成食物形成食团的能力下降，尤其较硬、较干的食物，易导致口腔黏膜受损，易有口腔内食物滞留而影响口腔清洁。口腔期变化可因照顾者的细微程度得到改善，如食物的准备、良好的口腔卫生等。

咽期主要是由于肌力减弱、皮下脂肪的消失，造成咽部上升力量不足，致呼吸道的保护力量不足，咽部或腔室扩大。因此，高龄者易出现的是食物、具有黏性的物质和药丸卡在喉部，或者在进食液体食物时呛咳。照顾上，药丸可以采取磨粉的方式，进食较稀食物时采用chin-tuck姿势，较小口、较细心，也可加用食物增稠剂。建议通过Shaker运动来强化提咽肌力量。

（六）认知神经心理功能评定

107. 为何要进行认知神经心理功能评定?

首先，进行认知神经心理功能评定能为诊断认知障碍提供客观证据；其次，进行认知神经心理功能评定能明确认知损害的特征，协助判断认知障碍的具体类型及致病原因；再次，通过定期评定，能够追踪认知障碍的治疗效果及转归情况；最后，使用合适的量表进行认知神经心理功能评定能够更早发现轻微的认知损害，为早期治疗干预提供良好的时机。总之，认知神经心理功能评定能客观反映认知功能情况，在认知障碍的临床诊治、康复及科研中都起着非常重要的作用。

108. 对可疑认知障碍患者认知神经心理评定的思路是什么?

采用筛查量表对可疑认知障碍的患者进行认知神经心理评定，甄别患者是否存在认知障碍；当筛查测验提示患者存在1个或多个认知域损害，应进一步做不同认知领域的评定，包括注意、定向、记忆、知觉、思维推理和执行功能等方面，明确患者不同认知域障碍的程度及其特征；并完善精神心理、日常生活能力和社会参与程度的评估。通过以上评估，全面了解患者认知损害的特点及程度，有利于明确诊断，进一步指导临床治疗与康复。

109. 认知功能筛查常用的量表有哪些？如何分析其评定结果？

最常用的认知功能筛查量表主要有简易智力状态量表（mini-mental state examination，MMSE）和蒙特利尔认知评估量表（Montreal cognitive assessment，MoCA）。

MMSE量表的分析指标主要是总分，最高得分为30分，分数在27～30分为正常。MMSE量表的认知功能障碍划分标准：①高中以上（受教育年限＞12年）分数＜27分为认知功能障碍；②中学以上（受教育年限＞6年）分数≤24分为认知功能障碍；③小学（受教育年限≤6年）分数≤20分为认知功能障碍；④文盲（未受教育）分数≤17分为认知功能障碍。MMSE量表也可用于估计痴呆病情的严重程度，划分标准：轻度，21分≤分数＜27分；中度，10分≤分数≤20分；重度，分数≤9分。此外，分项目的得分也可提示认知领域受损的线索。

MoCA量表的结果为总得分和分项目分数。如果受教育年限≤12年则在测试结果上加1分，最高分为30分。≥26分属于正常，得分越高认知功能越好。总得分＜26分提示认知功能出现减退，建议做进一步认知评估，分项目分数可粗略了解受损的认知领域，正常范围内的分数提示认知功能没有明显衰退，但不排除处于疾病前期，也建议做进一步认知评估，实现更客观、全面的评价。

MMSE和MoCA的敏感性和特异性受患者的教育程度影响。MMSE的敏感性较低，对于受教育程度高的患者，可能出现假阴性；MoCA敏感性较高，对于受教育程度低的患者可能出现假阳性。临床应用时可考虑两者结合应用。

110. 定向力包括哪些？如何进行评估？

定向力是指人对自身及与其相关的周围事物的知觉，需要注意、知觉和记忆稳定、可靠地整合，主要分为时间、地点、人物定向力。

时间定向障碍主要表现为不知道日期（日、月、年、星期）和一天中的时间，也不能估计持续时间。

地点定向障碍主要表现为不知道自己目前在哪里，不记得家庭住址，不能识别周围环境，迷路，找不到家或病房。

人物定向障碍主要表现为分不清周围其他人的身份，以及其与患者自身的关系。

痴呆患者常见时间和地点定向障碍。目前的认知功能筛查和成套测验中多含有定向检查，未见有定向功能的专项测验。常用的认知功能筛查量表均包含时间、地点定向的检查，如MMSE、MoCA。MMSE中定向力检查占10分。时间定向询问年、季节、月、日、星期几。MMSE地点定向检查询问被试者现在所在省（市）、县（区）、乡（镇、街道）、现在几层楼和什么地方。MoCA中定向力检查占6分，时间定向力方面，除“季节”不在检查中，其余项目与MMSE相同。地点定向方面，可询问目前所在城市和医院。

111. 记忆障碍的分类是什么？其常用的评估量表有哪些？

记忆是人脑对过去经历过的事物的一种反映，可分为长时记忆、短时记忆和瞬时记忆3种。

使用MoCA或MMSE可用于记忆障碍的筛查，这两种筛查量表均包括瞬时记忆和延迟回忆能力的筛查，MMSE记忆力检测在总分中占6分，MoCA记忆力检测在总分中占5分。

如果筛查确定有记忆力损害，建议使用记忆力功能检测的专项测验。

Rivermead行为记忆测验（Rivermead behavioural memory test，RBMT）主要评定受试者记住某项功能性记忆活动或完成某项需要记忆的功能性技能的能力，考查记忆相关的日常活动表现。

韦氏记忆测验（Wechsler memory scale，WMS）主要评定内容包括个人经历、时间和空间的定向、数字顺序关系、视觉再认、图片回忆、联想学习、触摸记忆、顺背和倒背数字、逻辑记忆、图形重置、视觉再现、空间叠加。WMS是目前公认的标准化神经心理学测试，并广泛运用于各种脑损伤患者的记忆障碍评定。

WMS既可以成套评定，也可以根据患者的情况单做某个部分的测验，如其中的逻辑记忆测验（logical memory test，LMT），是客观记忆受损的指标之一。

112. 注意力的维度是什么？其常用评定量表有哪些？

注意力是心理活动指向一个符合当前活动需要的特定刺激，同时忽略或抑制无关刺激的能力。注意力包括注意广度、注意维持和警觉功能、注意选择、注意转移和注意分配5个维度。

MoCA和MMSE也有考查注意力的部分，常与计算力放在一起考查，注意力在MoCA总分中计5分，MMSE总分中计6分。注意功能的筛查可采用简单的反应时间检查，即检测刺激与反应之间的时间间隔。注意力障碍患者对简单刺激的反应时间延长。

如需进一步评估日常生活中不同注意力维度的损伤，可使用日常注意成套测验（the test of everyday attention，TEA）。常用的评估量表还包括韦氏记忆测验的注意分测验、简单注意测验、数字划销测验、字母划销测验等。

113. 什么是执行功能？其常用评定量表有哪些？

执行功能（executive function，EF）是指个体在实施以目的为导向的行为过程中以动态、灵活而优化的方式协调多个认知子系统活动的复杂且更高级别的认知过程。执行功能是人类推理、解决和处理问题的能力，是人类的智力性功能的最高水平。保证正常的执行功能需要多种能力，包括启动、计划与组织、事件排序、定式转移、冲动抑制、自我监控及工作记忆等。

MoCA量表中连线、语音流畅性检验可用在筛查执行功能障碍，MoCA比MMSE在筛查执行功能障碍方面更有优势。

评定执行功能的专项量表一般针对执行功能的不同成分设计，推荐使用多种评定量表联合来评定执行功能，如常用的连线测验、Stroop测验、数字广度测验、威斯康星卡片分类测试、言语流畅性测试和执行功能障碍综合征行为评定等。

114. 阿尔茨海默病患者的全面康复评估包括哪些方面？

阿尔茨海默病（Alzheimer disease，AD）患者的全面康复评估包括认知功能评估、痴呆严重程度的评估、精神行为症状评估和日常生活活动（activities of daily living，ADL）评估。

其中认知功能方面的评估，一般先进行MMSE、MoCA等筛查量表的评估，再对各损伤的认知域进行专项量表评估。

AD痴呆严重程度和疗效评估主要使用临床痴呆评定量表（clinical dementia rating scale，CDR）或总体衰退量表（global deterioration scale，GDS）进行评估。AD患者早期运动功能一般无明显障碍，可能出现一定的心肺功能下降、肌力下降、平衡协调能力下降等表现，在GDS量表中有涉及，也可进一步评估心肺功能、徒手肌力测定、平衡功能评定、步态分析等。

AD患者精神行为症状常见，其评估可使用汉密尔顿抑郁量表、汉密尔顿焦虑量表及神经精神症状问卷（neuropsychiatric inventory，NPI）。

AD患者的ADL评估主要分为基本日常生活活动能力（basic activity of daily living，BADL）和工具性日常生活活动能力（instrumental activity of daily living，IADL）两方面。ADL受损程度也是评估AD严重程度的重要指标。

115. 阿尔茨海默病患者常用的认知障碍评定量表有哪些？

AD患者的认知障碍筛查常用MMSE、MoCA等筛查量表。可以根据筛查结果或临床提示选择专项量表，以进一步对记忆力、注意力、执行功能、思维推理能力等认知域进行评估。

阿尔茨海默病评估量表认知部分（Alzheimer disease assessment scale-cog，ADAS-cog）可评定AD认知症状的严重程度及其疗效变化，常用于轻中度AD的疗效评估。ADAS-cog由12个条目组成，覆盖记忆力、定向力、语言、运用、注意力等，共11题，满分70分，通常将改善4分作为临床上药物显效的判断标准。

116. 阿尔茨海默病患者痴呆严重程度分级可采用哪些量表进行评定？

AD患者痴呆严重程度分级评定可以使用CDR或GDS。

CDR主要内容包括记忆、定向、判断和解决问题、工作及社交能力、家庭生活和爱好、独立生活能力6个项目，只有当能力的减退是由于认知障碍引起时才计分，其他因素（躯体或抑郁等）不影响评分。依CDR作出五级判断：正常CDR-0、可疑痴呆CDR-0.5、轻度痴呆CDR-1、中度痴呆CDR-2、重度痴呆CDR-3。

GDS评分结果从无认知功能减退到极轻度、轻度、中度、重度、严重到极严重认知功能减退共7期。量表内容涉及记忆、基本日常生活活动能力、工具性日常生活能力、人格和情绪变化、定向力。

以上2种量表均需分别对知情者和受试者本人进行访谈，根据二者提供的信息对受试者的认知功能作出评价，所以均为非客观量表。

117. 什么是血管性认知障碍？其与阿尔茨海默病患者认知神经心理损害各有哪些特点？

血管性认知障碍（vascular cognitive impairment，VCI）是指由脑血管病危险因素（如高血压病、糖尿病和高脂血症等）、显性（如脑梗死和脑出血等）或非显性脑血管病（如白质疏松和慢性脑缺血）引起的从轻度认知损害到血管性痴呆的一大类综合征。

VCI与AD患者在认知功能评估中均可出现注意、执行、语言、视觉空间能力、记忆和学习能力不同程度的损害，其中VCI患者认知神经心理损害突出表现为执行功能（目标确定、起始、计划、组织、顺序、转移、保持、抽象等能力）受损、信息处理速度慢和注意损害。在疾病早期，记忆、定向力和语言损害不明显，但到晚期，记忆能力损害严重并发展为血管性痴呆（vascular dementia，VaD）。AD患者以记忆障碍为突出表现，尤其是情景记忆障碍（有关生活情景的实况记忆），而且线索提示和再认不能够改善记忆成绩。

118. 什么是轻度认知功能障碍？其评定量表有哪些？

轻度认知功能障碍（mild cognitive impairment，MCI）是指记忆力或其他认知功能进行性减退，但不影响日常生活能力，且未达到痴呆的诊断标准。MCI主要分为两种类型：①遗忘型，包括单纯记忆损害和记忆伴其他认知功能损害两种，主要指痴呆前期。②非遗忘型，包括单个和多个非记忆域损害，涵盖多种认知损害，可能是多种痴呆的前期表现。

MoCA在识别MCI时有较高的敏感性，可用于早期MCI的筛查。单用MMSE对MCI不敏感，可联合其他量表以提高敏感性。可以根据筛查结果或临床提示选择专项量表，以进一步对记忆力、注意力、执行能力、思维推理能力等认知域进行评估。

119. 什么是主观认知功能下降？如何对其进行评定？

主观认知障碍（subjective cognitive decline，SCD），是个体主观上认为自己记忆或认知功能下降或减退，而客观检查没有明显的认知和功能障碍的证据。目前认为SCD、MCI和

AD是一个疾病谱的系列进展过程。SCD发展为痴呆的风险也明显高于非SCD人群，需要密切跟踪随访。

常用的评定量表为主观认知下降自测表（subjective cognitive decline-9，SCD-9）。它是从一系列心理测量模型中关于主观认知下降的问题库中筛选出包括9个题目的SCD筛查量表，总分9分，如果最后得分为5分或以上，即可能存在SCD，但需进一步行认知神经心理评定以排除其他神经心理障碍的证据。

120. 认知神经心理功能评定需要注意哪些事项?

（1）评定前

1）应掌握并分析患者的基本情况，包括年龄、受教育程度、既往疾病等，根据患者的情况选择合适的评定量表。

2）与患者及其家属充分沟通，告知评定的目的，争取患者及其家属的配合。

3）评估者应接受正规培训，指导语与操作必须清晰、规范。

（2）评定时

1）选择安静的环境；单次评定时间不宜过长，评定过程中根据患者的状态，决定评定时间，同一个量表可以分次完成评估。

2）评估者须全面并详细地记录患者的评定结果，必要时对评定过程进行录像，由另外一位评估者对患者的评定结果进行二次评定。

（3）评定后应根据患者的基本情况进行分析总结，指导下一步诊治方案，如进一步完善的检查及评定项目、药物及治疗方案的调整等。

（七）心理情绪评定

121. 大脑泛皮质区的主要功能有哪些?

大脑泛皮质主要有两类功能，即心理情绪记忆的存储和情绪监控。前者是与情绪事件相关的个人生活经验的记忆库，分散在皮质区，存储着当事人对于个别的或共有的不同生命事件的各种情绪记忆，而且这些记忆具有觉察与提取，修饰与重整，以及语意化与意义化等特质。后者主要是牵涉大脑的额叶系统，负责掌管情绪的监控与自觉。

122. 大脑额叶皮质的情绪监控功能有哪些?

额叶皮质有三大类情绪监控功能。其一，额叶眼眶区和内侧与驱力和动机有关。其二，左额外侧与情感感受的自我调控有关，例如，透过内在语言、认知重新解说、专注转移等。其三，两额叶内侧和外侧共同掌管情绪反应策略（行为）的选择与调整，例如，抑制住自己不适合当下情境的反应方式等。

123. 中枢神经系统损伤所导致的生理、心理问题有哪些?

由于中枢神经系统关系着情绪的各种表现，要评估各类型脑伤患者的情绪功能时，必须先讨论其生理要素的影响。脑损伤患者的情绪表现可分为“以生理机制为主的原始性情绪，以及具有表达个人主体意义的反应性情绪”。前者情绪特质较偏向自我保护（防卫）的人类基因本能，属于较缺乏自我意识、意义度低、较自动化的行为；后者则偏向个体的动机和过去习惯，属于较拥有自我意识、意义度高、较能受自我监控的行为，因此后者必须有较好的认知功能来协调和支持。

124. 脑损伤患者心理情绪功能障碍的评定内容有哪些?

（1）注意患者的复原阶段：重视不同阶段的生理条件、认知功能及社会性动机等对其情绪状态的影响；此外，在不同阶段选择适当的介入环境调整方式。

（2）注意大脑功能受损的状态：应用中枢神经系统与大脑对情绪的分工知识，评定出哪些为受损功能状态和保存功能状态，哪些为较差和较佳的情绪部件，以及哪些为有害的或有助益的情绪策略。有了完整的情绪图作为基础后，可进行与家属和医疗团队的沟通，并可规划适当的心理治疗计划，协助康复。

（3）注意其自我觉察度：患者可能因为脑损伤或过去大脑的功能未完整发展而拥有不同的自我觉察能力。觉察力低者无法确切地了解自己的心理与情绪状态，也经常伴随不易沟通、拒绝他人、自我封闭、高攻击或高反抗等不合作的行为，影响康复疗效，造成照顾上的困难。因此，分析患者的自我觉察能力是相当重要的一环，如此才能协助其他人了解患者主观的感受与动机。

（4）注意其受伤或患病前的生理功能：生理功能指的是个体在原生态环境中的心理社会功能。越清楚患者的生态功能，越能了解患者的病前生理、心理条件与特质，也就越能分析哪些部分是脑损伤后病变，哪些是延续的个体发展特质的表现。

125. 非脑损伤患者心理情绪功能障碍的评定内容有哪些?

（1）致残机制与归因方式：个体的归因方式会影响适应状态，外归因者不利于身心伤残的适应，可能是因为容易过度地将不幸事件归因于他人过失或命运，相对也较缺乏意愿执行康复计划和主动调适身心状态。

（2）原有适应功能与压力承受力：年纪轻、无助感高、缺乏压力调适经验，以及挫折忍受力低等，都不利于病后的身心适应；相对地，正向特质高、弹性或复原力较强、较能反思自我本位价值者，其适应较佳。

（3）自我监控功能：患者可能因为过去成长经验而拥有不足的自我觉察能力，觉察力低者较容易伴随沟通问题、自我中心注意、敌意从而变成不合作的患者，不但难与医疗团队配合影响患者的康复成效，也将影响未来的生涯发展与社会人际适应功能。

（4）实质上心理社会压力事件：情绪会受许多压力事件影响，疾病可能会引发其他重大压力事件的产生，每个人的资源条件不同，介入方式也就不同，此外，来自生活中和医疗上的烦琐小事件也可能引发压力感，处理这些问题应先以同理心来体会，分析对患者的影响程度后，再决定是否介入。

126. 心理情绪功能障碍的常用评定方法有哪些？

在康复医疗领域工作的临床心理师会借着行为观察、资料分析、多方会谈及实施心理测验四种方式来评估患者的不同层次情绪状态。这四种方式的基本假设都是生理-心理-社会统整模式，重视“以患者福祉为中心”的观念，尽量不强调给予精神疾病诊断的病名，而是以情绪状态来说明。

127. 脑损伤患者心理情绪功能障碍的评定方法有哪些？

（1）行为观察：观察临床上各种不同医疗情境、生活事件的时间应用方式，以及人际互动模式的过程，观察患者的清醒程度、认知控制度、情绪表现方式、情绪复杂度等。通常在各种情境之下，情绪种类越少、越简单，且跨不同事件的呈现方式越一致，则表示其情绪生理性越高，心理认知度低。如果患者能随着情境与人际转化情绪时，则尚需观察其适应度与忍耐度，进一步评估患者自我监控情绪的能力。

（2）资料分析：脑损伤患者自我觉察功能经常不足，因此从病前资料中寻找线索很重要。也可参考病历上所提供的的就医过程、住院状况的每日变化、过去是否有情绪困扰的相关病史等。

（3）多方会谈：与家属会谈最重要，可以找出患者情绪的主要影响者与支持者，纳为治疗团队的一部分。与主要照顾者会谈，可以补充临床上受限于时机和时间的行为观察法的不足。必要时可以和康复团队的医师、治疗师、护理人员会谈，以了解患者不同情绪表现。若进入慢性期，来自患者朋友、同学或同仁的会谈资料也能提供相关的协助。

（4）心理测验：在患者自我陈述不甚有效或阅读功能不完整时，可利用“神经行为量表”和“执行功能问卷”全面性的记录患者的情绪状态与行为模式，但建议至少要配合筛检式神经心理监测来辅助区别其情绪受到认知状态的影响程度。

128. 非脑损伤患者心理情绪功能障碍的评定方法有哪些？

（1）行为观察：观察临床上各种医疗情境、生活事件的时间应用，以及主动性的人际互动模式的过程，观察患者是否有情绪困难与压力感。患者自我监控情绪的能力越强，可能越不易观察，此时可通过直接会谈方式来进行。

（2）资料分析：既往史资料部分，在征求同意后，可请患者提出可代表其性格与心理情绪特质的参考资料，但并非必要。现病史部分，参考病历上提出其就医过程、住院情况的每日变化、是否过去有情绪困扰的相关病史与用药等。

（3）多方会谈：主要与患者本人会谈为主轴，会谈内容则以此次求医所发生的的心理适应问题和相关压力源为重点，除非必要，尽量不涉及无关此次医疗的个人与家庭隐私。在征求同意后，与能影响患者情绪的主要支持者会谈，并培植潜伏的治疗联盟。必要时再与患者家属、友人、同学或同仁进行会谈。患者若有来自金钱或物资资源缺乏的压力，需要实质上的社会福利支援。

（4）心理测验：可选用动机量表、健康信念内外控制量表、曾氏焦虑量表、汉氏或贝氏忧郁量表、健康性格习惯量表及执行功能问卷等测验，在获得患者同意后使用，并于计分后直接阐释其测验结果。

129. 心理情绪功能障碍常用的康复治疗方法是什么？

依据患者的认知功能层次来选择适当的治疗，可分为五个层次来改变患者情绪状态。

（1）拥有基本知觉与反应者：大部分从环境刺激的设计着手规划，引导患者产生放松和舒适的情绪。主要应用于严重受伤的创伤性脑伤、大范围或多次脑卒中、智力极度不足的发展性障碍患者。

（2）拥有简单互动学习能力者：以行为学派为主要模式，通过简单语言和正向互动经验，建立约束患者行为举止的默契和信任关系，让患者对治疗环境、治疗者、治疗活动等产生安全感，以达到适时安抚和安定的效果。主要应用于中重度创伤性脑伤、大范围或多次脑卒中、智力中度发育障碍患者。

（3）拥有相对较稳定的思考与反应者：以社会学习为主要模式，通过说明、练习、增强及引导技巧，建立和诱发患者展现良善的情绪习惯，能适当反应、等待、正确表达关键字、控制负向情绪、启动放松运动、转换行为等。必要时实施生理回馈训练与放松技巧教学。适用于后遗症不重的创伤性脑外伤、脑卒中、缺氧、癫痫等患者，或是轻微智力不足或中低智力的知觉性、肢体障碍、精神障碍等类别的身心障碍患者。

（4）拥有抽象思考和语言沟通能力者：以认知治疗学派为主轴，探讨患者内在的负向思考习惯或外显的敌意行为，增强其对自我与他人的情绪理解能力，转换角色尝试异立场的演练思考，强调执行的步骤，并且学习回馈与逐步修改自我的情绪监控状况。适用于仅留轻微后遗症或无后遗症的创伤性脑外伤、脑卒中、缺氧、癫痫等患者，或是正常智力的知觉性、肢体障碍、精神障碍等类别的身心障碍患者，或者是长期疼痛、脊髓损伤、其他正常智力发育的康复科患者。

（5）拥有自我觉察和自我监控力者：以人文的尊重和澄清为主轴，给予足够的资料与讯息、时间与空间、支持与温暖、探讨前瞻性视野等。适用于正常智力发育的所有康复科患者。

130. 心理情绪功能障碍评估与康复治疗的原则是什么？

心理情绪能力涵盖依赖中枢神经系统的生理心理系统和依赖学习与经验的心理社会系统，而大脑功能可因各种病变、发展条件、环境及境遇等因素产生改变。因此，临床上对患者情绪状态与特质的评定、选择适当的治疗与介入方式都十分重要，强烈影响着患者康复疗效和未来幸福感。

要评估和介入康复科常见患者的心理情绪功能，必须先区分疾病的种类，是脑损伤还是非脑损伤患者。评估脑损伤患者的心理情绪功能，应注意其复原阶段、大脑功能受损的状态、自我觉察度及病前的生态功能；而评估非脑损伤患者，则应注意其致残机制与归因方式、原先适应功能与压力承受力、自我监控功能，以及心理社会压力事件等。

在康复医疗领域工作的临床心理学家会借着行为观察、资料分析、多方会谈及实施心理测验四种方式来评估患者之间不同层次情绪状态。针对脑损伤或非脑损伤患者各有不同的重点。

以介入计划来改变患者的心理情绪功能，必须依靠患者的认知功能层次来选择适当的心理治疗模式。

（八）感知功能评定

131. 半侧忽略的分类包括哪些？

半侧忽略可分为三类。

（1）感觉型忽略（sensory neglect）：空间忽略和身体忽略。前者表现为只注意一侧空间出现的视觉、听觉、触觉刺激；后者为只注意一侧肢体的状况，如只洗一侧的脸，只梳一侧的头发。

（2）动作型忽略（motor neglect）：患肢具有运动功能，但存在动作启动或者执行困难，如要求做双手同步运动时，只有健手做出动作，或者患手启动慢、动作幅度小，或者患手可能无法按照要求保持固定姿势、稳定地重复动作或者适时转换动作。

（3）表征型忽略（representational neglect）：当患者想象自己在一个以前熟悉的特定环境中，如一条熟悉的街道上时，能够准确描述位于一侧的建筑物，却不能想起另一侧的建筑物。

132. 半侧忽略的评估方法有哪些？

①二等分试验：在纸的中央画一条水平直线，患者目测找出中点。②删除测试：将随机分布的40条短线逐一删除或者将图形、字母等组成各种频度和密度的图进行删除。③临摹试验：临摹左右大致对称含有多种因素的图形，如花、人体、立方体。④反向画图试验：给

出一个左右不对称的图形，以两种方式画出。首先临摹，然后在头脑中将图形反转，凭印象画出。最后分析未反转与反转的两个图形中所遗漏的问题是知觉障碍还是行为障碍。⑤字体试验：给出含左右偏旁的10个汉字，横版排列，让患者读出或抄写，若有遗漏偏旁或笔画为阳性。⑥空间表象测验：要求患者想象他熟悉的一条线路并说出道路两旁的主要建筑物，如忽略的建筑左右之差大于2个以上为表征性忽略。⑦另外，还有双侧同时刺激测试、凯瑟琳-波哥量表、轮椅碰撞试验、洛文斯顿作业疗法中的单侧忽略检查部分。

133. 失认症评估包括哪些？

失认症指的是对物品、人、声音、形状和气味的识别能力丧失的总称，在特定感觉正常的情况下，患者不能通过该感觉方式认识以往熟悉的事物，但仍可以利用其他感觉途径对其识别的一类症状。失认症是感觉信息向概念化水平的传输和整合过程受到破坏的结果。根据感觉方式的不同，分为视觉失认、触觉失认、听觉失认。视觉失认是不能识别视觉刺激的意义，患者能看到刺激物但不能赋予意义，包括视物体失认、面容失认、同时失认、颜色失认。听觉失认指不能识别声音意义，患者听觉正常，但不能领会声音的意义，包括非言语性失认和言语性失认。触觉性失认指的是不能通过触摸物品来识别物体的意义，患者的触觉、温度觉、本体感觉正常，但是不能在闭目情况下，通过触摸物品识别从前熟悉的物品，不能命名、说明、演示物品。单纯性触觉失认少见。

134. 空间关系障碍的定义和分类包括哪些？

空间知觉是物体的空间特性如形状、大小、远近、方位在人脑中的反映，主要包括形状知觉、大小知觉、深度知觉、方位知觉。其中，深度知觉又包括绝对距离知觉（距离知觉）和相对距离知觉（立体知觉）。组织并解释所看到的信息并赋予其一定意义的信息加工能力称为视知觉技能。视空间分析技能包括图形背景分辨、形状恒常性、空间关系（空间定位）、视觉记忆、视觉形象化等。当这些技能因脑损伤而受到损害时，会产生视空间关系障碍。根据视知觉技能的损害特征及与日常生活能力的密切关系，将视空间关系障碍分为图形背景分辨困难、空间定位和空间关系障碍、地形定向障碍、物体恒常性识别障碍，以及深度与距离判断障碍等。其中，图形背景分辨困难、空间定位和空间关系障碍、地形定向障碍、物体恒常性识别障碍共同构成空间关系综合征。视空间关系障碍包含多种症状，其共同之处在于观察两者之间或自己与两个或两个以上物体之间的空间位置关系上表现出障碍。视空间损害患者不能或难以确定处在二维和三维空间的物品定位，即便用手接触和用眼睛看能够了解物品本身的信息，但仍有判断方向、角度和距离等方面的困难。

135. 图形背景分辨困难临床表现和评估方法是什么？

视觉图形背景分辨困难指患者由于不能忽略无关的视觉刺激和选择必要的对象，因而不能从背景中区分出不同的形状。图形背景分辨困难的患者不能从视野范围内不显眼处发现重要或所需的物品，如不能从笔记本中或抽屉里找到所要的东西，不能从衣服上找到扣子，不能从单一颜色的衣服上找到袖口；在下楼梯时，不能告知本层楼梯的结束与下一层楼梯的开始；不能在白床单上找到白衬衫；不能在轮椅上找到手闸；不能在杂乱的抽屉里找到眼镜等。由于有图形背景分辨困难的患者很容易分散注意力，故常导致注意广度缩短，独立性和安全性下降。评估方法包括辨认重叠图形和功能检查。给患者出示一张将三种物品重叠在一起的图片，然后要求患者用手指点或者说出所见物品的名称，限1分钟完成；功能检查可选择在卧室里，从白床单上拿起白色的浴巾；穿衣时，找到袖子、扣子、扣眼儿及衬衫的下部；在厨房里，从橱柜里找出一件用具或从未按分类摆放的抽屉中找出勺子，或将衣服按袖子的长短分开摆放。

136. 空间定位障碍的临床表现和评估方法是什么？

空间定位知觉即方位知觉，指对物体的方位概念如上、下、前、后、左、右、内、外、东、南、西、北等的认识。判断物体所处方位，除了视空间关系知觉外，还需要语言理解。空间定位障碍者不能理解和判断物体与特体之间的方位关系。方位概念丧失时将使患者的功能活动受到影响，主要体现在当家人或治疗人员的口头指令中包含方位性介词时。例如，让患者将上肢举到头的“上”方或是把脚放在轮椅的脚踏板“上”，或要求患者将废纸扔到桌子“下”面纸篓里时，由于缺乏方位概念，患者表现为不知道做什么。评估方法包括绘图、图片检查、功能性检查。①绘图：将一张画有一只盒子的纸放在患者面前，令患者在盒子的下方或上方画一个圆圈。②图片检查：将几张内容相同的图片呈“一”字排列在患者面前。每一张图片中都画有两个不同的物品，如一只鞋和一只鞋盒子。但每张图片中鞋相对于鞋盒的位置均不同，如鞋子位于盒子的上方、侧方、后方、盒内、盒外。要求患者描述每一张图片中鞋与鞋盒子之间的位置关系。③功能性检查（实物定位）：将一些物品如杯子、勺、茶盘放在患者前面并按要求安排这些物品的位置，如“将杯子放到盘子上”“将勺子放到杯子里”“将茶盘放到杯子旁”等。亦可将两块正方形积木放在患者面前，要求患者将其中一块积木围绕另一块积木来变换摆放位置，如放在它的上面、两侧、前面、后面。

137. 结构性失用的临床表现和评估方法是什么？

结构性失用是组合或构成活动障碍。患有结构性失用的患者丧失对任务的空间分析能力，不理解部分与整体的关系，因此在进行任何组合性的活动时就会感到困难，如在需要空间能力的结构性活动中表现出困难，包括复制和根据口令画图，组装二维和三维的模型或结构。结构性失用最常见的表现是不能自发地或根据指令用图画、积木或其他零件、物品制作或组装出二维或三维结构。患者虽然认识每一个部件，却不能将它们正确地组合在一起。严重的结构性失用将影响那些需要将不同部分或零件组装在一起的活动，如穿衣、摆放餐具、做夹馅儿的食品、裁剪衣服、组装家具、手工艺品及玩具或画一座房子的布局等。

评估时可让患者复制几何图形，如长方体、立方体，或两个相互交叉重叠的五边形。Rey-Osterrieth复杂图形测验也可用于结构性失用的检查，要求被检查者默画房子、花、钟面。手眼协调性差的患者在表盘内填写代表时间的数字时可选用数字模型代替手写，根据积木、木棍或木钉盘模型设计进行复制；拼拼图；功能评估采用拼积木、组装玩具进行实物组装，通过穿衣、做饭、剪裁、组装家具等活动观察其日常生活能力是否受到影响；或者可以使用Godglss和Kaplan共同设计的顶叶成套测验和洛文斯顿作业疗法认知成套测验。

138. 空间关系障碍的临床表现和评估方法是什么？

空间关系知觉指对两个或两个以上的物体之间，以及它们与人体之间的相互位置关系的认识，如距离和相互间角度的知觉的建立等。不能判断两物体之间的空间位置关系及物体与自身之间的位置关系称为空间关系功能障碍。

（1）临床表现为穿衣困难、梳洗困难、转移和移动困难、结构性失用、失算症。

1）穿衣困难：前后、里外反穿，找不到袖子，错将领口当袖口，错位系扣子等。

2）梳洗困难：戴眼镜时上下颠倒，将下列假牙安在口腔内上方。

3）转移和移动困难：当家属或治疗人员帮助患者从床边（坐位）站起时，患者的躯干不是配合前倾而是后倾。

4）结构性失用：饭前在餐桌上摆放餐具时，不能将盘子、碗、筷子等餐具放在合适的位置。由于不能判断挂钟的时针与分针的相对位置关系，因而不能说出正确的时向。

5）失算症：由于视空间关系障碍，患者不能列竖式进行算术运算。

（2）评估方法包括连接点阵图、画十字标、结构性运用检查、ADL检查。

1）连接点阵图：一张纸的左半边有一个点阵图，各点之间用线连接后形成一个图案。纸的右半边有一个相同图案的点阵图，要求患者用线将点连接成一个和左侧一模一样的图案。

2）画十字标：在示范卡不同的位置上画有若干个十字标。要求被检查者完全按照示范卡将十字标及其位置在白纸上准确无误地复制出来。如果患者不理解指令，检查者则需要给患者做示范。

3）结构性运用检查：绘图如花、表盘等。观察画面的布局、表盘内代表时间的数学的排列情况。

4）ADL检查：在穿衣、梳洗、转移、进食等活动中观察患者取、放物品，身体的相应位置的变化等。

139. 地形定向障碍的临床表现和评估方法是什么？

地形定向障碍指不能理解和记住两地之间的关系，在形成空间地图并利用它去发现达到目的地的路线或解决有关地形问题上出现的种种错误。地形判断障碍很少独立存在，常与空间关系综合征的其他问题并存。地形失定向患者无论使用地图还是不使用地图均无法从一地走到另一地。尽管住院期间天天走，也不能从训练室回到自己的病房；找不到回家的路；在熟悉的环境中迷路等；严重时，即便在家里也找不到自己的房间。患者也不能描述所熟悉的路线或环境特征，如卧室布局。患者不能学习新的路线，有些患者不能识别路标。

评估患者时需了解患者日常生活中有无迷路的情况，将一张所在城市的交通地图放在患者面前，检查者指出当前所在地点，嘱患者从该点出发并找出其回家的路线；要求患者描述一个熟悉的路线或画一个熟悉的路线图，如所住街区、居住的位置及十字路口。

140. 形态恒常性识别障碍的临床表现和评估方法是什么？

（物体）形态恒常性识别是指识别两个具有相似形状但大小和位置不同的物体的能力。物体恒常性识别障碍者不能观察或注意到物体的结构和形状上的细微差异。患者不能鉴别形状相似的物体，或者不能识别放置于不同角度（非常规角度）的物品，属空间关系障碍。日常生活中患者将笔和牙刷，水盆和尿盆，手杖和拐杖等相互混淆。评估时将物品非常规摆放，如反放手表，或将形状相似、大小不同的几种物品混放在一起，要求患者一一辨认。例如，一组物品为铅笔、钢笔、吸管、牙刷、手表，另一组物品可以是钥匙、曲别针、硬币、戒指。每一物品从不同角度呈现若干次（上下、正反颠倒）。

141. 失用症分类包括哪些？

失用症指的是在感觉功能、听理解、动作协调、注意指令等正常情况下，无法正确运用后天习得的技能活动。目前失用症的分类存在分歧。言语失用指的是无法整合构音元素或者无法正常正确说出词语或者发音。口颊失用指的是无法控制口唇做出吹、舔、噘嘴动作。

肢体失用包括概念障碍导致的失用症和执行系统障碍导致的失用症。第一类包括概念性失用、传导性失用、意念性失用。第二类包括意念动作性失用、分离性失用。概念性失用是对工具的知识或者使用存在障碍，如使用错误的工具做事、无法正确使用工具、不知工具的用途。传导性失用是无法理解手势、模仿手势出现障碍，但可以依照口令做出正确的动作。意念性失用是做多步骤动作时出现错误，顺序颠倒或者漏掉步骤。意念动作性失用是依照口令做出动作困难，但可正确模仿动作，使用真实物品表现最好，但动作笨拙。分离性失用是依照口令做出动作困难，模仿动作和使用真实物品表现好，动作质量较好。

142. 失用症的评估方法有哪些？

首先，进行病史采集，了解患者日常生活活动能力，尤其是使用物品、工具的情况（使筷子、汤勺、牙刷、锤子、剪刀）。之后要求患者使用某种工具完成特定的作业的动作，并观察作业表现，按照三个步骤进行：执行动作口令、视觉性动作模仿、触觉性实物操作。另外，可使用Googlass检查法，包括如下。①口腔－面颊：咳嗽、嗅味、吹灭火柴、用吸管吸水、鼓腮。②肢体：挥手再见、用手示意过来、示指放在嘴唇表示安静、举手敬礼、示意停止、刷牙、刮胡子、锤钉子、锯木板、使用螺丝刀。③全身：拳击动作、打高尔夫球姿势、正步走、铲雪动作、起立、原地转两圈然后坐下。

（九）日常生活能力评定

143. 什么是日常生活活动？日常生活活动的内容有哪些？

日常生活活动是指一个人为了维持生存和适应生存环境，而需要每天反复进行的、最基本的、最具有共性的生活活动。狭义的日常生活活动（basic ADL，BADL）的内容主要包括进食、洗澡、修饰、穿衣、大便控制、小便控制、如厕、床椅转移、平地行走和上下楼梯。广义的日常生活活动又称工具性日常生活活动（instrumental ADL，IADL），也包括社交能力、复杂的家务劳动等能力。其中，BADL是临床使用频度最高的日常生活活动评定，本节以下所提及的均为用于评价BADL的Barhtel指数（BI）。

144. 日常生活活动能力评估的目的与意义是什么？

（1）日常生活活动能力评估的目的：通过交谈或观察了解患者在完成各项日常生活活动时的表现，以发现影响其日常生活独立的具体功能障碍，帮助我们明确日常生活活动训练的目标，从而对其进行有针对性的训练，以提高躯体功能及作业活动能力，进而促进其日常生活独立。

（2）日常生活活动能力评估的意义：日常生活活动是满足人类日常生活所必需的，是作为人类生存下来最基本的价值体现。当疾病影响了躯体功能，进而影响了活动及参与能力的时候，不管是从生理上还是精神上，都将使患者受到严重的打击，更有甚者会觉得失去了作为人的尊严。所以，为帮助患者发现问题，并重新获得能力，找回角色和尊严，日常生活活动能力评估就显得尤为重要。

145. 日常生活活动能力评估的注意事项有哪些？

（1）进行ADL评定时，评定者应该先明确每一项活动所包含的内容及评定的动作要点，只有遵循每一项活动所界定的特有内容进行评定，才有可能使结果客观、准确。

（2）在评定时注重观察患者的实际操作能力，而不能仅依赖其口述，观察患者实际操作过程中应保证患者安全。

（3）对于有残疾者进行ADL评价时，不要评定其应当能做什么，或在某种条件下可能可以做什么，所考察的应是目前的实际状态。

（4）患者在帮助下才可完成某种活动时，要对帮助的方法与帮助量予以详细记录。评定应在适当的时间和地点进行。例如，作业治疗师在早上起床时到患者起居室观察其穿衣、洗漱、刮脸或化妆等修饰活动，早、中、晚餐时间到患者就餐的地方观察其吃饭时的表现等，以求获得的结果真实。

（5）评定应在患者整个疾病康复过程中分阶段多次进行，以达到观察疗效、检验治疗方法、为及时调整治疗方案提供依据以及判断预后的目的。出现新的功能障碍时应随时进行评定。

（6）对于不能独立完成的项目，治疗师需进一步检查影响这些活动完成的因素，如关节活动度、肌力、平衡、协调性、感觉等。ADL活动水平与认知功能密切相关。因此，对于有ADL障碍的患者，也应进一步评价认知和知觉功能。

146. 日常生活活动能力评估对环境有什么要求?

为保证日常生活活动能力评估的客观性及准确性，最好是在特定的环境下对患者进行评估。①保证评定环境的安全性，这个是最基本和最重要的。②保证评定环境的隐私性，尤其是在进行一些隐私性较强的项目评定时，尽量避免来自外部环境的干扰。③评定环境的真实性。如果是居家评定，则直接在患者进行该项活动的真实环境下进行评估；如果是在医院等其他医疗场所，则应在病房等患者生活起居的场所进行评估；如果作业治疗科有专门设置的ADL评定室，则应保证评定室环境尽量接近实际生活环境。

147. 患者家属在日常生活活动能力评估中的角色及作用是什么?

患者家属作为患者的照顾者，在患者整个疾病康复的过程中都起到至关重要的作用。在日常生活活动能力评估中，家属可以作为陈述者，帮助语言认知功能障碍的患者陈述必要信息；可作为监督者，在具备独立生活能力的患者旁边，监督其进行日常生活活动，并提供必要的保护；可作为辅助者，在不能独立生活的患者旁边，提供必要的辅助，帮助患者尽可能地参与日常生活活动；可作为照顾者，帮助完全依赖的患者完成日常生活活动。由于患者家属是陪伴患者日常生活的人，所以由患者家属来做陈述者、监督者、辅助者、照顾者，才能体现患者平时进行日常生活活动时的最真实状态，帮助我们获得最真实、准确的评估数据。

148. 日常生活活动之进食包括哪些步骤？评估时需注意什么问题?

进食包括用筷子、勺子或叉子取食物、对碗碟的把持、咀嚼、吞咽等过程。

评估时需注意：①患者进行进食演示的过程中，需保证进食环境的安全，如果患者平衡能力较差，可坐在轮椅上完成该过程。②独立完成进食上肢主动活动至少应达到肩关节前屈5°～45°，外展5°～30°，肘关节屈曲70°～130°，前臂至少能维持中立位，腕关节背伸屈曲10°，伸展20°，尺偏20°，桡偏5°，手指至少能握紧勺子，完成以上各动作相关肌肉的肌力至少应在3级及以上。③虽然具备第②项的肢体功能，不代表患者就能独立完成进食，仍需根据患者现场演示的结果判断，需要仔细甄别患者进行演示时，表现的真实性。④第

②③项针对双上肢损伤的患者，如果患者为单侧损伤，那么应该能够利用健侧完成进食，则记10分。⑤由于患者自身认知功能（如失用症）导致的不能独立完成，则根据具体表现而定。

149. 日常生活活动之独立穿衣，要求患者达到什么样的功能水平？

能独立完成穿衣，患者需要具备对穿衣这项活动的基本认知，明确穿衣的步骤及顺序。同时患者的躯体功能至少应达到以下水平：坐位平衡2级或以上，肩关节屈曲全范围活动，且能摸到对侧耳朵，肩关节外旋全范围活动，肘关节全范围活动，腕关节至少能在中立位维持，手指能捏紧衣服，下肢应至少能维持跷二郎腿的姿势，相关肌肉的肌力达3级以上。如患者疾病康复时间较长，已通过自身反复训练获得了一些独立穿衣的技巧，则不受限于上述所列肢体功能水平。

150. 日常生活活动之平地行走能力评估的具体内容是什么？

15分：可独立在平地上行走45m。

10分：需部分帮助（在1人搀扶、语言指导或监督等帮助下步行45m以上，或使用拐杖、助行器等辅助用具）。

5分：需极大帮助（需2人或1个强壮且技巧熟练的人辅助，行走时有较大程度依赖他人搀扶；如果不能步行，需能操纵轮椅前进、后退、转弯、到桌边、床上、如厕等，并能操纵轮椅行走至少45m）。

0分：完全依赖他人（患者自己无任何行走及轮椅操纵能力）。

151. 日常生活活动之大小便控制能力评估的具体内容是什么？大小便控制能力对患者的意义是什么？

（1）大便控制的评定内容

10分：可控制大便。

5分：偶尔控制（偶尔失禁，每周≤1次，或需要在帮助下使用栓剂或灌肠剂）。

0分：完全失控（完全失禁，或无失禁，但有昏迷）。

（2）小便控制的评定内容

10分：可控制小便（能自行控制，或能自行使用尿袋或排空工具，并清洗）。

5分：偶尔失控（偶尔失禁，每24小时≤1次，每周＞1次，或控制差，尿急时无法等待便盆或无法及时到达厕所，或需要他人帮忙处理）。

0分：完全失控（完全失禁；或由他人导尿；或无失禁，但有昏迷）。

（3）大小便控制能力对患者的意义：大小便作为人最基本的日常活动，不仅重要，而且隐私，不管何时，大小便失禁都是一件让人尴尬的事，所以，具备最基本的大小便控制能力对于患者来说尤为重要，不让别人帮助处理如此隐私的事情，至少可以让患者保存最基本的尊严。

152. 日常生活活动之转移能力评估的具体内容是什么？其在日常生活活动中的重要性是什么？

（1）转移能力评估的具体内容

15分：可独立完成（能独立完成转移的全过程，如安全到达床边，刹住轮椅，抬起脚踏板，安全移到床上，躺下；或在床上坐起，移动到床边，必要时改变轮椅的位置，再由床转移到轮椅上）。

10分：需部分帮助（在完成上述过程中，某些步骤需1人帮助搀扶、语言指导或监督，或使用拐杖以保证安全）。

5分：需极大帮助（能自己在床上坐起，但需要2人或1个强壮且动作熟练的人帮助或指导才能转移到轮椅，或在使用轮椅时要较多的帮助）。

0分：完全依赖他人。

（2）转移在日常生活活动中的重要性：转移不仅是独立的日常生活活动，也是包含在其他日常生活活动中的任务步骤，如如厕、洗澡等，所以，具备独立的转移能力是实现日常生活独立的重要基础。

153. 日常生活活动之上下楼梯能力评估的具体内容是什么？以及独立上下楼梯患者需要达到何种功能水平？

（1）上下楼梯能力评估的具体内容

10分：可独立上下楼梯（可独自上下一层楼）。

5分：需部分帮助（不能独自上下一整层楼；或能上下一整层楼，但需扶楼梯，使用拐杖，他人搀扶、语言指导或监督，以保证安全）。

0分：需极大帮助或完全依赖他人（完全不能上下楼梯）。

（2）独立上下楼梯需要的功能水平：①不完全性截瘫或双下肢损伤的患者独立完成上下楼梯过程躯体功能至少应达到站位平衡3级，双上肢伸肘全范围，且肌力至少应能支撑患者自身体重（双下肢不能承受的剩余体重）。②偏瘫或一侧肢体损伤患者独立完成上下楼梯过程躯体功能至少应达到站位平衡2级或以上，且患侧下肢能负重并支撑到健侧腿上一级台阶。

154. 进行日常生活活动能力评估前，是否需要评估患者的肢体功能？有何意义？

进行日常生活活动能力评估前，需要评估患者的肢体功能。首先肢体功能是活动能力的基础，了解患者的肢体功能，并通过对特定活动的分析，可大概预测患者完成该项活动的表现，在具体评估的时候，可根据肢体功能评估的结果，来判断患者表现的真实性，避免因患者自身的一些主客观原因影响评估结果的准确性。（注：患者可能因为依赖性太强，不愿意主动参与日常生活，从而使活动表现低于本应具备的活动能力表现；或可能由于残疾等级评定等原因，患者不愿意展现出与实际活动能力相符的活动表现。）

155. 患者在日常生活活动中常规使用辅助具，是否会影响日常生活活动能力评分？

患者在日常生活活动中常规使用辅助具，不影响日常生活活动能力评分，但辅助具的穿脱使用，可能会影响评分，即使用辅助具的患者，在日常生活活动中，辅助具的使用也会成为活动任务，从而影响整个活动的完成。例如，进食时，如果患者使用万能腕带类特制勺子辅助能独立完成，那么需要患者能够独立穿戴上特制勺子，该项活动评分才能评10分，否则视为整项活动需要部分辅助，只能评5分。

156. 直接观察法与间接评定法在日常生活活动能力评估中如何应用？其优缺点是什么？

日常生活活动包括10个基本项目，部分项目适合采用直接观察法，如进食、修饰、穿衣、转移、平地行走和上下楼梯，部分项目适合采用间接评定法，如如厕、大小便控制和洗澡。

直接观察法是通过让患者现场演示特定的日常生活活动，让治疗师在旁直观地观察患者的完成情况，真实且准确，在评定过程中还能发现患者不能完成该项活动的具体问题，从而为后续的治疗设定更加准确的目标和计划。但采用此方法时，患者发生跌倒等安全事故的风险较大，需特别注意。

间接评定法是针对一些隐私而不方便演示的活动项目，采用患者或家属口述的方式，让治疗师间接了解患者的活动完成情况，然后对该项目进行评分，该评定方法虽然简单易行且安全性较高，但由于家属或患者的主观性太强，所以评定结果的真实性和准确性不能保证。

（十）社会经济状况评定

157. 什么是社会经济状况？

社会经济状况（social economic status，SES）是研究健康和疾病影响因素时常用的指标之一。SES是结合经济学和社会学关于某个个体或家庭基于收入、教育和职业等因素相对于其他人的经济和社会地位的整体衡量。SES可通过社会心理和物质因素影响健康，相反通过影响行为、生活方式、环境暴露、饮食等也可改变疾病发生的危险性。

158. 社会经济状况的评定内容有哪些？

SES可以包括民族、收入、教育程度、职业、居住地、婚姻状况、住房面积、财产、交通状况、医疗保险状况等单个或多个指标，也可以采用综合性指标，如用归因分析等方法将教育、职业、收入等指标组合成复合指标。SES指标通常是根据特定的研究背景而设定，例如，美国和韩国的研究通常以医疗保险拥有情况作为衡量SES的指标。有学者主张构造复合指标来衡量SES，但复合指标存在不足之处：①缺乏实际经济含义。②在不同单项指标间的相关度较低的情况下，其复合指标的准确度也会比较低。目前大多数研究使用收入、职业和受教育程度作为衡量SES的指标。但也有部分学者建议，宜根据被研究人群的具体情况，使用尽可能多的指标来衡量SES，并分别讨论它们与健康之间的关系，除此之外还应充分考虑到未被观察到的其他因素的影响。

159. 社会经济状况评定在国内外的研究现状是什么？

早期SES评定的研究多只分析单个指标如收入、教育程度、职业与健康或疾病的关系，无法反映社会经济状况对健康或疾病影响的全貌。至20世纪70年代，学者们开始综合收入、教育和职业，以综合的指标来反映SES的状态。

国外常用评定方法如下。①Kuppuswamy量表评价法：将教育、职业和收入分别分为7个层次，并赋予不同的权重得分，三者相加得总分。②Tiwari量表评价法：将7项指标——房屋物资所有、教育程度、职业、月收入、土地、社会参与和理解分别给予5个选项，每个选项的权重由专家、有经验的研究者以及社区给出。③社会经济地位快速评价法：将家用物品分为必需品（电）、有用品（收音机、自行车、电视、摩托车和土地）和非必需品（家用汽车和冰箱），根据以上物品的占有情况判断其社会经济地位。④CAPSES量表评价法：基于物质资本、人力资本和社会资本的拥有程度来计算社会经济地位指数等。但随着社会的发展，一些方法逐渐过时。国外的评价方法也并不完全适合中国国情。

随着我国经济的高速增长和社会结构的变迁，健康公平问题日益引起社会各界的关注。目前我国在这方面的研究为数尚少，且多集中在社会学研究领域。国内学者李春玲于2005年采用“当代中国社会结构变迁研究”课题的数据，根据职业声望测量，推出社会经济地位指数的计算公式，计算出161种职业群体的社会经济地位指数得分和所有16～70岁非学生身份人口的社会经济地位指数得分，归纳出24个社会经济地位等级群体，是近年来国内有关社会经济地位较为全面的研究，但只重点考虑了职业因素。

160. 社会支持评定量表有哪些内容？

社会支持评定量表是肖水源于1986—1993年设计的。该量表有10个条目，包括客观支持（3条）、主观支持（4条）和对社会支持的利用度（3条）等3个维度，各维度的描述采用最大值、最小值、均值与标准差等表示。其中主观支持维度得分最高，对社会支持的利用度得分最低。量表具有较好的信度和效度，能较好地反映个体的社会支持水平。量表的统计指标如下。①总分：即10个条目评分之和，总得分范围为12～66分，总分得分为（1.08±6.286）分。②客观支持得分：2、6、7条评分之和。③主观支持得分：1、3、4、5条评分之和。④对社会支持的利用度得分：8、9、10条评分之和，得分越高，社会支持越高。总分≤22分为低水平，23～44分为中等水平，45～66分为高水平。国内常模为（34.56±3.73）分。该量表具有良好的效度和信度，量表的克伦巴赫α系数在0.89～0.94。

161. 社会经济状况与健康有何关系?

数以百计的经验研究显示，不同SES人群的健康状况呈“梯度”特征。与社会经济状况好的人（高SES者）相比，社会经济状况差的人（低SES者）健康状况较差。对于各种各样的健康指标或患病状况，在不同的国家、地区或考察时段，这一规律都成立。总之，SES与健康的正向相关（或与“不健康”的反向相关）已经成为公认的事实。

SES不仅与健康状况相关，也与健康行为相关。良好的健康行为在高SES者中更为常见。相比之下，低SES者由于健康行为方面的欠缺，面临着更高的健康风险。

162. 社会经济状况与卒中功能预后的关联性是什么?

大部分研究显示SES等级与卒中发病率、死亡率和功能预后呈负相关，即SES等级越低，卒中的发病率、死亡率越高且功能预后情况越差。低SES者比高SES者的卒中风险高30%。可能的原因是低SES人群收入较低，居住地的医疗卫生情况较差，具有更多的高血压、吸烟等卒中危险因素，但有研究表明卒中危险因素情况并不能全部解释不同等级的SES与卒中风险的差异性。较高的教育水平不仅意味着具有更好的职业和更高的收入，所获取的健康知识也更多，对卒中的认识更充分。低SES的卒中患者获得的卒中治疗率低于高SES者，但有的研究结论不一致，尚需要更多的研究。部分研究表明，SES与卒中的发生率、死亡率之间存在年龄、性别、卒中类型的差异。

163. 社会经济支持与心理健康有何关系?

社会经济支持是建立在社会网络机构上的各种社会关系对个体的主观和/或客观的影响。随着医学模式向生物-心理-社会模式的转变，社会支持作为社会心理应激的中介因素，对缓冲社会压力、提高治疗效果、改善预后的作用越来越受到医疗界的关注。社会支持分为3个维度，分别是客观社会支持度、主观社会支持度和社会支持利用度。客观社会支持是指可见的或实际的支持，包括物质上的直接援助，社会网络、团体关系的存在和参与，这类支持是客观存在的现实。主观社会支持是主观上体验到的或情感上的支持，是个体在社会中受尊重、被支持理解的情感体验和主观满意度。多数学者认为，社会支持必须被个体感知到才能成为真正的心理现实，才能真正影响个体的行为和发展。客观社会支持是主观社会支持的基础，但主观社会支持比客观社会支持更重要。对社会支持的利用度反映了个体充分利用外部资源、缓解应激对健康损害的能力。

以往不少研究表明社会支持对健康具有保护作用，进一步可以降低身心疾病的发生和促进疾病的好转。社会支持是一种可利用的外部资源，近几年来一直受到国内外身心医学领域的重视。社会支持作为心理刺激的缓冲因素或中介因素，能缓解压力和直接影响患者的身心健康，对健康产生间接的保护作用，又可维持良好的情绪体验，从而有益于健康。因此，在患病等应激情况下，社会支持对患者预后的影响不容忽视。在社会支持中，家庭特别是配偶和子女是社会支持的主要来源。同时，社会支持来源不仅是家庭给予的支持，亲戚、朋友、社会团体等其他的社会支持也不容忽视。所以，患者在住院治疗期间，除给予患者精心照料外，还要充分调动患者社会支持系统中的一切有利因素，给患者提供更多的社会支持，满足患者情感需要，提高社会支持利用度，提高患者的自我价值，以改善康复患者的生活质量。

164. 教育程度与康复有何关系?

受教育程度方面，各类残疾人基本体现受教育程度越高，比例越少的特点；相较而言，精神残疾受教育程度影响好于其他残疾人，中学程度的比例最大，未受过教育的比例最小；教育程度被认为是促进残疾人利用康复服务的因素，更高的教育程度能够给残疾人带来诸多有利影响，教育程度高的残疾人有更好的康复意识，有更高的可能性获取相关服务。研究表明教育程度是视力、肢体、言语残疾人使用康复训练与服务的促进因素，但对智力残疾人无明显影响，听力、精神残疾人仅初中与从未上过学的人之间有显著性差异。这可能是因为教育程度所代表的一般性知识和促进残疾人康复服务利用的健康知识之间存在着一些差距，一些隐藏的特征可能并未被反映出来；教育程度与残疾人康复服务利用的关联还有待进一步的研究与解释。教育程度对不同类型残疾人的影响可能不同，提示着我们对残疾人进行教育和宣传时，需要有不同的策略。提升教育程度会促进成年残疾人利用康复服务，但还应重点提升残疾人的健康知识水平，加强成年残疾人的康复服务使用意识。

165. 人均家庭收入与康复有何关系?

不同类型残疾人对收入提升的敏感性不同，肢体残疾人最为敏感，而智力和精神残疾人则需要收入改善到一定程度才会有明显作用。人均家庭收入是肢体、智力和精神残疾人使用康复训练与服务的促进因素；听力残疾人也有类似趋势。视力和言语残疾人较为特殊，回归分析显示，人均家庭收入增高后，他们使用康复训练与服务的可能性反而降低。也许经济条件的改善仅仅是增加康复服务可及性的一个方面，服务网点覆盖的范围（距离、交通与人口等）也是影响康复服务利用的重要因素，有待进一步研究。

（十一）无障碍环境评定

166. 偏瘫患者室内外出入口无障碍评估内容及解决办法有哪些？

①室内外出入口有无门槛，有门槛者去除门槛或加装斜坡，用对比颜色区分，以利弱视者区分辨别。②出口的宽窄，若出口窄，可能的情况下将门框改大或使用小型轮椅，他人协助。③室内外出入口能否察觉有人来，不能者可使用大铃声、亮光门铃，且有对讲机。④门把手的设置能否旋转，可采用长柄式门把以方便进行旋转门把手。⑤出入口能否穿脱鞋，可在门口处设置换鞋座椅。

167. 偏瘫患者楼梯无障碍评估内容及解决办法有哪些？

①到达各楼层是否有困难，有困难者如有空间，可加装扶手或楼梯升降座椅。②通行难易程度，楼梯的跌倒风险如何，若通行困难，可设置坚固扶手，若跌倒风险高可进行防滑处理（阶梯前端贴上防滑条，并以对比易见的颜色区隔，阶梯终端设置终端警示）。

168. 偏瘫患者卧室无障碍评估内容及解决办法有哪些？

①卧室内旋转空间的大小，若空间小，可重排家具，移除不必要的家具，室内家具尽量靠墙。②从柜子内拿取衣物是否有困难，有困难者尽量使用抽屉式柜子存储衣物，使用晾衣棍，升降衣柜。③能否控制冷暖气、电灯，若控制存在困难，可使用家电遥控器，感应式照明设备。④床的高度是否适宜，视状况增高或降低床的高度，视状况设置床上起身扶手。⑤电器设备使用是否方便，设置环境控制系统。

169. 偏瘫患者浴室无障碍评估内容及解决办法有哪些？

①进出浴室的难易程度，若进出浴室有困难，可将浴室的门改为帘子、拉门或将门框改大，去除门槛，地面斜坡向出水口倾斜。②浴室内旋转空间的有无及大小，若浴室内无旋转空间，可另寻合适的浴室，将浴盆打掉换成无门槛的淋浴设备，或他人协助。③使用浴盆或淋浴设备是否有困难，若有困难，可加装扶手，去除门槛，浴盆中加装椅子或在浴盆上架上长板。④使用马桶或擦拭是否有困难，有困难者，可加装扶手，选用马桶增高器，选用免洗马桶。⑤使用洗手槽是否有困难，有困难者可加装扶手、洗手槽下净空。⑥浴室地湿且滑，易跌倒，可加装防滑垫、防滑条、防滑片，若可能可放置防滑地板或瓷砖。

170. 偏瘫患者厨房无障碍评估内容及解决办法有哪些?

①偏瘫患者厨房使用中可能遇到的阻碍有厨房内回转空间狭小，可将不必要的橱柜和小型家电移到餐厅等较宽敞的地方；视烹煮习惯，简化烹煮方式或在其他宽敞的地方进行。②无法久站，可放置高脚椅或坐站两用椅。③无法运送物品，可使用小推车。④无法找到或需要费力拿到所需物品，可依照功能将物品分门别类放置，使用频率较高的物品放置在容易拿取的位置。⑤无法识别调味料、食品、有效期限、柜内或抽屉内物品、使用期限，可增加照明，应用颜色对比差异让人能够容易找到物品，贴上大型字体标明物品种类及有效期限，物品分门别类，放入透明盒内。⑥觉察不出危险，可使用干烧炉、烟雾探测器、定期进行煤气检测。

171. 无障碍评估内容有哪些?

无障碍评估内容要根据患者的疾病及功能障碍确定，具体内容包括患者的需求、患者的能力、住宅环境三大方面内容。患者的需求包括每天的作息，每天会从事哪些活动，在从事的活动中哪些是重要的？哪些不一定执行？会用到哪些房间？房间的使用及所从事活动中有哪些困难？目前碰到困难的解决办法？患者在移动上有困难吗？会使用助行器、轮椅等辅助器具吗？患者的能力包括身体动作能力，感觉、知觉及认知能力，语言及沟通能力，身体特性，经济因素及心理社会因素。住宅环境包括患者所居住的公寓、社区、长期照护机构等的出入口、停车空间，卧室、客厅、卫生间、厨房、书房的出入口及其他生活空间的大小，家具、家电的使用便捷程度等。

三、康复医学诊断技术

（一）超声在康复医学的诊断应用

172. 超声诊断在康复医学的应用主要集中在哪些方面？有哪些优势？

高频线性阵列实时探头的使用，以及用以提高图像分辨率的各种相关技术的发展，大大提高了超声成像评价肌肉骨骼系统的能力。这些设备的共同特点是超高的近场分辨率、电子聚焦和极高频探头（5～15MHz）。这些品质在扫查肌腱和肌肉时尤为重要，因为肌肉和肌腱通常位置比较表浅且内部结构具有独特的声学特征。

与过去的超声成像技术相比，实时超声成像增加了扫查的灵活性，便于在多切面成像。此外，彩色血流灵敏度的提高使得各种炎症、肿瘤及创伤所导致的血流变化得以显示。与CT或MRI相比，尽管超声在诊断骨、关节和软组织病变方面存在某种程度的不足，但由于超声成像与X线片或同位素检查相比具有安全、舒适、便宜及省时等优点，且能够提供相当丰富的诊断信息，其地位已经为临床医生所认识。

另外，超声成像的实时性还使检查过程中进行动态诱发动作检查及实时监视软组织的介入过程成为可能。超声引导已经成为各种疼痛康复相关的介入治疗的最主要的影像引导手段。

超声还在膈肌功能、心脏康复等方面具有重要的应用价值。

173. 超声肌肉骨骼临床成像的基本规律和原理是什么？

在超声诊断中采用的描述性术语相对简洁清晰。病变按其特征一般分为囊性和实性两类。囊性器官或肿物如果内容物不含其他杂质则无回声表现。含杂质的液体通常出现于感染或出血后，一般表现为低回声。有时也可发现有分隔形成或软组织结节。由于液性结构不能阻挡声波传播，因此可在液性区域深部出现很强的回声聚集，常称为后方回声增强。实性肿物和大部分器官的实质表现为不同类型的中等回声。许多新生和感染性肿物都显示为复杂的回声表现，同时含有囊性和实性成分。这通常是组织坏死、出血或炎性碎片的表现。

空气和骨可反射大部分声能，因此妨碍了超声成像。正因为这个原因，胸腔大部分脏器都无法显像。同样，肠气有时会影响腹腔脏器和腹膜后脏器的显影。这些特性可用于检测骨折引起的轻微轮廓异常。

囊性和实性的鉴别只是明确组织特征的一个方面。对病变的灰阶类型分析有时可对特定病变的组织学构成做出预测。例如，脂肪一般趋向为偏强回声。另一方面，淋巴瘤和某些神经源性肿瘤，尽管病理上是实性肿瘤，但超声表现却是极低回声，酷似囊肿。不幸的是，尽管明确组织特征的实验工作已有多年，但仍没有切实可靠或适用的测量数据表明超声组织检查具有有意义的特异性。

174. 什么是超声成像中的各向异性伪像?

尽管超声成像可用于评价许多结构，特别是表浅结构，但评价肌腱的病变是其最为常用的适应证。肌腱由致密的结缔组织构成，其内的胶原纤维呈束状排列，周围包绕有疏松的结缔组织。这些胶原纤维束又呈线状平行排列。

灰阶超声图像反映了这种解剖结构的特点，表现为明显的各向异性：当线阵探头垂直肌腱的长轴扫描时，肌腱表现为强回声，而当扫描角度减少2° ～ 7°时，肌腱表现为与肌肉相等的回声，而且随着扫描角度的进一步减小，肌腱的回声会越来越低（图3-1）。这一现象不仅在扫查肌腱时存在，在扫查其他线性结构如韧带、神经或肌肉纤维时都广泛存在。

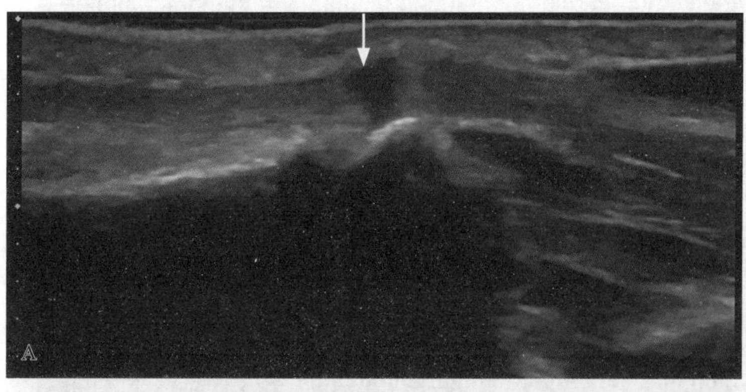

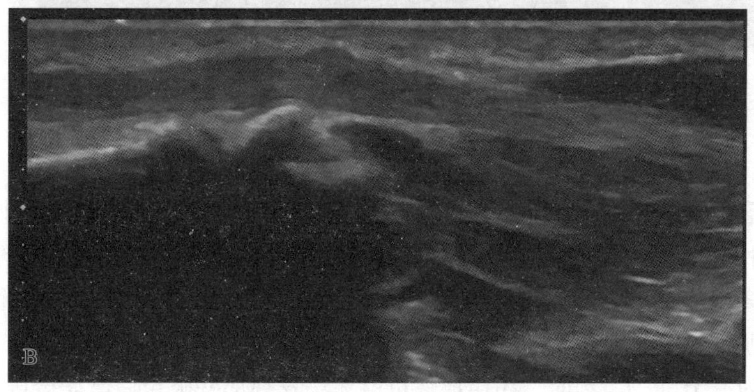

图3-1　各向异性伪像

注：拇长伸肌长轴扫查，A图箭头处显示由于各向异性导致肌腱局部回声减低，类似“肌腱断裂”；B图显示改变探头扫查角度后该“低回声”区消失。

175. 超声成像在腘窝病变的应用有哪些方面?

超声成像用于评价各种类型的腘窝肿胀已得到广泛认同。即使使用早期的仪器也可轻易地将囊、实性病变鉴别开，而且腘窝囊肿和腘动脉瘤是腘窝区最常见的肿物，因此超声成像以往经常用来诊断这类病变。

腘窝囊肿（Baker囊肿）起源于膝关节，腓肠半膜肌囊位于腓肠肌内侧头与半膜肌外侧方之间并与关节腔内滑膜相延续。事实上，腘窝囊肿可以是任何导致膝关节内压增高的关节疾病的并发症。

腘窝囊肿的超声表现变化多样，主要取决于囊肿的大小、位置及囊壁内膜的完整性等因素。单一性腘窝囊肿的典型表现为位于腓肠肌内侧头肌腱与半膜肌之间局灶性、极低回声、外壁光滑的囊性包块。向前方扩展呈细长颈状与膝关节连通，这是特征性表现（图3-2）。囊肿内常有多少不等的分隔、碎片或血管翳。彩色多普勒超声有助于囊肿与腘动脉瘤的鉴别诊断。

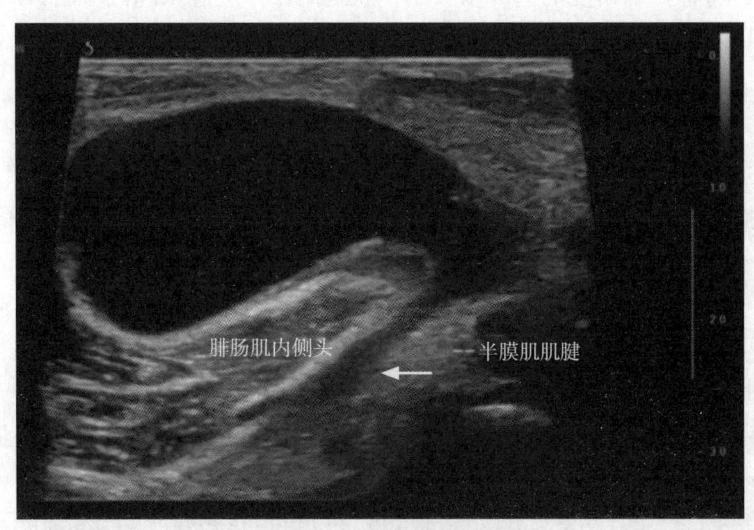

图3-2　腘窝囊肿声像

注：腘窝横断，箭头示腘窝囊肿颈部。

腘窝囊肿破裂或囊内出血的临床表现与深静脉血栓性静脉炎十分相像。囊肿压迫腘静脉也会产生与血栓性静脉炎相似的体征。腘窝囊肿与血栓性静脉炎二者的鉴别诊断特别重要，因为后者需要抗凝治疗且有风险。囊肿下缘不清及表浅部位积液伴周围水肿是囊肿破裂最常见的表现。腓肠肌近侧头可发生这种水肿，积液可沿软组织平面向头侧或尾侧扩展；可出现较小囊肿（或称为“子囊”）。然而，超声成像可能无法发现那些破裂后已完全塌陷的囊肿。

超声成像对识别滑膜经膝关节后囊薄弱处疝出也很有帮助。滑膜疝出可发生于膝关节腔与腓肠半膜肌囊间缺乏解剖连通的个体；当发生破裂时，会形成含有滑液的假包膜。这些积液通常都位于腓肠肌和比目鱼肌之间。

并非所有的腘窝部位肿胀都是由腘窝囊肿所致，但超声成像可以很容易地除外腘动脉瘤、软组织肿瘤或脓肿等其他病因。

类风湿关节炎患者若伴有疼痛或无症状腘窝肿胀，推荐用超声成像作为主要的检查手段。因为对这些患者来说，膝关节的结构完整性并不是问题所在，行超声成像可避免关节造影的风险与不适以及关节造影与磁共振成像的昂贵费用。而且，超声成像还是一种特别值得关注的可进行一系列非侵入性检查的手段，可用于监测各种治疗措施的疗效。

 176. 超声成像在膝关节内病变和关节周围软组织病变中有何应用价值?

超声成像在评价膝关节方面的作用不及磁共振成像。尽管如此，超声成像在评价其他检查方法不能确定的特定病变方面仍有一定作用。

利用超声成像很容易检出膝关节积液或渗出。表现为在髌上囊、股四头肌深处以及膝关节内外侧隐窝内无回声或低回声积液。关节内软骨或骨软骨小体表现为局灶性回声。

超声检查膝关节时观察的重点是关节软骨（图3-3）。对一系列骨关节炎患者的研究发现，超声成像可以用来测量关节软骨的厚度及评价其表面特征。然而，随着病变程度的加重，关节软骨与软组织间的分明界面会变得模糊不清，这会增加软骨厚度测量的难度。有报道认为，鉴别正常与异常关节软骨的最佳声像图特征是软骨的低回声特征缺失及关节软骨前缘清晰度的降低。

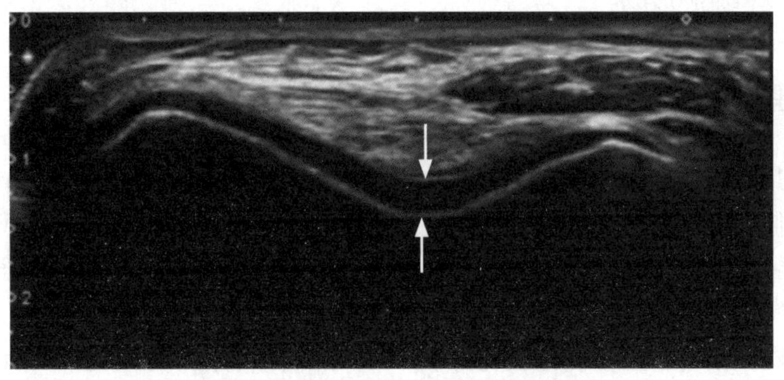

图3-3　膝关节股骨下段关节内软骨（箭头所示）

实时超声成像可显示半月板的内侧和外侧部分。正常半月板表现为三角形高回声结构，股胫间室内软骨有一定程度缺失并伴有半月板向外移位膨出时，半月板更容易显示（图3-4）。半月板撕裂表现为在此结构内出现低回声线样缺损。体外实验常可见小至2mm的垂直向心性撕裂和小至4mm的水平撕裂。不过，超声成像在这方面的临床应用价值远远不及MRI。

半月板囊肿好发于20～30岁的男性，尤以右侧膝关节的外侧半月板最为多发。绝大部分半月板囊肿都伴有半月板撕裂。超声成像易于诊断半月板囊肿，显示为含液性囊腔，位于半月板和侧副韧带浅表。以囊肿本身作为声窗，可提高显示潜在半月板撕裂的能力。一旦诊

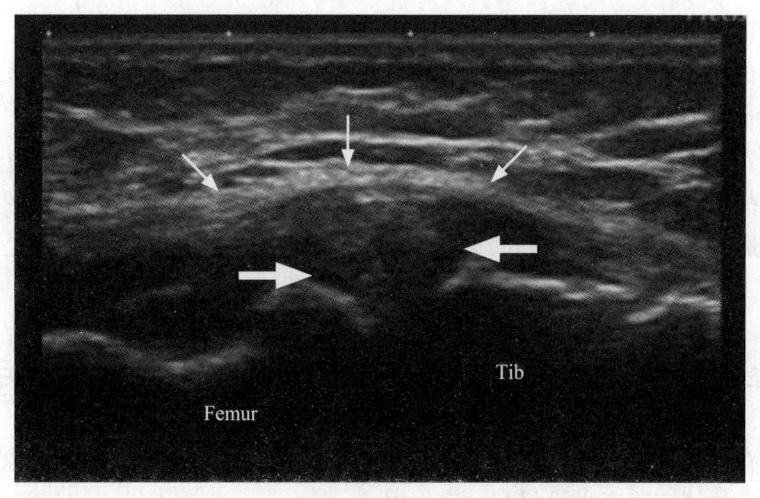

图3-4 骨关节病患者的内侧半月板膨出

注：粗箭头示膨出的半月板；细箭头示内侧半月板。Femur．股骨；Tib．胫骨。

断明确，就可以在超声引导下准确穿刺半月板囊肿进行抽液减压。

超声成像还可以显示膝关节的副韧带。副韧带均表现为均匀的线带状高回声组织。这种均匀致密的纤维结构的中断提示韧带损伤。其他可利用超声成像评价的膝关节周围结构还包括髂胫束、跖肌腱、鹅足囊及腓肠肌。与腓肠肌内侧头撕裂有关的网球腿表现为肌肉内回声增强、纤维断裂和血肿形成。

177. 髌腱病变的超声诊断应用价值有哪些?

跳跃者膝是一种用于描述造成膝关节外侧疼痛的一组病症的名称，常见于从事需频繁用力使用膝关节伸展机制的运动人群。重复进行跳跃、跑或踢等体育运动是造成这种损伤的常见原因。跳跃者膝主要是由于髌腱纤维多发性部分撕裂导致退变、坏死或纤维化所致，而非原有的感染性病变所致。

沿髌腱纵向扫描时，正常髌腱表现为中等回声的线样结构，厚度为3～6mm，位于皮下脂肪深部。在髌腱深部，可看到髌下深囊。髌腱的内部结构表现为平行排列的较强回声纤维束和均质的密度。一些报道认为，久坐的正常人群其髌腱的髌骨上附着点的回声略低，而且该处的髌腱直径略粗，在体育运动者中，髌腱会因髌骨上附着点的增宽而可能更趋于圆锥形。

77%～90%的髌腱病变发生在髌腱的近端附着点处。病变早期，髌腱因水肿而体积增大，这种增大通常是弥漫性的。如果退变过程持续进展，髌腱的内部结构将变得不再均一，出现低回声区是最常见的超声表现（图3-5）。不过，偶尔也可见局灶性强回声区。这些局灶性强回声区与手术所见的髌腱异常区，以及CT扫描和MR成像所见的髌腱异常相吻合。这些局灶性异常区域的病理改变包括黏液样退变、肉芽肿样组织及髌腱内血肿。到长期慢性病变的终末期，髌腱的边缘会变得不规则，髌腱的正常结构会被纤维化和瘢痕形成所破坏。

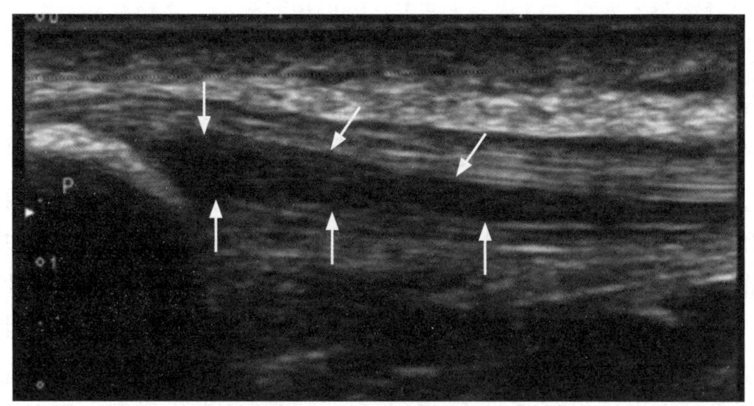

图3-5 “跳跃膝”声像图（沿髌腱长轴扫查）

注：P. 髌骨。箭头所示髌腱增厚髌腱增厚、回声减低。

彩色多普勒超声成像也可以用于诊断髌腱病变。作为灰阶超声检查的辅助手段，彩色多普勒超声成像在诊断髌腱病变方面具有较高的敏感性和特异性。超声成像还可用来检验手术治疗髌腱病变的疗效。术后可发现类似于长期慢性肌腱病变的表现，而且髌腱边界不如术前分明。有报道称，超声声像图特征表现与手术时的病理表现有极好的相关性，而且其假阳性和阴性率都很低。

超声成像可用于评价膝关节前支撑结构的其他病变，如髌前或髌下浅滑囊炎伴有积液及相应滑囊的肿胀，也可对髌骨前表面进行评价检出某些使皮质骨破裂的髌骨骨折。超声检查也可动态评价髌骨的运动轨迹。

在膝关节外侧疼痛的儿科患儿中，胫骨粗隆骨软骨病（Osgood-Schlatter）具有特征性超声成像表现。

178. 简述超声在髋关节病变的应用有哪些方面？

髋部疼痛的病因复杂多变，既可能是髋关节本身病变所致，也可能是受其他部位病变累及，因此常使髋部疼痛的诊断很困难。超声成像可作为筛查关节内有无积液的手段。无论成人还是儿童，沿股骨颈长轴扫查均可轻易检出关节囊肿胀。超声成像可用于判断关节渗出液的性质，是单纯性渗出还是含有特殊成分的沉渣，后者常提示有感染、炎症或出血。能量多普勒超声成像有助于化脓性或炎症性关节炎的诊断，而且超声成像可用来引导经皮穿刺抽液。另外，超声成像可以用来评价各种类型髋关节成形术患者的假体感染，以便识别假体周围积液，甚至是金属部件附近的积液。

股骨三角区的疾患必须与髋关节邻近区的骨性病变或关节病变相鉴别。脓肿、血肿、蜂窝织炎、血栓性静脉炎、动脉瘤及淋巴结病的临床表现缺乏特异性且互相重叠。超声成像常能鉴别这些相关疾患，而且在必要时还可作为一种常规手段来引导对可能的异常病变区行经皮穿刺抽液或活检。血管源性疾患必须与其他病因引发的、需考虑手术治疗的疾患相鉴别。诊断性超声可直接显示静脉血栓。

髂腰肌滑囊积液常伴有与多种关节炎并发的滑膜炎。这一间隙的膨胀引起的疼痛容易与其他疾病相混淆，并在局部形成肿块，超声成像有助于确定诊断。

同样，超声成像还可用来评价髋部的肌肉与肌腱。

新生儿髋关节发育不是超声成像重要的应用。格拉夫（Graf）提出了采用冠状面图像来评价髋臼的形状和股骨头的位置，是目前被广泛接受的一种评估方法。其他研究者采用动态应力技术，用冠状面和横断面图像来显示髋关节，并对不同应力手法下股骨头的运动进行评价也有特殊的价值。大量的研究结果表明，无论采取哪种技术，超声检查的假阳性和假阴性率都很低。

超声成像可轻易而准确地显示股骨长骨头骨骺与髋臼的解剖关系。软骨性髋臼唇是确定这种关系的关键，而只有超声成像才能直接显示这一结构。重要的是，超声检查可在治疗中实施，如当婴儿进行夹板或石膏固定时。事实上，一项系列研究表明，超声检查得到的信息改变了近1/4病例的治疗计划。

利用超声成像评价股骨头骨骺骨软骨病（Legg-Calvé-Perthes）也有报道。股骨头的超声表现与X线表现之间有密切的相关性。超声成像可能比常规检查技术更早发现愈合期的新骨形成。

179. 简述超声在肩关节病变的应用有哪些方面?

上举胳膊时肩部疼痛与无力在临床上非常常见。40岁以上的患者中，肩袖病变是其最常见的原因。每次上举时肩袖纤维都会有一部分失用，产生的临床症状类似滑囊炎或肌腱病变的表现。大部分肩袖纤维失用则会造成上臂突然的上举和外旋无力。除了疼痛和无力，肩袖疾病还可导致对喙肩弓下缘的症状性磨损（外肩峰下撞击综合征）并伴有痛性捻发音。

超声成像可作为检查肩袖的另一种常规手段。应用超声成像评估肩部异常时关键是精细准确的检查技术。如果将上肢置于肩袖肌腱承受最大应力的位置，此时最利于检查。一些研究者首先沿长轴和短轴检查肱二头肌腱，于肩部轻度外旋及腕部旋后位从肱骨近段开始检查，正常情况下，肱二头肌腱位于二头肌腱沟内，通常表现为均质的强回声并包含有细纤维结构。其次检查肩胛下肌及其肌腱，于肱骨外旋位使肩胛下肌腱处于紧张状态时获取其纵向和横断面扫查图像，正常情况下，肩胛下肌腱连续延伸至其肱骨小结节的附着部。检查冈下肌和小圆肌肌腱时，患者上臂要交叉置于胸前且肩部内收和轻度内旋。最后评估冈上肌腱，检查冈上肌腱时上臂和肩的位置可能会引起疼痛或不适，最好让患者的前臂置于背后且拇指向上，如果无法达到这一体位，将前臂置于患者体侧且腕部旋前也可进行检查，正常的冈上肌腱与所有其他肌腱一样，表现为纤维样形态的强回声。

肩袖撕裂可分为完全性或部分性，而部分性撕裂又可分为累及关节或累及滑囊表面两种。肌腱回缩及肌肉萎缩的程度通常会影响到手术（或关节镜）治疗的选择和方式，超声成像可提供这方面的信息。肌肉萎缩时，肌肉正常的低回声特征会发生改变，回声会增强，而且肌肉的体积会缩小。

根据米德尔顿（Middleton）的建议，肩袖撕裂诊断标准可以分为4种：①肩袖无显示。②肩袖局部缺失或局灶性无显示。③肩袖显示不连续。④肩袖局灶性回声异常。

肩袖肌腱无显示见于较大或巨大肩袖撕裂患者。肩袖肌腱缺失使三角肌下脂肪带直接贴于肱骨头或肱骨关节软骨的表面，在此情况下其会有一定的增厚。关节及滑囊积液常伴发于较大撕裂，而且分别常见于二头肌腱附近及大结节外侧。冈上肌腱的巨大撕裂可向后延伸累及冈下肌腱或向前延伸累及肱二头肌腱和肩胛下肌腱。

较小的全层撕裂表现为肩袖的局部缺失，伴三角肌下滑囊直接接触肱骨表面。这导致三角肌下滑囊的正常前弓消失及局灶性凹面的形成。最常见的撕裂位置是临界区内冈上肌腱的前外侧部。甚至更小的撕裂也表现为肩袖不连续，缺损处被低回声关节液或强回声增生组织所填充而显得尤为突出。小的肩袖病变在上臂外旋和内旋时最易显示。少量的滑液常存在于小的肩袖撕裂处，而且可能是上臂处于中立位时唯一的超声成像表现。

肩袖的回声异常可为弥漫性或局灶性。弥漫性肩袖回声异常不是肩袖撕裂的可靠超声征象，但可提示弥漫性肩袖退变或纤维化。尽管弥漫性肩袖回声异常不是肩袖全层撕裂的可靠检查征象，但肩袖厚度显著不一致则提示肩袖磨损。显著程度的肩袖磨损与肩袖的部分层厚撕裂有关，而且也提示肩袖存在进行性损伤。源于肉芽组织、滑囊增生及出血的局灶性回声异常可伴有小范围全层和部分层厚撕裂。还有报道发现，在肌腱的表面部分撕裂的病例中，若伴发出现回声复合影，提示有骨膜撕脱，而且常合并有肱骨大结节缺损。

除了上述的主要诊断标准，还有一些次要的超声表现会对诊断有所帮助。三角肌下滑囊积液、三角肌下滑囊轮廓形成凹面、肱骨头相对于肩峰上抬，以及正常时冈上肌腱所占的间隙消失，都可能伴有肩袖缺损。另外，在累及肩袖关节面的病例中还要强调“软骨界面征”的重要性（图3-6）；在这种情况下，由于缺损处液体积聚会出现一处离散的回声带。在肌腱

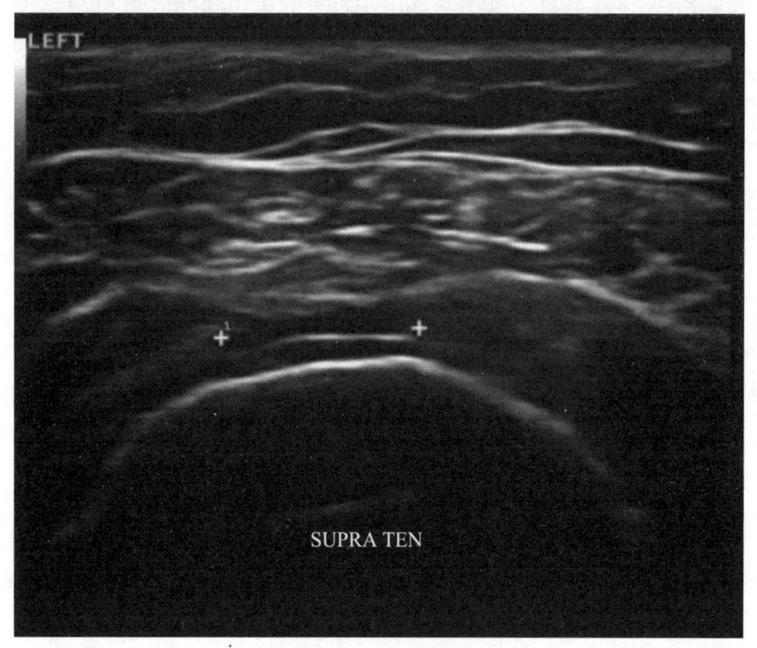

图3-6　肩袖撕裂

注：肩袖短轴声像图显示有“软骨界面征”（光标间的强回声线），常见于全层撕裂患者，但也可发生于撕裂处有复合液体充盈的部分关节面撕裂患者。液体和关节软骨不同的声阻抗特性导致在两个表面的分界处出现一条强回声带。

断裂的病例中，可用超声成像来评价肌腱残断边缘的形态特征；肌腱病变伴随有肌腱的增厚及其回声的普遍降低（伴有或不伴有囊肿形成），而肌腱磨损（在其滑囊或关节面）则伴有肌腱的不规则但没有低回声液的吸收。

超声成像在评估做过肩峰成形术，特别是做过肩袖全层撕裂修补术的患者中起着重要作用。术后的肩袖肌腱，特别是冈上肌腱，常比对侧正常肩袖肌腱的回声强，但厚度变薄，小的复发性撕裂与少量残留肌腱重新连接后的超声表现相似，有时很难鉴别，除非术后即刻行基础扫查可作为对照。

诊断成人肱骨骨折是超声成像的一个应用领域。在这方面，超声成像能够评价骨的轮廓有无外形异常或不连续。冈上肌腱可能会因为水肿或出血而增厚。关节内可见脂肪，表现为强回声的关节渗出，在关节运动时会出现特征性旋涡样表现。这些表现同于其他影像技术所见的脂液平面。这种骨折可以轻易地利用超声成像发现。超声发现的骨折患者中有42%的初始X线检查为阴性。退行性变和钙化性肌炎可能会与骨折的特征性表现相混淆，因此所有的超声阳性结果都应进行进一步影像学评价。

钙化性肌腱炎（主要与羟磷灰石钙盐结晶沉积有关）及伴发的钙化性滑囊炎表现为局灶性强回声（典型表现为声影）（图3-7），但小的肌腱或滑囊钙化有时无法显示。提示为腱鞘炎的二头肌腱周围积液，邻近的钙化体可用超声成像确认，特别是当多普勒超声显示血流增多时。盂唇撕裂、盂唇旁囊肿（包括可导致卡压性神经病变的囊肿）、二头肌腱脱位或半脱位乃至骨折（如前述的肱骨大结节骨折）都可用超声成像进行诊断。

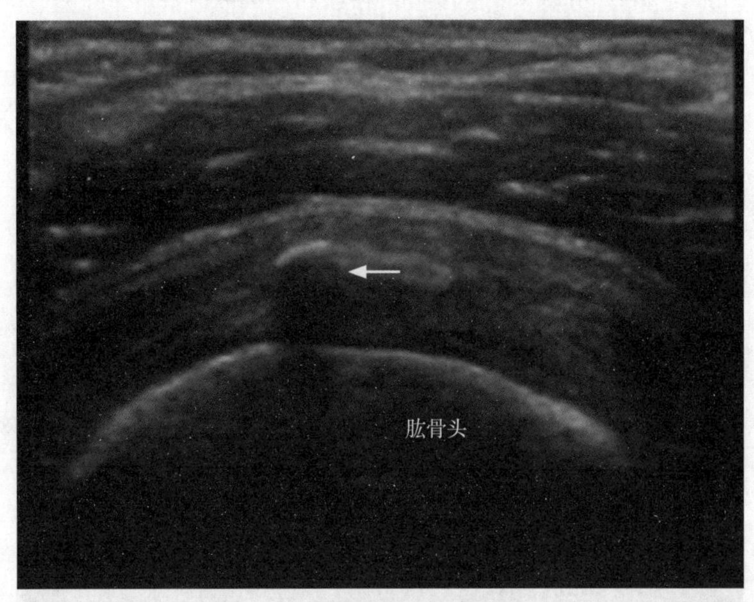

图3-7　冈上肌钙化性肌腱炎

注：冈上肌短轴声像图，箭头示肌腱内的强回声钙化后方伴有声影。

180. 超声检查在踝与足部有哪些应用价值?

跟腱损伤多见于运动员及突然用力运动的未经训练的中年患者。由于其位置表浅，临床上经常较容易诊断出跟腱的急性断裂。然而在20%～30%的病例中，临床诊断可能不正确。超声成像对诊断跟腱炎和疑有继发于家族性高胆固醇血症的跟腱黄瘤的患者也有帮助。

检查跟腱时，患者最好取俯卧位，双足伸于检查床外。采用透声垫可以补偿该区域的几何形状不规则。正常跟腱在纵向断面显示为表浅的强回声结构，周围被更高回声的腱旁组织包绕。在横断面，跟腱呈椭圆形，越往足侧越宽。跟腱深部可见跟腱前脂肪垫，表现为不均质的低回声区。跟腱在其跟骨附着处的浅部，表浅滑囊在积液肿胀时可以探及，但在正常情况下不能显示。在跟骨附着处的深部可见第二个滑囊。在多种关节疾病和跟骨骨骺骨软骨病（Haglund综合征）时跟骨后滑囊可积液肿胀。

跟腱完全断裂表现为跟腱不连续并伴有上断端回缩，并可见少量积液及断裂处的强回声凝块，超声成像可评估跟腱撕裂的回缩程度。部分撕裂的超声表现为跟腱内出现低回声区或跟腱回声不均。跟腱越厚，诊断为跟腱病变的可能性越大。在做过跟腱修补术的患者中，初期扫查显示跟腱增大，并在跟腱内伴有因缝合材料所致的回声增强及在跟腱邻近区因预期炎性反应造成的回声增强，大部分患者的这些表现可消失。

在患有杂合性家族性高胆固醇血症的患者中，跟腱是黄瘤最常见的发生部位。跟腱黄瘤表现为跟腱增厚，且80%的患者伴有跟腱整体的回声减低，也有病例表现为局灶性回声不均。在一项系列研究中，有86%的病例在临床检查时无异常发现，而超声检查则为阳性。

跟腱仅仅是足踝部众多可用超声成像进行评价的肌腱之一。内侧肌腱（即胫后肌腱、趾长屈腱、踇长屈肌可在踝上和踝下区域检查。前部肌腱，特别是胫前肌腱也可检查。评价这些肌腱，与评价踝部韧带一样，采用动态超声成像（在踝屈曲、伸展、外翻和内翻过程中成像）可获得更好的效果。

腱鞘囊肿（以及其与邻近神经血管结构的关系）、足底筋膜炎及莫顿（Morton）神经瘤也都可以用超声成像检查。正常的足底筋膜显示为细带状强回声，厚约4mm。足底筋膜增厚（特别是内侧部分）、局灶性低回声、跟骨下起止点病和足跟垫水肿都是与足底筋膜炎有关的表现。Morton神经瘤表现为在趾间间隙内的局限性实性低回声病变，能量多普勒可用于鉴别症状性和无症状性神经瘤，也可用于评价跖间滑囊炎所致的临床表现。能量多普勒还可用于评价踝部的韧带损伤。

181. 超声检查在手、腕部和肘部有哪些应用价值?

利用超声成像可显示手部的正常肌腱。这些结构的回声依据所用探头的频率及成像时的几何位置会有所不同。手部与手指包块（包括腱鞘囊肿、血管瘤及血管球瘤）的声像图特征均有报道。腱鞘囊肿表现为无回声或低回声，血管瘤为稍强回声，其余的局部肿物常为低回声。感染性病变，包括异物和腱鞘炎，也可利用超声成像显示。

腕部腱鞘囊肿表现为边界清晰、多分叶状无回声包块，易于同诸如脂肪瘤或动脉瘤等其他病变相鉴别。

在腕管内，正常正中神经显示为多个低回声的神经束，周围被强回声的神经束膜包绕（图3-8）。通常，如果该神经横断面积超过10mm^2（横断面），则为异常。动态超声成像（患者屈指时检查）可提高诊断的准确性。腱鞘炎和腱鞘囊肿是腕管综合征的常见病因，可用超声成像进行评价。

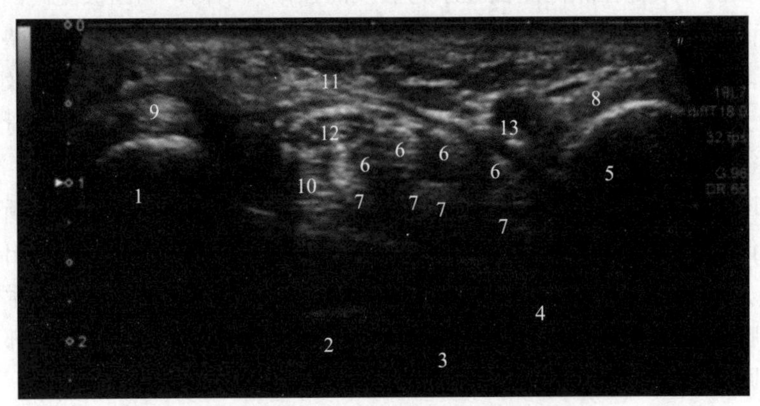

图3-8　腕管的正常超声解剖

注：1. 舟骨；2. 月骨；3. 头状骨；4. 三角骨；5. 豌豆骨；6. 指浅屈肌肌腱；7. 指深屈肌肌腱；8. 尺侧腕屈肌肌腱；9. 桡侧腕屈肌肌腱；11. 掌长肌肌腱；12. 正中神经；13. 尺神经和尺动脉。

关于腕部肌腱，任何腕屈肌腱或腕伸肌腱的断裂超声成像时均显示为正常强回声肌腱结构内的局灶性裂损，常在该处出现肉芽组织或出血。关于腱鞘炎，少量腱鞘积液在用能量多普勒超声检查时不伴有血流增多表现，而肌腱周围血流明显增多则提示为腱鞘炎。

腱鞘囊肿是腕部包块的常见原因，可以利用超声成像检查，而且超声成像还能显示囊肿的起源位置以及与血管病变的区别。

超声成像可以显示肘部正常解剖和常见病变。由于超声成像可显示X线检查无法显示的软骨结构，因此超声成像特别适用于检查婴儿和儿童。经长骨体生长部骨折、其他隐性骨折、关节积液和蜂窝织炎的超声表现都曾有报道。肱骨外上髁炎（网球肘）伴发于伸肌肌腱的黏液样变性，特别是桡侧腕短伸肌。这种肌腱病变的表现以肌腱增厚和弥漫性回声减低为特征。明显的撕裂也可显示，肱骨外（或内）上髁炎的急性加剧或肌腱撕裂当采用能量多普勒超声检查时可见伴有血流信号增多。肱二头肌腱撕裂也可识别，而且在完全断裂时还可确定肌腱回缩的程度。

肘部神经血管结构，特别是尺神经，也可用超声成像进行检查。正常情况下，尺神经位于尺神经沟内。尺神经的局灶性增粗及回声减低是神经炎和神经卡压的典型表现，而且当肘部处于特定的触发位置时可增强尺神经半脱位的显示。

182. 超声引导下的介入治疗在康复医学中有哪些方面的应用价值?

超声成像可作为引导治疗各种肌肉骨骼系统疾病的一种辅助方法。腱鞘内、滑囊内、腱鞘囊肿内及关节内治疗性注射均可在超声引导下进行。同样，针对足底筋膜炎、钙化性肌腱炎及趾间神经瘤的治疗性注射也可在超声监视下进行，甚至滑膜活检和脓肿抽吸也需要用超声监视。而且相对于CT扫描而言，超声成像无放射性，这些优点使超声成像可应用于所有的患者，包括孕妇和儿童。

超声引导下的介入操作在康复医学领域应用十分广泛，主要包括超声引导下的关节内注射（图3-9）、超声引导下的囊肿介入治疗、超声引导的精确的针刀治疗、超声引导下的神经阻滞、超声引导下的PRP等注射再生治疗。

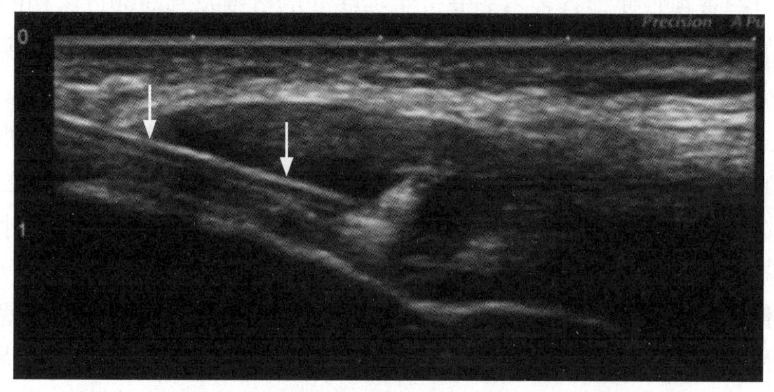

图3-9　超声引导下膝关节内侧隐窝穿刺注药

注：箭头示穿刺针道。

超声引导的实时性也是超声引导介入治疗优于其他影像引导技术的一个方面。实时超声能够全程显示穿刺针道的进针全过程，使穿刺过程高度可视化，提高了穿刺操作的准确性和安全性。

183. 哪些超声成像新技术在近期康复医学的研究中取得比较积极的进展?

（1）超高频超声成像：我们知道，诊断超声的发射频率越高，其图像分辨率就越高，但是穿透力会降低。在肌肉骨骼超声检查中，有很多结构是非常表浅的，对于这些表浅结构的检查不需要过高的穿透力，这就使得采用更高的频率获得更高的分辨率有了用武之地。通常的肌肉骨骼超声检查中常用的超声检查频率为10MHz左右。而对于手指、足趾等更为表浅的结构，我们通常可以选择15MHz以上的频率检查，可以分辨出细微至1mm以下病变。在对皮肤等更为表浅的结构进行扫查的时候，可以使用20MHz以上，甚至40MHz以上的超高频进行扫查。采用这样的超高频探头可以清晰显示皮肤的各层次，对于皮肤表浅病变的识别几乎接近于低倍显微镜的水平。

（2）声束倾斜技术与空间复合成像技术：通过对线阵探头的晶片发射时间上按照一定的程序做延迟，根据惠更斯原理，声束就会发生倾斜。声束倾斜技术在肌肉骨骼超声的检查中具有特殊意义。采用声束倾斜技术，可以通过改变声束的入射方向来判断某些结构内的回声变化是各向异性伪像还是真正的病变导致的回声变化。

（3）超声空间复合成像（compound imaging）：是用不同角度的声束来探查目标，将不同声束反射回来的回声整合成一幅图像。也就是说，图像上的每一个像素的信号是多条不同角度声束的回声信号合成的。复合成像技术能够更清晰显示那些与探头表面不平行的界面，同时减少噪声及斑点伪像，可以一定程度上显示被声影遮挡或处于声衰减区的结构。超声空间复合成像能够提高对比分辨率、细微分辨率和空间分辨率；增强组织及病变界面回声连续性，减少各种伪像（镜面反射、斑点、散射、衰减、对比度差）。

（4）超声全景（宽景）成像技术：常规的超声扫查视野有限，在遇到较大范围的病变时，有限的超声扫查视野使检查者不能充分掌握病变的范围及其与邻近结构的位置关系，从而影响对病变的准确分析。超声全景（宽景）成像技术就能够极大地弥补常规超声检查的这一缺陷。超声全景（宽景）成像技术是一种不需要增加和改变仪器硬件系统，仅仅依靠计算机软件就可以实现的一种成像技术。超声全景（宽景）成像技术实质上是一种图像分析和融合技术，它是通过分析探头的平稳移动过程中获得的相邻图像间的差异，将图像相同部分融合，不同部分扩展的方式来实现的。理想的超声全景（宽景）成像软件能够计算出探头移动的速度、方向等，使最后完成的全景图像更真实、不扭曲。

（5）超声弹性成像技术：由于不同组织和病变的硬度不同，在物理学上就会表现出不同的弹性特征，弹性成像就是利用各种技术手段获取组织的弹性特征并将这些特征与医学影像结合起来的新的医学影像成像方法。对于超声技术来讲，基于超声成像的弹性成像至少包括以下几种：①准静态弹性成像/应变成像（quasistatic elastography/strain imaging）。②声辐射力脉冲成像（acoustic radiation force impulse imaging，ARFI成像）。③剪切波弹性成像（shear wave elasticity imaging，SWEI）。④瞬态弹性成像。

在康复医学超声检查中，可以通过弹性成像获得相应的组织结构硬度值来对病变做出进一步的判定。另外，在肌肉组织的康复过程中，也可以通过肌肉弹性数值改变来定量判断康复治疗的效果。还有学者通过分析SWEI时的各向异性特征来分析肌腱、神经的病变程度等（图3-10）。

（6）其他新技术：超声的新技术层出不穷。近年来在肌肉骨骼超声应用方面具有显著价值的还包括若干高分辨率的超微血流成像技术、超声造影成像技术、矢量成像技术等。

不同厂商推出了不同成像基础的高分辨率的超微血流成像技术，他们的共同之处在于大大提高了超声为微细、缓慢血流的显示率和空间分辨率。这一技术在分析和评估类风湿关节早期病变的活动性方面具有特别重要的意义。

超声造影技术已经成为一种非常成熟的技术，能够实时显示组织和病变的血流灌注情况并定量分析。在肌肉骨骼超声方面主要应用于疾病的良恶性鉴别、风湿性疾病的活动性的评估等。

超声矢量成像技术最初应用于心脏和血管的超声成像，能够通过室壁和血管壁的运动方

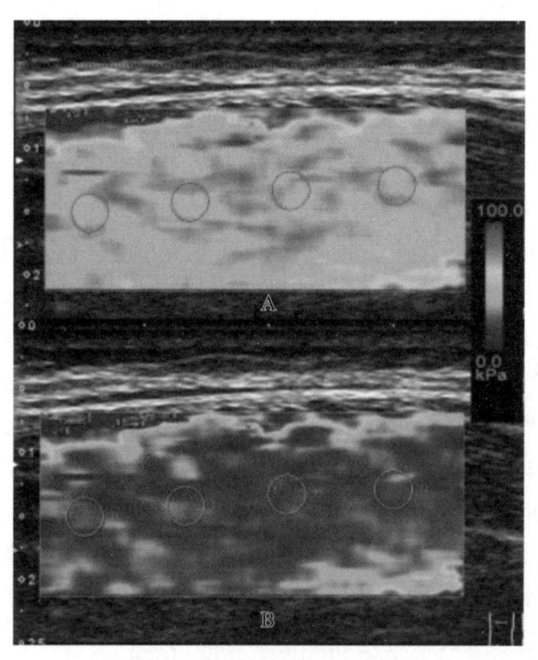

图3-10　利用剪切波弹性成像测量肌肉痉挛患者肉毒杆菌素注射前后的腓肠肌的硬度改变

注：颜色表示弹性模量（单位：kPa）；A．肉毒杆菌素注射前；B．肉毒杆菌素注射后1周。

向、速度和大小进行分析评估。在肌肉骨骼超声领域，研究者通过分析肌肉收缩使不同肌束的运动方向、速度和大小的变化来细致研究肌肉的运动功能的变化。

（二）电生理诊断及临床应用

 184. 为何神经根病变中，感觉神经活动电位不会受影响？

传统神经传导检查在诊断神经根病变时临床价值不大，因为背根神经元位于脊椎间出口，因此脊髓内病灶如神经根病变会影响在肢体执行的感觉神经传导检查结果。

 185. 常见周围神经损伤分类系统有哪些？

周围神经损伤是电诊断医学评估中最常见的病理类型之一。进行神经组织损伤分类要熟悉以下两类常见分类系统。

（1）Seddon分类法：神经损伤程度与当前功能与恢复潜能密切相关，本质上，有两个广义的分类系统。在Seddon分类法中，神经损伤可分为三个程度或等级：神经失用、轴索断裂和神经断伤。

1）神经失用：这一术语用于描述轻度神经损伤，跨越受损部位的神经冲动传导受到阻滞，也可单指导致传导阻滞的一类神经损伤。传导阻滞最重要的特点是其可逆性。发生传导阻滞时通常不会出现肌肉萎缩，因为肌肉仍有神经支配，而且损伤恢复够快，能避免失用性肌萎缩。传导阻滞不会导致纤颤电位出现，因为轴索未中断。很多神经损伤都是综合性损伤，即同时存在部分神经纤维传导阻滞，部分有轴索丧失和部分神经纤维出现脱髓鞘病变。在此情况下，就有可能观察到纤颤电位。

2）轴索断裂：Seddon分类法中，二度神经损伤是轴索断裂，只有神经轴索生理性崩解，而保留了包裹性神经内膜和其他支持性结缔组织的结构（神经束膜和神经外膜）。牵拉和深度压迫神经是造成此类神经损伤的典型原因。一旦轴索断裂，就会发生特征性的瓦勒式（Wallerian）变性。神经内膜仍保持完整是此类神经损伤非常重要的一点。神经内膜尚存意味着，一旦退化神经的残留部分被吞噬作用移除后，轴索再生就只会沿着原先的路径生长，直接连向适宜的终端组织。因此，当神经损伤发生轴索断裂时，通常预后良好。

3）神经断伤：Seddon分类法中最严重的神经损伤是神经断伤。轴索和所有支持性结缔组织结构完全断裂，神经内膜、神经束膜和神经外膜不再连续。这类损伤功能完全恢复的预期差。神经末梢如果有手术修复的可能性，则需进行手术治疗。手术虽不能确保神经内膜管的适当对齐，但可增加轴索生长穿过神经损伤部位的可能性。

（2）Sunderland分类法：第二种普遍应用且分类详细的分类法，由Sunderland所提出并改良。它是基于结缔组织受损断裂而将神经损伤分为五个类型，Ⅰ型与Seddon分类法的神经失用相对应。Seddon的轴索断裂被Sunderland分为三个级别的神经损伤（Ⅱ～Ⅳ型）。Sunderland Ⅴ型神经损伤与Seddon神经断伤类相同（完全神经损伤）。

186. 什么是H反射？临床意义是什么？

迟发反应（late response）是一种特殊电学技巧，用于评估周边神经的近端病变，而此部位的检查通常无法以传统神经传导检查达成。其中包括了F波、A波和H反射。由于此检查是由霍夫曼（Hoffman）首次报告所以称为H波。并非每条神经肌肉都可记录到H波，目前常用的H反射是用于记录胫神经所管控的跟腱肌肉牵伸反射的电生理反应，该牵伸反射中无肌梭的参与。在此H反射检查中，记录电极置于腓肠肌和比目鱼肌，在腘窝处刺激胫神经。H反射是亚极大强度（submaximal）诱导出的反射性反应，刺激时程为1毫秒，刺激强度应以3～5mA的幅度缓慢增加，为使患者放松，刺激频率应低于每秒一次，以避免对反应产生适应性。H反射的潜伏期和波形始终保持不变，当腓肠肌和比目鱼肌上的运动反应处于最大强度以下时均可出现。随刺激电流增大，H反射波幅增至最大，随后又随着运动反应达到最大时而消失。很多研究者评估了H反射用于诊断腰骶神经根病变的敏感度和特异度，发现其敏感度为32%～88%。然而有研究显示H反射诊断S_1神经根病变的特异度为91%。H反射还有助于鉴别L_5与S_1神经根病变，前者更可能具有正常的H反射。一般而言，3岁以下幼儿、注意力分散、轻微收缩肌肉及上运动神经元锥体路病变影响之肌肉比较容易记录到H波。

H反射可用于评估脱髓鞘性多发性神经病和马尾综合征，以及确诊坐骨神经病。H反射潜伏期延长或波幅降低可发生于H反射通路的任何部位，如坐骨神经、腰骶神经丛或S_1神经根。其他神经的H反射很难引出，在临床实践中不常用。H波也会因为情绪紧张、睡眠、肌肉太长或太短、拮抗肌收缩、肌肉受振动而不易检出。

187. 什么是F波？临床意义是什么？

20世纪50年代，Magladery和McDougal提出在足肌可纪录到一个特殊波型，在M波之后，故称为F波。F波是电流刺激到周边运动神经引起反向传导后，有1%～5%运动神经元可再活化并由同一条运动神经传回信号，使其支配的肌肉兴奋而产生F波，是一种涉及脊髓水平运动轴索和轴突池的迟发反应。在上肢及下肢大部分肌肉中都可测出，通常是刺激正中神经、尺神经、腓神经或胫神经时，在这些神经所支配的肌肉上可记录到F波。与H反射相比，F波是神经干受到超极大强度刺激（supramaximal）下产生的，在记录多个F波时，虽说各个F波的潜伏期基本相似，但实际上每次记录到的F波的波形和潜伏期会有变化，当显示屏上出现的类似于F波的反应潜伏期差异很大时，检查者应上调机器音量，将刺激电极从皮肤上移开，并使刺激器放电，确定是否背景性的运动单位放电导致这些反应的巨大差异。F波对检查神经根病的敏感性较低，所以在此类疾病的评定中作用较小。然而，F波可用于评定可疑的多发性神经病，以及作为痉挛性的电学诊断指标。

188. 什么是A波？临床意义是什么？

A波也是一种迟发反应（late response），由次极大（submaximal）电刺激所引发的反向传导，为电信号刺激轴突分支后，往近端回传至轴突分叉处然后沿另一个分支往远程传，造成A波。而此处和原刺激点来自同一个运动单位，可能是一个分叉点，侧索生芽或者是对异位放电或假突触传递有反应的易兴奋区。A波先前被称为“轴突反射”，然而它不是一种实质反射，大部分会出现在M反应与F波之间，波形和潜伏期是恒常性的。健康成人通常不会有A波，当怀疑周边神经病变，如神经病变、神经丛病变、脊髓侧索硬化症或吉兰-巴雷（Guillian-Barre）综合征时，检查出现A波可证实异常。

189. 什么是针电极肌电图？

针电极肌电图（needle EMG）是一种电学诊断程序，用于评估肌肉和控制肌肉的神经细胞（运动神经元）的健康状况。肌电图结果可揭示神经功能障碍、肌肉功能障碍或神经间信号传递问题。运动神经元传输导致肌肉收缩的电信号，肌电图是用称为电极的微型设备将这些信号转换为图形、声音或数值，然后由康复医学专科或神经内科医师进行解释。针电极肌电图检查期间，直接插入肌肉的针电极会记录该肌肉的电活动。

标准肌电图的电极一般分为两种：单极针电极在针尖外其他部分都涂有聚四氟乙烯，可记录电极尖端和邻近表面电极的电位差。同芯圆针外部是一个与贯穿其中轴的细线绝缘的金属针杆，外层金属杆是中心轴的参考电极。同芯圆针电极对定量分析运动单位很有用。使用同芯圆针可减少背景干扰，地线可置于肢体某部位不改变。

针电极检查用于评估针电极肌电图的四个不同方面：①插入活动。②自发活动。③运动单位动作电位波形和大小。④运动单位募集。

190. 什么是插入活动？增加或减少在临床上有什么意义？

插入活动是将记录针电极（单极或标准同芯圆针电极）插入肌肉中，迅速而短间期地提插电极会出现短暂性爆发电位，此电位称为插入电位。研究认为观察到的电活动是针电极刺入肌肉组织并使其发生变形时，机械性地导致电极尖端周围肌纤维产生去极化活动。插入电位和自发电位检查通常需要在肌肉四个方向或象限内分别插针3次或4次。对于小肌肉（如短展拇肌）的评估，可视情况做较少的电极移动。在针电极的短暂微小移动后，插入电位通常持续不超过几百毫秒。直接针刺可能导致小肌肉或局部肌肉组织受损，这是同义术语“损伤电位”的由来。插入活动分析的针刺活动可诱发与细胞膜不稳定性相关的短暂或持续性异常电位，从而可在肌肉于静息状态下发生该异常活动前发现问题。

插入电位减少是描述已被纤维性或脂肪组织取代或失去兴奋性的萎缩性肌肉，将不再产生电活动。因此针电极也无法机械性地使这类组织产生去极化。即使移动后能探测到电位波，也是很少几个，且持续时间少于100毫秒。此时电活动缺失原因需排除针电极插入皮下组织而非肌肉。

插入电位增加：若发现针电极停止移动后，插入电位仍继续存在定义为插入电位增加。在肌肉与其支配神经间联系中断，肌肉细胞膜因原发性肌肉病理变化，或者离子通道异常而不稳定等疾病状态下，插入电位增加可以是从正常插入电位到持续的细胞膜不稳定或正锐波（positive sharp wave）纤颤电位之间的任何状态。对于插入电位增加与正锐波是否有显著差异，各家有不同意见。持续性增加的插入电位转变为纤颤电位波的过程中几乎没有明确的时间点。大多学者主张截止时间在针电极停止移动后1～3秒。几乎在每块肌肉上都发现在异常插入电位后延续出现了正锐波，然而并无任何症状或残疾，该情况被描述为“肌电图病”。这种情况在临床中并不常见，临床意义未明。

191. 终板电位有哪些？特性是什么？

当针电极插至终板区时，可记录到两种波形，微终板电位（miniature endplate potentials）或终板棘波。微终板电位时程短（0.5～2.0毫秒）波幅小而低（10～50μV），发放频率不规则（每个轴突末梢每5秒出现一次），单相负向波形。它代表乙酰胆碱囊泡的随机释放，容积传导理论认为，一个单相负向电位的形成，电流槽的起止必须在很小的活性电极记录区域内。临床上，多个微终板电位等同于终板噪声，声音被描述为如“贝壳鸣声”，听起来像将贝壳贴近耳部听到的噪声。

第二种波形为终板棘波，在活性针电极置于终板区时可检测到。该电位由肌肉纤维产生，与纤颤电位相似，但时程相当短（3～4毫秒），中等波幅（100～200μV），发放频率不规则，是一个先负后正的双相波。终板棘波和微终板电位常同时被观察到，因为二者源于相同部位。虽易与纤颤电位相混淆，但它们的发放频率不规则，在显示屏上可辨别，另外通过仔细听声也可分辨。当针电极进入终板区后应再移动到其他新位置，以减少疼痛并进入其他更具传导性的肌肉区域以评估纤颤电位。

192. 针电极肌电图判读的四个面向包括什么？

①插入活动。②自发活动。③运动单位动作电位波形和大小。④运动单位募集。

193. 什么是单纤维肌电图？

单纤维肌电图是一种选择性肌电图的记录技术，可纪录单一肌肉纤维中的动作电位（APs）。它最初在20世纪60年代初被描述，在Stålberg和Trontelj 1979年的专著《单纤维肌电图》出版后得到普及。单纤维肌电图是评估神经肌肉传递和量测神经再生的重要工具，是神经肌肉电失调的最具敏感性的临床评估（如怀疑重症肌无力），并且是肌纤维种类分群的准确工具。此技术的特别性来自较小的纪录表面（直径25μm），该表面暴露在电极侧面的埠处，距离尖端3mm。通过500Hz的高通滤波，可进一步提高记录的选择性。通过单纤维肌电图识别单个肌肉纤维中的活动电位，可以独特地测量运动单位的两个特征：肌纤维密度（fiber density，针极记录半径内的单肌纤维动作电位的数量）和神经肌肉抖动（jitter，同一动作单元中两条相邻肌纤维的动作电位的时间间隔差）。肌纤维密度和神经肌肉抖动的参考值已确定，正常人群抖动会随年龄增长而略增加。如果平均（或中位）抖动超过此肌肉的上限，或超过10%的终板有抖动或阻滞增加则被认为异常。而少于5微秒的抖动很少见于自主性活动的单纤维肌电图而较常见于肌病。而抖动增加（有或无脉冲阻滞）和正常的肌纤维密度提示存在神经肌肉纤维传输的缺陷。

194. 什么是纤颤电位？特性是什么？

在急性神经截断后，神经纤维从病变部位向远程退化。肌纤维本身仍可存活，但经过7～10天后会变得超敏，而此刻便可检测到纤颤。急性去神经支配的肌纤维在整个肌纤维膜上均具有乙酰胆碱受体，而不仅局限于神经肌肉接头。此效果是使肌纤维超敏，造成自发性放电。肌电图针可检测出为单肌纤维放电或纤颤。透过皮肤看不见纤颤，它是电生理信号而不是临床征象。正锐波与纤颤有相同起源，并具有相同意义。当针尖破坏肌纤维并且自发动作电位传播到针尖后再熄灭时，正锐波就会出现。神经损伤后，纤颤可能会持续数月。从脊髓运动神经元到肌内神经分支的任何神经病变，无论是完整还是局部的，都可能引起纤颤。但纤颤并不仅存在于神经源性疾病中，它们也发生于炎性和营养不良性肌肉疾病时。

纤颤电位就是单根肌纤维的自发性去极化，和随意启动的单根肌纤维产生的波形相似，典型纤颤电位时程短（小于5毫秒），波幅低于1mV，发放频率为1～15Hz。它具有典型的声音，经放大后类似高音调的“雨点落在锡制屋顶上”的滴答声，当记录电极置于去神经支配肌肉的终板区时，记录到的纤颤电位是一先负后正的双相波；当记录电极置于终板区之外，并远离肌腱区时，记录到的纤颤电位为三相波（正相-负相-正相）。

正常肌肉上也偶见与纤颤电位外形相似的波形。特别是当电极轴意外刺激末端轴索或终板区并诱发终板电位时，同时在终板区外一定距离进行记录，会发现三相终板棘波，其波形和纤颤电位完全相同。此现象是可理解的，因为二者都是由单根肌纤维发出的。这两种波形辨别的关键在于，终板棘波发放频率快且不规则，而纤颤电位通常发放频率缓慢而规则。纤颤电位有时也会不规则发放，目前对其认识较少，但认为其源自横管系统的自发性去极化。

195. 什么是正锐波？特性是什么？

正锐波是异常自发性的电生理活动，见于因去神经支配或肌病而静止膜电位不稳定的单根肌纤维。典型波形是先有一大的正相偏转，继之以一小的负相电位，这些电位称为正锐波。研究显示其与纤颤电位的临床意义相同，因为都由单根肌纤维发放。通过放大器，可发现正锐波发放频率规则（1～15Hz），可发出钝的“砰”声。波宽为几毫秒至100毫秒或更长。正锐波通常为自发性发放，但也可由电极移动诱发，正如电极移动也可诱发纤颤电位的棘波波形一样。

196. 什么是复合重复放电？特性是什么？

复合重复放电（complex repetitive discharge）是一组动作电位同时自发性发放（之前称怪异高频放电或假性肌强直放电），需要针式电极来检测。波形的特点是单一或复杂的棘波模式的波持续出现（纤颤电位或正锐波），发放频率规则为0.3～150.0Hz。每次发放的重复性棘波电位模式，形态基本相同，与相邻棘波的关系相同。

复合重复放电有种特异性声音，听来像重型机械或怠速摩托车的声音。除声音和重复模式外，波形还有突发突止的特点。复合重复放电可自发性发放，或由针电极移动、叩击肌肉或肌肉收缩诱发。神经发生阻滞或箭毒不能使之消除，说明该电位源自肌肉组织。单纤维肌电图和标准肌电图检查显示，复合重复放电产生于相邻肌细胞间的接触性启动。通常这些波形出现表明，发生了导致一组肌纤维逐渐与其神经肌肉接头分离的一个慢性过程，它们可能与正处于活动期的疾病或某疾病后期的慢性进展过程有关。例如，多发性肌炎、肌营养不良症、脊髓灰白质炎、慢性神经疾病等。

197. 什么是肌强直电位？特性是什么？

肌收缩后延迟放松，称为肌强直或动作性肌强直。反射活动后出现或用叩诊锤敲击肌腹后诱发的肌肉放松延迟的现象，称作叩击性肌强直。临床上肌强直通常会在休息一段时间后进行有力的肌肉活动时加重。持续性肌肉收缩可减轻肌强直，此即称为“热身”。有学者认为，冷却肌肉会加重肌强直，但该现象仅在先天性肌强直中被客观记录过。针电极插入活动诱发的肌强直电位的波形与正锐波后纤颤电位的波形相似。针电极移动可诱发多个肌纤维不稳定细胞膜的重复放电，可能是由于记录针电极损伤了与其相接触的那部分肌纤维。不论是哪种波形，肌强直电位的频率和波幅都有时大时小的特点。肌强直电位有特征性声音，听起来像轰炸机俯冲样声音。逐渐减小并停止但不能重新发放的串状正锐波（逐渐减小，但不逐渐增大）可与肌强直电位相混淆。肌强直电位的波幅为20 ～ 300μV，发放频率为20 ～ 100Hz。

肌强直电位发生确切机制尚不明确，但肌强直在钠钾通道病变均可见到。肌强直电位不是某种疾病特有的。除了见于肌肉的肌强直病，偶尔也见于酸性麦芽糖酶缺乏症、多发性肌炎、药物性肌病、重度轴突性神经病变，有时甚至见于任何神经或肌病。

198. 什么是束颤电位？特性是什么？

临床上可见的肌肉部分自发性收缩称为束颤。当针记录电极置于肌肉内时记录到的这些电生理收缩活动，称为束颤电位。束颤电位是指一个运动单元里全部或部分肌纤维去极化电位的总和。有时束颤发生于深层肌肉，从皮肤表面无法观察到，只能通过针电极肌电图才能发现。最近，超声波已用于骨髓肌束颤电位的检查。束颤电位波形在其时相、波幅和时程方面有其特征。它的发放频率不规则（无或少于1分钟一次至1 ～ 2Hz），且发放随机。它们不受自主控制，也不受协同肌或拮抗肌收缩的影响。束颤电位起源尚不清楚，目前有3个可能起源点：脊髓前角细胞、周围神经全程（特别是末端）或肌肉自身内部。

束颤电位可见于几乎所有正常人的足内肌或腓肠肌、比目鱼肌及各种疾病患者。可发现束颤电位的典型疾病包括运动神经元病、神经根病、嵌压性神经病和脊髓型颈椎病，还可见于代谢障碍性疾病，包括手足搐搦、甲状腺功能亢进和抗胆碱脂酶过量。

199. 什么是痉挛电位？特性是什么？

痉挛是持久且可能伴有疼痛的数个运动单位的肌肉收缩，见于正常人或某些特定疾病，可持续数秒或数分钟。正常人的痉挛常表现在锻炼后、某些异常情况下或保持某一姿势时间过长后，腓肠肌或下肢其他肌肉的痉挛。痉挛也见于低钠血症、低钙血症、维生素缺乏症、局部缺血、早期运动神经元疾病和周围神经疾病。束颤电位和痉挛都有家族性综合征相关报导：脱发、腹泻和痉挛，以及单纯染色体显性遗传性痉挛综合征。

将针记录电极置于发生痉挛肌肉中，可记录到多个运动单位同步放电，频率为40 ～ 60Hz，有时可达到200 ～ 300Hz。痉挛被认为起源于运动单位的周边部分，可导致肌紧张，并伴有电静息，在麦卡德尔（McArdle）病中属于生理性挛缩。

200. 什么是神经性肌强直电位？特性是什么？

神经性肌强直电位是源于周围运动神经轴索的一种少见的周围性的持续性肌纤维活动，通常称为艾萨克（Isaac）综合征。发生神经肌肉接头阻滞时该持续性运动单位电生理活动会消失，而在周围神经阻滞、处于脊髓性或全身性麻醉或睡眠中时，该电活动仍可存在。神经性肌强直电位一般始于十八九岁，首先见于下肢，然后逐渐加重至可见于所有骨骼肌中。针电极肌电图检查显示，运动单位电位发放频率高达300Hz，可成对发放、3个或多个一起发放。手术中发生机械性刺激神经时，会诱发神经性肌强直的表现，也称神经紧张性电位。手术中这些运动单位的发生可提醒医师某神经受到了机械性干扰，有受损的风险。

201. 腕管综合征的电学诊断特征有哪些？

腕管综合征为正中神经在手腕腹侧受到压迫，而造成第1、2、3指与第4指桡侧的感觉缺失。临床上有3种感觉神经检查最具敏感性与特异性。

（1）从环指检测正中与尺神经传导反应：将环状电极放在第4指上然后分别从近端14cm处刺激正中神经与尺神经。两者潜伏期差别大于0.4毫秒即为异常。而从第4指检测尺神经的感觉神经反应时，运动神经造成的伪差有时可能会是个问题。

（2）中指或正向刺激：从第2、3指掌骨间的掌心刺激正中神经，而记录电极则放在近端8cm处。在第4、5掌骨间的掌心刺激尺神经，也从近端8cm处记录，若正中与尺神经的差异大于0.3毫秒则为异常。经常刺激会造成的伪差，可经由旋转刺激电极来减少此问题。

（3）从拇指做正中-桡感觉神经比较：拇指上置放环状电极，然后分别从近端10cm处刺激正中神经与桡神经。二者差异大于0.5毫秒则为异常。技术问题包括量测距离时拇指的摆位不同，以及误刺激到其他神经等。

202. 神经根病的电学诊断特征是什么？

颈椎或腰椎神经根病变指影响脊椎神经根的病理状况。通常是突出的髓核压迫脊髓内的神经根，有时则是脊椎退化引起椎孔狭窄而压迫神经根所导致。其他如恶性肿瘤或感染等状况也会造成和前者相同的症状与征象，这些病因都会产生相同的电学诊断结果。

针极肌电图是检查神经根病变最有效的电诊测试，可找出神经根分布范围内的轴突损伤，从而确定神经根病变。若在同一神经根的不同周边神经上，找出两条或更多肌肉有肌电图异常，则可视为肌电图检查阳性，即便其他周边神经支配的肌肉都是正常的。有些学者认为，脊侧肌的纤颤可反映在神经根部位的轴突损伤，从而确认神经根病变。通常需要检查6条下肢肌肉（包括脊侧肌）可找出多于98%电诊可确认的神经根病变，而上肢也是6条（包括脊侧肌）可找出多于98%的电诊可确认的神经根病变。若有颈椎或腰椎症状，脊侧肌便不适合检查，则可做到8条肌肉。肌电图检查腰椎神经根病变的敏感度为50% ～ 80%，颈椎为60% ～ 70%，所以适合作为确认而非筛检工具。肌电图的临床价值在于高特异性地定义、定位和评估神经根病变的严重程度，可作为MRI的辅助。神经传导检查在辨别神经根病变上并无帮助，然而它们可帮助排除多发性神经病变。感觉神经传导检查应该是正常的，因为背根神经节位于脊椎间孔，因此脊椎内病变并不会影响到肢体感觉神经检查。运动神经检查也经常为正常，除非出现明显的轴突损伤，而在当下会发现幅度下降。

因针极肌电图只检查运动轴突，所以只影响感觉神经根的神经根病就只有根性痛，麻木和正常的肌电图。在神经根处引起运动神经失用的神经根病将不会显示自发活动（纤颤和正锐波），而只有募集减少。若神经根病造成慢性又缓慢的轴突损伤且已代偿可能不会看到自发活动。这类慢性过程中，可发现其他细微现象如多相性的运动单元或者减少募集模式的大运动单元。

203. 糖尿病多发性神经病的电学诊断特征是什么？

混合性轴索损伤，脱髓鞘感觉运动性多发性神经病变。糖尿病引起的脱髓鞘多发性神经病电诊特征在于非常低的神经传导速率，终端潜伏期延长，传导阻滞，综合运动神经电位（CMAP）产生相位分散及F波的异常。神经传导速率降低的程度暗示脱髓鞘步骤被CMAP的振幅所影响。针极肌电图有许多不同异常，例如，纤颤电位和异常的复合肌肉动作电位波（MUP）可能表现，因为脱髓鞘多发神经病可能合并有轴索损伤。而减少MUP的募集也可能是去髓鞘病变的后遗症。

（三）步态分析

204. 步态分析的临床评估内容包括哪些？

步态分析旨在通过生物力学和运动学手段，揭示步态异常的关键环节和影响因素，从而指导康复评估和治疗，也有助于临床诊断、疗效评估和机制研究等。步态分析的临床评估包括：病史回顾、体格检查、步态观察等。病史回顾包括既往手术、损伤、神经病变等病史。体格检查重点在腱反射和病理反射、肌力和肌张力、关节活动度、感觉（触觉/痛觉/本体感觉）、压痛、肿胀、皮肤状况（溃疡/颜色）等。步态观察要注意全身姿势和步态，包括步行节律性、稳定性、流畅性、对称性、重心偏移、手臂摆动、诸关节姿态与角度、患者神态与表情、辅助装置（矫形器、助行器）的作用等。在自然步态观察的基础上，可以要求患者加快步速，减少足接触面（踮足或足跟步行）或步宽（两足沿中线步行），以凸显异常；也可以通过增大接触面或给予支撑（足矫形垫或矫形器），以改善异常，从而协助评估。

205. 步态分析的临床应用包括哪些?

①鉴定步态异常：步态分析可以精确地确定步态异常的规律、运动障碍的关键关节及肌肉、步行障碍与躯干和肢体活动间的关系、步行辅助具和步行方式对步行效率及安全性的价值等，从而为临床诊断和治疗方案的确定提供科学依据。②评定治疗疗效：步态分析是患者步行功能康复治疗和临床治疗最好的评价工具，具有不可替代的作用。③协助手术方案制定：由于步态分析可以截取各个躯体运动节段的动态数据，因此对这些动态数据的修订，可以模拟并再现针对关键关节或者肌肉进行手术或者其他康复干预后的效果，从而有效协助骨科手术方案的制定。④辅助教学：步态分析可以将瞬间变化的躯体动作和肌电活动以数字、图形及三维人体模型重建的方式呈现，因此可以作为神经疾病步行和运动模式教学的理想工具。⑤在手术、假肢、支具和矫形器装配和训练中的应用，将定性分析和直观描述转换为客观、精确的定量评价。

206. 步态分析的方法及应用场景有哪些?

步态分析的方法可分为定性分析与定量分析两大类。

（1）定性分析（如目测法）：此类方法是通过目测，观察患者步行过程，作出步态分析结论。结论属于定性分析，无法计量。此法不需要特殊设备，在临床上被广泛应用。检查时嘱患者以自然和习惯的姿势和速度来回步行数次，检查者从前后方及侧方反复观察患者步行时全身姿势的协调平衡，各时相中双下肢各关节姿位与活动幅度、骨盆的运动、重心的转移、上下肢的摆动、行走的速度与节律等状态。此检查要求检查者熟练掌握正常步态周期的特征和异常步态的特点。

（2）定量分析法：是一类借助器械或专门设备来观察步态，得出计量资料的方法。所用器械和设备可以是卷尺、秒表、量角器等，以及能留下足印的滑石粉、墨水等物品；也可以是精准的电子量角器、测力平台、步态分析系统等。定量分析法所用分析参数有时间距离参数、运动学参数、动力学参数、步行周期参数、肌电活动参数和能量代谢参数等。

应用场景：①用于评定肢体残存的功能水平。②辅助诊疗、协助制定康复治疗方案。③评价康复治疗效果。④在假肢、支具和矫形器装配和训练中的应用。⑤科学研究。⑥教学场景。⑦运动训练方面研究等。

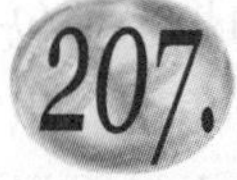

207. 构成正常步态的要素有哪些?

正常步态是人体在中枢神经系统控制下，通过骨盆、髋、膝、踝及足趾的一系列活动完成的，步行过程中躯干基本保持在两足之间的支撑面上，两腿交替行进。正常步态具有一定的稳定性、协调性、周期性、方向性及个性差异，当发生疾病时，正常的步态特征可发生明显改变。正常步行必须完成三个过程：支持体重、单腿支撑、摆动腿迈步。步行的动力主要来源于下肢及躯干的肌肉作用，在一个步行周期中，肌肉活动具有保持平衡、吸收震荡、加速、减速和推动肢体运动的功能。稳定性：以最小的能量消耗来取得最大的身体重心稳定。周期性和节律性：两侧下肢交替摆动，重复相同过程。方向性：使躯干沿着一定的方向移动。协调性：全身各关节、肌肉的参与，大脑对这些组织的控制。个体差异：后天经学习而获得，并随年龄、性别、职业的不同而有所差异。同时，正常步态中的基础参数：步长50～80cm，步幅是步长的2倍，步宽为（8±3.5）cm，步速约1.2米/秒，步态周期为1.00～1.32秒。

208. 步态周期的时相含义及其功能是什么？

步态周期是指一侧下肢完成从足落地到再次落地的时间过程，根据足是否与地面有接触分为支撑相和摆动相。支撑相指步行时下肢接触地面和承受身体重力的时间段，约占步行周期的60%，可分为早、中、晚三个时相。其中，支撑相大部分时间是单足支撑，与对侧下肢的摆动相一致，约占步行周期的40%。双支撑相是指两足都在地面支撑身体的时间，相当于支撑足首次触地及承重反应期或对侧足的摆动前期与足离地。双支撑相的身体稳定性最好，双支撑相的时间与步行速度成反比。摆动相指足离开地面向前迈步到再次落地之间的阶段，占步行周期的40%。摆动相早期，主要动作为足廓清地面和屈髋带动屈膝，加速肢体前向摆动，占步行周期的13%～15%，主要参与的肌肉是髂腰肌、股直肌、胫前肌。摆动相中期，足廓清仍然是主要任务，占步行周期的10%，此期的髋关节和膝关节屈曲角度达到最大，参与肌肉与早期相似。摆动相末期，主要动作是下肢前向运动减速，准备足着地的姿势，占步行周期的15%，此期参与的肌肉数量最多，运动控制最为复杂，是步行的关键时期，主要参与的肌肉包括髂腰肌、臀肌、股四头肌、腘绳肌、胫前肌、踇长伸肌、趾长伸肌、腓骨长短肌等。

209. 步态分析的运动学参数是什么？

运动学是研究步行时肢体运动时间和空间变化规律的科学方法。运动学参数指在步行过程中，与时间和距离相关的一些参数，包括时间参数、距离参数和时间-空间参数等，是临床常用的客观指标。时间参数包括单步时间、跨步时间、步频、步速、站立相各个分期所占步行周期时间百分比。单步时间：指步行周期中迈一步所需要的时间，即从一侧下肢足跟首次着地至对侧下肢足跟再次着地为止所用时间。跨步时间：指完成一个步行周期所需要的时间，即从一侧下肢足跟着地至该下肢足跟再次着地所经过的时间。步速：单位时间内行走的距离称为步行速度，正常人平均自然步速约为1.2米/秒。步频：单位时间内行走的步数称为步频，以步数/分钟表示。正常人平均自然步频为95～125步/分。步态的距离参数包括步长、跨步长、步宽等。步长：行走时左右足跟或足尖先后着地时两点间的纵向直线距离称为步长。跨步长：又叫步幅，指同一侧足跟前后连续两次着地点间的纵向直线距离，相当于左、右两个步长相加，为100～160cm。步宽：指左右两足间的横向距离，通常以足跟中点为测量点。

210. 步态分析的时间-空间参数是什么?

时间-空间参数是对步行中髋、膝、踝关节运动规律（关节角度变化或位移、速度、加速度等）、身体重心的位置变化规律、骨盆的位置变化规律的反映。常用的有步态周期中不同时相的关节角度参数、关节角度曲线、角度-角度图。关节角度参数包括：①首次着地时髋关节、膝关节、踝关节的角度。②支撑相中髋关节、膝关节、踝关节的最大伸展角度。③足尖离地时髋关节、膝关节、踝关节的角度。④迈步相中髋关节、膝关节、踝关节最大屈曲角度。⑤矢状面髋关节、膝关节、踝关节的角度变化范围。骨盆移动可以被认为是重心的移动。步行时重心的上下移动为正弦曲线，在一个步行周期中出现两次，其振幅为4.5cm，最高点是支撑相中期，最低点是足跟着地；骨盆的侧方移动也是正弦曲线，在一个步行周期内左、右各出现一次，其振幅约3cm，最大移动度是在左、右足处于支撑相中期时出现的，在双足支撑期重心位于左右中间。通过研究以上参数关系曲线与正常人模型之间的区别，可以直观反映研究对象各关节的功能情况和治疗效果。

211. 步态分析的动力学参数是什么?

动力学分析是对步行时作用力、反作用力、力的方向和时间的研究方法。动力学参数指与步态相关的力学参数，包括地面反作用力、关节力矩、人体重心点、肌肉活动等，通过上述参数的分析可以揭示特异性步态的形成原因。地面反作用力指人体在站立、行走和奔跑时，足底作用于地面而产生的大小相等、方向相反即作用于足底的力，也叫足-地接触力。临床应用时，主要观察力-时间曲线的特征，即谷峰值、谷值的出现时间和幅度的变化。物理学上力矩指使物体转动的力乘以到转轴的距离。公式力矩（M）＝力（F）×距离（d）。力矩是使一个关节发生转动的力，故又称关节力矩，是反映步行过程中关节周围的动态力，相当于关节周围的肌肉、韧带等组织产生的力的合力乘以这个力，矢量相对于关节中心的力臂，是动力学与运动学的结合点，受肌肉力量、关节稳定度和运动方向的影响。人体重心位于第2骶椎前缘，两髋关节中央。直线运动时该中心是身体摆动幅度最小的部位。行走时人体重心不仅在水平方向，而且在垂直方向上不断改变着位置和速度。其中，身体重心在垂直方向的速度变化与各关节及其活动肌肉的力学状况有密切关系。

212. 步态分析的肌电活动参数是什么?

常用的步态分析中的肌电活动参数是肌电图。肌电图是一种通过记录肌肉活动信号来间接判断肌肉功能的时程和相对强度的方法。肌肉神经运动终板受到神经刺激后，产生肌肉内电信号，从而输出力量和产生肌节收缩。由于肌电信号会向肌肉以及邻近的软组织扩布，我们可以采用合适的设备进行信号采集。

动态肌电图用于检测步行时肌肉活动与步行的关系。表浅肌肉一般采用表面电极，放置于与相临肌肉距离最远并且接近肌腹的部位。深部肌肉可以采用植入式线电极，其导线表面有绝缘物质覆盖，导线两端裸露，一端与肌肉接触，另一端与肌电图仪连接。步态肌电活动参数主要为步行过程中下肢各肌肉的电活动，揭示肌肉活动与步态关系的肌肉电生理活动，是临床步态分析必不可少的环节。表面肌电信号主要包括原始表面肌电信号和处理后的数据。处理后的数据主要包括时域参数、频域参数。时域参数主要包括平均振幅、肌电积分等；频域参数常用的有平均频率和中位频率等。动态肌电图为我们提供了一种判别运动异常步态原因的方法。除此之外，肌电信号记录可用于指导临床治疗和手术干预。

213. 步态分析的能量参数是什么?

能量参数包括能量代谢参数和机械能参数。能量代谢参数是指步行中的能量代谢，可以在步态分析过程中用气体分析仪测量释放气体中含氧量的变化，以此来计算步行中的能量消耗量，用以衡量步行效率。肢体运动需要为肌肉收缩提供能量，代谢能量的消耗的测量为步态行走提供全面信息，同时是量化因病理步态导致总体生理损害的方法。机械能消耗参数可以应用动能、势能及其转换技术来计算在一个步态周期中身体不同部位的能量消耗。在运动中测定氧摄取量最普遍的方法是通过测定呼出气体中的氧含量。其主要原理是利用氧气和二氧化碳传感器测量人体呼出和吸入的氧气和二氧化碳含量，进而分析人体运动时的能量代谢状况。氧价越低，说明步行运动的能量消耗越少。氧价是指运动时人体单位体重、单位距离所消耗的氧气量，是步行时耗氧量和步行距离的比值（$OC = VO_2/meter$）。可通过气体代谢分析仪来测量，自然步态的标志就是最节约能量的步行方式，任何步行训练效果的金标准就是降低氧价。心率也被视为机体能量消耗的指标，已成为评定正常儿童和脑瘫儿童能量消耗的指标。

214. 正常步态中参与的主要肌肉活动有哪些?

正常的步行过程中参与的主要肌肉活动如下。①胫前肌在首次触地至承重反应结束，足离地至再次触地时收缩。②腓肠肌和比目鱼肌在首次触地时及支撑相中期至蹬离时收缩。③臀大肌在摆动相末期，首次触地至支撑相中期时收缩。④腘绳肌在摆动相末期，首次触地至承重反应结束时收缩。⑤髂腰肌和股内收肌在足离地至摆动相早期时收缩。⑥股四头肌在摆动相末期，首次触地至支撑相中期时收缩。⑦股直肌在摆动相末期，首次触地至支撑相中期，足离地至摆动相早期收缩。⑧踝关节肌肉运动的时相呈阶段性特征。跖屈肌在支撑相一直是积极活跃的；而背屈肌肌群参与初始着地，以及在支撑相的承重反应期降低跖屈速度，并在摆动相控制足部运动。

215. 步行障碍常见的病理机制有哪些?

在病理机制方面影响患者步行能力的主要疾病存在着显著性的差异。大致有5种功能分类，分别是畸形、肌肉无力、感觉丧失、疼痛和运动控制受损。每一个类别都具有典型的功能受损模式。功能性畸形是指当患者的肌肉组织不具有足够的被动运动时，在步行过程中无法获得正常的姿势和关节活动范围，挛缩是最常见的原因。还有如异常关节形态及先天性障碍；肌肉无力，患者无法满足步行的需求，最常见的导致肌肉无力的运动神经元病变包括脊髓灰质炎、吉兰-巴雷综合征、肌营养不良症与原发性肌萎缩；感觉丧失，因为本体感觉受损，导致患者无法准确知道髋、膝和踝关节活动的准确位置及与地面的接触方式，无法安全的将体重转移至下肢；疼痛，引起疼痛的主要原因包括创伤或炎症引起的肿胀、组织过度紧张，患者为了避免疼痛肢体对体重的支撑，会缩短患侧的支撑时间；运动控制可因为任何的大脑或脊髓颈、胸段运动区的损害而受损，临床上如脑血管意外、颅脑损伤、四肢瘫痪、截瘫、多发性硬化症、脑性瘫痪、脑积水、感染和肿瘤。

216. 常见踝关节异常步态有哪些?

①足下垂步态：足下垂指摆动相踝关节背屈不足，常与足内翻或外翻同时存在，可导致廓清障碍。代偿机制包括摆动相增加同侧屈髋、屈膝，下肢划圈行进，躯干向对侧倾斜。常见病因是胫前肌无活动或活动时相异常、腓肠肌和比目鱼肌张力过高、跟腱挛缩等。常见于中枢神经系统损伤（脑损伤、脊髓损伤、脑瘫）、脊髓灰质炎、外周神经损伤等。②足内翻步态：多见于上运动神经元综合征患者，常合并足下垂和足趾卷屈。步行时足触地部位主要是足前外侧缘，特别是第五跖骨基底部，常有承重部位疼痛，导致踝关节不稳，进而影响全身平衡。支撑相早期和中期由于踝背屈障碍，可能造成支撑相中期和末期膝关节过伸。髋关节可发生代偿性屈曲，患肢地面廓清能力降低。相关肌肉包括胫前肌、胫后肌、趾长屈肌、腓肠肌、比目鱼肌、踇长伸肌和腓骨长肌。③足外翻步态：骨骼发育尚未成熟的儿童或年轻患者多见（如脑瘫），表现为步行时足向外侧倾斜，支撑相足内侧触地，可有足趾屈曲畸形。可以导致足舟骨部位胼胝生成和足内侧（第一跖骨）疼痛，明显影响支撑相负重。步行时身体重心主要落在踝前内侧。踝背屈往往受限，同样影响胫骨前向移动，增加外翻。严重畸形者可导致两腿长度不等，跟距关节疼痛和踝关节不稳。支撑相早期可有膝关节过伸，足蹬离力量减弱。相关肌肉包括腓骨长肌、腓骨短肌、趾长屈肌、腓肠肌、比目鱼肌。

217. 常见膝关节异常步态有哪些?

①直膝步态：常见于上运动神经元综合征患者。支撑相晚期和摆动初期的关节屈曲角度小于40°（正常为60°），同时髋屈曲程度及时相均延迟。摆动相膝屈曲是由髋屈曲带动，髋屈曲不足将减少膝屈曲度，从而减少其摆动相力矩，结果导致拖足。患者往往在摆动相采

用划圈步态、尽量抬髋或对侧下肢踮足（过早提踵）来代偿。相关肌肉包括股直肌、股中间肌、股内肌和股外肌、髂腰肌、臀大肌和腘绳肌、腓肠肌、比目鱼肌。②膝屈曲步态：指支撑相和摆动相都保持屈膝姿势，典型者称为蹲伏步态。患者步长缩短，股四头肌过度负荷，以稳定膝关节，全步态周期踝关节处于背屈位。相关肌肉包括腘绳肌、股四头肌、腓肠肌、比目鱼肌、胫骨前肌等。③膝过伸步态：膝过伸很常见，但一般是代偿性改变，多见于支撑相中末期。踝跖屈肌痉挛或挛缩导致膝过伸；膝塌陷步态时采用膝过伸代偿；支撑相伸膝肌痉挛；躯干前屈时重力线落在膝关节中心前方，促使膝关节后伸以保持平衡。④膝塌陷步态：小腿三头肌（比目鱼肌为主）无力或瘫痪时，胫骨在支撑相中期和末期前向行进过分，支撑相膝关节过早屈曲，同时伴有对侧步长缩短，同侧足推进延迟，如果患者采用增加股四头肌收缩的方式避免膝关节过早屈曲，并稳定膝关节，将导致同侧膝关节在支撑相末期屈曲延迟，最终导致伸膝肌过用综合征。在不能维持膝关节稳定时往往使用上肢支撑膝关节，以进行代偿。相关肌肉包括小腿三头肌和股四头肌。

218. 常见髋关节异常步态有哪些？

①髋屈曲步态：表现为支撑相髋关节屈曲，特别在支撑相中末期。如果发生在单侧下肢，则对侧下肢呈现功能性过长，步长缩短，同时采用抬髋行进或躯干倾斜以代偿摆动相的廓清功能。相关肌肉包括髂腰肌、股直肌、髋内收肌、伸髋肌和棘旁肌。②剪刀步态：常见于脑瘫。摆动相髋内收，与对侧下肢交叉，步宽或足支撑面缩小，致使平衡困难，同时影响摆动相地面廓清和肢体前向运动。此外，可干扰生活活动，如穿衣、卫生、如厕和性生活。相关肌肉包括髋内收肌群、髋外展肌群、髂腰肌、耻骨肌、缝匠肌、内侧腘绳肌和臀大肌。③划圈步态：屈髋肌无力或伸髋肌痉挛/挛缩可造成髋关节屈曲不足，引起廓清障碍。股四头肌痉挛造成直膝步态也是常见原因。患者可通过髋关节外旋和提髋动作，内收肌收缩来代偿，对侧鞋抬高可以适当代偿。④长短腿步态：疼痛、两下肢不等长、单腿支撑能力不足等都可以导致一条腿的支撑时间缩短，从而对侧腿的摆动相缩短，呈现为两腿步长不一致。⑤蹒跚步态：表现为步态不稳，小步快行。常见于帕金森病、小脑病变、老龄、慢病恢复期等。

219. 偏瘫患者典型的步态特征是什么？

支撑相踝跖屈过度、足内翻、膝过伸、支撑相末髋伸展不足，患侧支撑时躯干向患者摆动；摆动相足下垂伴足内翻，摆动相屈膝不足、骨盆代偿性抬高、髋关节外展外旋，划圈步行。同时由于患肢的支撑力降低，患者一般通过缩短患肢的单支撑时间来代偿。部分患者还可以采用侧身，健腿在前，患腿在后，患足在地面拖行的步态。

导致偏瘫患者异常步态的原因：①本体感觉的减退或缺失。②早期忽略坐姿或卧姿，加快了下肢伸肌模式的发展。③患肢力量差，导致负重能力差。④患肢支撑相和摆动相末期，患肢呈伸肌痉挛模式，而在患肢摆动相时呈屈肌痉挛模式。脑卒中偏瘫患者的患侧肌肉均有不同程度的痉挛，因此患者的姿势和运动都是僵硬的。下肢患侧骨盆旋后、上提，髋关节伸展、内收、内旋，膝关节伸展，足跖屈、内翻，足趾屈曲、内收。

220. 脑瘫患者典型的步态特征是什么？

①踮足步态，支撑相踮足伴膝过伸，摆动相足下垂伴足内翻、直膝划圈步行，步宽减小，甚至呈剪刀步态，躯干扭动增加。②蹲伏步态，支撑相屈髋、屈膝、踝背屈，摆动相躯干大幅度左右摆动，腰部前凸，步宽增加。③共济失调型脑瘫由于肌肉张力的不稳定，步行时通常通过增加足间距来增加支撑相稳定性，通过增加步频来控制躯干的前后稳定性，通过上身和上肢摆动的协助，来保持步行时的平衡。因此，在整体上表现为快速而不稳定的步态，类似于醉汉的行走姿态。

221. 截瘫患者典型的步态特征是什么？

截瘫患者如果损伤平面在L_3以下，有可能独立步行，但是由于小腿三头肌和胫前肌瘫痪，摆动相患者有显著的足下垂，只有增加屈髋跨步来克服地面廓清的障碍，称为跨槛步态。足落地时缺乏踝关节控制，所以稳定性降低，患者通常采用膝过伸的姿态以增加膝关节和踝关节的稳定性，这一类患者步行常需要使用踝足矫形器和拐杖的帮助。L_3以上平面损伤的步态变化很大，与损伤程度有关。

222. 外周神经损伤导致的异常步态有哪些？

①臀大肌步态：臀大肌是主要的伸髋及脊柱稳定肌，在足触地时控制重心向前。肌力下降时其作用由韧带支持及棘旁肌代偿，导致在支撑相早期臀部突然后退，中期腰部前凸，以保持重力线在髋关节之后。臀大肌步态表现出支撑相躯干前后摆动显著增加，类似鹅行姿态，又称为鹅步。②臀中肌步态：臀中肌是髋外展动作的主要肌群，臀小肌和阔筋膜张肌则是次要的髋外展肌群，这三块肌肉都由同一脊神经根和周围神经支配。在代偿性臀中肌步态中，患者躯干向患侧肢体过度倾斜，表现为单支撑相躯干左右摆动显著增加，类似鸭行，又称为鸭步。③股四头肌步态：股四头肌无力使支撑相早期膝关节处于过伸位，用臀大肌保持股骨近端位置，用比目鱼肌保持股骨远端位置，从而保持膝关节稳定。膝关节过伸导致躯干前屈，产生额外的膝关节后向力矩。长期处于此状态将极大地增加膝关节韧带和关节囊负荷，导致损伤和疼痛。④胫前肌步态：腓深神经损伤时，足背屈内翻受限，临床表现为足跟着地后的“拍地”动作，因为踝背屈肌不能有效的进行离心收缩控制踝跖屈的速率。步行时，胫前肌无力导致足下垂，摆动相时不能背屈，以过度屈髋、屈膝代偿抬起患腿，完成摆动动作。⑤腓肠肌步态：胫神经损伤时，屈膝关节、足跖屈受限。步行时，腓肠肌无力，支撑相足跟着地后，身体稍向后倾斜，患侧髋关节下垂，蹬地无力，步行速度和稳定性均受影响。

223. 结构异常或疼痛导致的异常步态有哪些？

结构异常导致的异常步态如下。

（1）短腿步态：若两下肢长度相差3cm以上，表现出健侧肩部抬高，患侧肩部下垂，摆动相时，患肢代偿性足下垂。若长度相差4cm以上，患肢足尖着地行走代偿。患侧支撑相时，患侧骨盆及肩部下垂，健侧下肢髋、膝关节过度弯曲，以减少重心的活动。

（2）关节强直步态：①髋屈曲挛缩，代偿性骨盆前倾，腰椎过伸，步幅缩短。②膝屈曲挛缩，小于30°，则快速行走时出现跛行；大于30°，正常或慢速出现短腿步态。③膝伸直挛缩，摆动相时，患侧下肢外展或同侧骨盆上提，以防止足趾拖地。④踝跖屈挛缩，跨槛步态。

（3）先天性髋脱位等。

疼痛导致的异常步态。

（1）腰椎疼痛：步态缓慢对称，小步行走。

（2）一侧下肢疼痛：避免下肢负重步态，表现为患肢支撑相缩短，健侧摆动加快。

（3）髋关节疼痛：躯干向健腿倾斜，支撑相时间缩短，避免足跟着地。

（4）膝关节疼痛：关节呈轻度屈曲，足尖着地行走。

（5）踝足疼痛：患侧步长缩短。

224. 步行训练的基本条件有哪些？

步行训练是步行障碍的康复手段，步行障碍患者需要循序渐进、有针对性地进行步行训练，这是步行能力康复的前提。

（1）站立能力是支撑相的基础，取决于以下条件。①下肢对线：理想的对线是身体重力线经过膝关节前部落在足弓的后部。如果有下肢对线异常，例如，膝屈曲挛缩畸形，将大大增加步行能耗。②骨骼和关节：没有骨折或脱位，没有疼痛，不影响支撑体重。下肢不能支撑全部体重，将显著影响单支撑能力和对侧步长。③平衡能力：能够维持站立时姿势控制和稳定。把站立能力障碍都归咎于平衡障碍，是常见的误区。

（2）下肢摆动能力是躯体前后移动的基础，取决于以下条件。①肌肉能力：肌力是下肢驱动力来源和关节稳定性的基础。肌力不足或者肌肉痉挛都可导致步行运动障碍，出现代偿性步态。②关节活动：下肢关节处于中立位是身体重心合理的基础；关节活动度是摆动相廓清及支撑相早期与末期身体重心移动的基础。关节不能达到中立位和关节僵硬会明显影响步态，产生代偿动作。③运动控制：运动控制能力是步行稳定性的基础。运动控制障碍是上运动神经元综合征常见的临床表现，也是步行障碍的常见原因。

225. 步行能力的评定量表有哪些？

①6分钟步行：以最大能力连续行走6分钟，测定行走距离。用于评定步行耐力及心力

衰竭程度。②Hoffer步行能力分级，分为4级，用以定义不能步行、非功能性步行、家庭性步行和社区性步行。③Holden功能性步行量表（FAC），国内常称Holden步行功能分级。该量表将患者的步行能力分为0～5级，能够粗略地反映患者的步行能力水平。④起立-行走计时测试（TUGT），计算患者从座椅上站起、步行3m，折返回到座椅并坐下的时间。允许使用支具和拐杖，但其间不能给予任何接触性帮助。其结果与步行能力、平衡能力和运动控制能力均相关，不是单纯的步行能力测定。⑤10m步行测试（10-meter walk test）是用于测试步行速度的常用量表之一，通常采用14m跑道，选取其中10m计时，分为自选速度步行和快速步行两种，测试其所需要的时间，在脑卒中、脑瘫、骨关节疾病中均有应用。⑥Tinetti步态分级（TGS），目前常常用于神经损伤的患者，尤其是帕金森病的患者。⑦Rivermead视觉步态评估（RVGA）；用于评估神经损伤患者的步态异常。⑧步态评估与干预工具（GAIT），共31个项目，适用于脑卒中患者。⑨Wisconsin步态分级（WGS），包含14项步态观察性的参数，能够反映步行能力的变化和Brunnstrom恢复分期及Barthel指数有较好的相关性。

226. 步态实验室的构成设备有哪些？

步态实验室的构成设备包括光学三维捕捉系统、足底压力步态与平衡系统、表面肌电分析系统及气体代谢分析仪。光学三维捕捉系统是将利用红外摄像机拍摄得到的人体运动图像数据进行处理，以进行步态分析的技术与装置。内容涉及人体运动轨迹、地面支撑反作用力等，通过步态周期、运动学参数、动力学参数等特殊参数来描述步态正常与否。足底压力步态与平衡系统，是基于接触式电阻传感器原理，用于检测患者足底与地面的接触面的压强，通过接触面压强对压力分布、地面支撑反作用力、接触面积、压力峰值、压力均值、压力中心点等基础数据进行提取分析，进而计算足底压力、下肢生物力线、姿态稳定性，以及步态周期的时间域和空间域等运动生物力学数据。表面肌电分析系统，又称动态肌电图，是从肌肉表面通过电极引导、记录下来的神经肌肉系统活动时的生物电信号。它与肌肉的活动状态和功能状态之间存在着不同程度的关联性，因而能在一定程度上反映神经肌肉的活动。气体代谢分析仪是利用氧气和二氧化碳传感器测量人体呼出和吸入的氧气和二氧化碳含量，进而分析人体运动时的能量代谢情况，用以衡量步行效率，作为步态分析的能量代谢参数。

（四）足底压力分析

227. 足底压力分析的意义是什么？

足底压力是人体在静止站立或者动态运动时，在自身重力的作用下，足底在垂直方向上受到的地面的反作用力。人体足底压力的大小与分布状况能直观反映腿和足的结构、功能及整个身体姿势控制等信息。足底压力分布与足的构造、作用，以及人体对于位姿的掌控等情况有着密切关联，在站立、行走、跑步，以及其他的跑跳运动过程中，足底承担着人体大部分体重，并对人体运动状况进行实时调节。当人体某一生理功能出现病症或障碍时，运动过程中足底部位受力及运动情况也会出现相应变化，这种变化往往早于临床症状出现。因此，对足底压力信息的研究分析，对于临床医学判断、疾患程度评测、术后治疗评估、生物力学及康复训练方案选择，均有重要实际意义。通过足底压力分析，可以判断足部形态、人体姿势是否正常，也可以判断分析从事不同运动足底压力分布的特征，从而为运动损伤防护、运动鞋的研究提供依据。

228. 足底压力分析有哪些方法以及仪器?

足底压力分析可以采用不同的仪器设备以及方法，常用如下。足底压力蓝印图采样仪（图3-11）、足底压力卡片（图3-12）、平板式足底压力测试仪（图3-13）、足底压力测试跑步机（图3-14）、鞋垫式足底压力测试仪（图3-15）。足底压力蓝印图采样仪是在具有不同深度网格的橡胶薄板上涂墨水，人站在上面，不同压力部位印在纸上的网格数量不一样，颜色深浅不一样。足底压力卡片是在卡片纸上有一层压力显影涂层，在不同的压力下显示深浅不一的颜色，这种压力卡片最大的优点是便于携带，方便使用，使用时不需要墨水。足底压力测试平板、足底压力测试跑步机、鞋垫式足底压力测试仪是在压力传感器基础上发展起来的测试系统。此种步态分析系统仪器可以测试足底压力值，并转换为图像，通过图像颜色深浅可

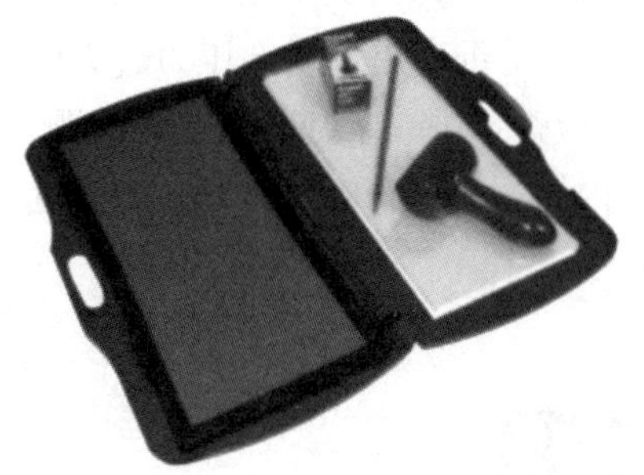

图3-11　足底压力蓝印图采样仪

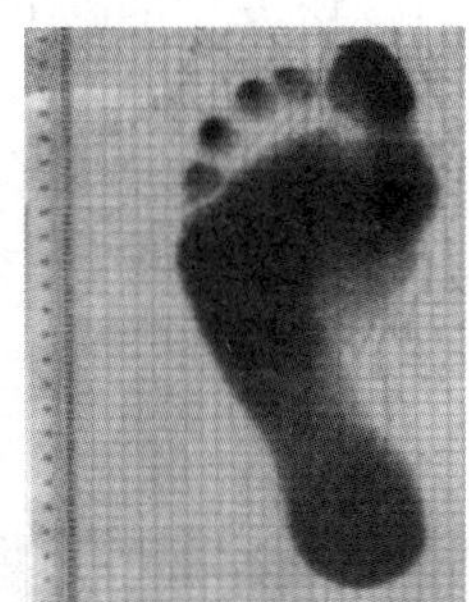

图3-12　足底压力卡片

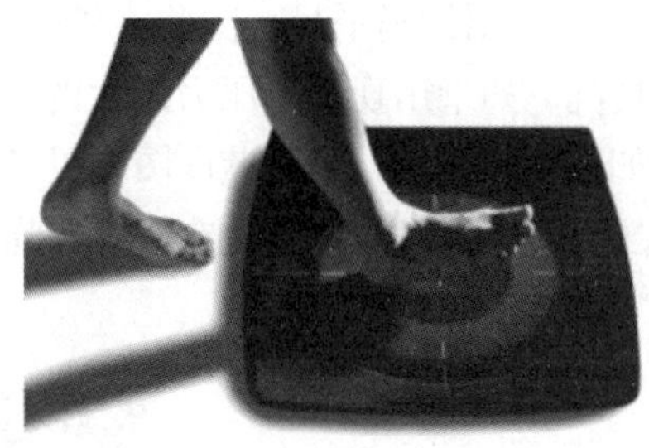

图3-13　平板式足底压力测试仪

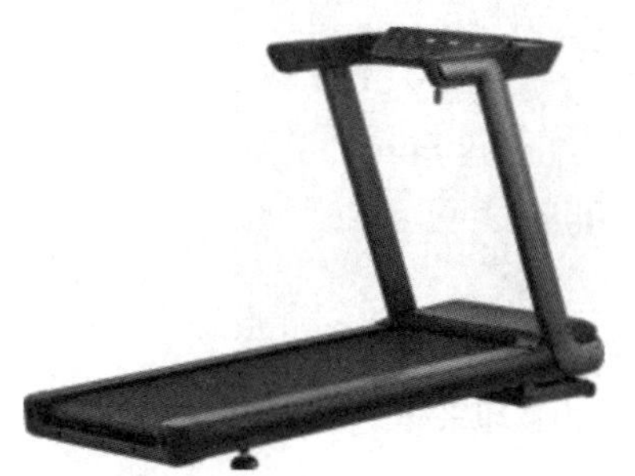

图3-14　足底压力测试跑步机

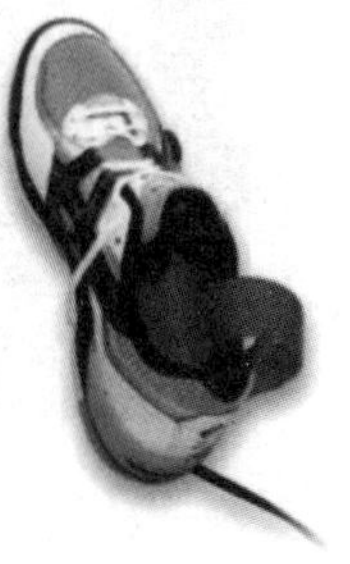

图3-15　鞋垫式足底压力测试仪

直观评价受力情况，也可以通过峰形显示压力大小，还可根据单位传感器的反馈数值准确查看某部位的压力值。而且通过计算机技术的发展，此类步态分析系统设备还增加了动态足底压力的追踪检测，可通过计算机复合计算身体重心，描绘移动轨迹，计算步行时间，步行角度，以及压力曲线变化等参数，其检测数据及图表具有良好的应用和参考价值。足底压力测试平板根据板的大小分为0.5m、1m、2m等规格，甚至更大的规格，0.5m规格板测量动态足底压力时，每次只能测量一只脚，1m、2m及以上规格板可以测量两只脚的动态足底压力；足底压力测试跑步机可以测试连续行走或跑步的足底压力。平板式足底压力测试仪、足底压力测试跑步机主要测量裸足站立、行走、跑的足底压力。鞋垫式足底压力测试仪是在鞋垫形状的柔性材料里有压力传感器，可以穿在鞋子里进行足底压力的测量，数据通过有线、无线或存储卡的方式进行传输，无线、存储卡传输方式可以在不同的真实环境下进行测试，鞋垫式足底压力测试仪还可以测试穿戴矫形鞋垫之后的足底压力情况，这是其他的足底压力测试仪不具备的功能。

229. 如何分析静态足底蓝印图？

静态足底蓝印图是在站立时进行采样（图3-16），反映的是站立时足部不同部位压力分布。分析静态足底蓝印图时，首先看整个蓝印图的基本形状（图3-17），从而判断受试者的基本足形。可以测量跖趾关节及足中部蓝印图的宽度，如果足中部蓝印图的宽度约为跖趾关节处蓝印图宽度的1/3，则为基本正常足形；如果足中部蓝印图宽度不足跖趾关节处蓝印图宽度的1/3，甚至足中部完全没有蓝印，则为高弓足；如果足中部蓝印图的宽度大于跖趾关节处蓝印图宽度的1/3，则为扁平足。除此之外，还可以观察足跟部以及足掌部，是否有出现局部压力过大的情况，如果出现局部压力过大的情况（图3-18），需要结合临床检查，进一步判断足部的问题。如图3-18所示，足底蓝印图可见基本足弓形状比较正常，足跟内侧、第一跖趾关节处及踇趾处压力偏大，表明整个足有旋前，临床检查得到印证（图3-19）。

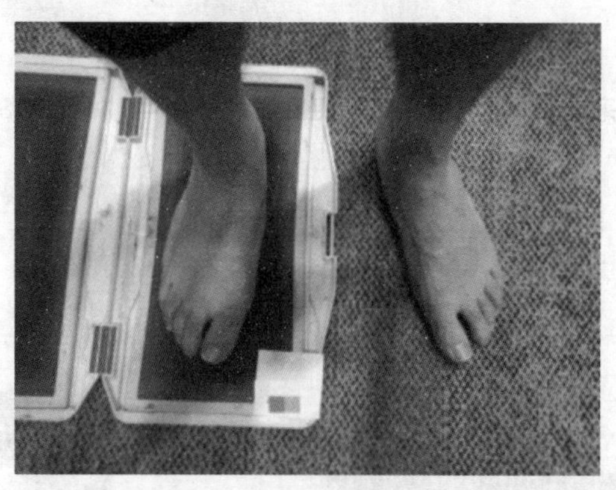

图3-16　足底压力蓝印采样

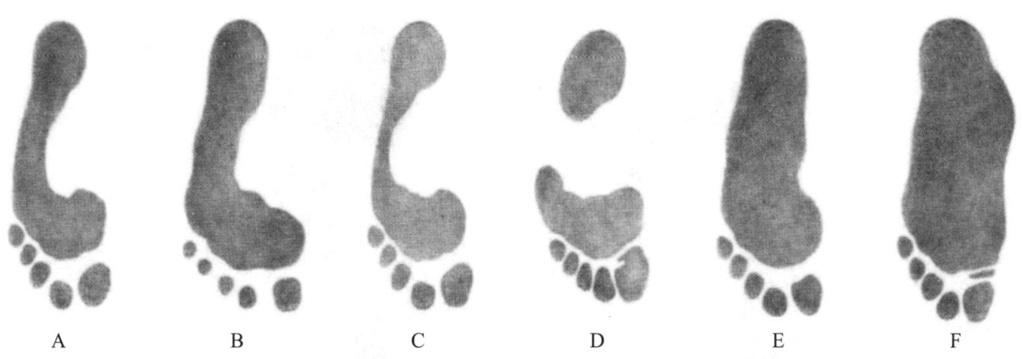

图3-17　不同足形的蓝印图

注：A、B．正常足弓；C．轻度高弓足；D．重度高弓足；E．平足；F．外翻平足。

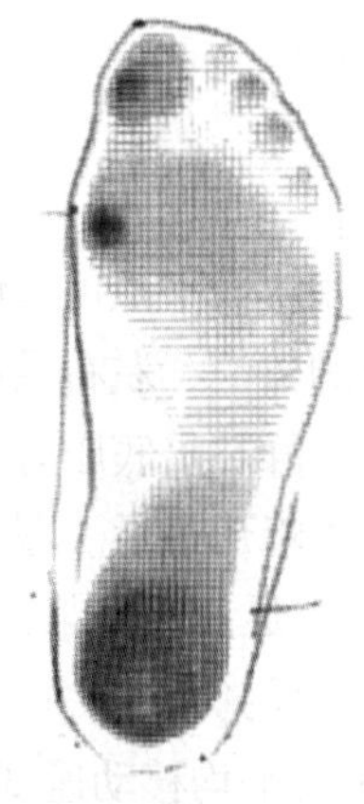

图3-18　足底蓝印图分析示例

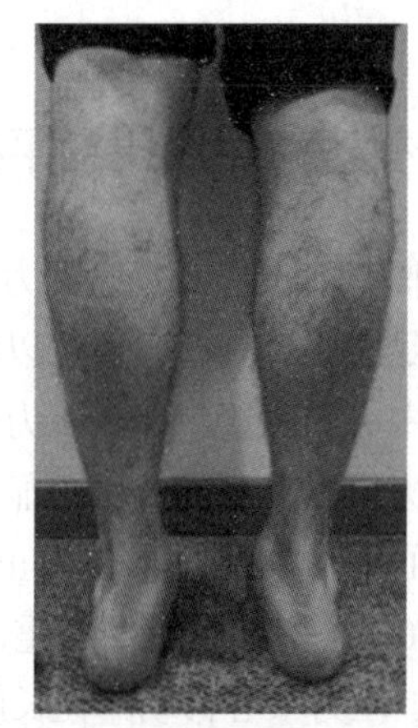

图3-19　患者裸足站立后面观

注：明显可见足跟外翻。

230．如何分析动态足底蓝印图？

静态足底蓝印图只是观察人体在站立时足底压力的分布情况，临床评估人体在行走时的足底动态压力，也是有必要的。采集动态足底蓝印图的方法是让患者裸足在足底压力蓝印图采样仪行走，该足从跟着地至趾离地全过程的足印就被采集到。根据动态足底蓝印图可以对受试者在行走时足底压力的特点及变化有基本的认识。在观察时，首先观察蓝印图整体形态，然后观察后足、中足及前足部分蓝印图的颜色，观察时可以分为内侧及外侧来分别观察，如果后足及中部部分内侧颜色比较深，表明足部有外翻倾向。图3-20和图3-21分别是同一个受试者静态和动态足底蓝印图，可见站立时第五跖骨头处压力较大，动态足底蓝印图也可见，从动态足底蓝印图基本可以判断该受试者行走时的步态线接近如图3-21所示红点连线，属于基本正常。

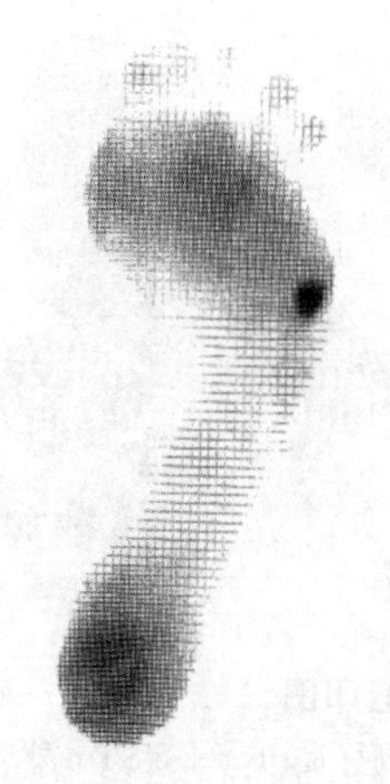
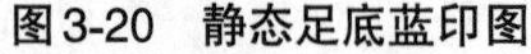
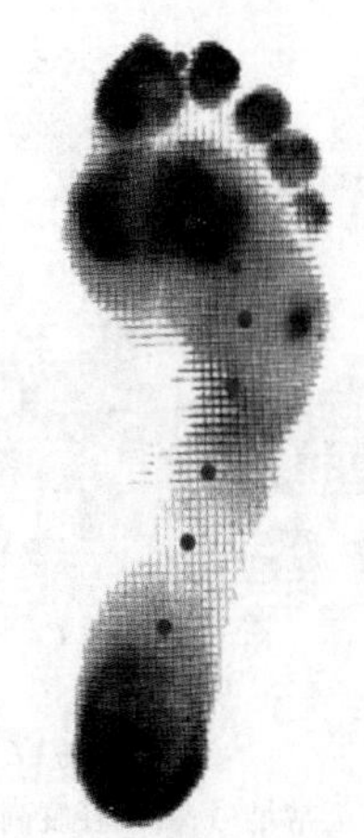

图3-20　静态足底蓝印图　　　　图3-21　动态足底蓝印图

231. 如何分析静态足底压力平板测量结果?

足底压力蓝印图只能定性对足底压力做简单的评估，足底压力平板可以做更准确、定量的评估，不仅可以评估足底压力分布，还可以得到足底压力大小的数值、左右足承重的比例、前后足承重的比例、压力中心的位置，以及压力中心的轨迹等数据。静态足底压力平板测量的结果有不同的显示方式，压力可以由不同的颜色显示，也可以呈直观山峰形显示。图3-22所示的静态足底压力及其数据分析可见，右足足形基本正常，左足高弓足，左足足跟及第二跖骨头处压力较大，左右足承重50%∶50%，左足前后足负重51%∶49%，右足前后足负重54%∶46%，压力中心移动椭圆面积为50mm^2，压力中心移动路径长度为50mm，压力中心平均移动速度为5mm/s。

232. 如果利用静态足底压力平板评估患者的平衡?

平衡功能是人体的一项比较重要的功能，站立平衡尤为重要，站立平衡的评估方法及设备种类比较多，足底压力平板也可以进行站立功能的评估。测量患者静态足底压力的时候，可以根据重心的轨迹数据来判断患者的平衡功能。在对患者进行评估时，可以结合不同康复阶段的评估数据对康复的效果进行判断。常用来比较的数据有压力中心移动的路径长度、压力中心移动轨迹包括椭圆的直径大小、面积大小、压力中心平均移动速度等。图3-23所示的静态足底压力检测结果表明，该个案的压力中心移动椭圆面积为400mm^2，压力中心移动路径长度为120mm，压力中心平均移动速度为11mm/s，均明显大于图3-22显示的结果，表明这个案例的站立平衡功能要比图3-22显示的案例差。

233. 如何分析动态足底压力平板测量结果?

动态足底压力平板测量分为两种：一种是在足底压力测试跑步机上进行连续步行或跑

步测量（图3-24），可以显示每一步的足底压力情况；另一种是在平板式足底压力测试仪上进行测量，根据测试仪的长度，可以每次测量单足或双足的动态足底压力（图3-25）。通过这两种设备，都可以观察在行走或跑步时不同部位的足底压力变化，以及足底压力中心的轨迹。步态分析跑步机还可以得到一些步态的运动学数据，步长、步频、步速、不同步态周期的占比等（图3-26），蝶形图以及步态侧向对称性、偏移等（图3-27）。动态足底压力平板测量结果，还可以显示动力学的数据，最大足底压强的平均值及压力的平均值，并且以图表的形式显示出来（图3-28）。

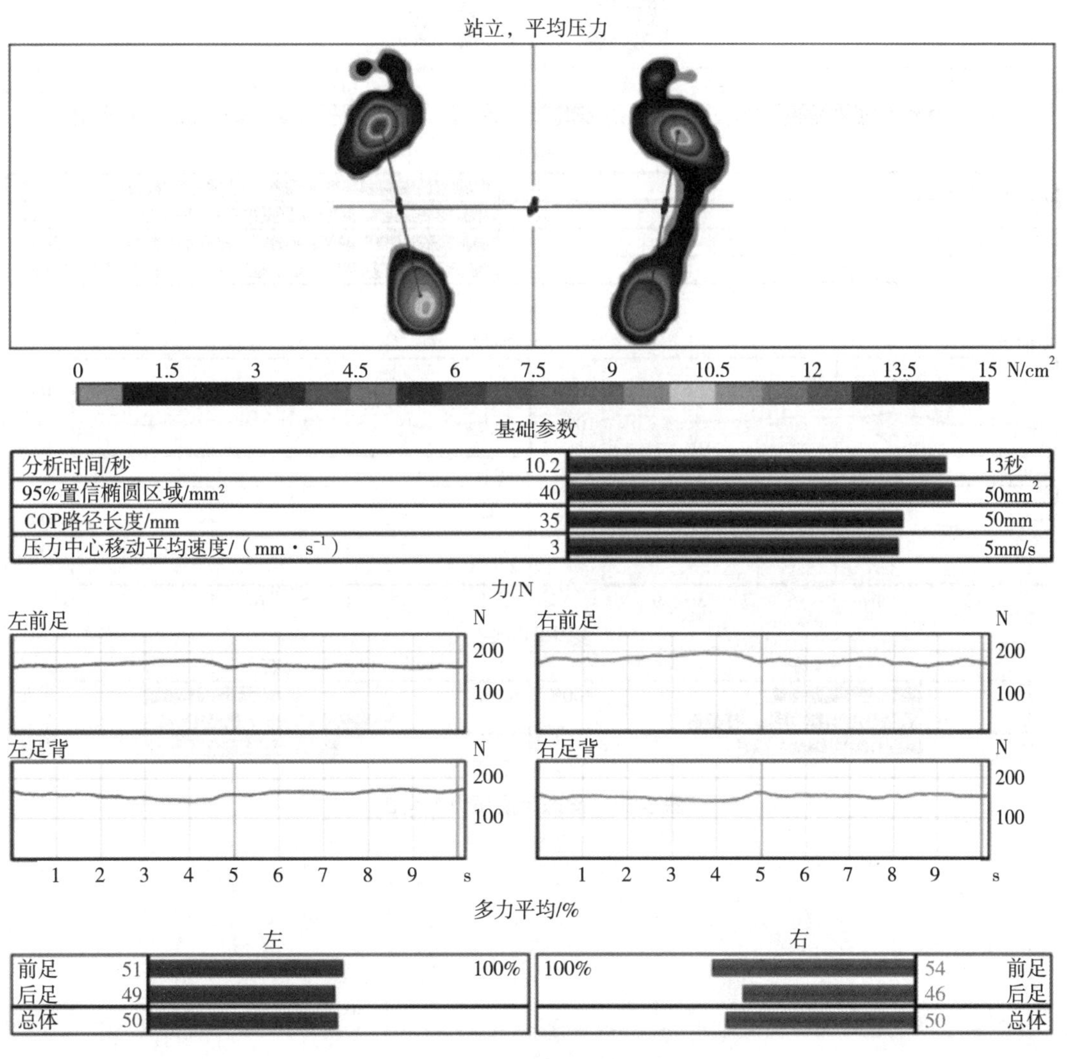

图3-22 静态足底压力个案1

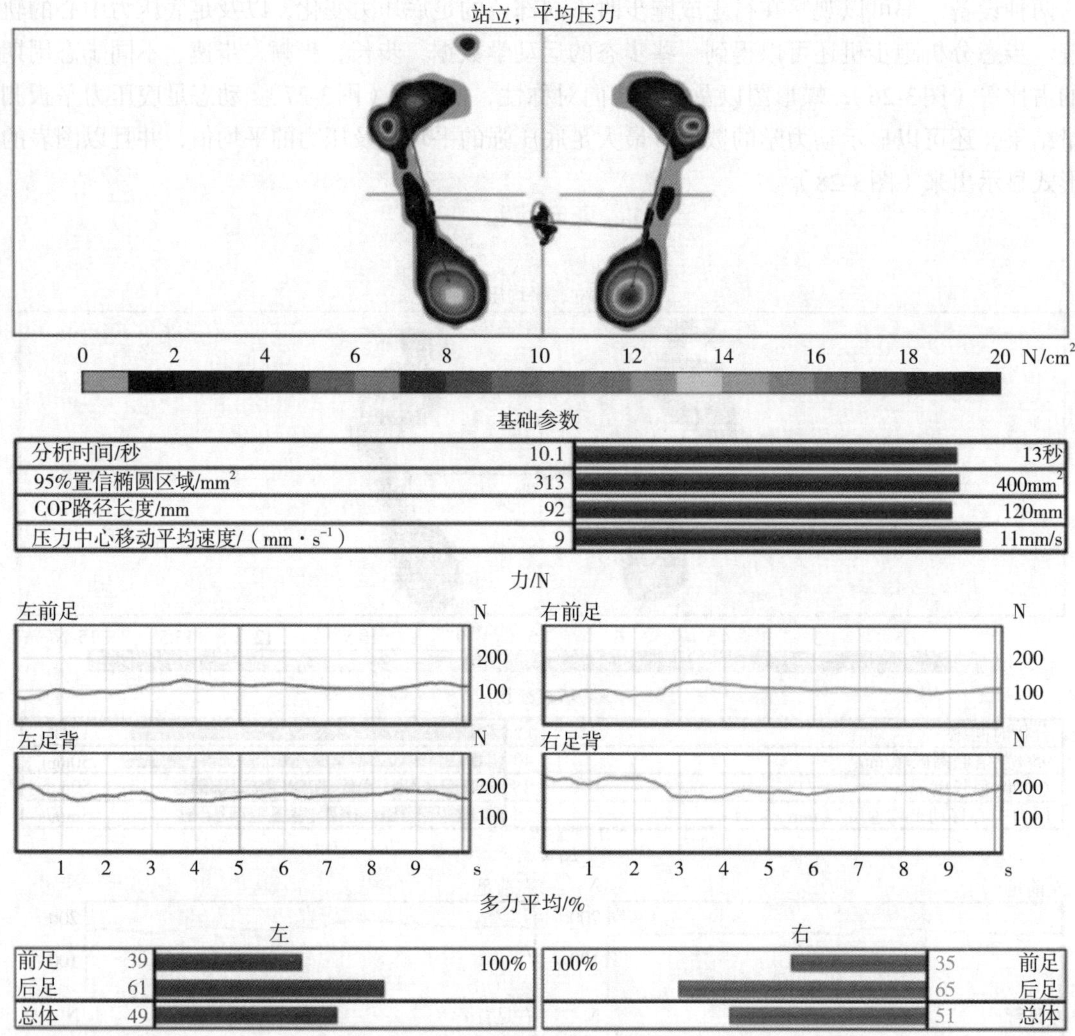

图3-23　静态足底压力个案2

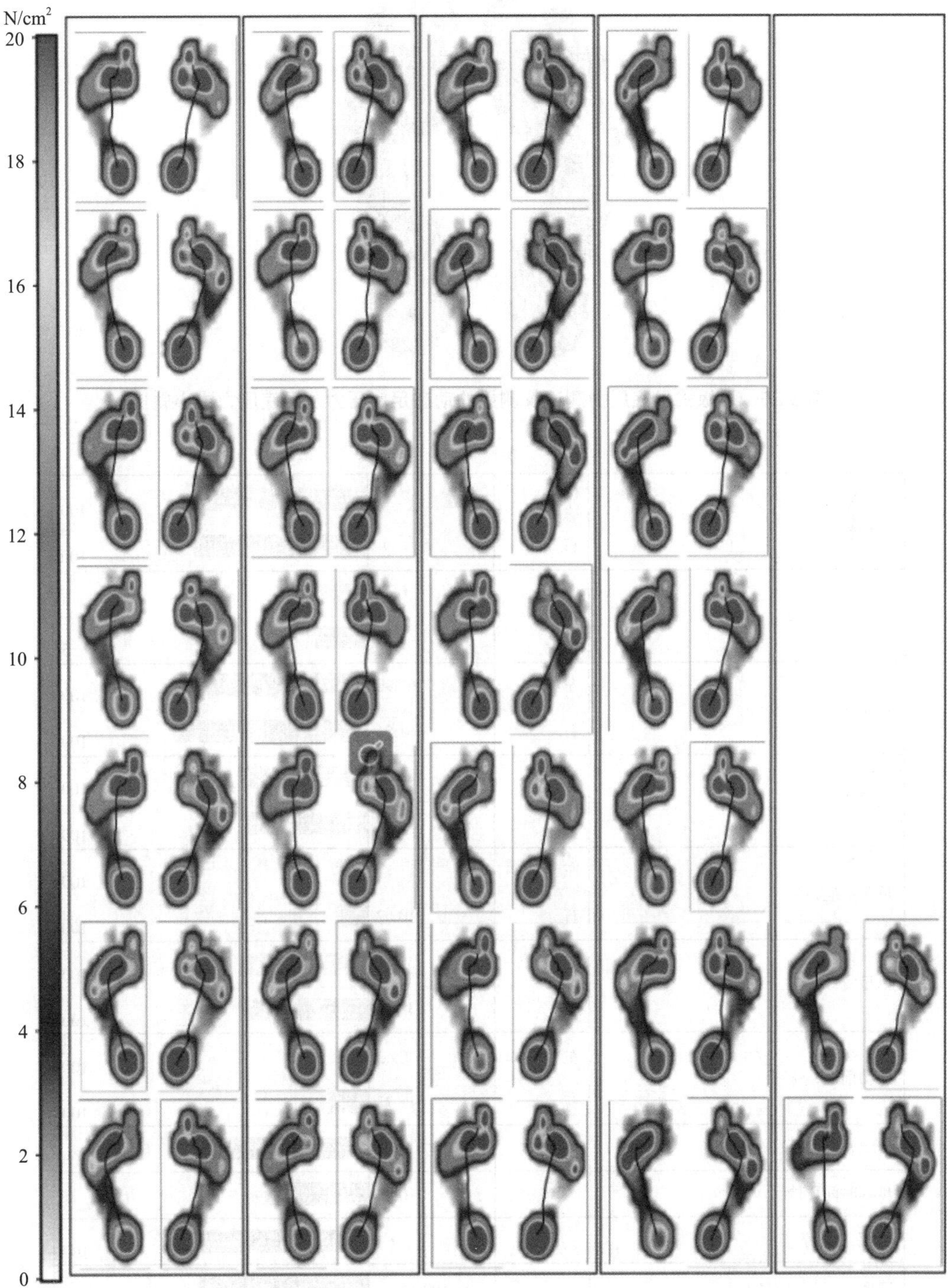

图3-24 足底压力测试跑步机所测每一步的足底压力

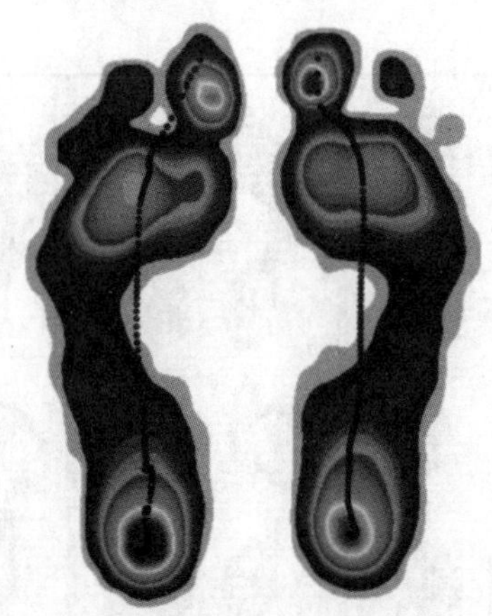

图3-25　平板式足底压力测试仪测量的动态足底压力及足底压力中心轨迹

参数

参数				
步长，cm（%）	左	52（-）		100
	右	55（-）		100
迈步时间，秒	左	0.49		3
	右	0.49		3
站立期，%	左	60.90		100
	右	61.51		100
摆动相，%	左	39.10		100
	右	38.49		100
负荷反应，%	左	11.77		100
	右	10.62		100
单足支撑，%	左	38.51		100
	右	39.12		100
摆动前期，%	左	10.62		100
	右	11.77		100
步幅长度，cm（%）		107（-）		200
步幅时间，秒		0.98		3
步频，步/分		61		100
速度，cm/秒（%/sec）		109（-）		200
速度变异率，%		2		100
腿长，cm		-		100

图3-26　足底压力测试跑步机测试的步态运动学数据

蝶形图参数

参数，mm	27-07-2021 跑台	
	左	右
重心轨迹总长，mm	153 ± 1	160 ± 1
单侧支撑轨迹点长，mm	112 ± 1	110 ± 1
前后重心轨迹长度，mm	114	
前后重心偏移，mm	1	
双侧对称性，mm	–4	
双侧变异性，mm	1	

蝶形图

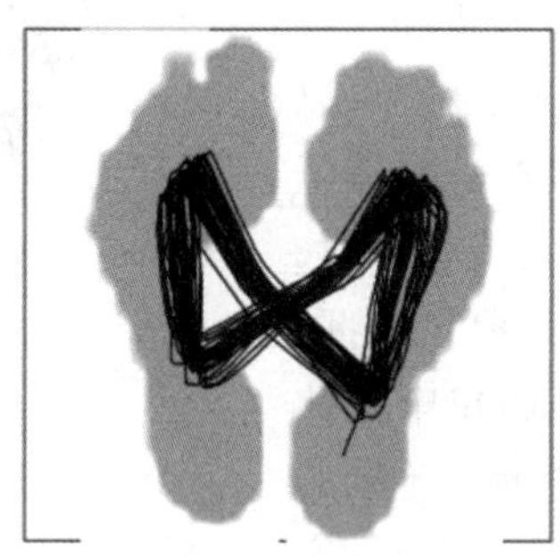
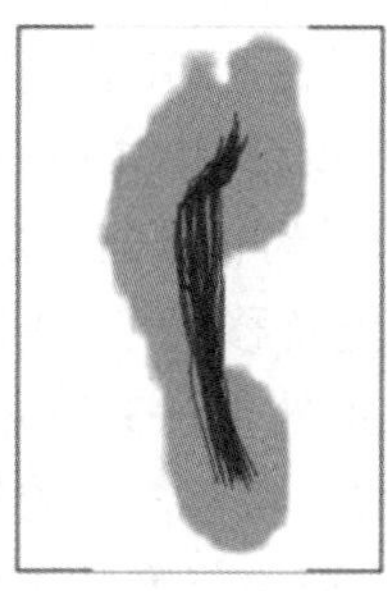
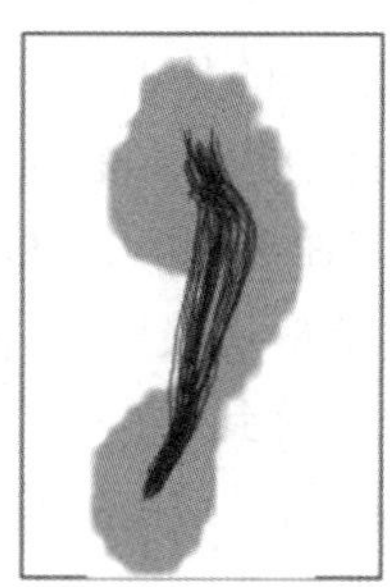

图3-27 蝶形

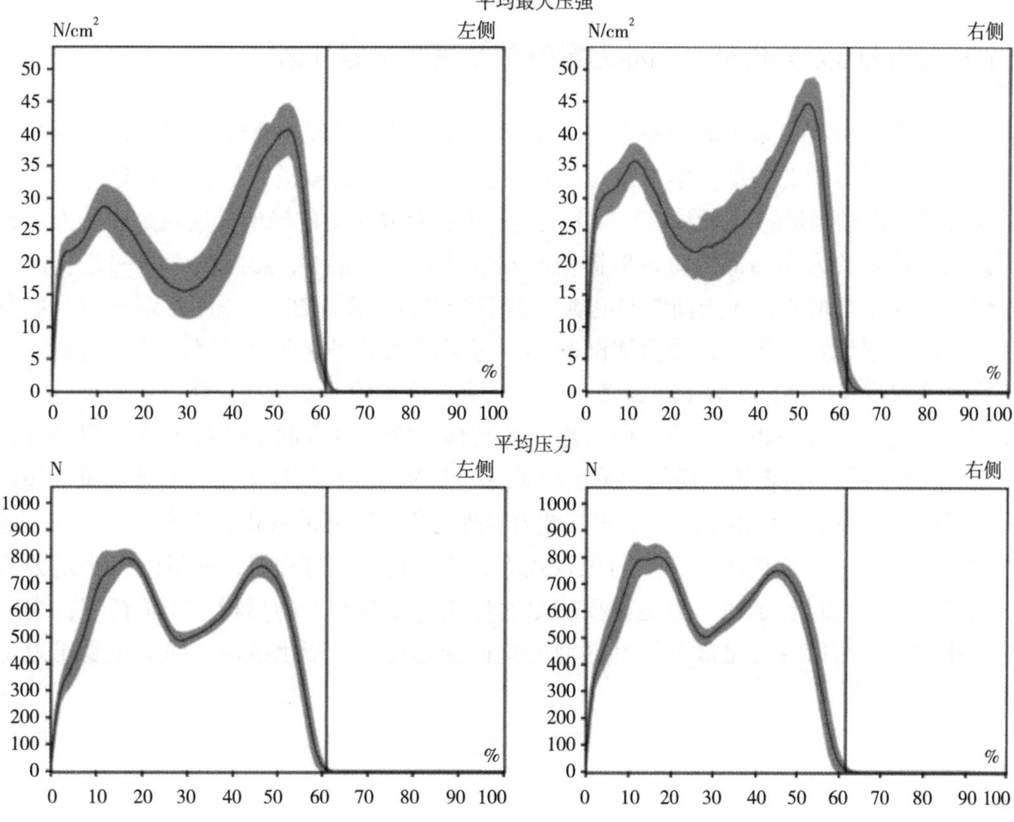

图3-28 动力学参数

234. 足底压力中心轨迹的意义是什么?

足底压力中心（center of pressure，COP）轨迹，也称步态线，是一只脚整个着地过程足底接触面压力中心运动轨迹，是人体行走过程中足-地接触作用力位置、大小、分布及力度顺序的综合结果，能反映足与地面接触全过程的作用情况，也是人体行走运动姿态的间接反映，是一种重要的步态支撑期足底压力特征，是步态分析中至关重要的指标之一，是分析和衡量异常行走姿势和步态的基础。治疗前后COP轨迹的改变，可以作为治疗效果的评估指标。在正常步态中的COP特征：整体呈现平滑的弧线，足跟着地时，COP呈勾状弯曲，全足支撑阶段，COP呈平滑弧线型从足跟向足外侧转移后，又回到前足中部，在蹬地期，COP过渡到第一、二趾处（图3-29），COP中部曲线在第二、三趾间与足跟中间连线（参考线）的外侧。不同的足部问题，甚至踝关节、膝关节、髋关节等身体其他部位的变化也会引起COP的变化。

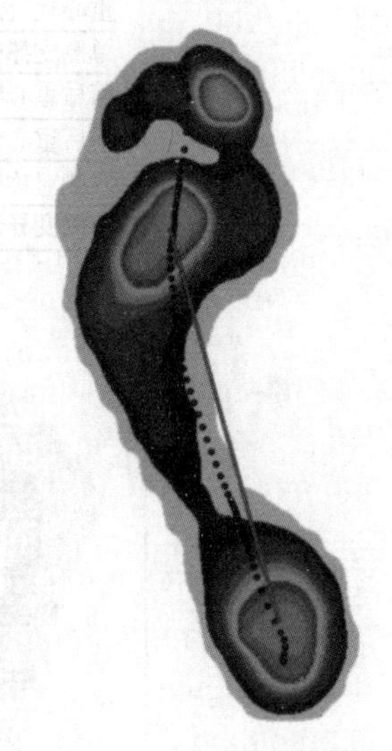

图3-29　足底压力中心轨迹

235. 足底压力分析常用的动力学参数及其意义是什么?

人体步态分析有很多不同的参数，运动学参数可以通过红外摄像机甚至普通摄像机测量，地面反作用力相关的动力学参数可以通过测力平台进行测量，足底压力分析系统可以测量测力平台没法测量的动力学参数。①足底压力：足底压力的峰值是反映足底压力分布的重要指标，峰值的大小和部位对足部损伤的发生具有重要影响，影响因素之一是步速，速度加快，足底压力增高；压力曲线具有典型的双峰特征（图3-28），一侧足跟着地时存在一极大值，随着该侧足部放平，受力逐渐减小，直至该侧足部完全放平时，受力达到一极小值，然后该侧足跟离地，至该侧足趾离地时又达到一极大值。②足底压强：压强是分布在特定作用面上力量与该面积的比值，即作用在与物体表面垂直方向上的每单位面积的力量大小；足底压强是研究防止足底局部相关组织承受过高及过长时间压力而引起该部位损伤的一个有效指标。③冲量：是指作用于物体的外力与外力作用时间的乘积，它表示了力在一定时间内对足底各区域连续作用所产生的积累效应；冲量是一个过程量，冲量的大小是疲劳积累的直接原因；冲量比足底压力更能反映足底作用力在时间上的累积。④负荷率：表示压强的变化快慢，可解释为足底各解剖区域的负荷变化速率，变化越快，局部接受压力刺激越大。

236. 高弓足足底压力的特征是什么？

人体足部正常有三个足弓（图3-30），分别是内侧纵弓、外侧纵弓以及横弓，正常形态的足弓对维持足部正常的功能起到重要的作用。高弓足（pes cavus）是指纵弓相对正常足弓变高（图3-31），从足部的外形以及足底压力、足底蓝印图均可看出。从足底压力图以及足底蓝印图可以看出，高弓足足中部外侧受力少甚至没有受力，主要受力部位在足跟以及足掌（图3-32～图3-34）。

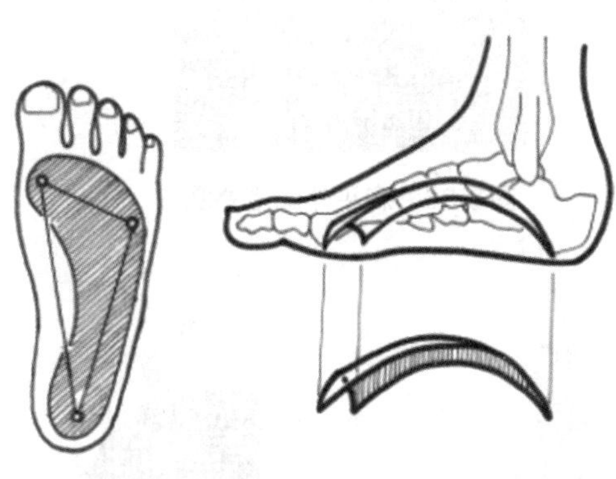

图3-30　正常人体足弓

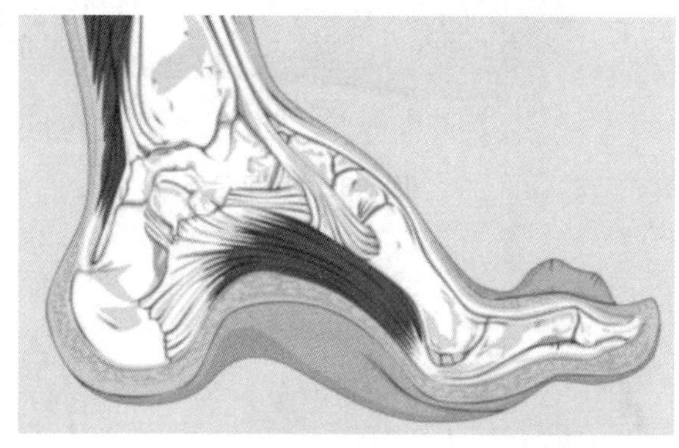

图3-31　高弓足

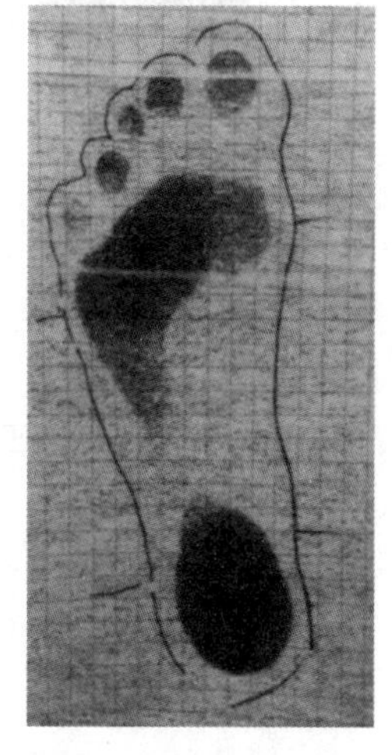

图3-32　轻度高弓足足底蓝印

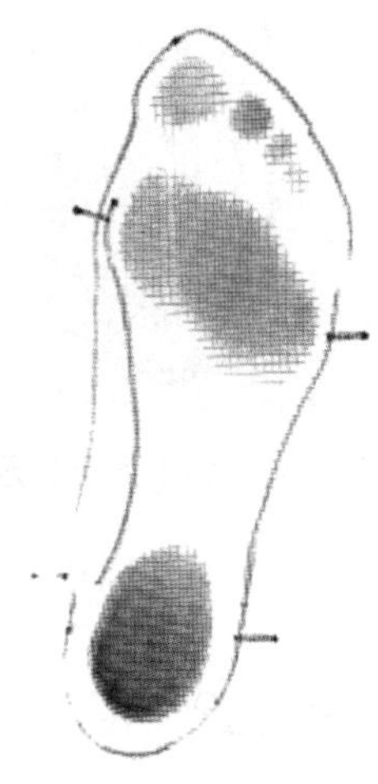

图3-33　重度高弓足足底蓝印

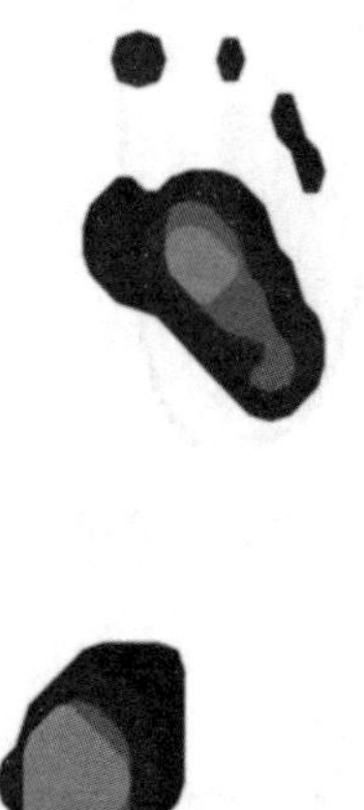

图3-34　高弓足足底压力

237. 扁平足足底压力的特征是什么？

同高弓足相反，扁平足（pes planus）比正常足弓低（图3-35），严重者甚至出现足跟外翻，成为扁平外翻足（pes planovalgus）（图3-36）。扁平足比较容易通过足部的外形，以及足底压力、足底蓝印图（图3-37、图3-38）判断，从图3-37中可以看出，两个平足的程度明显是不一样的。从足底压力图（图3-39）以及足底蓝印图可以看出，扁平足足中部受力明显多于正常足，中部受力部位的宽度大于脚掌宽度的1/3。

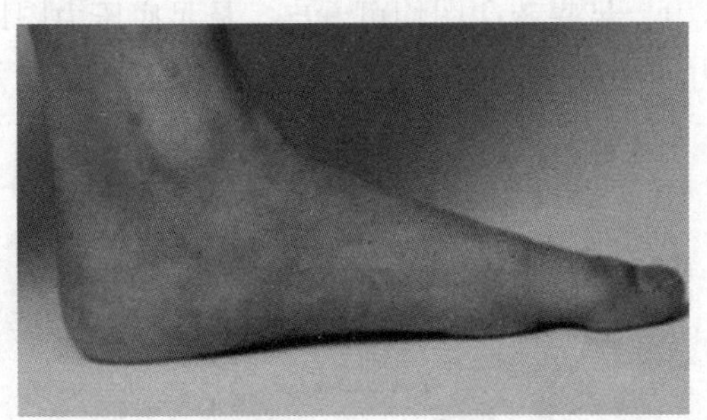

图3-35　扁平足外观

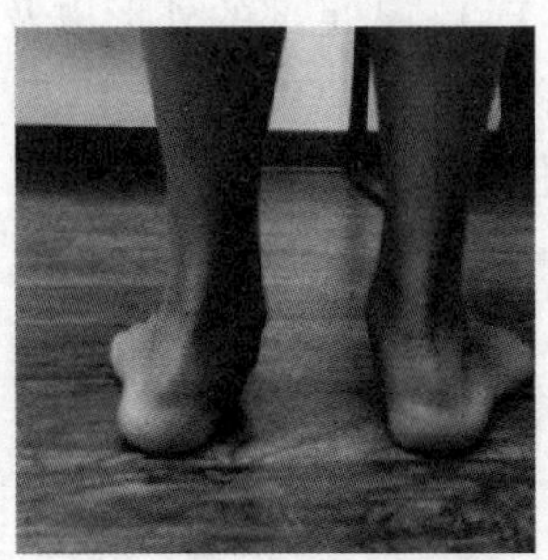

图3-36　扁平外翻足外观

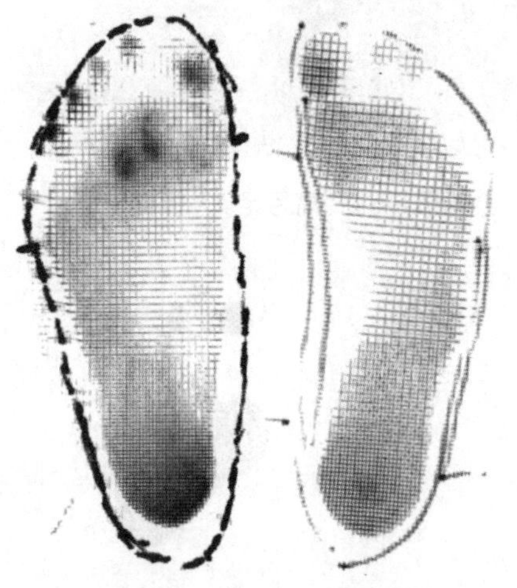

图3-37　扁平足足底蓝印

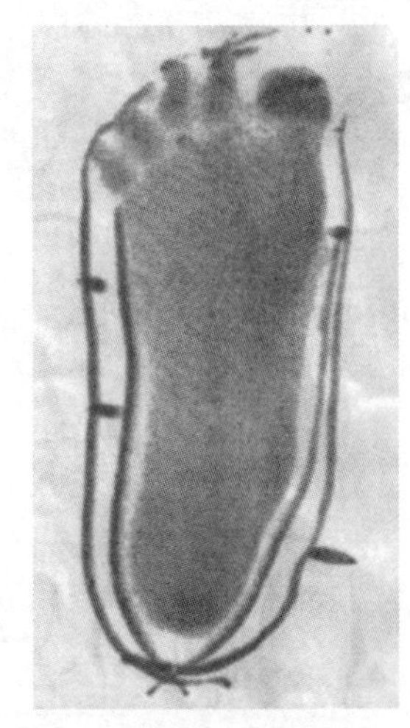

图3-38　扁平外翻足足底蓝印

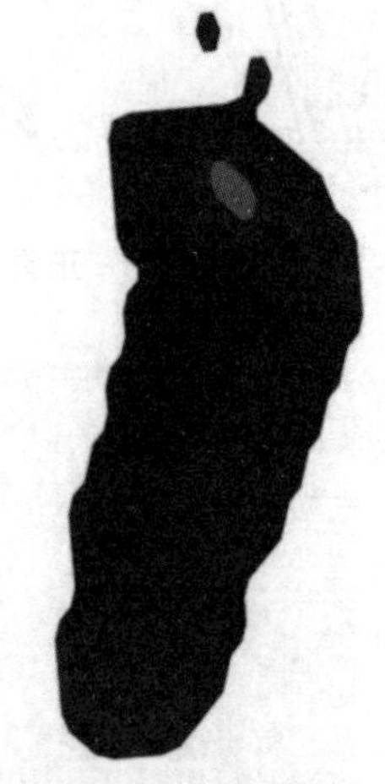

图3-39　扁平足足底压力

 238. 扇形足足底压力的特征是什么？

高弓足、扁平足主要表现的是足部纵弓异常，足部横弓也会出现异常，常见的是足部横弓塌陷，脚掌跖趾关节处宽度增加（图3-40），第二、三跖骨头高度降低（图3-41），局部压力较大，站立、行走时疼痛，称为扇形足或扁平横弓足（pes transversoplanus）。从足底压力图（图3-42）及足底蓝印图（图3-43）可以看出，第二、三跖骨头处压力比较大。

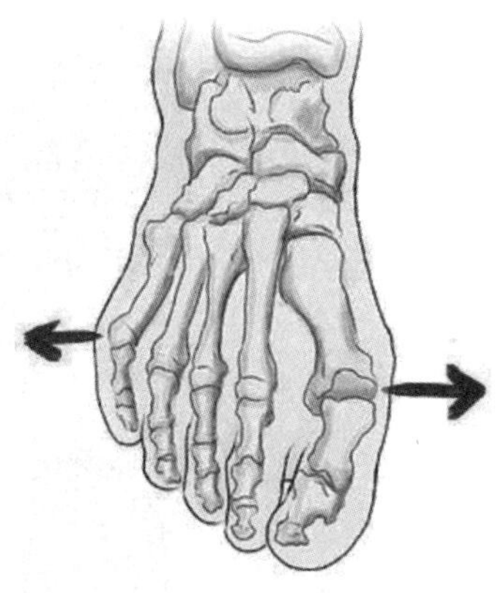

图3-40　跖趾关节处宽度增加

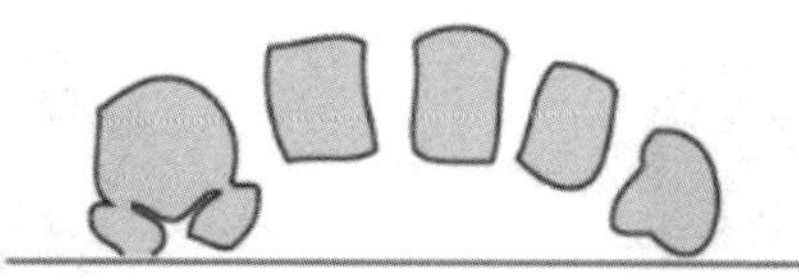

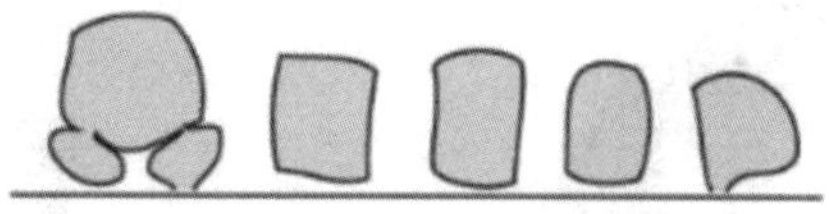

图3-41　第二、三跖骨头高度下降

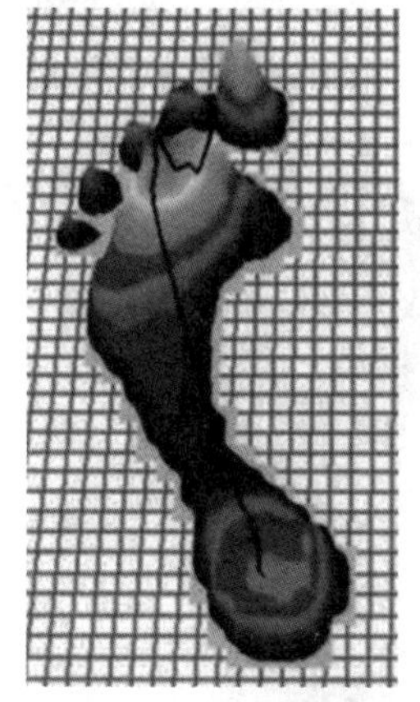

图3-42　第二、三跖骨头处压力增加

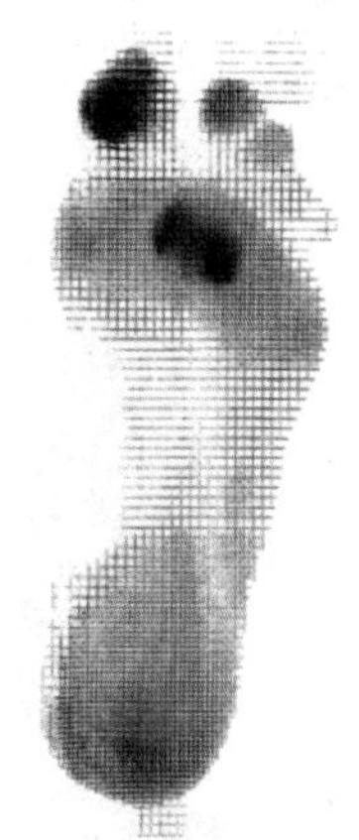

图3-43　第二、三跖骨头处蓝印图颜色深

 239. 典型病例的足底压力中心轨迹是什么?

足底压力中心（COP）轨迹的变化，同足部结构、功能的变化相关，甚至同下肢、骨盆及脊柱的功能变化相关，了解常见的异常COP可以为临床评估提供帮助。图3-44所示的COP线中段离第二、三足趾间与足跟中间连线（后称“参考线”）的距离明显变小，表示足弓有塌陷，是轻度扁平足。图3-45中的COP线同参考线一致，是典型的高弓足的步态线。图3-46中的COP明显在参考线的内侧，这种情况是外翻足典型的步态线。图3-47中的COP从足跟至中足过度的部位形成明显的转折，表明中足的活动度受限，中足部位的关节有卡顿现象。人体在行走时，骶髂关节有一定的活动度，以实现流畅的步态，图3-48所示COP曲线在前足部位有明显转折并且曲线中间部分在参考线的内侧（箭头处），是由于骶髂关节僵硬、活动受限导致的步态异常，通过康复治疗改善骶髂关节活动度，就可以改善步态。

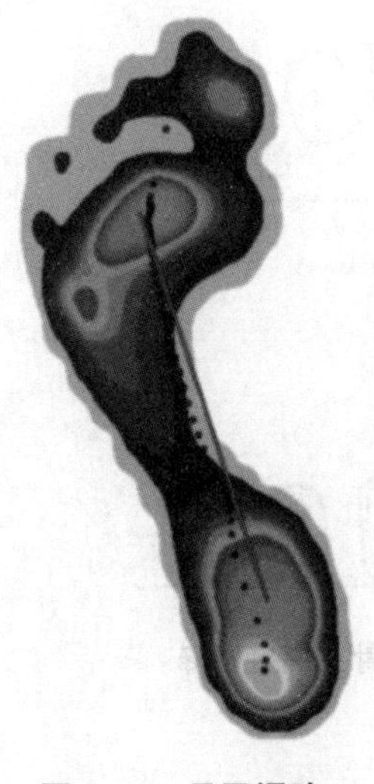
图3-44　足弓塌陷

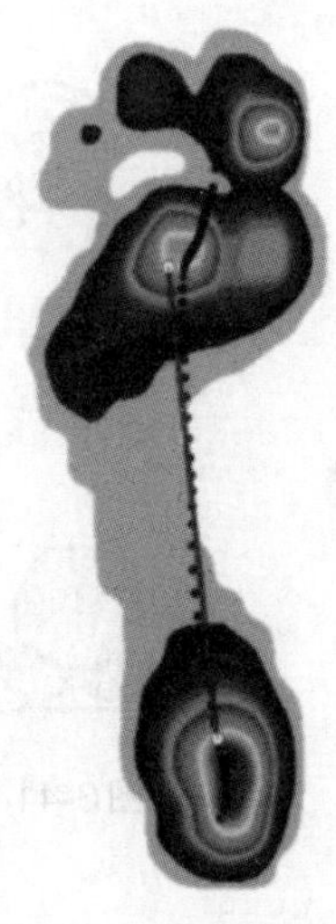
图3-45　高弓足

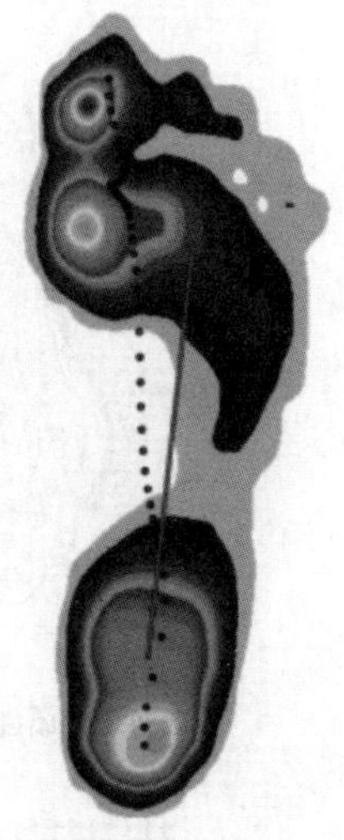
图3-46　外翻足

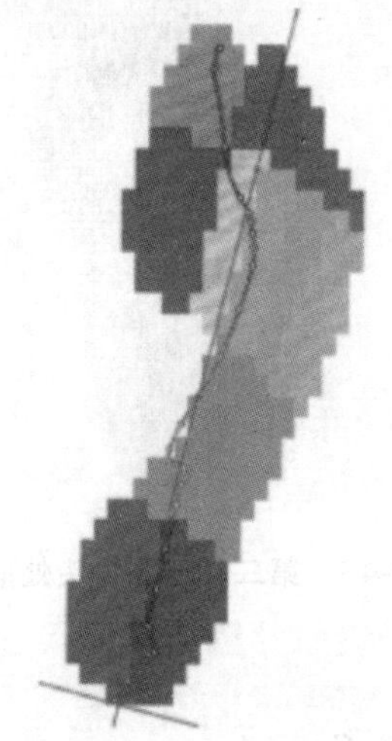
图3-47　中足关节卡顿

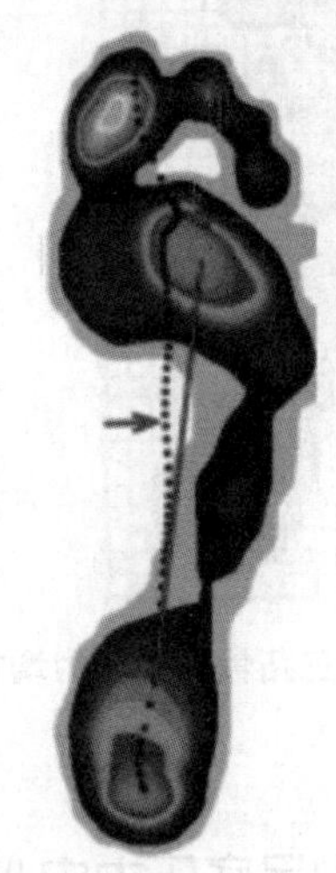
图3-48　骶髂关节僵硬

240. 糖尿病患者足底压力分析的意义是什么？

糖尿病患者常常出现血管病变、神经病变，足底感觉减退甚至消失，足底发生溃疡的概率大大增加，会引起感染，严重时可能发生局部或全足坏疽，甚至导致截肢。糖尿病患者发生足部溃疡治疗时间长、费用高，影响患者生活质量，常导致沉重的经济负担。足底压力异常是糖尿病患者发生溃疡的高风险因素，峰值压强是造成足部溃疡的重要原因。糖尿病患者足底产生溃疡常见于足底压力高的部位，特别是足部发生变形的糖尿病患者，足底形态以及受力异常，容易发生溃疡。适用于糖尿病患者的鞋垫、鞋甚至踝足矫形器，对于糖尿病患者足部的保护尤为重要，适配上述足部辅助器具时，关键要做到足底压力分布均匀。基于以上分析，针对糖尿病患者足底压力分析，具有现实的意义。在给糖尿病患者做足底压力分析时，适配足部辅助器具前、后都应该做足底压力分析，以保证穿戴足部辅助器具后足底压力均匀分布。鞋垫式足底压力测试仪适合糖尿病患者的足底压力检测。图3-49及图3-50分别是穿戴矫形鞋垫前后足底压力的对比，可以看出，穿戴矫形鞋垫之后，足底压力分布更均匀，足底压力局部过大的峰值明显下降。

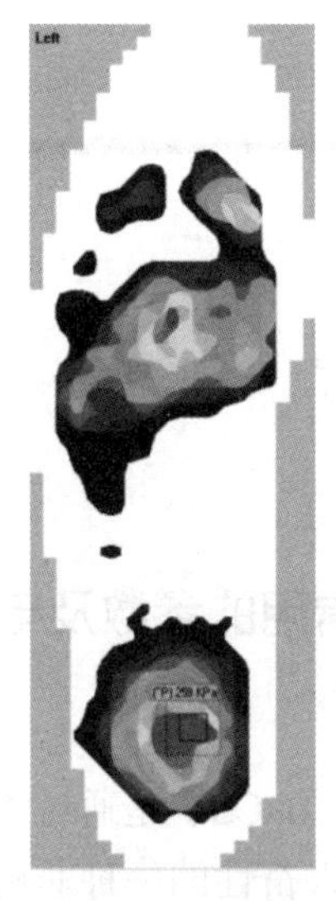

图3-49　穿戴矫形鞋垫前的足底压力

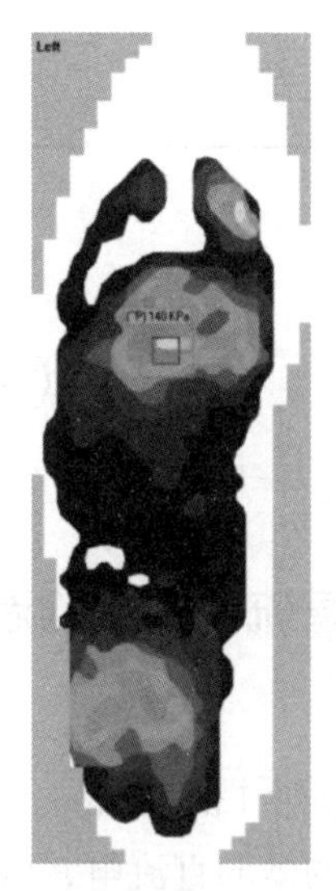

图3-50　穿戴矫形鞋垫后的足底压力

241. 避痛反应的足底压力特征是什么？

如果足部或者身体某个部位疼痛，人在行走的时候，会产生避痛反应，以达到疼痛部位减压或减少疼痛，这种避痛反应会使正常的步态及足底压力特征发生改变。如果较长时间没有解决疼痛的问题，由于避痛反应而产生的异常步态模式可能会固定下来，形成一种习惯性的步态，则需要更多的时间去纠正。有可能引起某一个异常步态及足底压力产生的原因不止一个，判断时，进行必要的临床检查是十分有必要的。足底有疼痛时，疼痛部位的足底压力一般都会小一些，步态线的长度、方向会发生改变。后足部分有疼痛，后足部位的足底压力会比较小，步态线的起始位置也会比较靠前；前足部分有疼痛，前足部位的足底压力会相应变小，步态线会提前终止。足外侧有疼痛，足部会产生外翻及外旋的动作避痛，足外侧的足底压力会小一些；足内侧有疼痛，足部会产生内翻及内旋的动作避痛，足内侧的足底压力会小一些。图3-51是一个左足小趾骨折患者的足底压力，足部外旋，前足部位外翻，前足内侧及第一趾处受力大，步态线在参考线内侧。

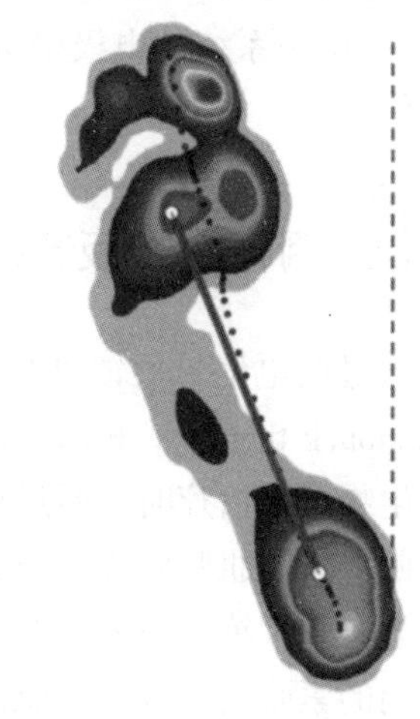

图3-51　左足小趾骨折避痛反应

四、康复医学相关治疗技术

（一）物理因子治疗

242. 经颅直流电刺激的治疗原理、适应证、常用的参数及电极定位方法是什么？

经颅直流电刺激（transcranial direct current stimulation，tDCS）是通过置于颅骨表面的电极输入1～2mA的微弱直流电，以改变皮质神经元活动及兴奋性的一种非侵入性脑功能调节技术。阴极刺激可使脑区被抑制，使皮质神经元的兴奋性降低；阳极刺激可使脑区被激活，使皮质神经元兴奋性增加。

适应证主要包括慢性疼痛、偏头痛、抑郁症或药物成瘾、脑卒中、阿尔茨海默病、帕金森病等。tDCS的刺激参数包括刺激强度、持续时间及电极大小等，刺激电流强度一般为1～2mA，电流密度≤0.5mA/cm^2，刺激持续时间通常为20～30分钟，电极面积在35cm^{2}以内。tDCS分为阳极刺激和阴极刺激。阳极刺激是指将阳极作为刺激电极放置于靶区（如初级运动区或前额叶背外侧等），阴极作为参考电极放置于参考区域（对侧的眶上区域、肩部或颈部）。阴极刺激与之相反，即阴极放在靶区，阳极放在参考区域。tDCS刺激点的定位可参考国际10-20系统的电极坐标，也可借助经颅磁刺激诱导相应的躯体部位产生运动诱发电位来定位。

243. 肌电生物反馈疗法的定义及临床应用是什么？

通过肌电信号反馈进行治疗的生物反馈方法称为肌电生物反馈疗法（electromyographic biofeedback therapy，EMGBFT）。肌电生物反馈疗法是目前应用最广泛的一种生物反馈疗法。肌电生物反馈治疗时，通过传感器采集患部骨骼肌的肌电信号，经过放大、处理取得积分电压，此电压与肌紧张程度成正比。通过声、光、数码等显示，可以观察到肌紧张的程度；再经过学习和训练使患者学会随意控制该骨骼肌的收缩或放松。其中，放松性训练主要用于降低肌肉的紧张度，以缓解肌肉痉挛；兴奋性训练主要用于增强肌肉的紧张度，以提高肌肉的收缩能力。临床上，肌电生物反馈疗法主要适用于紧张性头痛、焦虑症、脑卒中后偏瘫、脊髓损伤后截瘫、脑性瘫痪、不完全性周围神经损伤、肌腱移位术后、痉挛性斜颈等，近年来在康复治疗中也常用于吞咽肌力训练、呼吸肌力训练及盆底肌力训练等。

244. 什么是冷疗法？其临床应用及注意事项有哪些？

利用低于体温及周围空气温度，但在0℃以上的低温治疗疾病的方法称为冷疗法（cold therapy）。

临床应用：①适应证：急性软组织损伤，肌肉痉挛，急性炎症，急性期关节炎，带状疱疹早期，创伤性血肿早期等。②禁忌证：治疗部位存在感觉障碍或血液循环不良，恶性肿瘤，极度虚弱，心肺等重要脏器功能不全，局部组织受损、破裂，慢性炎症或深部化脓性感染，雷诺综合征，冷球蛋白血症，冷过敏等。

注意事项：①枕后、耳郭、阴囊、心前区、足心、腹部等部位慎用冷疗，以防发生不良反应。②冷吹风、冷气雾喷射等冷疗方式慎用或禁用于头面部，以免造成眼、鼻、呼吸道的损伤。③冷疗具有麻醉镇痛作用，如果使用不当可引起神经麻痹，特别是腓骨头附近腓总神经或肱骨内上髁处尺神经附近施行冷疗时，不应超过30分钟。④少数患者遇冷刺激后可发生冷过敏反应，表现为全身皮肤潮红、痒、荨麻疹、关节痛、心动过速、血压下降等，应立即停止治疗。

245. 低强度激光的治疗方法与临床应用是什么？

激光是由受激辐射放大而产生的光，具有亮度高、单色性好、定向性强、相干性好等特点。物理因子治疗领域通常利用低能量激光（low level laser therapy，LLLT）的生物学刺激效应治疗各种疼痛、损伤或炎症，具体治疗方法包括体表照射、体腔内照射、穴位光针治疗等；部分中、高能量激光器散焦后可用于低能量激光治疗。

低强度激光的临床应用：①适应证：神经性头痛、支气管炎、神经炎、神经痛、伤口感染、慢性溃疡、糖尿病足、丹毒、软组织扭挫伤、腰肌劳损、腰椎间盘突出症、颈椎病、骨性关节炎、腱鞘炎、肩周炎、滑囊炎、肱骨外上髁炎、肌筋膜炎、腕管综合征、颞下颌关节功能紊乱、子宫及附件慢性炎症等。②禁忌证：有恶性肿瘤、活动性结核、出血倾向及高热等患者禁用，禁止照射眼睛、甲状腺、妊娠子宫等部位。

246. 紫外线生物剂量概念及其分级是什么？常用照射方法与注意事项是什么？

有关紫外线生物剂量，1个生物剂量即最小红斑量（minimal erythema dose，MED），是指紫外线在一定距离下垂直照射皮肤敏感区，引起皮肤最弱红斑反应（阈红斑反应）所需的照射时间。根据紫外线红斑反应情况，临床上通常将紫外线剂量分为5级：亚红斑量、弱红斑量、中红斑量、强红斑量、超强红斑量。

常用的照射方法：局部照射法、中心重叠照射法、体腔照射法、多孔照射法等。

注意事项：①每次照射应使照射光线垂直投射到治疗区域上，并使光线中心对准治疗部位的中心。②重复进行紫外线照射时，不得超过原照射野边缘。③紫外线照射与其他物理因子治疗配合应用时，应注意先后次序，如果紫外线照射配合热疗时，应先做热疗，之后再进行紫外线照射。④紫外线照射配合药物治疗时，应询问患者是否正在使用光敏性药物。⑤紫外线照射伤口时，应根据伤口的情况调整剂量。⑥紫外线照射后局部出现细碎的小脱屑时，治疗剂量不宜再增加。⑦如出现明显的大片状脱皮时，建议停止紫外线照射。

247. 超声疗法的临床应用与注意事项是什么？

应用超声波以各种方式作用于人体，以治疗疾病的物理治疗方法称超声疗法（ultrasound therapy）。

临床应用：①适应证：颈椎病、带状疱疹、扭挫伤、肩周炎、腱鞘炎、骨膜炎、瘢痕及粘连、血肿机化、慢性附件炎、注射后硬结、颞下颌关节功能紊乱、血栓闭塞性脉管炎、乳腺炎、神经痛、冠心病等。②禁忌证：活动性肺结核、出血倾向、孕妇腹部、严重心脏病、急性化脓性炎症、小儿骨骺部位等。

注意事项：①治疗时耦合剂必须涂敷均匀，声头与皮肤垂直并紧密接触，方可调节输出，切忌声头空载，否则会使晶片过热损坏。②治疗中皮肤与声头之间不能有气泡，因为会造成在不同组织分界面上的能量反射而致局部温度急剧升高。③移动法治疗时勿停止不动，因为移动法的强度较大，声头停止不动易引起疼痛反应。④应注意保护声头，严防碰撞。⑤治疗前应检查治疗部位有无感觉障碍，如果治疗中患者出现疼痛或烧灼感，应停止治疗，及时处理。⑥超声药物透入时要注意禁用对皮肤有较强刺激的药物或患者过敏的药物。⑦超声头把柄如无保护层，治疗时操作人员应带手套加以保护。

248. 什么是神经肌肉电刺激？其临床应用包括哪些？

神经肌肉电刺激（neuromuscular electrical stimulation，NMES）是一种应用低频脉冲电流刺激运动神经或肌肉，引起肌肉收缩，以促进神经肌肉功能恢复的治疗技术。NMES主要刺激运动神经末梢，对有神经支配的肌肉进行运动性刺激，可改善运动控制，防治失用性肌萎缩，增强肌力和耐力；用于失神经支配肌肉的治疗，有利于维持肌肉的容积；也可以刺激Aβ神经纤维，产生镇痛效应；还可用于缓解痉挛。

临床应用：①适应证：下运动神经元损伤或疾病所致的肌肉失神经支配、失用性肌萎缩、习惯性便秘、宫缩无力等，上运动神经元疾病或损伤所致的痉挛性瘫痪，如脑卒中所致的偏瘫、脑性瘫痪和脊髓损伤后瘫痪等。②禁忌证：植入心脏起搏器、孕妇下腹部及腰骶部、开放性伤口或皮肤破损、急性感染、良/恶性肿瘤、活动性结核、骨髓炎等，认知交流障碍、皮肤感觉障碍者慎用。

（二）运动疗法

249. 物理治疗的定义和主要目的是什么？

物理治疗定义是指以循证医学为基础，按照患者的个体化特点，适时调整物理治疗干预内容与策略，从而达到增进健康与提升生活质量目的的临床专业。其主要目的是通过运动科学理论与方法，评估、分析与改善环境因素、个人因素与健康状况的相互影响，以预防、评估、增进或维持个体的身体功能、活动能力与社会参与能力，从而提升个体最大的行动能力与最佳功能。

250. 物理治疗师在康复中扮演着什么角色？

物理治疗师的首要角色是直接参与患者康复的临床干预者，其次是患者管理员角色。由于物理治疗师是根据医学伦理、患者管理，以及从事教学研究的要求与规章制度，保障其在医疗团队成员中的专业角色，在此范畴中，物理治疗师是以循证为临床工作依据并促进健康与身体功能的目标。因此，扮演患者管理员角色时，物理治疗师必须能够执行检查、评估、诊断、预后及介入五项临床病例处理的步骤以得到最佳的效果。

251. 物理治疗师在临床中的执业流程与原则是什么？

物理治疗师要能够基于临床推理完成检查、评估、诊断、预后及介入五项临床物理治疗步骤，借以得到最佳临床结局。执行方式依据临床医生的假设为导向算法的原则（Hypothesis Orientated Algorithm for Clinicians，HOAC Ⅱ）。HOAC Ⅱ为物理治疗师提供了一个概念性、以患者为中心的框架，用于管理各专科类型的康复患者，可使得同事之间的病历信息分享和讨论具有衔接和逻辑关系。HOAC Ⅱ设计患者管理的五个要素：检查、评估、诊断、预后和介入。此五个阶段非单向流程，而是决策进行中反复提出临床问题或假说、收集资料，并分析验证的双向流程。

252. 物理治疗师在扮演患者管理员角色时，第一阶段的检查或测试包括哪些内容？目的是什么？

第一阶段的检查或测试又称评估，包括病史收集、获取病历资料、会谈、观察与评估检查等方法，为客观的资料收集与陈述，如人口统计学、诊断、病史、家庭需求、活动与参与情形、关节活动角度、肌肉力量、反射等。咨询收集也包括患者提出的问题及非患者（如其家属）提出的问题，并确定还需要哪些其他信息，在此阶段，治疗师也需要制定检查策略，此策略不能脱离上述假设。同时，检查阶段获得的所有数据皆应清楚记录于档案中，并指明描述和分析支持或拒绝上述假设的原因，如果评量结果表示需要额外的检查或程序时，也应该对此进行描述。此阶段的目的是找出个案可能存在的问题，以更好地进行第二阶段和第三阶段，同时可以使用筛查测试，为咨询或转介其他专业做参考。

253. 物理治疗师在扮演患者管理员角色时，第二阶段的评估包括哪些内容？目的是什么？

第二阶段评估包括的内容除了统整收集的资料，了解患者疾病、功能（身体功能、活动、参与）与环境的相互影响，也针对评估所得的咨询做临床决策的反复验证，换言之，将第一阶段的客观资讯所建立的假说再反复进行测试，重复验证与修改假说过程，以得到最专业的判断。同时，在此阶段需建立可用来评估患者问题原因解决后的改变与测试标准（可测量的参数），与预期患者再治疗后出现的改变与预测标准（也为可量测参数），这部分也包括若是患者原因无法解决一段时间后，患者预期会出现的情况。目的是提供治疗诊断参考的同时，也为转介、咨询、预后与结局评估提供参考。此外，通过治疗成效评估（如评估介入后的结局、个案的病理变化、身体生理或解剖方面、功能限制、社会参与障碍、身体生理或解剖方面等）来提高评估治疗成效，以达到个体预期的治疗目标。

254. 物理治疗师在扮演患者管理员角色时，第三阶段的物理治疗诊断是什么？包括哪些内容？目的是什么？

物理治疗诊断是将评估的结果做整理归纳，给予功能性诊断，判断造成功能障碍的可能原因，从而为了解患者的可能预后，寻求有效介入策略的参考。物理治疗诊断的主要内容是依检查与评估结果给予患者一个特定的较佳操作类型，较佳操作类型依据患者分四大类，即肌肉骨骼、神经肌肉、呼吸循环、体表系统，共包括32种。目的是通过较佳操作并根据临床决策，推断其功能障碍的主要限制系统，明确是否与肌肉骨骼系统、心肺系统或神经系统的损伤有关，还是环境因素、个人因素等情境因素导致的，若有参与不足，明确造成参与不足的原因等。

255. 物理治疗师在扮演患者管理员角色时，第四阶段的预后包括哪些内容？

第四阶段的预后包括治疗计划的制订。这其中需要判断患者在未来某一段时间内可能取得的进步到达何种功能状况，并据此设定治疗目标，以及达成目标所使用的治疗或介入方式，预计介入时间及治疗频率。

256. 物理治疗师在扮演患者管理员角色时，第五阶段的介入的目的是什么？介入又包括哪几种方式？

第五阶段的介入即实际执行的物理治疗计划。物理治疗中要不断执行非正式再评估，其目的是了解患者的进步是否达到预期，明确是否需要修改介入内容或治疗目标，以及是否需要寻求其他专业人员的协助。介入方式分三大类：①沟通协调、文书记录、咨询。②教导，又称间接治疗。③处置性介入，又称直接治疗。其中处置性介入包括9大项目，即治疗性运动，生活自理与家务处理的功能性训练，工作、社会活动、休闲之整合或再整合功能性训练，手法治疗技术，辅助科技，气道清理，皮肤修护与保护，治疗性电学仪器及物理因子与机械性仪器等。

257. HOAC Ⅱ成为物理治疗师推动疾病预防的重要工具的原因是什么？

HOAC Ⅱ成为物理治疗师推动疾病预防的重要工具的首要原因在于HOAC Ⅱ的特征包括预防的概念，以及使用文献记录证明介入如何能够针对性预防。其次，HOAC Ⅱ可用于制定与预防相关的衡量结果，并确定实现风险因素减少所需的时间。综上所述，物理治疗师是医疗保健专业人员，其主要角色为帮助个人、团队或社区居民维持、恢复和改善运动以及身体功能，从而实现最佳身体表现、增强健康福利和生活品质的目的。

258. 物理治疗师扮演的其他角色包括哪些？职责是什么？

物理治疗师的其他角色包括咨询者、批判性思考者、教育者或管理者。扮演咨询者角色时，物理治疗师必须运用专业知识及技巧，在有限的时间内辨别问题所在、提供解决方案，或者提供和特定结果或资源给予接受咨询者。而扮演批判性思考者角色时，则通过运用科学原理来解读专业文献、参与计划及执行研究、评估结局资料、并进一步评断及运用新的概念和技术。扮演教育者角色时，提供个体引导或使个体了解示范教育服务本身便是治疗介入的构成元素，其他相关教育活动还包括专业教育、临床教育、在职培训、公众教育等。扮演管理角色时，即有效率地并有结局地进行规划、指引、组织以及管理人力、科技、环境及财务资源的过程以提升单位品质；此外，管理也包含个别物理治疗师对患者资源的管理运用。

259. 物理治疗服务的对象及内容是什么？

物理治疗的对象包括出现肌肉骨骼、神经肌肉、心血管、心肺系统或皮肤系统的异常，或者是独立个人或环境因素而对身体出现负面影响的患者。

物理治疗的内容如下。

（1）患者合作，在服务初期，物理治疗师建立良好医患关系，了解患者期待得到的结局，过程中需将患者的期待纳入服务计划。

（2）第一次检查、评估、诊断及预后的推测，以利于后续服务。

（3）拟订照护计划，包括治疗的目的、预计介入所能得到的结局、较佳治疗类型、建议的目标服务次数。

（4）干预，包括指导性干预。

（5）再评估，在干预的过程中不断地再评估，根据目标是否达成及患者健康状况及时调整方案。

（6）终止治疗，当达到预期结果时可以终止治疗。

（7）沟通、协调、记录，以上所有过程都需要再沟通、协调及记录。

260. 肌肉骨骼系统的物理治疗操作类型有哪几类?

共有10种类型。①类型1：将需要预防发生健康问题或给予健康促进的患者归于一类，例如，停经妇女、长期未加重状况、服用抗癫痫、类固醇等药物的个案。②类型2：将具有可能形成姿势不良状况的个案归于一类，例如，怀孕、长短腿、疼痛、斜颈的个案。③类型3：将其疾病或状况可能损害肌肉表现的患者归于一类，例如，糖尿病、骨盆肌底失能、肾病等个案。④类型4：结缔组织失能。⑤类型5：局部炎症。⑥类型6：脊椎损伤。⑦类型7：骨折。⑧类型8：关节重建。⑨类型9：软组织手术有关的关节动作不良、动作功能损伤、肌肉损伤或关节活动度不良。⑩类型10：和截肢有关的动作功能、损伤肌肉表现、损伤关节活动角度不良，步态不良，移动不良和平衡不良。

261. 针对肌肉骨骼系统物理治疗介入方法包括哪些?

（1）治疗性运动：治疗性运动是物理治疗师根据评估结果所制定的身体姿势动作或活动干预方法，以达到治疗或预防功能损伤，促进功能恢复，减少造成损害的危险因子，提升健康身体功能的目的。治疗性运动，包括主动式运动和被动式运动，视患者操作自己肢体的能力或是治疗目的决定给予哪一类运动。常用的主动式治疗性运动，包括有氧心肺耐力训练，敏捷度训练，静态或动态平衡训练，本体感觉训练，动作模式的协调训练，符合身体力学的姿势动作训练，稳定性训练，行走训练，步态训练，肌力、肌耐力、爆发力训练，放松训练等。常使用的被动式治疗性运动包括肌肉和关节的牵拉运动。

（2）手法治疗：手法治疗是指治疗师以经良好训练的手部动作来增加粗大伸展性关节活动度、松动软组织及关节，促进身体放松，减少肿胀，减少肢体受限程度，常用的方式包括关节松动术、徒手牵拉、软组织按摩、淋巴按摩等。

（3）功能训练：根据评估结果，了解患者的功能限制，利用治疗性运动改善其动作表现后，提供针对生活所需的功能活动训练。

（4）物理因子与机械性仪器：该治疗的疗效多显现在疾病急性期，慢性期应用该治疗，通常是为了使患者的状态可耐受手法治疗或功能训练。

（5）工作、社会活动、休息的整合训练：配合患者生活环境、职场环境的工作需求，休息或运动爱好所需的功能动作能力给予训练，或是建立环境改造工程。

262. 中枢神经系统疾病的介入策略有哪些？

中枢神经系统的疾病包括脑卒中、脑损伤、脊髓损伤、（小儿）发育迟缓等。常见的症状是肌力不足、张力异常、活动功能障碍等。所以，物理治疗师需要评估能力、按照神经物理治疗临床模式的基本原则，结合治疗技巧，早期实施干预，改善患者的肌力、肌张力、活动障碍等，以促进社会参与。在干预方面，除一般的肌力、肌耐力等治疗外，还要注重神经肌肉诱发技巧、任务导向功能训练、神经肌肉电刺激等的临床应用。传统的神经肌肉诱发技巧包含Bobath技术、Brunnstrom技术、本体感觉神经肌肉诱发技术。Bobath技术早期强调抑制不正常姿势反射和关键点控制，现代Bobath技术注重正常动作分析、姿势动作诱发。Brunnstrom技术强调初期协同动作模式的诱发与中后期协同动作的破除，引导建立自主动作的产生。本体感觉神经肌肉诱发技术强调技巧性螺旋及斜向的正常动作模式。任务取向功能性训练是以目标为导向来训练具有功能性动作的能力，用于动作再学习理论的临床治疗方式之一。

263. 发展迟缓儿童物理治疗早期介入的原则有哪些？

①由发展迟缓的治疗至发展迟缓的预防。②早期发现、早期介入。③家庭为中心、家人参与、父母充实。④解决问题为导向。⑤专业团队的介入。⑥以循证为临床决策提供参考。

264. 应用心血管及呼吸系统的物理治疗操作有哪几类人群？

共8种类型。①人群心血管及肺部疾患的初级预防，包括物理治疗评估检查后显示，患者需要进行相关预防，例如，糖尿病患者，有心血管疾病及其危险因子包括家族史、肥胖、不活动的生活习惯的患者，以及抽烟的患者。②功能退化有关的有氧能力、耐力受损的个体，例如，后天免疫失调、癌症、心血管疾病、慢性系统性衰竭、多系统功能损害患者等。③呼吸道清洁功能障碍有关的换气不良，呼吸交换不良患者，有氧能力耐力受损患者。④与心血管功能失能或衰竭有关的有氧能力、耐力受损患者，包括心肌梗死及病变、血管栓塞或手术后、严重心律不齐、心脏衰竭及各类心脏疾病。⑤换气功能失能或衰竭有关的换气、呼吸气体交换不良患者，包括神经肌病、脊髓灰质炎、限制性肺疾、肺纤维化及脊髓损伤等。⑥呼吸衰竭有关的换气、呼吸气体交换不良患者。⑦和新生儿呼吸衰竭有关的换气、呼吸气体交换不良，对有氧能力受损患者。⑧和淋巴系统疾患有关的循环不良，肢体肿胀患者，这类患者包括先天免疫不全症，蜂窝织炎感染或败血症，淋巴水肿，放射性交感神经失养症等。

265. 针对心血管系统物理治疗介入方法包括哪些？

（1）肺部清洁技术：良好的肺部清洁是患者拥有良好肺部通气、呼吸能力和气体交换能力的基本要素，传统的肺部清洁技术，包括体位引流，徒手叩击或振动，咳嗽或抽痰，其他方式包括自我引流法、主动呼吸技巧、正确呼气法、拍痰法。

（2）改善肺部通气技术：常用的技术包括呼吸运动（又称呼吸再训练）、持续最大吸气法、呼吸肌训练等。其中呼吸运动包括横膈腹式呼吸法、缩唇吐气法等。

（3）有氧能力促进技术：有氧运动的原则包括大肌肉群参与有规律性运动，每次运动至少20分钟以上，每周运动3～7次，运动强度因人而异，一般在最大运动量的50%～60%。物理治疗师制订训练计划前应仔细评估患者的危险分级，依据评估结果设定适当的运动内容，并在训练时随时监测患者运动的生理反应，包括呼吸、心率、血压及血氧变化。适当的运动计划可以增加患者的运动耐力、最大摄氧量，提高呼吸困难阈值，并减少亚极量运动时的换气量、摄氧量和无氧阈值。

266. 表皮系统的物理治疗类型有几类？介入方式有哪些？

表皮系统的物理治疗操作类型共有5大类，在介入方面，除沟通、协调及教育外，在处置性介入方面注重运动治疗、生活自理或工具性生活自理的独立性，教导与工作有关的操作，以避免或减少伤害，或提供适当的科技辅助。表皮伤口的物理治疗通常会考虑给予外在的压力，以及静脉或淋巴回流，然后再配合其他的治疗。

267. 智力物理治疗临床应用类型有哪些？

智力物理治疗临床应用类型包括康复机器人、虚拟或扩充实境（VR或AR）、可穿戴传感器结合的远距离康复等。虚拟现实是利用现代科技建立真实世界相似的环境物件，使患者融入电脑虚拟的环境而产生互动。主要分为头戴式屏幕的浸入式（immersion VR）、经立体投影的投射型（projection VR）、利用汽车驾驶等感测器呈现于电脑荧幕的模拟型（simulation VR）、透过鼠标控制的桌上型虚拟系统（desktop VR）。扩充实境则是通过荧幕等辅助装置，将虚拟和真实世界结合地呈现。将虚拟和扩充实境技术引入物理治疗的好处是可以让患者在运动过程中获得乐趣，以及额外的视觉或大脑刺激。远距康复利用网络视讯，进行治疗师端对患者端的康复咨询及运动指导等。

268. 压疮的物理治疗介入策略有哪些？

①对伤口处理的敷料及药物。②使用床垫、支持或挪位来移除压力。③对伤口预后不良状况的治疗，如营养不良、炎症等。④使用物理治疗方法，如电刺激、超声波及低能量雷

射治疗。例如，对压疮高危险性的患者给予防止压疮的泡棉床垫，此外，易压疮处支持、挪位，在骨处皮肤给予润滑或提供营养，以预防压疮的发生。压疮的物理治疗，主要是减少血流，减少肿胀来增加肉芽组织的形成。治疗性超声波被用于慢性伤口，其治疗效果来自非热效应。电刺激通常是在伤口上使用直流电，它被认为可以促进伤口愈合。

269. 手法治疗的目标是什么?

手法治疗是指医者在治疗患者的过程中，使用双手进行引导或操作，让肌肉骨骼系统在姿势平衡与无痛的状态下，恢复最大的活动度。手法治疗的技术门派很多，各种技术的原理与哲学思维也不尽相同。其定义明确指出了不同技术的共同目标：在静态方面，要能维持人体的姿势与张力系统的平衡；在动态方面，则应让各个骨关节结构的活动度都能达到正常范围的极限，而且完全无痛。因此不能只着眼于症状部位的组织变化，而应放眼综观全身结构的静态与动态平衡。疼痛往往是患者寻求手法整复最常见的主诉。临床上，当人体经过手法整复后，在结构趋近平衡的同时，疼痛通常会大幅缓解。

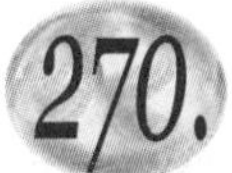

270. 如何理解手法治疗的局限性?

手法治疗虽然能使活动度不足的结构增加其功能，却不能使活动度过度的结构减少其功能，这是手法治疗的局限性所在。因此对于不稳的问题（如重度脊椎滑脱），直接对不稳定部位做手法整复反而是禁忌。轻度的脊椎滑脱可以先以手法整复滑脱以外部位活动度不足的结构，并将整个体态对位矫正，以建立新的动态与静态平衡；再配合运动治疗将核心肌群强化，增加脊椎的稳定度，至于严重不稳定的脊椎滑脱，还是得由手术进行内固定。此外，手法治疗就像堆积木一样，它只能将不对位的积木排列整齐（建立姿势平衡），各个积木必须原本就完好无缺。如果积木本身有缺损变形（如椎体的骨折、癌细胞或细菌侵入等），手法治疗就无用武之地了。

271. 肢体功能障碍指什么?

肢体功能障碍的定义是身体结构系统相关的构成组织，包括骨骼、关节、肌筋膜与相关的血管、淋巴与神经等的功能障碍或变化。这个定义中要注意3个重点。

（1）肢体功能障碍是一种筋骨结构失衡的状态：可能是扭曲缩短的肌肉，牵拉骨骼使其位移；也可能是扭曲缩短的肌肉不对位的骨关节造成肌筋膜纤维的扭曲。原本的结构平衡最终被破坏。实际上，这些造成结构失衡的始作俑者（扭曲短缩的肌肉或不对位的骨关节）本身不一定会痛。它们破坏了原有的结构平衡之后，常会在身体的其他部位产生不正常的张力，疼痛也会在那里发生。因此，用压痛触诊来定位肢体功能障碍是很冒险的，因为压痛部位可能只是反映组织张力异常的部位，并非真正的功能障碍所在。

（2）肢体功能障碍的影响并不只在骨关节与肌筋膜，还包括相关的血管、淋巴与神经等。

（3）手法治疗处理的是功能性问题，而非器质性问题。在此所谓的功能，包括关节的活动与末端感，肌肉的长度、张力、肌力、耐力与动作控制等，这些都是手法治疗的重点。如果产生了器质性的病变或损伤（如癌变、感染与外伤性脱位），这些病灶就不能叫作肢体功能障碍了。

272. 附属运动主要指什么？

附属运动是指伴随着生理动作而发生在关节内的小范围活动，活动范围比生理动作小很多，通常肉眼不能发现。例如，盂肱关节做外展时所伴随的肱骨头向下滑动。关节内活动大致有滑动、滚动与牵引三种形式。当一个关节发生生理动作时（不论主动或被动），一定会伴随关节内活动，但人们若想单独做出关节内活动而不发生生理动作，就只能以被动的方式来完成，用主动的方式是做不到的。手法治疗技术中的关节松动术与快速手法就是以被动的方式突破关节内活动的限制界限，当关节内活动的动态改善了，生理动作也会随之改善。

273. 关节松动术中“凹凸定律”指什么？

在临床运用方面，“凹凸定律”由Kaltenbron提出，如果关节近心固定端的关节面是凹面，远心松动端的关节面是凸面（如盂肱关节），松动的施力方向应与活动限制的方向相反。如果关节近心固定端的关节面是凸面，远心松动端的关节面是凹面（如膝关节），松动的施力方向应与活动限制的方向相同。举例来说，如果冻结肩造成盂关节的外展动作（属于生理动作）受限，我们想要增加外展的角度，就不要硬将肱骨往上拉，应先增加肱骨头的向下滑动（属于关节内活动），这样外展动作做起来就容易多了。

274. 手法治疗的界限点包括哪些？

手法治疗的界限点主要包括生理界限、弹性界限、解剖界限、限制界限。生理界限指正常关节做主动随意动作时所能达到的极限。弹性界限指正常关节在被动活动时所能达到的极限，通常超越生理极限。解剖界限指正常关节活动所能达到的最大极限（已超过弹性界限），超过这个界限，会导致韧带关节囊断裂受伤（如踝关节扭伤造成韧带断裂）。限制界限指因关节异常造成主动活动受限，在到达生理界限之前就遇到的限制，手法治疗的重点就是要突破这个界限。

275. 手法治疗的诊断思维包括哪些？

手法治疗是一种比较保守的治疗方法，因此在执行手法治疗之前，必须有一套兼具深度和广度的诊断思维，才能让手法治疗的效果发挥到极致，并将风险降到最低。因此，有人提出了力学异常三阶诊断架构来分析患者的力学异常。

第一阶诊断：找出造成患者症状的初级病灶。

第二阶诊断：找出造成第一阶初级病灶背后的结构失衡状态，即肢体功能障碍。

第三阶诊断：找出造成第二阶肢体功能障碍的根本病因。具体又分为先天病因（如结构性长短脚、半椎体等先天性异常），后天病因和生活习惯（如姿势不良、不当动作、情绪压力、睡眠障碍、营养失调、外伤碰撞等）。

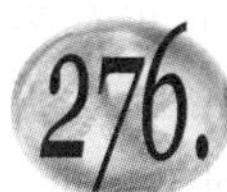

276. 肢体功能障碍的诊断中ART具体指什么？

ART取自三个英文字的首字母，即asymmetry（不对称）、restriction of motion（活动受限）、tissue texture abnormality（组织质地异常）。不对称指在静态时骨骼结构左右两侧的不对称，例如，高低肩、肋骨的轮廓差异等，通常由视诊和触诊来确认。活动受限指一个关节或身体一个区域的活动度受限（存在限制界限），可由主动与被动动作检查得知。组织质地异常指触诊软组织时手下的感觉异常，例如：①肌肉张力过高，这是α或γ运动神经元过度兴奋的结果。②关节错位造成的韧带硬结、肌肉条索、肌筋膜激痛点等。③皮肤交感神经支配感受器的功能异常，包括竖毛肌的收缩、血管的收缩、汗腺分泌等。这些通常是因肢体功能障碍使脊髓敏感化所造成。

277. 手法治疗的适应证有哪些？

①必须是力学相关的问题：应先排除炎症、癌症、感染、神经疾病、血管疾病、内脏疾病与心理因素等问题的存在。通常情况下，力学相关问题才用手法治疗解决。②必须找得到第二阶的肢体功能障碍：肢体功能障碍是手法治疗的对象，如果不能用ART（ART代表三个英文字的首字母：Asymmetry（不对称）、Restriction of motion（活动受限）、Tissue texture abnormality（组织质地异常）找到肢体功能障碍，手法治疗就无用武之地。通常满足了以上两个条件，才考虑使用手法治疗。也就是说，所有力学相关问题，能找到肢体功能障碍者，就是手法治疗的适应证。

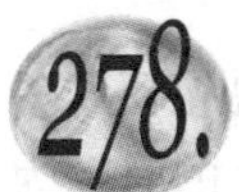

278. 手法治疗的禁忌证包括哪些？

①血液相关疾病，如椎底动脉循环不良、动脉瘤、出血倾向。②神经相关疾病，如严重神经损伤（脊髓肿瘤、颈部椎间盘中央突出压迫脊髓、马尾综合征等）。③炎症相关，如阑尾炎、骨骼感染。④不稳定状态，如骨骼肿瘤（原发性或转移性骨骼肿瘤、多发性骨髓瘤、柏哲德病等）。⑤不稳定性脊椎（外伤、骨折、严重的骨质疏松）。⑥患者特殊情况，如患者的心理状态，是否处于妊娠期。⑦医者相关，包括检查不足与技术不良，医者若无法在执行快速手法之前检查出关节活动受限的部位、限制界限的方向与程度，就无法在正确的体位，以正确的方向与力道进行整复。操作者若没有一定的训练经验，就无法掌握正确的方向与力道，进行快速手法的危险相对较高，应以较安全、简单的软组织手法替代。

279. 手法治疗前的注意事项包括什么？

①精确的诊断，由病史询问、生理检查、影像学检查等找出造成患者主诉症状的第一阶诊断，此部分重点在于排除非力学相关问题。接着由ART检查，找出第二阶诊断（肢体功能障碍），看看是哪些关节或软组织出了问题。最后设法找出第三阶诊断，帮患者厘清先天或后天的根本病因。②在三阶诊断都结束之后，为患者制定全面的治疗策略。③排除禁忌证，决定手法治疗时，应考虑这些部位是否有手法治疗的禁忌证存在。若有快速手法的禁忌证，则应以较温和的软组织手法取代，若患者的情况完全不适用手法治疗，应快速转诊到相关科室处理。④要慎重选择整复类手法。

280. 常用手法整复技术中软组织技术的手法形式和操作要点是什么？

软组织技术的手法形式如下。①纵向牵拉：将肌肉的起始点与终止点分开，沿着肌筋膜组织的纵轴增加其长度。②侧向牵拉：至肌肉的终点附近，与其轴相垂直做侧向移动。③直接抑制压迫：压力是于肌肉肌腱交接处，朝向肌腱方向深处至少30秒或直到组织释放（长度增加或张力降低）。

操作要点：①患者的体位要舒适。②医者的手必须能敏锐地感知组织对治疗的反应，③施力要慢，收力也要慢，切莫让组织快速弹回，否则会加重痉挛。④手指要带着皮肤走，切勿划过皮肤。⑤施力应平均分散，勿在单位面积内施于太多力量。⑥勿在骨头突出处施力，也不要在肌肤部位重压。

281. 常用手法整复技术中肌筋膜释放术的手法形式和操作要点是什么？

肌筋膜释放术手法形式有3个步骤。①施力牵拉肌筋膜组织限制界限。②将组织在限制界限定住不动。③等候释放的发生。以上3个步骤可重复数次，直到增长不再发生为止。

操作要点：①本技术的施力深度以恰可挪动皮肤与皮下脂肪为准。②治疗前要先朝一个方向触诊，找到限制界限，再以轻柔的力道进行释放。③在限制界限等候释放发生的时间为20～60秒。释放发生时医者可发现肌筋膜原先的活动限制消失，活动度增加。

282. 常用手法整复技术中肌肉能量技术的手法形式和操作要点是什么？

肌肉能量技术疗法的手法形式如下。①等长收缩释放法，常用于亚急性情况。②交互抑制法，常应用于急性期治疗。③收缩放松法，运用于肌筋膜松动。

操作要点：①将预备治疗的肌肉或骨关节摆置限制界线的起始点。②医者引导患者朝向特定方向做等长收缩约5秒。③然后让患者全身放松。④当患者完全放松（约需2秒），医者慢慢重新摆位至新的限制界线的起始点。⑤重复以上步骤，直到动能不再改善为止（重复3～7次）。

283. 常用手法整复技术中拉长反拉长技术的操作要点是什么?

操作要点如下。①先找到肌肤或肌腱上的压痛点。②医者手指持续轻放在压痛点上。③将患者体位摆在让压痛点完全消失或明显改善的位置，通常是在该点肌肉短缩（反拉长）的状态。④在该点位置停留90秒或等到释放发生。⑤将体位慢慢回到起始位置。⑥再次检查压痛点，若治疗有效，压痛点会完全消失或者明显改善。

284. 常用手法整复技术中关节快扳法的手法形式和操作要点是什么?

关节快扳法的手法形式如下。①短杠杆手法：施力点与整复标的距离很近，力道较精准，多用于脊柱单关节功能障碍。②长杠杆手法：施力点与整复标的距离较远，力道较大，多用于僵硬或较多关节的脊柱功能障碍。此外，将关节内复位（希里式Cyriax）的椎间盘整复手法亦属长杠杆手法。

操作要点：①精确的触诊确立限制界限。②正确摆位，患者能充分放松。③去除皮肤软组织的滑动。④到达限制界限。⑤于患者吐气时，做高速度、低振幅的快扳手法以突破限制界限。

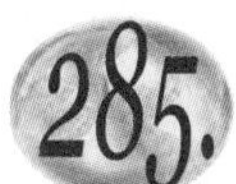

285. 常用手法整复技术中关节松动术的手法形式和操作要点是什么?

Maitland将关节松动术的手法形式分为四级。

（1）第一级：松动术是在关节活动范围的正中位置所做的小振幅振动，振动的频率为每秒2～3次，持续10秒为一回，每次治疗重复2～3回，每回之间休息15～30秒。

（2）第二级：松动术是在由关节正中位置，朝向限制界限移动的中段范围所做的大振幅摆动，摆动的频率为每秒2～3次，持续20～30秒为一回，每次治疗重复3回，每回之间休息30秒。

（3）第三级：松动术是在关节活动终端的限制界限所做的大振幅振动，振动的频率为每秒2～3次，持续30～60秒为一回，每次治疗重复4～5回，每回之间休息30～60秒。

（4）第四级：松动术是在关节活动终端限制界限所做的小振幅摆动，摆动的频率为每秒2～3次，持续30～60秒为一回，每次治疗重复4～5回，每回之间休息30～60秒。

操作要点：除精确的触诊以确立限制界限外，应依患者的情况选择松动的等级，如果被动检查患者的关节时，发现在未到达活动终端之前即感到明显疼痛，表示正处于急性期或者可能有关节外的病灶，此时应该使用第一级或第二级松动术，如果到关节活动终端之后才感到轻微疼痛或者不会疼痛，表示关节囊有慢性的短缩或者粘连，就应使用第三级或第四级松动术。

286. 手法整复中的注意事项有哪些?

①正确的摆位，患者应处于舒适放松、最少疼痛的姿势，如此整复过程中对医者的抵抗力最小。②务必要到位，整复时，必先找到并停留在限制界限，即所谓的到位，到位之后，才开始操作特定的软组织或开展手法。③善用试探性整复，在没有把握是否做对方向或有无恶化风险时，不要一次把所有的力道或次数用尽，建议先用三次到五次做个试探，看是否症状改善，如果症状明显改善，这个方向就可以作为最佳整复方向，可大胆的把剩余的力道跟次数做完，如果症状反而恶化这个方向就必须避免试探性整复，这是掌握治疗、确保安全的一大保障。④避免性骚扰纠纷，给异性患者进行手法操作时必须有第三人在场，切忌同患者独处。

287. 手法治疗前应如何精确诊断?

精确诊断是通过病史询问、体格检查、电生理检查、影像学检查等循序找出患者的主诉症状的第一诊断。此部分的重点在于排除非力学相关的问题的存在，若真的有非结构性的问题，就应转诊至相关的专科，接着由ART检查找出第二诊断，看看是哪些关节或软组织的问题，这是手法整复的适应证所在，最后要设法找出第三诊断帮助患者厘清先天或后天的根本原因，作为日后预防复发的依据重点。

288. 如何选择整复手法?

手法选择要基于医患双方的状态，医者通常会选择自己比较熟悉，有自信的手法，如果医者本身是女性，就应避免患者会触碰到自己胸部的手法，医者本身的体型如果比较瘦小，就要选择能善用体重比较不费力的手法。在患者方面，如果施治部位有急性疼痛，应选择比较不会刺激施治部位的间接手法或交互抑制法，如果患者是孕妇、体质较敏感或柔软度较差，就应该选择比较温和的软组织手法，太过激烈的快扳法就不适合。

289. 手法整复的评估、宣教与随访应该怎么做?

①整复后的立刻评估：手法整复后立即评估手法，整复后一定要再度评估第二阶肢体功能障碍是否改善，除非合并急性炎症，通常第二阶的肢体功能障碍改善，第一阶病灶的症状也一定会跟着改善。②整复后的宣教：手法整复的本质是在改变人体结构，将肌骨结构重新对位，为了适应新的结构平衡，有些患者在整复后身体会酸痛一天至三天，少数体质比较敏感的患者甚至会长达一周以上。③后续随访：一般来说，一周两次的治疗频率已足够，如有改善可逐渐减少治疗的频率。急性腰椎间盘的患者，由于整复后再度突出的机会颇高，第一周建议治疗三次至五次，以后逐渐减少。每次回诊时应评估症状改善的程度与肢体功能障碍

的变化。如果疗效不佳，除检讨手法整复的策略与执行的内容外，应确认患者是否有认真改正不良生活习惯并切实执行居家运动。

（三）作业疗法

290. 什么是作业治疗？

作业治疗（occupationaltherapy），在我国香港地区译作“职业治疗”，我国台湾地区译作“职能治疗”。根据世界作业治疗师联合会（World Federation of Occupational Therapists，WFOT）2012年的最新定义，作业治疗是以服务对象为中心，通过有意义和目的的作业活动促进健康与幸福的一门医疗卫生专业。作业治疗的主要目标是协助人们参与到日常生活活动中去，作业治疗师通过与个人和社区的合作，或者通过活动调整或环境改造来提高服务对象的参与能力，支持他们更好地参与其想做的、必须做的或被期望做的作业活动，实现治疗目标。作业治疗的关注点是服务对象的功能、生活、健康与幸福，是帮助其服务对象提高自理能力和生活质量，促进其回归家庭和社会的桥梁和纽带。实施作业治疗要以其实践模式为指导，重视服务对象的需求并对需求进行活动分析和作业分析；服务对象/家属要参与制订活动计划并有决定权；作业治疗中服务对象为活动主体，作业治疗师为帮助者、促进者。设计治疗性作业活动既要重视恢复丧失的功能、利用残存的功能，又要重视环境因素对个人角色和作业表现的影响；通过活动分级和活动调适等手段，提供社会资源等信息，实施个体化的作业治疗，以提高服务对象的作业表现。

291. 作业治疗的服务对象及服务范畴包括哪些？

作业治疗的目的是协助服务对象参与作业活动，因此任何人在执行作业活动时有障碍和/或扮演社会角色有困难时都是作业治疗的服务对象，包括各个年龄段因外伤、意外、疾病、压力或者环境因素等造成的神经系统、骨骼肌肉系统、免疫系统、心肺系统及遗传性疾病等所致的生理障碍和/或心理、社会、行为、情绪失调等影响作业角色发挥者。

通常，人们的作业范围可以概括为日常生活活动（activities of daily living，ADL）、休息睡眠、教育、工作、玩耍、娱乐、社会参与等。同时，人们的作业活动表现又受表现技巧（如动作技巧、处理技巧、社会互助技巧等）、表现模式（如习惯、常规等）、服务对象本身身心因素（如价值观/信念、身心功能、身体结构等）及环境与情境（如物理、社会、虚拟、文化环境等）等因素的影响。因此，人们从事的所有作业活动及所有可能影响作业活动表现的因素（如表现技巧、表现模式、服务对象自身身心因素及外界环境等）都是作业治疗的服务范畴。

292. 作业治疗流程主要包括哪几个步骤?

①评估：作业治疗师在接到医师的转介单后首先与服务对象面谈、观察或使用各种评测工具来评估其作业活动及其影响因素，以了解其个人背景、可以利用的功能及其具体障碍，即收集服务对象的有关资料，作为设定预期目标，制订治疗计划的依据。②设定治疗目标和治疗计划：作业治疗师利用专业知识和临床推理分析服务对象的问题及可能的影响因素，以服务对象为中心，通过与服务对象或家属讨论设定治疗目标和治疗计划。③治疗的实施：即依据治疗计划来实施作业治疗。④再评估：即定期评估目标达成情况。⑤根据再评估的结果修改治疗目标和治疗计划。

293. 作业治疗的治疗策略有哪些?

①健康促进（health promotion）策略：即通过给服务对象提供丰富的情境或活动体验，以增进其生活表现与健康，该策略的应用不一定是失能者，如刚退休的人、社区居住的老年人等。②矫正/恢复性（remediation，restoration）策略：即利用活动、运动、训练等方式改善受损的功能，此策略适用于具有恢复潜能者，如脑卒中急性期、外伤术后等。③维持性（maintenance）策略：即利用活动、运动等方式以维持服务对象的功能，适用于功能无法进步者或不接受治疗功能可能会退化者，如功能恢复处于平台期者。④代偿/适应性（compensation，adaptation）策略：即通过指导代偿方法，如利用辅具、环境改造等方式来提高服务对象的作业表现，适用于自身功能无法实现但又需提高其作业表现者，如退化性疾病患者、脊髓损伤者。⑤预防性（prevention）策略：即通过指导相关知识、运动或活动以预防服务对象功能受损，适用于有可能发生某种导致作业表现障碍状况的服务对象，如工作时姿势不正确者、感觉功能不良者等。在实际工作中，作业治疗师应根据服务对象的个体情况，利用专业知识和临床推理，并与患者/家属一起讨论来确定治疗策略。

294. 作业治疗常用的治疗方法有哪些?

为实现治疗目标，作业治疗师应针对服务对象实际情况选择治疗方法，根据其理解能力、生活背景、学习方式等选择适当的指导技巧并提供反馈。常用的治疗方法如下。①使用具有治疗意义的活动与作业：作业是指对服务对象有意义与价值的日常生活活动，通过让其参与角色所需的作业活动而获得满足感、自尊心、成就感等，是作业治疗师最重要的治疗方法，如利用作业活动的特点让其练习穿衣、洗漱、进食、家务活动等学习生活技能，或利用活动的特性使其参与拼图、套圈、玩跳棋等活动练习认知功能、平衡能力、手的灵活性等。为了提供适合的作业活动，治疗师必须熟悉活动分析以及调整难易度的方法，以使活动的种类与难度和服务对象的能力与需求相匹配。②准备性方法与任务：在服务对象能力损伤严重尚无法参与活动前，治疗师可提供徒手刺激、反复运动及练习、支具、辅助技术或助行器具等，以改善服务对象的基础功能，如关节活动度、肌力、协调、感觉、知觉认知等功能。③宣传教育与训练：作业治疗师运用专业知识，为服务对象或家属提供相关宣传教育与建议，如疾病相关的知识、购买辅具的建议、家庭环境改造的建议等，或者训练照顾者照顾的技巧，如协助摆放体位、翻身、转移等。④集体治疗（团体治疗）：是利用参与活动的成员之间共同学习、互相支持、互相分享经验的方式达到单独治疗所不能达到的效果，如心理情绪的支持与调适、人际互动技巧等。

295. 日常生活活动的分类及常用评定方法有哪些?

日常生活活动是个体自我照顾及生活独立程度的重要指标，分为两大类。①基本或个人ADL（basic or personal activity of daily living，BADL or PADL），如翻身、坐起、转移、进食、梳妆、洗漱、洗澡、如厕、穿衣等。②工具性日常生活活动（instrumental activity of daily living，IADL），如使用电话、购物、烹饪、照顾宠物、整理家务、服药、理财、使用交通工具、处理突发事件等。

临床上常用提问法和观察法进行ADL评定，且常二者结合应用。提问法是通过提问的方式来收集资料和进行评价，有口头提问和问卷提问等方式。观察法是通过直接观察个体ADL完成情况进行评价。因受环境因素等影响，个体ADL执行能力（在特定的场所使用特定的道具）（能够做的活动）与ADL实际表现（正在做的活动）或依赖程度之间可能存在差异，必要时需对二者都进行观察，同时还要询问其自我感觉ADL的困难程度及照顾需求。通过评定明确个体ADL独立程度和需要帮助量，为制定治疗目标、方案等提供依据，也可评价治疗效果，比较不同治疗方案的优劣，分析投资与效益比等。进行ADL评定时内容应尽量全面，有明确的、相对统一的评定标准，结果可靠，能体现个体的功能水平，能敏感地反映其功能变化，满足不同病情的需要，便于交流比较。临床上常用ADL评定量表有改良Barthel指数、功能独立性评定、改良PULSES评定量表、Katz指数评定、Lawton IADL量表、快速残疾评定量表、功能状态指数、功能活动问卷等，需根据个体的具体情况进行选择使用。

296. 实施以服务对象为中心的作业治疗其核心理念和关键点是什么?

实施以服务对象为中心的作业治疗，其核心理念如下。①尊严与尊重：即进行治疗决策时必须考虑服务对象及家属的知识、信仰、文化背景、价值观与需求，聆听并尊重其观点及选择。②资源共享：即应主动向服务对象及家属分享与其病情相关的资讯，以利于其做出选择。③参与：即应鼓励与支持服务对象及家属参与治疗决策及过程。④合作：即治疗师应与服务对象及家属在目标制定、方案选择与执行等各方面进行合作。

1995年Mary Law提出了实施以服务对象为中心的作业治疗需要强调的7个关键点。①自主和选择（autonomy and choice）：强调服务对象的需求和自主选择解决想要做、需要做和被期望做的事情。②伙伴和责任（partnership and responsibility）：强调治疗中治疗师与服务对象之间是伙伴关系，进行决策要倾听其意见，治疗师给予协助、指导并与其沟通，以做出正确的计划，及时了解其治疗反应并做出相应调整，实现其想要达到的目标。③可实施性（enablement）：根据服务对象的具体情况做出专业判断，制定现实可行的治疗目标和计划。④环境一致（contextual congruence）：根据服务对象的现实环境制订切实可行的治疗计划。⑤可及性（accessibility）：所有服务内容都要以服务对象最容易获得的方式实施，把金钱及地域问题的干扰降到最低。⑥灵活性（flexibility）：根据服务对象的具体情况适度调整服务过程及服务方式，以达到最佳疗效。⑦尊重多样性（respect for diversity）：要根据角色、动机、习惯，围绕不同服务对象的功能、活动设计符合其需要及具体情况的、针对性的治疗项目。

297. 作业治疗常用的实践模式有哪些？

作业治疗常用的实践模式包括作业表现模式、人类作业模式、人-环境-作业模式、川流模式等。

（1）作业表现模式（occupational performance model，OP）1970年代由美国作业治疗学会（Aerican Occupational Therapy Association，AOFA）提出。OP统一了作业活动范畴（包括ADL、工作及生产活动、游戏或休闲活动）、活动行为成分（包括感觉运动技能、认知综合技能和社会心理技能三个要素）和活动行为背景（包括时间与环境）。加拿大作业表现模式（canadian model of occupational performance，CMOP）与OP类似，作业活动范畴包括自我照顾、生产和休闲，环境包含物理环境、社会环境、文化环境和公共制度成分。

（2）人类作业模式（model of human occupation，MOHO）20世纪80年代由美国的Kiethofner教授提出，该模式提供了关于作业行为的思考，考虑到了推动作业的动机、保持作业的日常习惯、熟练技巧能力的性质，以及环境对作业的影响，认为人的行为是动态的过程，并受所处情景的影响，个体的内部特性与环境相互作用构成影响个体动机、行动和表现的网络；通过做事情，人们能保持、重建或发展能力并产生新的经验及生活。

（3）人-环境-作业模式（person-environment occupation Model，PEO）1994年由加拿大Law博士等在对CMOP进行修改后提出。认为作业表现是人（内部因素）、环境（外部因素）和作业（对个体有意义的活动）相互作用的结果，三者既相互关联，又相互影响。

298. 什么是职业康复？其具体内容包括什么？

职业康复（vocational rehabiliation）是个体化、着重以重返工作岗位为目的、设计用以减低受伤风险和提升伤残人士工作能力的一种系统康复服务，是全面康复中的一个重要组成部分。职业康复是在评估的基础上，制订个性化、重返某工作岗位的训练计划，协助进行工作安置及有针对性地应用预防再受伤的职业安全与健康措施，为伤残者提供整合式、一体化的康复服务，其主要内容有职业能力评估（包括就业意愿评估、工作分析、功能性能力评估、工作模拟评估、现场工作评估等，包括了个体的能力、对特定工作要求的分析和工作环境评估）、工作强化训练（工作行为训练和工作模拟训练）、工作重整和体能强化、职业技能培训、工作安置和职业安全与健康。

299. 压力治疗的主要作用、适应证和禁忌证有哪些？

压力治疗（pressure therapy）又称加压疗法，是指通过对个体体表施加适当的压力以预防或抑制瘢痕增生，防止肢体肿胀的治疗方法。压力治疗是作业治疗师常用的重要技术之一，其主要作用：①预防和治疗增生性瘢痕。②控制肢体水肿。③促进截肢残端塑形，便于假肢的装配和使用。④预防长期卧床者下肢深静脉血栓的形成。⑤防止下肢静脉曲张。⑥预防和治疗因增生性瘢痕所导致的挛缩和畸形等。

压力治疗的适应证：①适用于各种原因所致增生性瘢痕，如外科手术后、烧伤等。②各种原因所致肢体水肿，如淋巴液回流障碍的肢体肿胀、偏瘫肢体的肿胀、下肢静脉曲张性水肿、手术后的肢体肿胀等。③用于防止截肢残端肥大皮瓣对使用假肢的影响。④预防性治疗，如预防烧伤愈合创面发展成增生性瘢痕及所致关节挛缩和畸形，预防下肢深静脉血栓的形成和下肢静脉曲张等。

压力治疗的禁忌证：①治疗部位有感染性创面。②脉管炎急性发作。③下肢深静脉血栓加压治疗有使血栓脱落危险者。

300. 制订社区作业治疗计划的基本原则是什么？

（1）以患者为中心：针对服务对象存在的问题及需求与康复团队其他人员（包括服务对象本人/家属）沟通共同制订家庭及社区治疗计划，选择适宜的治疗项目和治疗方法。

（2）个性化原则：治疗计划中应明确服务对象具体的活动量（如频次、时长、次数等）、是否需要监督及需要的帮助量、康复目标达成情况等，适时进行再评估和调整治疗计划，以明确功能改善情况，增强治疗信心。

（3）与治疗目标紧密结合：制订治疗计划应考虑服务对象的不同功能状况和家庭/社区的具体情况，以保证治疗效果。

（4）具有安全性、可行性：在治疗计划中还应指导服务对象/家属了解需要减少活动或停止训练的情况。家庭成员不仅要共同参与康复训练，还要学会在家庭中为其创造良好的训练条件和环境，在治疗师的指导下有效利用社区的医疗设施、协助服务对象完成训练、使用正确的方法参与日常家居及社区活动，并随时与治疗师取得联系，检查治疗效果，调整治疗计划，为服务对象提供全面多元化的治疗服务。

301. 实施儿童作业治疗的基本原则是什么？

①以儿童及家庭为中心：作业治疗师要与儿童及家庭成员建立相互信任和相互尊重的治疗性关系，了解其面临的最主要问题及需求，邀请其参与评估及制定目标，通过与儿童

及家庭成员进行开放式的沟通确定具体的介入方法、治疗计划和优先顺序，充分尊重其意见并赋予其决策权；同时还要让其了解治疗师可以随时提供资讯和资源来协助孩子发展。②进行全面评估：通过向家庭成员/主要照护者了解儿童在日常活动中的参与程度，明确限制儿童作业表现的原因，分析其实际表现与活动需求之间的差异，整体评估儿童与生活环境间的相互影响，确定儿童及家庭的需求。③运用临床推理与循证医学的方法：通常临床推理的过程包括科学性推理、叙事性推理、务实性推理、伦理性推理、互动性推理五个方面，其实施过程又包括互动性过程和条件性过程，并利用循证的手段及研究结果指导实践。④将游戏或治疗性活动尽量融入自然环境中，把发挥功能由治疗环节延伸到日常生活和社区参与中。⑤综合使用直接治疗介入以强化儿童整体功能发展、调整活动内容及改造环境、提供宣教咨询及建议等不同的介入策略，与其家庭成员合作共同促进儿童发展功能、作业表现及活动参与。

302. 对精神障碍者实施作业治疗的常用技术有哪些?

①代币疗法：也称标记奖酬法（token economy），是为矫正行为而设计，主要通过标记奖励机制来强化良好的行为表现，达到重塑或建立社会适应性行为；代币强化物包括虚拟强化物（如模拟纸币、代币、贴纸、徽章等）和实际强化物（如物品、活动、权利等）；训练中可以用虚拟强化物兑换实际强化物。②社交技能训练：通过提供模拟正常人际交往模式的训练使其学习掌握一些人际交往方法，包括社交礼仪、人际交往、职场技巧、维护亲友及邻里关系等。③健康教育：包括对患者及家属/照顾者的教育，是一种系统的、具有教学性质的心理治疗干预措施，建立在行为治疗基础上，在疾病的整体治疗中起到积极信息交流的作用。④放松技术：主要用来处理躯体和情绪的不适，包括冥想、渐进性放松训练、催眠治疗、森田疗法等。⑤艺术治疗：通过表达性艺术（如绘画、舞蹈、书法等）来提供非语言的表达和沟通机会，利用艺术媒介、艺术创作过程和当事人对所创造作品的反应实现对个体的发展、能力、个性、兴趣，以及关注点与冲突点的反思。

303. 什么是环境改造？其目的是什么?

环境与人类的作业活动之间相互影响，环境因素是作业活动中不可分割的一部分，是影响残疾人士生活自理、回归家庭和社会的重要条件。环境改造（environmental modification）是作业治疗的重要工作内容之一，通过对环境进行适当的调整，使环境能够适应残疾人士生活、学习、玩耍、工作、休闲娱乐等需求。

环境改造的目的是通过建立无障碍设施，消除环境对功能障碍者造成的各种限制，为其创造机会适应环境的要求，以最大程度提升作业表现能力，其主要目的包括：①帮助或替代功能受损。②帮助更准确地完成动作。③降低能量消耗。④更快速地完成动作。⑤帮助从依赖向独立过渡。⑥逐步提高ADL能力。⑦增强自立活动的能力和信心。

（四）手法矫治应用和禁忌证

304. 手法医学中，直接技术包括哪些？

所谓直接技术，指操作者朝向限制界限的方向施力，直接技术包括软组织技术、肌筋膜松解术、关节快扳手法、肌肉能量技术、关节松动术。

305. 手法医学中，间接技术包括哪些？

所谓间接技术，指操作者往远离限制界限的方向施力，间接技术包括拉长-反拉长技术。

306. 什么是脊柱耦合运动？

脊柱运动依据哈里森·福莱特（Harrison H.Fryette）所提出的脊柱运动理论，屈曲与伸展是矢状面的运动，不存在耦合运动，但旋转和侧屈运动则存在耦合，关节的单纯旋转或单纯侧屈的程度非常有限，在正常脊柱关节中旋转和侧弯会同时发生。福莱特指出，在没有明显的屈曲或伸展时，侧屈时一组椎体会向凸侧旋转，同时最大旋转发生在侧屈最明显的椎体位置，这又被称作中立位机制或1型功能障碍。非中立位或2型机制是指在屈曲或伸展时会伴有同向的旋转和侧屈。通常这是单一节段运动，也有可能会几个节段同时参与。

无论屈曲、中立或伸展位下，颈椎（C_2～C_7）的旋转和侧屈都是同向的。一些非典型的关节（枕骨、寰椎和骶骨）没有椎间盘，它们的运动模式受解剖结构影响。枕骨主要运动是屈曲和伸展，由于该关节的解剖结构限制，其旋转和侧屈方向相反。寰椎的主要运动是围绕着齿突（odontoid process）旋转。颈椎一半的旋转发生在寰椎，寰椎有屈曲和伸展运动，但寰椎活动受限并不会影响该运动，旋转时寰椎不会发生侧屈，而外伤则可导致非典型的运动模式出现。

307. 什么是肌肉能量技术？

肌肉能量技术由弗雷德·米歇尔（Fred Mitchell）提出，该技术是让患者向医师引导的方向主动移动身体，患者的定向运动要在精确的位置控制下，抵抗医师的阻力。该技术也被称作收缩放松技术。

肌肉能量技术的操作要点：首先，医师要把被治疗的肌肉或关节摆位至限制界限，保持在该位置下引导患者向特定方向做等长收缩约5秒，然后放松一段时间，接着，医师再次移动到达新的限制界限处，重复以上步骤多次。如果不能增加活动范围则停止。常见是重复3

组，然后再次评估。操作常见错误是没能到达限制界限、施力过大或没有给收缩后放松足够的时间。

308. 高速推力手法技术禁忌证有哪些？

不稳定性骨折、严重骨折疏松症、多发性骨髓瘤、骨髓炎、原发性骨肿瘤、佩吉特（Paget）病、进行性神经功能障碍、脊髓肿瘤、马尾神经压迫、中央型颈椎间盘突出症、关节灵活性过大、风湿关节炎、强直性脊柱炎炎症期、银屑病关节炎、莱特尔（Reiter）综合征、出血性疾病、接受抗凝血治疗等。

309. 什么是颈椎牵引？

颈椎牵引有不同的方法，包括徒手牵引、机械牵引、电动或液压牵引，或通过倒立装置借助重力牵引。不管任何方法都要施加约50%体重的牵引力。牵引力可以是长时程持续的、短时程持续的或间歇的。长时程持续牵引采用拉力较小而时间较长的方式，如30～40小时。长时程持续牵引的特点是耐受性差，目前并不常用。短时程持续牵引则采用较大的拉力，但持续较短时间，多为30～60分钟。短时程持续的耐受性也很差，但是常结合分离床或自动牵引床进行腰椎治疗。间歇牵引会使用更大的拉力，但是时间也更短。每次治疗过程中，牵引力可以增大或减小，牵拉持续时间也可调整。每次治疗循环时间为15～25分钟，牵引期为5～60秒，休息期为5～15秒。牵拉的总量、时间与方向可能各有不同。

脊椎牵引最理想牵引角度是颈椎屈曲20°～30°，需要的25N的牵引力才能产生最早期椎体分离作用。颈椎机械牵引可以在仰卧位下完成，该体位可减少头部重量，但增加摩擦力。同时该体位下，患者对头部的控制会更好也更舒适。坐位牵引对牵拉角度的控制更加精确，但是头部控制少，患者会感觉不舒服。

310. 什么是Tager心理整合疗法？

19世纪40年代，由米尔顿·泰格尔（Milton Tager）创立的该疗法。通过教育与放松训练，将柔和的组织手法与动作整合起来。手法治疗包含轻柔的摇动、牵拉或滚动以放松并消除紧张。Tager技术的运动部分被称作“心灵体操”，结合精神、心理与体操元素，注重让动作更轻巧、更容易。

Tager疗法的治疗师会使用“连接术”，这个技术需要治疗师保持平静并专注。然后他们会通过连接术把患者的需要与患者对治疗的反应联系起来。通过治疗师的手把信息传递到患者的身上，辅助患者轻松完成动作。

311. 什么是Alexander技术？

Alexander技术（Alexander Technique）是一种身体教育和自我意识方法，旨在改善人们的身体姿势、运动协调性和自然动作。它以名为弗里德里希·马图斯·亚历山大（F.Matthias Alexander）的澳大利亚演员和戏剧教师命名，他在19世纪末和20世纪初开发了这种技术。

Alexander技术的核心理念是提高人们对自己的身体使用方式的意识。它认为不正确的身体姿势和运动习惯会导致压力、张力和不适，甚至可能引发身体和心理上的问题。通过学习和实践Alexander技术，人们可以重新培养身体的自然平衡和协调，减少不必要的紧张和运动过度，从而改善整体的身体功能和心理状态。

在Alexander技术的课程中，治疗师通常通过触摸和指导来帮助患者提高身体的意识。患者会学习如何放松紧张的肌肉，调整姿势，改善呼吸和移动的方式。这种技术不涉及强制性的动作或锻炼，而是通过自我观察和调整来改善身体的整体使用方式。

Alexander技术在许多领域被广泛应用，包括表演艺术、音乐表演、舞蹈、运动训练和康复。它被认为有助于提高身体技能和表现，减少运动伤害的风险，缓解慢性疼痛，改善姿势和形象。

312. 什么是Rolfing结构整合技术？

Rolfing结构整合技术（Rolfing Structural Integration）是一种身体疗法，旨在通过深层组织操作和教育性触摸来改善身体结构和功能。它由美国生物化学家Ida P.Rolf于20世纪50年代开发，并以她的名字命名。Rolfing的目标是通过改变和重新组织身体的结构来提高身体的整体功能和平衡。它认为身体的姿势和运动受到筋膜系统（connective tissue）的影响，而筋膜是连接和支撑身体组织的纤维网络。通过手法和操作，Rolfing的从业者试图释放筋膜中的张力和紧张，以改善身体的对称性、姿势和运动范围。Rolfing的疗程通常由一系列连续的模块组成。具体方案是10次60～90分钟的治疗。首先进行浅层按摩，然后深层按摩。这是为了拉开筋膜，让肌肉放松和延长。从业者会使用手技、深层按摩、拉伸和指导来调整身体的结构和姿势。他们可能会专注于特定的身体区域，如脊柱、骨盆、腿部或肩颈区域，以及整体的身体对称性和协调性。

313. 什么是肌筋膜松解术？

“肌筋膜松解术”这个词是19世纪60年代由骨科博士Robert Ward创造的，随后由物理治疗师John Barnes进一步发展。此技巧是对肌筋膜结缔组织施加温和的持续压力，以消除疼痛并恢复运动。这个作用原理与黏性流动和压电现象有关：缓慢施加的低负载（温和压力）将使黏弹性介质（筋膜）伸长。该技术建立的基础是身体被包在结缔组织中（筋膜）。筋膜是人体的基质，它连接着所有的骨髓、肌肉、神经，以及其他内脏与组织。某个部位的筋膜损伤或紧张都可能引起疼痛或压痛。因为其内在联系，一个部位的筋膜损伤可能会引起远端其他点的疼痛或功能障碍。肌筋膜松解师通过轻柔的牵拉与按摩放松筋膜的张力，并且可能会在看似与主要疼痛或损伤无关的部位治疗。肌筋膜松解术通常会用来治疗慢性疼痛，帮助恢复正常的活动范围。

314. 什么是徒手淋巴回流技术？

19世纪30年代，物理治疗师Danish、Estrid与Emil Vodder在欧洲创立了徒手淋巴回流术（MLD），用以控制乳腺切除术后的淋巴水肿。淋巴系统依赖于淋巴管壁中平滑肌细胞的内在收缩（蠕动）和骨骼肌的运动，以推动淋巴通过血管到达淋巴结，然后到达淋巴管，淋巴管将淋巴液返回到心血管系统。徒手淋巴引流使用特定量的压力（约4kPa）和有节奏的圆周运动来刺激淋巴流动。MLD是一种十分轻柔的浅层按摩技术，重点是将淋巴从淋巴管受损的部位推向淋巴流域的位置。该技术首先要按摩需要治疗的肢体近端，以扩张淋巴管流域，使其可以接受远端部位更多的淋巴液。近端部位轻柔按摩之后，有节律地从远端向近端按摩肢体。治疗时间一般是45～60分钟。复杂的淋巴水肿治疗会将MLD与其他治疗方法结合，如气压治疗、低张力包扎、皮肤护理、压力衣及心肺锻炼。持续水肿的控制需要长期的保养。经治疗后，多数肢体体积可减少25%～63%。

315. 按摩疗法禁忌证有哪些？

按摩是一种相对安全的治疗方式，并发症少见且通常不严重。传统按摩疗法有一些绝对和相对禁忌证。按摩不能用于恶性肿瘤、蜂窝织炎或淋巴管炎，这些区域的按摩会对肿瘤细胞产生松动作用，获得血液淋巴的营养供应或者导致感染扩散。外伤部位或新近出血部位不能进行深层按摩。这些部位的松动会增加再次出血倾向。服用抗凝血药物的患者治疗时要使用更柔和的技术，还要观察挫伤和瘀斑。对服用抗凝血药物或有出血倾向的患者，使用深层组织手法要极度慎重。按摩不能用在深静脉血栓或动脉粥样硬化的斑块部位，这会导致血栓移动，引起肺、脑或周围系统的栓塞性梗死。骨关节炎或严重骨质疏松的患者要格外小心，避免任何过度的活动或牵拉。低血压患者在治疗后可能会有直立性低血压，也要小心观察。水肿患者不适合深层组织按摩或任何其他会引起局部组织液堆积的按摩技术。

316. 什么是本体感觉神经肌肉促进技术？

PNF是Proprioceptive Neuromuscular Facilitation（本体感觉神经肌肉促进）的缩写。它是一种常用于康复和运动训练的综合性技术，旨在增强肌肉力量、增加关节灵活性和改善运动表现。PNF最初由美国物理治疗师Herman Kabat和Margaret Knott于20世纪40年代开发。它基于神经学和生理学的原理，利用神经系统的反射机制来改善运动功能。PNF的核心原则包括以下几个方面：反射抑制（reflex inhibition）：通过特定的动作和触摸刺激，可以抑制肌肉的紧张和过度活跃，以增加关节的运动范围。反射增强（reflex facilitation）：通过特定的动作和触摸刺激，可以刺激肌肉的收缩反应，以增强肌肉力量和稳定性。对抗放松（antagonistic relaxation）：通过在一个肌肉群（主要肌肉）收缩的同时，同时抑制其对抗肌肉群（次要肌肉）的收缩，以促进肌肉的放松和伸展。PNF通常涉及配合特定的动作和呼吸模式，结合抵抗、伸展和放松来激活神经肌肉系统。这种技术可用于增加肌肉力量、改善肌肉协调性、增加关节灵活性、康复运动损伤以及提高运动性能。

317. 什么是AMCT?

Activator Methods手法（activator methods chiropractic technique，AMCT）是一种特定的脊椎矫正技术，它使用一种被称为“激活调节仪”（Activator Adjusting Instrument）的手持仪器进行精确而低力度的调整。激活调节仪是一种弹簧加载的设备，用于向身体的特定部位施加快速而控制的冲力。脊椎按摩师将仪器应用于目标关节或椎体，并触发仪器，它会向该区域施加轻微的冲力。这种力量是局部和特定的，旨在恢复正确的对齐、关节功能，并减轻疼痛或不适。AMCT技术侧重于分析身体的结构对齐和生物力学，以确定功能障碍或亚脱位的区域。脊椎按摩师会对患者的脊柱和其他关节进行全面评估，寻找关节限制、肌肉失衡和错位的区域。根据评估结果，脊椎按摩师将使用激活调节仪对确定的区域进行精确的调整。该仪器可实现控制和针对性的力量，对于可能不适应手动矫正的患者或具有特定需求（如婴儿、儿童或某些健康状况的人）特别有益。AMCT以其温和的方法而闻名，通常作为传统手动调整的替代方法。它旨在恢复适当的关节运动，改善神经系统功能，并促进整体健康。脊椎按摩师通常将其作为治疗策略的一部分，用于治疗各种肌肉骨骼疾病，包括背痛、颈痛、头痛和关节问题。

318. 什么是GCT?

Gonstead手疗技术（Gonstead chiropratic technique，GCT）是一种特定的手法疗法，用于诊断和治疗脊柱和关节问题。它得名于创立者克劳德·冈斯泰德（Clarence Gonstead），是一位美国脊椎矫正学家和脊柱手疗专家。Gonstead手疗技术的核心理念是通过精确的诊断和调整来纠正脊柱和关节的结构和功能异常。该技术强调对脊柱和关节的详细解剖学、生物力学和神经学的理解，以了解患者的具体问题和症状。在Gonstead手疗技术中，从业者会进行详细的病史询问、身体检查和特定的诊断过程，以确定异常或失调的区域。然后，他们使用手技进行调整，通过精确的推力、调整和矫正来纠正脊柱和关节的问题。Gonstead手疗技术强调个性化的治疗计划和针对特定问题的调整。从业者会使用不同的手法和姿势，包括手指推压、调整仪器和特定的体位调整，以满足患者的需求并实现最佳的治疗效果。Gonstead手疗技术在脊柱相关问题的治疗中被广泛应用，如腰痛、颈痛、坐骨神经痛和其他神经肌肉骨骼疾病。它被认为具有高度精确性和个体化的治疗效果。

319. 什么是Cox技术？

Cox技术（Cox technic）是一种用于治疗脊椎疾病和脊柱问题的非手术性脊椎矫正技术。它由美国脊椎矫正学家詹姆斯·考克斯（James Cox）开发，并被广泛应用于脊椎疼痛的康复和治疗。Cox技术的核心理念是通过脊柱牵引和轻度的脊柱运动来缓解压力，恢复脊椎的正常运动和功能。它基于脊柱生物力学和解剖学的原理，旨在改善椎间盘问题、关节突出、脊柱畸形等引起的痛苦和症状。在Cox技术中，脊椎矫正师会使用专门设计的Cox治疗桌。患者躺在桌上，而脊椎矫正师使用手动或电动装置进行脊柱牵引。牵引的力量和角度可以根据患者的具体情况进行调整和个性化。通过逐渐的脊柱牵引，Cox技术可实现以下效果。①减轻压力：脊柱牵引可以缓解椎间盘和神经根的压力，减轻疼痛和炎症。②增加脊柱间隙：通过牵引，可以增加脊椎节段之间的间隙，改善椎间盘的营养供应和润滑。③恢复脊椎运动：通过脊柱牵引和运动，可以恢复脊椎的正常运动范围和关节功能。Cox技术常用于治疗脊椎间盘突出、脊柱关节突出、脊柱滑脱和其他相关症状。它被认为是一种温和而安全的治疗选择，特别适用于那些不能接受手动矫正或手术干预的患者。

320. 什么是骶椎枕骨矫正术？

骶椎枕骨矫正术（Sacro-Occipital technique，SOT）是一种简单的矫正术，主要用骨盆和颅骨之间的关系来调整脊椎和整个身体的功能。这项手法起源于20世纪20年代，由美国矫正学家Major Bertrand DeJarnette博士开发。SOT基于以下理念：骨盆和颅骨之间的关系对于身体的正常功能至关重要。脊椎和神经系统的调整可以通过调整骨盆和颅骨之间的平衡来实现。该技术结合了解剖学、生物力学和神经生理学的原理，旨在恢复身体的结构和功能。SOT的治疗过程通常包括以下几个方面：通过调整骨盆的位置来恢复骨盆的平衡，这可以通过特殊的手法、装置和调整台来实现；使用特殊的手法和调整台来调整颅骨的位置，以促进头颅内液体的流动和神经系统的正常功能；根据患者的症状和需要，可能会进行其他矫正手法，如软组织技术、肌肉平衡和关节调整等。

SOT被广泛应用于矫正医学领域，并被许多专业人士包括矫正学家、骨矫正师和整骨师使用。然而，需要注意的是，SOT的疗效和科学依据目前仍然存在争议，部分研究支持其有效性，但还需要进一步的科学研究来验证其疗效。

（五）康复机器人技术和应用

321. 什么是康复机器人技术？

美国机器人协会对机器人的定义为“一种可编程的多功能机械装置，旨在通过可变的编程动作来移动物体、零件或专用设备，从而能执行各种任务”。康复机器人是用于康复医学领域的机器人，通过应用机器人设备来辅助和增强康复效果，通过可编程的多功能机械设备和可编程运动，用以执行各种任务，包括协助评估患者的运动功能和感觉功能、提供针对不同部位和形式的运动感觉训练，以及制定康复训练方案。目前康复机器人主要为侧重提供治疗的康复设备，兼有定量康复评定的作用。用于康复治疗的机器人技术适合执行密集、任务导向性的康复训练任务，可作为康复治疗的重要组成部分，或结合其他训练方式（如功能性电刺激等）联合应用。康复机器人技术涵盖了康复医学、生物力学、机械学、机械力学、电子学、材料学、计算机科学和机器人学等诸多领域，正成为医工交叉的新的热点领域。

322. 上肢康复机器人技术的应用范围包括什么？

康复机器人技术的目的是重建患者神经运动功能，旨在促进生理性运动模式的恢复，选择时应根据患者的功能障碍和疾病类型来决定。上肢康复机器人适用于各种疾病导致上肢运动功能障碍的患者，如脑卒中、创伤性颅脑损伤、脊髓损伤、脑性瘫痪、帕金森病、肌肉骨骼疾病等。上肢康复机器人的功能包括康复评估和康复训练两种。康复评估包括可以使用置于中指掌骨上的加速器来评估震颤情况、利用两个惯性感测器测量上肢的三维空间活动、使用穿戴式加速器与表面肌电评估脑卒中患者屈肘张力，使用置于手腕的惯性感测器评估帕金森病患者的僵直情况。康复训练包括结合虚拟现实技术，通过游戏提高患者的治疗兴趣，对上肢不同部位，如肩关节、肘关节、腕关节和手指进行针对性的训练或任务导向性训练。

323. 下肢康复机器人技术的应用范围包括什么？

与上肢康复机器人技术的目的相似，旨在促进生理性运动模式的恢复。下肢康复机器人的目的是促进患者步行能力的恢复和改善下肢平衡协调障碍，适用于各种疾病引起的下肢运动障碍和平衡协调障碍，以及其导致的步行障碍，如脑卒中、创伤性颅脑损伤、脊髓损伤、脑性瘫痪和肌肉骨骼疾病等。下肢康复机器人的功能也包括康复评估和康复训练两种。在康复评估方面，如利用置于膝关节的惯性感测系统来评估膝关节炎患者在不同步态时期的膝关节屈曲角度、将速度传感器与足底压力探测相结合评估步态、评估跌倒风险。康复治疗主要是各种下肢机器人用于改善步行能力或步态，包括可穿戴外骨骼技术、悬吊减重技术结合运动平板或与任务导向性训练相结合。

324. 康复机器人的分类是什么？

根据不同的分类方式，康复机器人可分为不同的类型。如根据作用的肢体可分为上肢康复机器人和下肢康复机器人；根据机器人对患者身体的运动驱动方式可分为外骨骼机器人和末端执行器机器人。康复外骨骼机器人是一种可穿戴的、模仿人体生理构造的医疗器械装置，穿戴于肢体外侧，将外部的机械动力装置的机械能与智力结合在一起，提供额外的动力，辅助患者进行日常活动和康复训练，如下肢外骨骼机器人的代表Lokomat。末端执行器机器人则是仅移动肢体末端（手或足）来带动整个肢体的活动，如步行机器人的驱动装置在足踏板上。根据训练方式的不同，机器人设备可分为主动辅助型机器人设备和被动型机器人设备。被动型机器人不提供辅助力，而主动辅助型机器人则是在使用者无法进行主动运动时，用机器人执行器提供辅助力。在步行机器人中，根据患者在固定位置或在环境中移动可将其分为静态机器人和动态机器人，前者在固定位置进行训练，不能在日常环境中移动，而后者则可在实境中移动。

325. 康复机器人有哪些功能？

康复机器人的功能可分为定量康复评定和康复训练两类。康复评定主要是将机器人与各种类型的传感器相结合，得到患者在运动过程的力学参数或者是相应的运动轨迹。康复训练包括被动运动训练和主动运动训练，其中主动运动训练又可分为主动辅助运动、主动限制运动、主动抗阻运动和适应性训练。主动辅助运动是机器人将患者的肢体移动到预先设定的路径中，患者无力量输出；主动限制运动是指患者肢体的实际运动范围超出了预设的运动范围，此时机器对患者施以相反的力量限制运动；主动抗阻运动是指在肢体运动范围内施加相反的力量进行抗阻运动训练；适应性训练是指机器人根据患者的生理信号反馈决定提供抗阻运动或辅助运动，并可根据反馈结果对运动路径进行调整。

326. 外骨骼式下肢机器人的作用原理是什么？

外骨骼机器人是可穿戴式的康复机器人，整合了人工智力和机械装置，并可提供支撑体重、防摔倒功能。外骨骼式下肢机器人的轴线与穿戴者的解剖轴线是一致的，这些设备直接控制患者的各个关节，进而可最大限度地减少异常姿势或运动情况。以外骨骼式下肢机器人的代表Lokomat为例，其基本结构包括髋、膝关节表面的动力步态矫形器、体重支撑系统、运动跑台。外骨骼可驱动患者腿部在矢状面上实现步态运动；四个旋转关节可驱动髋、膝关节做屈伸动作。另一款HAL（Hybrid Assistive Limb）外骨骼的腿部结构通过直接放置在关节上的谐波驱动器的直流电机为髋关节与膝关节的屈曲、伸展提供动力。踝关节屈曲、伸展自由度是被动的。下肢组件通过许多链接与穿戴者接触，包括具有地面反作用力传感器的特殊鞋、小腿和大腿上的线束，以及宽腰带。HAL设备可以提高步行速度和步幅长度，因此可用于患者的步态训练。严重偏瘫患者使用HAL设备，不仅可能有助于改善患者的行走能力，还可能有助于在移除HAL设备后走路时采用新的步态模式。

327. 末端执行器机器人的作用原理是什么？

末端执行器机器人是仅移动肢体末端（足或手）来带动整个肢体活动的康复机器人。步行机器人的驱动装置放置在足上，在步态训练期间模拟步行姿势和摆动状态，并由程序设定特定的轨迹，如Gait Trainer，其基于双曲柄和摇臂齿轮系统驱动，由位于两个杆上的脚踏板、摇杆和曲柄组合提供推进力，脚踏板对称地摆动，这种训练方式与跑步机训练和减重支持训练的主要区别在于脚始终和平台接触，机器人主要移动脚以模拟步态，但患者的髋膝并无机械控制和固定。脚踏板的轨迹与质心的垂直与水平运动是完全可编程的。此类机器人成本较低，易于操作使用，但只能实现相对简单的训练策略和末端运动轨迹。

328. 骨盆减重康复机器人的作用原理是什么？

减重步行训练主要由机器人减重系统和步行辅助系统组成。患者身体获得的减重效果是通过穿戴在患者骨盆位置的骨盆束带及一个可以上下移动的骨盆机构提供的。该减重系统主要由骨盆减重束带、骨盆机构、立柱机构，以及控制箱内部的控制系统组成。治疗师可以通过操作端触屏来设定减重步行训练的模式及其相应训练参数。骨盆减重束带束缚在患者骨盆位置，依靠牵引力和摩擦力提供减重，体重支撑作用力作用在耻骨，向上支撑患者身体，减少下肢负重。由于只有对患者骨盆位置有作用和接触，因此患者腿部可以自由运动，而不受到器械自由度的限制影响。骨盆机构通过与骨盆减重束带的连接可以提供减重，它是一种具有力位传感器的被动多连杆机器人机构。它可以控制骨盆运动的三个自由度：侧向平移、旋转、侧倾，同时可以迅速准确感知骨盆的实时运动状态，通过传感器能够获得骨盆在步行中的姿态位置和交互力的实时运动数据。治疗师可以根据患者的不同状态随时调整患者骨盆可运动的自由度，即限制或者放开患者骨盆某些自由度或者某些自由度的某个方向的运动，以达到调整训练难度或者控制条件的目的。步行辅助主要由跑台及控制箱内的控制系统组成。跑台可以通过程序控制移动的位置、速度和方向，从而带动或者跟随患者行走或步行。

329. 外骨骼式下肢机器人的优缺点是什么？

相对常规康复治疗，外骨骼式下肢机器人具有高运动量、高强度、高重复性的特点，从而促进神经控制机制重建，最终改善患者肢体运动功能。它具有精确性、灵活性及柔性等特点，可实时准确地调整其运动参数与力学参数，提供个别关节的控制和辅助设定，提供步态周期中不同关节的反馈信号。在治疗过程中患者耗能少，适合能力较差的患者在早期接受承重站立运动，且可耐受的训练时间较常规康复训练增加，而吊带及固定带的保护使得训练过程更为安全。外骨骼机器人具有运动、防护、支撑三项功能，能改善患者的运动功能。目前下肢外骨骼式康复训练机器人仍处于研发阶段，仍存在一些问题：如机器人本身结构复杂，患者操控机器人难度较大，并且机器人本身价格不菲等。康复机器人的机械结构和控制系统仍不够完善，对患者的关节角度、力矩、速度等缺乏实时的准确控制。大多数机器人训练模式比较僵化，患者主动参与性仍较差，仅依赖于机器人完成训练，进而极大地影响康复训练效果。

330. 末端执行器机器人的优缺点是什么?

将末端执行器机器人与外骨骼式机器人相比，其优点包括结构相对简单，因此价格较便宜。在治疗过程中，末端执行器机器人的操作或设置过程较为简单，治疗效率较高，并且由于患者仅由末端肢体直接和机器人接触，因此允许患者以更大的自由度活动或控制其中间的关节。其缺点包括以下几个方面：由于患者仅由末端肢体和机器人接触，因此其无法完全控制中间关节的动作，可能在训练过程中产生不希望出现的运动模式（如在下肢末端执行器机器人步行训练中出现膝关节过伸），或者在训练过程中由于异常的运动模式的产生而对患者造成不必要的伤害，因而对患者整体功能的要求更高（如下肢末端执行器机器人要求患者对躯干肌的控制良好）；再者，目前的训练模式仍然局限于简单性动作的诱发或重复，训练的内容相对单调。

331. 不同减重康复机器人的异同点是什么?

根据减重方式的不同，可分为外骨骼式助行器或骨盆减重式助行器。Lokomat步行康复机器人是代表性的减重机器人，由外骨骼式助行机械腿、跑台和悬吊减重装置三部分组成，帮助患者完成矢状面内的往复步态训练。该机器人是首台以减轻下肢负重进行下肢康复治疗的康复机器人。骨盆减重机器人由机器人减重系统和步行辅助系统组成。患者身体获得的减重效果是通过穿戴在患者骨盆位置的骨盆束带及一个可以上下移动的骨盆机构提供的。骨盆减重束带束缚在患者骨盆位置，依靠牵引力和摩擦力提供减重，体重支撑的作用力作用在耻骨，向上支撑患者身体，减少下肢负重。患者腿部可以自由运动，而不受到器械自由度的限制影响。支持骨盆运动控制的各个自由度上都有相应的位置传感器可以记录实时位置，绘制骨盆运动图形，分析重心移动的状态或者规律。大艾机器人通过支撑脊柱，稳定骨盆，增强平衡和协调能力，以真实步态行走，提供适当的地面反作用力。不同减重方式的机器人适合于疾病不同阶段的患者，能兼顾不同病程的患者，提供步行训练。

332. 下肢康复机器人在脑卒中患者康复治疗中的意义是什么?

肢体运动功能障碍是脑卒中患者常见的运动障碍，下肢运动障碍会对脑卒中的患者日常生活活动产生严重影响。因此，如何有效地提高患者步行能力及日常生活活动能力是脑卒中患者康复的主要目标。下肢康复机器人整合了人工智力和机械装置，并可提供支撑体重、防摔倒功能，用于下肢运动功能障碍的患者，以提高其步行功能。外骨骼式下肢机器人的轴线与穿戴者的解剖轴线是一致的，这些设备直接控制患者的各关节，进而可最大限度地减少异常姿势或运动情况。并且，其与减重平板相结合，在外骨骼机器人的辅助下，有助于纠正患者的异常步态，并促使其向正常步态转变。如将其应用于脑损伤早期的偏瘫患者，可以使患者在不具备步行能力的情况下尽早开始步行训练，有助于在其异常步行模式尚未出现的时候就给予正确的输入。在步态训练过程中，不仅有助于促进正常步态的恢复，也有助于改善步行过程中的协调性及稳定性。

333. 上肢康复机器人在脑卒中患者康复治疗中的意义是什么？

上肢康复机器人可用于中重度上肢运动功能障碍的脑卒中患者，根据其运动功能提供高度一致的重复性训练任务。2018年的Cochrane系统综述纳入了45个研究（共计1619例受试者），虽然结果提示肌电机械和机器人辅助上肢训练可改善上肢功能和日常生活活动能力（ADL）评分，但是仍然需要认识到由于研究异质性的存在，对上述结果的解读仍需谨慎。2016年另一个Cochrane系统综述纳入了33个研究（共计1853例受试者），他们发现在脑卒中患者中上肢重复性任务训练与上肢功能、手部功能和日常生活活动能力改善相关。而在2019年发表的RATULS研究将机器人辅助训练、强化上肢训练和常规康复相比，上肢治疗的频率和持续时间相同（45分钟的面对面治疗，每周3次，共12周）。结果提示将机器人辅助训练、强化上肢训练方案或常规康复治疗进行比较，所纳入的脑卒中患者在3个月时的上肢主要功能结果无显著差异。但是与常规康复治疗相比，机器人辅助训练组的受试者在上肢功能障碍上略有改善，但这些变化并未转化为上肢运动功能或ADL的改善。与常规康复治疗相比，强化上肢训练方案组在3个月时上肢功能障碍有所改善，并且日常生活活动能力也得到了改善。此外，在3个月时，强化上肢训练方案组的日常生活活动能力优于机器人辅助训练组。因此，在看待上肢机器人技术在脑卒中患者上肢运动功能恢复上，应该综合评价，需要进一步研究以找到将机器人辅助训练带来的上肢功能障碍的改善转化为上肢功能和ADL改善的方法。

334. 康复机器人技术所面临的机会与挑战是什么？

康复机器人技术与传统训练相比有以下优势。①可以根据训练目的在短期内提供大量重复的训练，有助于神经重塑。②康复机器人能进行定量的评估，精确反映治疗前后的变化。③康复机器人提供的训练量和强度一般超越传统康复训练，可以提高治疗效率。但是，机器人辅助训练也有一定的不足。①康复机器人所制定的方案无法取代治疗师的经验，在治疗过程中无法对治疗方案作出精细调整，现有将康复机器人与传统康复训练进行比较，尚未发现康复机器人在运动功能改善和日常生活活动能力改善上显著优于传统康复训练。②在上肢康复训练的过程中，鉴于上肢的动作较为复杂，康复机器人的单调重复模式未必能提升患者的上肢实用性功能。③康复机器人的费用较高，治疗成本高于传统康复训练。因此，康复机器人技术尚不能取代治疗师主导的传统康复训练，但其可作为传统康复训练中的补充或有用工具，并发挥其机器学习的优势，更好地增强康复训练的效果，促进患者功能的恢复。

335. 不同类型上肢康复机器人的异同点是什么？

上肢外骨骼机器人的可穿戴部位为使用者背部，由主机箱、上肢固定结构、可动关节及其连接结构等组成，其中主机箱中装有系统运行平台、感应控制、电源设备等。上肢外骨骼机器人通过仿真机械设计，将肩关节、肘关节、腕关节设计为可动关节，应用压力传感器、陀螺仪、无线传导等技术，可帮助使用者增强上肢力量、减轻负重、减少身体损伤和提高工作效率。根据使用的材料，上肢康复机器人可分为传统的硬质上肢康复机器人和柔性上肢康复机器人。传统的硬质上肢康复机器人通常由金属制成，通过坚硬的框架来辅助患者进行上肢运动康复。这些设备的刚性结构可能会通过降低仿生特征而影响机器人的治疗潜力，如减少未激活方向（手指外展）的运动，或者其可能包括具有刚性的旋转轴，而该刚性旋转轴在运动过程中与手指的解剖轴不能对齐。与之相对，柔性机器人是由易于变形的材料制成的，如凝胶等，这些材料由于具有更高的顺应性和多功能性，同时又符合人体轮廓，因此具有更好的仿生特征。柔性部件减少了对自由度的限制，并能防止关节损伤。此外，柔性机器人更轻巧，设计更简单，从而使其更易于携带，增加了居家康复的可能性，有可能降低总体康复成本并提高患者的依从性，增加其治疗积极性。

336. 上肢康复机器人技术应用有哪些新进展？

上肢康复机器人的优势在于能恒定地提供特定强度、个体化的上肢任务导向性训练，且能记录患者在完成任务时的运动轨迹，并根据患者在治疗过程中的表现调整训练参数。从理论上来说，通过重复性的训练可以改善患者的脑重塑，从而改善患者的功能状态。但是，研究结果与上述假说并不完全相符，2019年在《柳叶刀》上发表的RATULS研究，是第一项具有足够统计效能的多中心试验，比较了机器人辅助训练、强化上肢康复训练和常规康复训练，该研究发现，与相同频率、持续时间的强化上肢康复训练方案和常规康复方案相比，上肢康复机器人并不能显著改善脑卒中后上肢运动功能。因此，在未来应用康复机器人技术的过程中，需要更多地考虑如何更好地应用康复机器人，根据患者的功能状态，考虑可以应用的训练方案和介入的时机来增强训练的效果。

337. 下肢康复机器人技术应用有哪些新进展？

在下肢康复机器人技术的应用中，已经证实其在脑瘫、脑卒中、脊髓损伤和帕金森病患者的治疗中能带来一定获益，但是这种获益是否能转化为日常生活活动能力的改善，还需要进一步的研究。动力型外骨骼康复机器人代表一种相对较新的技术，目前临床试验表明动力型外骨骼康复机器人能够安全有效地用于亚急性和慢性脑卒中的步态训练干预。并且动力型外骨骼机器人可以帮助患者克服在轮椅上无法应对的环境条件，如爬楼梯等，也可以在更广泛的环境中使用，如工作场所、家庭及康复医院等，并帮助患者进行日常生活活动。在下肢康复机器人技术的应用中，应更着重于理解康复机器人治疗中的有效成分，分析治疗强度和疗效之间的关系。同时，需要在机器人设备尺寸、电池寿命和便携性等方面做进一步的技术改进。

（六）肌肉骨骼系统疾病的注射手法

338. 什么是介入性康复医学？

介入性康复医学主要指医疗修复期的介入手法，主要重点在诊断和治疗脊椎及周边肌骨关节相关疾患。其中包括了神经阻断、关节间注射、硬脊膜注射、椎间盘射频烧灼术、骶髂关节注射、神经烧灼术、交感神经节阻断术等。肌骨关节方面则包括了针筒干针、针灸针、浮针、激痛点注射、水针剥离法、软组织增生修复疗法、硬化疗法等。许宏志医师将之整合称为肌骨损伤无创疗法。

339. 腰椎间盘的神经分布包括什么？

腰椎间盘有多种神经分布。椎间盘和后纵韧带的后侧由窦椎神经支配。椎间盘的后外侧方由邻近的腹侧初级分支和附近的灰交通支所支配。椎间盘的侧面接受交通支的其他分支。一些交通支穿过椎间盘，并嵌入腰大肌起源处较深的椎间盘结缔组织中。这种椎间盘旁支可能是椎间盘受神经支配的另一个来源。前纵韧带受交通支的返回分支支配。

340. 脊椎关节突关节是真正的关节吗？

关节突关节是真正的可动滑囊关节，有关节腔、玻璃状软骨滑膜与纤维囊。这类关节有本体感受器，因此也可能是疼痛源。每个关节突关节由两种不同的内侧分支神经支配，一个在关节上方、一个在下方。而关节突关节病或韧带增厚，会导致中央或侧边的椎孔狭窄，而导致神经根痛。

341. 使用硬脊膜外激素注射治疗下背痛的临床适应证包括什么？

硬脊膜外激素注射适用于治疗神经根性痛，而非中轴痛或转位肢体痛。持续性的根性痛会影响肢体近端，造成肢体远端的麻木与感觉异常。间歇性的根性痛包括抽痛或电击感，从受影响肢体以皮节分布方式传递而下。脊椎硬脊膜外激素注射对于颈部、胸部与腰部的神经根症治疗有效。

342. 腰椎硬脊膜外注射使用哪些技术？

此类注射通常在荧光显影下进行或超声引导下进行，可有较佳的准确度。注射显影剂可确定针尖位置，避免扎入血管或硬膜囊。

注射技术包括以下3种。

（1）尾端进入法：将针尖从骶骨角和骶椎尾骨韧带进入骶骨裂隙。要注意不要把针穿高于S_2高度，避免穿刺风险。尾端硬脊膜外注射，对治疗下腰与骶神经根病变，如既往腰椎手术结痂或阻塞脊椎空隙造成的神经根症很有效。

（2）跨椎板法：将注射针由中位（棘突间）或偏中位方式穿过椎板间，穿过黄韧带进入后硬脊膜上腔，然后进行药物注射。

（3）经椎间孔法：将针头穿过腰椎间孔的前外侧进入，要小心别太深入避免伤害硬脊膜袖。此方法可用于脊椎手术后神经根症的患者，以单一神经根阻断方式提供诊断信息。

343. 慢性下背痛患者，腰椎关节突关节痛的发病率是多少？

过去腰椎关节突关节综合征常被描述为腰椎伸展加旋转时所发生的典型中轴型背痛。腰椎关节突关节问题约占慢性下背痛的15%，而实际上也会产生传动到下肢的转位痛。

344. 经椎板硬脊膜外注射最常见的并发症包括什么？

最常见的并发症是穿破硬膜囊，约占腰椎硬脊膜外注射的5%。而最常发现的症状是脊椎穿刺后头痛，定义为在治疗后15分钟内无论坐着或站立，会发生头痛，经平躺15分钟症状又会缓解，发生率通常＜10%，约66%发生在术后48小时内，90%发生在手术后3天内。其中，接受治疗的孕产人口约占0.4%。发生头痛的危险因子：①穿刺针的粗细。②穿刺次数，次数越多越容易发生。③性别：女性发生率高于男性。④年龄：年纪轻者高于年长者。⑤过去曾有脊椎穿刺后头痛病史者，发生率越高。脊椎穿刺后头痛发生通常原因不明，下列为可能原因：①蛛网膜下隙中脑脊髓液从穿刺针孔渗出，使脑脊髓液体积和压力减少，因而牵扯疼痛敏感的结构所产生。②因脑脊髓液减少，使血流增加，造成动、静脉扩张，引发头痛。③产生P物质（substance P，一种神经传导物/神经调节剂，与疼痛感觉有关）和控制neurokinin 1接受器（NK1R）有关。在较少的情况下，会有感染，脊髓受到直接伤害，以及硬膜腔血肿产生。典型症状为头部枕、额区钝痛，有时伴随颈部僵硬、耳鸣、听力消失、怕光、恶心等情况。虽然脊椎穿刺后头痛不会致命，但会限制活动能力，并增加住院时间与医疗费用。需要注意的是，脊椎穿刺后头痛症状差异性大，因此诊断前要排除病毒性脑膜炎、鼻窦炎头痛或脑出血的可能性。严重的硬膜腔血肿会导致明显的无力并且需要及时的手术治疗，若发生在胸椎或颈椎将有严重后遗症。

 脊椎穿刺后头痛的注意事项与治疗包括什么?

经确定诊断后，会先采用保守性治疗（如卧床休息和给予镇痛药物），如疼痛持续超过72小时，可能需在硬脑膜外注射血液，用红细胞形成血块将硬脊膜的小孔堵塞。

传统上在脊椎穿刺后，需依规定让患者绝对平躺8小时，不能使用枕头或侧躺，也不能下床，以预防脊椎穿刺后引起的头痛，但平躺太久，会造成腰背痛，非常不舒服。临床上有些患者不依常规也不会产生头痛，或依常规者亦会发生头痛。也有医师建议使用俯卧，伴随或不伴随颈向下倾斜，可让硬脊膜的穿刺孔有更多机会愈合。也有医师建议在脊椎穿刺后，每天额外多予3L的水，共5天，或建议患者接受更多的水液补充，以防止脊椎穿刺后头痛。

实证医学研究上，2013年，Arevalo-Rodriguez等回顾23篇有随机控制组的研究结论。①卧床与早期行走比较：在12篇文章、共1519位患者中，追踪0～15天，卧床组发生脊椎穿刺后头痛比例稍高，危险比率（Risk Ratio，RR）为1.30（95%置信区间1.09～1.55），无统计学差异。而姿势性头痛发生率在卧床组为26.4%，在早期活动组为20.5%，卧床时间在4～24小时。②平躺与俯卧比较：在2篇文章、共120位患者中，追踪0～15天，平躺组发生脊椎穿刺后头痛比例稍低，RR为0.86（95%置信区间0.54～1.37），无统计学差异。③平躺与平躺并头部向下倾斜比较：在2篇文章、共87位患者中，追踪0～15天，平躺并头部下向倾斜组发生脊椎穿刺后头痛比例较高，RR为1.75（95%置信区间1.11～1.274）。④补充水分：脊椎穿刺后予以补充水液组，发生脊椎穿刺后头痛比例与不补充水液组，无统计学差异，RR为0.94（95%置信区间0.67～1.34），补充的水分除注射点滴外，另外口服增加1.5～2.0L水。

结论为采用脊椎穿刺手术，术后会建议患者平躺8小时，且不用枕头或翻身，已成常规，短时间要教育医师和护理师改变治疗方式，达成不易，若患者发生头痛却怪罪于未平躺8小时所致，恐有医疗纠纷。但实证医学认为，术后不平躺8小时，头痛发生率不会因此增加，故应允许患者使用枕头或翻身，甚至下床走动，并不要予以太多水分，以避免肠水肿不利排气。绝对卧床除造成患者不适外，亦增加不必要医疗开销，若患者有危险因子，更会提高静脉栓塞的发生率，故建议患者脊髓穿刺后，无须常规性卧床，可视患者能力和医学上的建议，自由活动。

 第四、五腰椎关节突关节麻醉，需要阻滞哪些神经?

第四、五腰椎关节突关节可经由阻断关节突关节的内侧分支神经和第三与第四内侧分支神经来达到麻醉效果。邻近的内侧分支神经从近端经过第五腰椎横突，并加入中间与外侧分支神经，而形成第四腰椎节段神经的背支。因此在第五腰椎横突处阻断的内侧分支神经，照命名实际上为腰四内侧分支神经，因此第四、五腰椎关节突关节的麻醉，需要阻断腰三与腰四内侧分支神经。

治疗颈腰关节突关节症，该考虑哪种注射法？

可考虑内侧分支神经阻断术与关节突关节内注射术。内侧分支神经阻断术可用来定位腰背痛的源头并可作为决定射频烧灼术的部位。但需要注意的是内侧分支神经阻断术有30%左右的假阳性率，在执行去神经疗法前须考虑此点。关节内注射术则须精准定位，可用荧光造影或超声引导较为精准。

348. 骶髂关节与腿痛的关系是什么？

在1934年Mixter和Barr两位学者提出椎间盘突出和坐骨神经痛的关系前，骶髂关节失调被认为是下肢疼痛的主要原因。在今日，骶髂关节失调中出现的下肢疼痛等症状被认为是关节囊受刺激所产生。有些专家发现，在松弛的骶髂关节囊中的造影术，观察到有显影剂在骶髂关节和附近的三个神经组织间流动。这类的显影剂渗漏被发现依着关节囊分布的位置，分别是来自后囊的背骶孔，囊上凹窝的第五腰椎神经根，以及腹侧关节囊的腰骶神经丛。

349. 椎间盘性下背痛的发病率是什么？有何症状？

椎间盘内部破坏最早由HV Crock所描述，说明了椎间盘结构的内部病理变化。椎间盘外围的环状纤维退化会导致放射状裂痕，继而可能延伸到外侧有神经支配的椎间盘边缘处造成下背痛。椎盘性疼痛约占慢性下背痛的40%。此类疼痛典型显示为在某些特定姿势与活动所产生的中央型非根性疼痛，患者可能也会有伴随着背痛发生的广泛性非皮节分布式的下肢疼痛。此类症状会在轴向负荷增加的活动如坐位、抬重物或长期站立等姿势时加重。物理检查会发现有活动受限，伴随弯曲或伸展时的疼痛，或者在活动脊椎节段时的疼痛。

350. 何时该使用诱发性腰椎间盘造影？

椎间盘造影早在MRI或CT发明之前就被用来诊断椎间盘病变，特别是椎间盘突出。诱发性椎间盘造影是在破裂的椎间盘附近注射显影剂来产生下背痛，作为诊断椎间盘内损坏如纤维环破裂等。现今诱发性椎间盘造影被用来作为腰椎融合术的手术计划，判断脊椎融合术邻近的椎间盘结构完整度或其他异常处如脊椎滑脱症，或者找出有症状的椎间盘内损伤。

351. 腰椎间盘造影术的并发症包括什么？

腰椎间盘造影并发症的风险很低，可能的危险包括椎间盘炎、蛛网膜穿刺损伤、神经根损伤、脊膜炎、出血与过敏反应。事先检查患者是否对显影剂过敏，用非离子性显影剂与执行造影时有超声引导定位可以大幅减少可能的并发症。

352. 哪些是常用的肌骨系统注射治疗的药物?

注射疗法是亚急性（长于6周）和慢性（长于12周）腰背痛患者的众多治疗方法之一。发炎中产生的物质会引发疼痛，故治疗以抑制发炎为主。药物主要分为减少肿胀药物［如非甾体抗炎药（NSAIDs）和皮质类固醇］和减轻疼痛（吗啡、麻醉药）的药物，本题以讨论前者为主。

非甾体抗炎药在镇痛方面有“天花板效应”，意即达到一定剂量后再增加量并不会提高镇痛效果，反而会增加副作用。通常若有效，低剂量就有镇痛作用。短期NSAIDs和乙酰胺酚并用，可增加开始期的镇痛效果而不会增加副作用。NSAIDs只对轻到中度疼痛有效，癌症痛、脏器痛等严重疼痛则可能需要合并使用阿片类镇痛药。慢性疼痛如神经性疼痛，可合并使用抗抑郁药或抗癫痫药，会比长期单独使用NSAIDs效果好。儿童不建议使用NSAIDs注射，通常会改用乙酰胺酚或布洛芬的水剂或栓剂。大部分NSAIDs都是弱酸性，胃肠吸收良好。食物虽会降低吸收速率但不会影响吸收程度，而NSAIDs不可与乙醇合用以避免产生肝损害、胃出血等并发症。

皮质类固醇药物可阻断发炎物质前列腺素的生成和磷脂水解酵素A2（PLA2）的运作，有强大抑制疼痛能力。但也容易产生多种副作用，如抑制淋巴球与巨噬细胞产生细胞激素与游离，也会抑制先前引起的发炎与疼痛。目前已知长期使用皮质类固醇药物容易产生库欣综合征（Cushing Syridrome）。皮质类固醇主要效果有抗炎反应、影响代谢、电解质潴留等。抗炎效果包括：①使微血管通透性稳定，减少渗出液。②使炎症细胞稳定，减少释放组胺。③抑制白细胞运动，减少发炎部位的白细胞聚集。④干扰过敏物质的合成、储存与释放。代谢影响包括：①促进肝脏葡萄糖新生作用。②抑制周边组织对氨基酸的利用。③抗胰岛素作用，加速脂肪酸自脂肪细胞中移出。④抑制生长激素作用。糖尿病患者使用类固醇注射或口服时，应注意对血糖的影响。成长中的儿童使用类固醇也应注意其抑制生长的作用。类固醇多少都有钠潴留作用，易水肿反应的患者用药时须特别注意。

353. 康复医学常用的增生修复药物治疗有哪些?

这些药物主要分成五大类。

（1）原料补充药物：目前较常用的一种，之前称为黏液补充疗法。直接在损害处注射胶原蛋白、蛋白聚糖（如玻璃酸钠、葡萄糖胺、硫酸软骨素、筋骨素等）以补充损耗的软骨、肌腱、韧带、筋膜的原料促进修复，或者神经节苷脂（唾液酸鞘糖脂）修复受损的神经细胞与髓鞘。

（2）生长因子疗法：注射生长因子（各种复合蛋白质）促进某类细胞（如促红细胞生成素）生长。这是早期研究关节炎（主要促进软骨细胞生长）和运动伤害（主要促进肌腱细胞增殖）所常用的增生疗法，近年有大幅进步，例如，使用神经生长因子促进周边神经损伤修复。此疗法效果良好，缺点是原料较昂贵且获取困难，以及生长因子非从自体取得可能有感染风险。

（3）刺激生长因子增生疗法：原理为注射某些物质诱发人体产生生长因子。例如，注射非炎性（10%或以下）或高浓度（25%～30%）的右旋葡萄糖溶液。目前两个双盲研究结果显示，10%的葡萄糖注射液对治疗关节炎是有效的。人类细胞暴露在少至0.3%的葡萄糖溶液中就会产生生长因子，如血小板衍生生长因子（PDGF）、表皮生长因子（EGF）、转化生长因子β（TGF-β）、基础纤维母细胞生长因子（bFGF）和结缔组织生长因子（CTGF）等。笔者的先端研究也显示，特定高浓度葡萄糖可刺激软骨细胞与滑膜细胞分泌更多的第二型胶原蛋白及同化性细胞激素群（具修复功能），借此提高自我修复能力。

（4）炎性增生疗法：注射特定物质激发炎症以制造生长因子。这些激活炎症的溶液通常包括高浓度葡萄糖、软骨素、酚剂等，由此诱导产生的炎症将导致更有力的生长修复反应。此类物质包括浓度12.5%～25.0%的右旋葡萄糖、酚剂和含鱼肝油酸钠溶液。目前为止的双盲研究多是比较治疗效果的研究，而非安慰剂对照研究结果发现，炎性增生研究组有较好的结果。炎症增生疗法可能是增生疗法在未来最经济有效的方式，因为相对不昂贵，且可刺激伤口自然的愈合。

（5）自体浓缩血小板血浆与自体干细胞增生疗法：利用自体血液，提取出含多种自体生长因子（如PDGF、EFG、VGF等）的高浓度血小板血浆，活化后注射至受伤组织促进再生修复。干细胞为身体内自然产生的细胞，帮助制造新细胞，所以干细胞也能修复受伤或磨损的组织。此疗法使用成人自体干细胞，从骨髓、脂肪组织或周边血液中取得自体干细胞，在分离、纯化、活化后，注射至受损的关节或组织处，促进修复与生长。而异体浓缩血小板血浆与干细胞，目前因伦理与感染等问题考虑尚在发展中，未来也具有相当值得期待的应用前景。

354. 肌骨注射常见的并发症是什么？

过多反复穿刺容易造成疼痛，若穿刺到血管容易产生血肿与瘀青，穿刺到神经容易引起神经损伤；另外若使用较粗针具与皮质类固醇药物，在较浅穿刺处容易造成皮肤的脱色或皮下脂肪层的损伤萎缩与纤维化。反复的针刺与注射也会造成肌肉内纤维化，在针极肌电图检查中产生运动单元减少的伪阴性表现。

355. 哪些情况可使用激素注射治疗？

关节内注射激素是广为风湿关节炎、骨关节炎、创伤性关节炎、晶体关节病与血清阴性脊骨关节病的患者所接受的辅助治疗，非关节疾患如压陷性神经病变、关节周炎、滑囊炎、肌腱炎等也经常使用激素注射。2019年国际骨关节研究学会对于膝、髋和多关节骨关节炎的非手术治疗指南中指出，对于关节内激素注射是膝骨关节炎的1B／2级治疗方法，具体取决于合并疾病，但不建议髋关节或多关节骨关节炎患者使用。

356. 局部激素注射如何达到其疗效？

注射可减少疼痛与水肿并且增进功能。风湿关节炎的患者，使用中效或长效型激素注射有助于抑制类风湿性滑囊炎。关节内激素注射对治疗急性加重的骨关节炎合并积液有良好疗效。其详细机制包括：减少滑囊液补充、减少白细胞数量、减少滑液膜与血管的通透性、减少滑液的酸水解酶、刺激滑液内膜细胞的溶酶体、减少滑膜细胞巨大细胞数量。

357. 关节内注射激素的禁忌证是什么？

绝对禁忌证包括感染性关节炎、菌血症、关节周边蜂窝织炎、急性损伤、骨或软骨骨折、邻近的骨髓炎、未受控制的出血或凝血功能障碍。

相对禁忌证包括关节周边的骨质缺乏、接受抗凝血治疗、关节不稳定、糖尿病控制不良、关节血肿、先前注射效果不佳等。

358. 激素注射可能的副作用包括哪些？

①全身性吸收：反复注射容易发生，会抑制下视丘－脑下垂体－肾上腺轴，造成医源性库欣综合征，糖尿病患者的血糖增高，骨质疏松等。②对关节软骨的局部影响：激素关节病，破坏性可能来自注射后疼痛缓解但造成受损关节过度使用而非激素本身毒性。因此，注射后一周内不应该对关节施加不当的压力。③医源性关节发炎：若注射部位有先用乙醇消毒并且使用无菌针具则可避免。④肌腱或韧带破损：较常发生于口服激素而非注射，对承重关节与其附近软组织反复注射，直接注射到肌腱或韧带内，或注射不适当的高剂量激素。⑤注射后发作：为沉淀晶体引起的关节炎，类固醇晶体直接沉积在注射部位周围，或局部麻醉药中的对羟基苯甲酸酯防腐剂造成类固醇内的晶体沉淀，这类状况通常是自限性的，且对冰敷、休息、抗炎药反应良好，可经由使用单一瓶装的利多卡因或使用不含防腐剂的长效布比卡因来避免，而特安皮质醇则较容易发生。⑥皮肤脱色、皮下脂肪萎缩或退化：若针刺深度＞5mm，再抽针时注意勿让激素沿着注射路径反流即可避免。

（七）肉毒毒素在康复医学中的应用

359. 肉毒毒素治疗疼痛的机制是什么？如何进行临床应用？

外周镇痛机制——A型肉毒毒素是由轻链和重链非共价连接而成的双链同源蛋白。①轻链可以特异性裂解突触相关蛋白SNAP-25，影响囊泡和突触前膜的融合，抑制乙酰胆碱等神经递质的释放，从而发挥化学去神经作用。②重链与细胞膜神经节苷酯及突触囊泡蛋白受体结合，阻断乙酰胆碱在神经肌肉接头处释放，进一步减少肌肉活动，间接缓解疼痛。③A型肉毒毒素通过细胞内吞作用进入胞质内，特异性切割SNAP-25，抑制外周感觉神经末梢释放疼痛相关的神经递质及神经肽，抑制中枢敏化，缓解神经病理性疼痛。④TRPV1（瞬态电压感受器阳离子通道1）参与神经系统中的疼痛信号传导和整合，A型肉毒毒素也可以通过促进突触小泡表面的TRPV1泛素化，终止信号的传导从而缓解神经病理性疼痛。中枢镇痛机制：不同途径注射的A型肉毒毒素经逆向轴突运输至中枢神经系统，抑制炎性递质的释放，增加中枢神经系统中阿片类受体及GABA-A受体（γ-氨基丁酸A型受体）的活性，直接抑制中枢敏化改善疼痛。可应用于慢性偏头痛、三叉神经痛、带状疱疹后神经痛、卒中后肩痛、卒中后痉挛性疼痛、复杂性区域疼痛综合征、黏连性肩关节炎、脊髓损伤后疼痛、网球肘、足底筋膜炎、慢性腰痛。

360. 什么是肌张力异常?

肌张力异常是指肌肉间歇或持续不自主地收缩及痉挛，造成重复性的不随意动作或异常姿势，在活动时常会加重病情造成身体扭转。肌张力异常可分为肌张力减低、肌张力增高及肌张力障碍。

361. 颈肌张力异常的临床分型及临床表现是什么?

颈肌张力异常的特点是因为不自主地肌肉收缩，导致颈部与头部的姿势异常。常见的颈肌张力异常有以下四种类型。①痉挛性斜颈：主要影响胸锁乳突肌、斜方肌及斜角肌，使头向一侧扭转，伴疼痛。②颈侧倾：颈部与头部向侧边倾斜。③颈前屈：头部与颈部向前倾斜。④颈后伸：头部与颈部向后倾斜。

362. 肉毒毒素注射定位的方法是什么？各方法的特点是什么?

目前肉毒毒素国内外常用的注射定位方法包括徒手定位、电刺激定位、肌电引导、超声引导。若是表浅大型肌肉群，可以只靠触诊确定注射位置，若是深层肌肉，建议使用其他辅助措施帮助正确定位。①徒手定位是肉毒毒素注射的基础，操作简便，适用于浅表大肌肉，要求注射者熟练掌握肌肉骨骼解剖、生理功能和常见痉挛模式。但是该方法易受肥胖、瘢痕、肌肉萎缩影响，对复杂的解剖结构难以精确区分，必要时需搭配电刺激、肌电或者超声精确定位。②电刺激定位可通过电刺激提供直观的肌肉收缩反应，以辅助识别运动功能障碍的责任肌肉，但是也存在因容积传导导致肌肉识别错误的现象。③肌电引导可以检查肌肉主动活动时肌电情况，可用于判断痉挛责任肌肉，分析痉挛模式，但是在共同收缩模式中可能导致注射到非主要责任肌肉。④超声定位适用于位置深、体积小的肌肉及一些非肌肉腺体的注射，它可直观提供注射靶点附近的影像信息，引导注射，但是它不能直接反映靶组织的兴奋性。以上方法在实际应用中各有优劣，多种方式联合使用可提高注射的精确性。

363. 什么是肉毒毒素？

肉毒毒素是由厌氧的肉毒梭状芽孢杆菌产生的一种细菌外毒素，具有很强的神经毒性。肉毒毒素共有8种亚型，其中A型毒力最强，也是临床应用最广泛的一种亚型。

364. 临床上最常用的肉毒毒素有哪些？我国医疗市场上的A型肉毒毒素主要有哪些？

目前全世界用于临床的肉毒毒素主要有5种A型肉毒毒素（美国的Botox，onabotulinumtoxinA，法国的Dysports，abobotulinumtoxinA，德国的Xeomin，incobotulinumtoxinA，中国的衡力，韩国的Meditoxin）和1种B型肉毒毒素（rimabotulinumtoxinB）。我国国家食品药品监督管理总局仅批准上市了2种注射用A型肉毒毒素用于临床，一种是兰州生物制品研究所生产的国产产品，商品名为衡力（Hengli）；一种是Allergan Pharmaceuticals Ireland生产的进口产品，商品名为保妥适（Botox）。医疗机构应当向经药品生产和进口企业指定的经销商采购注射用A型肉毒毒素。

365. 肉毒毒素的作用是什么？A型肉毒毒素治疗的适应证有哪些？

在体内，肉毒毒素主要是通过与外周神经系统运动神经元突触前膜受体结合，作用并切割神经细胞中的特异性底物蛋白，阻止神经介质——乙酰胆碱的释放，阻断胆碱能神经传导的生理功能，引起随意肌松弛性麻痹。此外，肉毒毒素还可与突触前膜结合，阻断神经细胞膜的钙离子通道，从而干扰细胞外钙离子进入神经细胞内以触发胞吐和释放乙酰胆碱的能力。临床使用的注射用A型肉毒毒素治疗的适应证包括眼睑痉挛、面肌痉挛、肌张力障碍、斜视、脑卒中、颈部痉挛、偏头痛、背痛、多汗症等，也被用于治疗面部的皱纹。

366. 肉毒毒素注射的剂量是多少？其起效时间是多久？

肉毒毒素注射的剂量主要依据注射部位的数量，需要根据患者肌肉体积的大小、数目、所在位置、病变严重程度（如痉挛、流涎、出汗程度等）、局部肌肉肌张力及患者之前对肉毒毒素注射的反应综合判断，调整剂量。

肉毒毒素通常在注射后2～7天起效，在1～3周后产生最大效果，药效一般可以持续3～9个月。

367. 什么是痉挛症？它的治疗措施包括哪些？

痉挛症是上运动神经元受损后所产生的一种运动控制障碍症，导致各种间歇或持续的非自主肌肉活动，包括牵张反射亢进、协同运动、联合反应、屈肌反射增强和痉挛性肌张力障碍等，其特征是与检查速度相关的过强的肌肉张力合并肌腱反射增强。肌肉在自主活动或被动牵张，患者身体产生的不自主反应会阻碍动作完成，而检查者牵拉的速度越快，肢体产生不自主阻力就越大。痉挛症常发生于脑卒中、脊髓损伤、脑性麻痹、多发性硬化症等中枢神经系统疾患。痉挛症的治疗方法包括物理治疗、辅具固定、口服药物、巴氯芬鞘内给药、酚注射、肉毒毒素注射、选择性背根神经切除术、骨科手术等，各种痉挛治疗方法的适用范围及优缺点如表4-1所示。

表4-1 各种痉挛治疗方法的适用范围及优缺点

治疗类型	治疗范围	优缺点
物理治疗	局部治疗	治疗师费力、患者疼痛
辅具固定	局部治疗	限制活动
口服药物	全身治疗	嗜睡、无力等副作用
肉毒毒素注射	局部治疗	几个月要重复注射、注射时疼痛
选择性背根神经切断手术	全身治疗	不可逆手术
骨科手术	局部治疗	不可逆手术
巴氯芬鞘内给药	全身治疗	可逆手术

368. 小儿脑性瘫痪的主要临床表现是什么？

脑性瘫痪是指脑部在发育成熟之前受到损伤产生的非进行性脑部变化，导致动作或姿态异常的疾病。它的发生率为0.2%～0.3%，中国脑瘫患者约有500万人，并以每年5万速度增加。脑性瘫痪是儿童时期最常见且会长期造成儿童肢体功能障碍的疾病。除了不正常动作和姿势、上肢与下肢动作功能的缺损，也常合并多重障碍与并发症。脑性瘫痪依据神经控制的异常状况分为多种类型，包括低张型、运动困难型、运动失调型、痉挛型及混合型等，其中痉挛型最常见，约占全部的80%左右。不正常的张力为痉挛型脑瘫痪儿童最主要的障碍之一，严重的痉挛症加重动作控制的困难，包括上肢基本功能，如伸手及物、抓、放、提等，以及不正常的步态，如步行困难、剪刀腿、尖足和蹲伏步态等，并经常造成继发性的肌肉骨骼问题。脑性瘫痪患儿也常伴随其他神经发展障碍，如感觉与知觉异常（视觉与听觉异常最常见）、认知与行为缺失、癫痫、口腔动作困难与语言沟通障碍。

369. 用肉毒毒素治疗痉挛型脑性瘫痪患儿的治疗要点是什么？

肉毒毒素注射治疗痉挛性脑性瘫痪是一种安全有效改善痉挛的方法。

（1）肉毒毒素治疗的评估：在注射前需要对患儿的肌张力、痉挛程度、关节活动度、运动功能进行全方面评估，目前常用评估工具是高肌张力评估工具、改良Tardieu量表、改良Ashworth量表、GMFCS、MACS、粗大运动功能测试、手功能测评、选择性运动控制能力、护理需要、运动分析、功能任务分析、目标达成量表、座椅和姿势评估、社会生活能力等。

（2）注射部位：根据脑性瘫痪患儿的临床症状和异常姿势找到相关痉挛靶肌群，目前常用的定位技术是徒手、肌肉电刺激、超声或肌电图。

（3）注射剂量：推荐保妥适在GMFCS Ⅰ～Ⅳ级患儿每次注射最大总剂量＜400U或16～20U/kg，而在GMFCS Ⅴ级患儿每次注射最大总剂量＜400U或12～16U/kg，每个注射位点最大剂量是50U。衡力每次注射最大总剂量＜400U或＜12U/kg。此外，还需结合患儿之前接受注射的反应及假性球麻痹、吞咽困难、呼吸问题等危险因素综合考虑。肉毒毒素重复注射应至少间隔3个月。

（4）联合治疗：肉毒毒素注射前后可联合肌肉牵引、力量训练及上肢功能目标训练、口服解痉药物、鞘内注射巴氯芬甚至是手术矫正，具体方案取决于儿童及其家人的治疗目标、主要症状和损伤的严重程度。

（5）不良反应：肉毒毒素注射的局部不良事件发生率为0～30%，主要是疼痛、水肿、红斑、瘀斑和局部无力，具有自限性，2～3周可消退。全身不良反应包括恶心、乏力、尿失禁、哮喘、呼吸道感染、发热、流感样症状和皮疹等，很少发生。

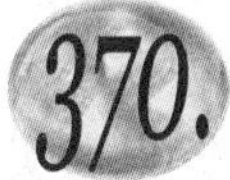

370. 肉毒毒素治疗成人脑卒中后痉挛的治疗要点是什么？

肉毒毒素注射治疗痉挛状态相较于其他治疗痉挛症的方法如物理治疗、辅具固定、口服抗痉挛药物等，疗效确切，可明显降低注射肌的张力，易化注射肌的牵伸和延长，有助于增加拮抗肌肌力，并且单次注射治疗效果可持续3个月以上。

（1）治疗前评估：肉毒毒素治疗是局灶性痉挛状态的首选治疗方法，在注射前需要对肌张力、痉挛程度、关节活动度、运动功能进行全方面评估。

（2）注射部位：注射部位由体表解剖知识结合徒手反向牵拉确定，之后可根据EMG、电刺激、超声等方法确定注射部位。

（3）注射剂量：成年人一次注射的保妥适安全剂量是600U，每个注射位点建议不超过50U。一般重复注射间隔时间不少于3个月。

（4）联合治疗：肉毒杆菌毒素注射需要搭配物理治疗、作业治疗、矫形器治疗等，可使上运动神经元综合征患者的功能发生有改善。

（5）不良反应：严重的不良反应较少，可发生轻度、一过性的不良反应，报道的不良反应是局部肌肉无力、吞咽困难、呼吸衰竭、自主神经功能障碍、流感样症状、皮疹及过敏反应、臂丛神经炎、味觉改变，常发生于注射后2～4周，且都有自限性。

371. A型肉毒毒素治疗流涎症的机制是什么？

涎腺分泌主要受到副交感胆碱能神经支配，A型肉毒毒素通阻断Ca^{2+}介导的涎腺神经肌肉接头处的乙酰胆碱释放，造成涎腺副交感依赖的分泌功能受到抑制，从而抑制了涎腺分泌，而唾液基础流量靠肾上腺素能传导通路维持，因此避免了口腔干燥症的风险，机体中影响和调节涎腺分泌的相关神经递质除了胆碱能神经递质、肾上腺素能神经递质，还包括血管活性肠肽（VIP）、P物质、一氧化氮（NO）等神经递质或神经调质，A型肉毒毒素抑制涎腺分泌的机制不单单是对乙酰胆碱释放的抑制，可能还涉及对其他神经递质或神经调质的影响，如VIP、P物质和NO等。

372. 肌张力障碍的临床分型是什么？

根据不同的分类方式，肌张力障碍的临床分型多样。①根据发病原因可分为原发性肌张力障碍、肌张力障碍叠加、遗传变性病和继发性肌张力障碍。②根据发病年龄不同可分为婴儿型（出生至2岁）、儿童型（3～12岁）、青年型（13～20岁）、早期成年型（21～40岁）、晚期成年型（≥40岁）。③根据躯体受累部位不同可分为局灶型（单一身体部位）、节段型（2个或以上躯体邻近部位）、多灶型（2个或以上躯体非邻近部位）、半侧躯体型（半侧躯体）、全身型（整个躯干＋2处其他部位）。④根据疾病活动性格局不同可分为疾病进程（稳定型和进行型）和短期变化（持续型、特定动作型、节律变化型、周期发作型）。⑤根据疾病相关伴随特点可分为单一型（伴或不伴震颤）和联合型（伴有其他神经或神经系统疾病）。

373. 痉挛性斜颈的诊断思路是什么？

（1）对于痉挛性斜颈的诊断主要依据临床表现，主要依赖详细的病史询问和体格检查，尤其是对患者不自主运动的观察和记录。痉挛性斜颈因颈部肌肉的不自主收缩而主要表现为头颈部的运动增多及姿势异常，表现为头颈部不自主地扭转、侧倾、前屈和后仰，常为不同运动方向、不同程度的组合。

（2）肌电图检查和/或颈部CT薄层扫描确定受累肌群，以便肉毒毒素注射及外科手术的准确定位。

（3）采用临床常用的痉挛性斜颈评估量表进行评估，如崔氏评分量表（Tsui量表）、西多伦多痉挛性斜颈评分量表（Toronto Western spasmodic torticollis rating scale，TWSTRS）、痉挛性斜颈综合评分量表（comprehensive cervical dystonia rating scale，CCDRS）、统一肌张力障碍评定量表（unified dystonia rating scale，UDRS）、痉挛性斜颈问卷-24（cervical dystonia questionnaire-24，CDQ-24）等。

374. 眼睑痉挛的分级评估包括什么？A型肉毒毒素治疗眼睑痉挛的常见并发症有哪些？

（1）眼睑痉挛的分级评估常采用Cohen分级。

0级：无痉挛。

Ⅰ级：外部刺激引起瞬目增多。

Ⅱ级：轻度，眼睑面肌轻微颤动，无功能障碍。

Ⅲ级：中度，痉挛明显，有轻度功能障碍。

Ⅳ级：重度，严重痉挛和功能障碍，影响阅读和驾驶。

（2）A型肉毒毒素治疗眼睑痉挛的常见并发症包括：局部疼痛、血肿、眼睑水肿、眼干溢泪、上睑下垂、眼睑闭合不良、斜视、面部僵硬、面容不对称、面部麻木等。

375. 肉毒毒素注射治疗多汗症的相关事项主要有哪些？

①适应证：肉毒毒素注射治疗仅应用在原发性局限性多汗症的患者，须排除相关病因。②禁忌证：已知对A型肉毒毒素或制剂内的赋形剂成分过敏者；局部感染或炎症；重症肌无力或Lambrt-Eaton综合征患者；孕期、哺乳期女性；伴有重疾或急性传染病；氨基糖苷类等药物会降低神经肌肉的传递，应避免在患者治疗前后2周内使用。③由于多汗部位常常也是感觉神经丰富区域，事先可在欲注射区域涂抹局麻药物如利多卡因胶浆以降低疼痛。④注射部位按网格状图案分布，将肉毒毒素多重皮内注射在皮肤真皮的汗腺附近。⑤治疗目标：减少排汗至患者可忍受程度，而非无汗。⑥肉毒毒素治疗多汗症效果改善平均约24周。

376. 如何注射肉毒毒素治疗半面肌痉挛症？

半面肌痉挛症是一种罕见的局部动作障碍，症状为单侧颜面神经支配的肌肉群产生不自主的痉挛或阵发性收缩，进而影响患者的外观及功能。肉毒毒素初次注射剂量建议由小剂量开始，并依据患者症状个体化注射治疗，例如，以肉毒毒素1.25～2.50U皮下或肌内注射于单侧上眼睑的内侧及外侧眼轮匝肌前睑板处，以及注射于下眼睑的外侧眼轮匝肌处，再依据半面肌痉挛症影响的其他脸部肌肉群，如皱眉肌、笑肌、颏肌等，以肉毒毒素2.5～5.0U肌内注射。肉毒毒素治疗半面肌痉挛症的效果平均约16周。

377. 肉毒毒素注射后出现上睑下垂？出现后如何处理？

①如何避免：在注射肉毒毒素时注意避免靠近提上睑肌部位，减少药物扩散入该肌的机会，降低眼睑下垂发生率。此外，眼周注射时应依据症状个体化注射，小剂量起始。②处理：做好解释工作，症状会随时间逐渐改善，持续数月后最终完全恢复，如有睁大眼睛需求

时，使用拟肾上腺素滴眼液，可缓解数小时症状。

（八）超声引导注射在康复医学中的应用

378. 何时要做超声引导枕神经注射？其临床重点是什么？

超声引导下枕大神经及枕小神经阻滞有助于诊断和治疗枕神经痛及其他与枕大、枕小神经有关的疼痛综合征，以及神经支配区域的肿瘤切除和外伤修复术的麻醉。临床上枕神经痛是最常见的被过度诊断的疼痛综合征之一。排除颈部及枕下区域的外伤后，枕神经痛的诊断经常与紧张性头痛相棍淆。枕神经阻滞对紧张性头痛治疗无效，而抗抑郁药如阿米替林，联合颈椎硬膜外激素注射和神经阻滞治疗紧张性头痛通常疗效显著。任何剧烈头痛患者，在决定神经阻滞前，应当行常规头MRI检查，以排除颅内的病理情况，因为很多意想不到的颅内情况的临床症状都类似于枕神经痛。其他颈椎和颅内的异常，如Arnold-Chiari畸形，应拍摄颈椎平片加以排除。

超声引导下枕神经阻滞常以上颈棘边缘枕神经通过处为阻滞靶点。可触诊或彩色多普勒超声找出枕动脉并避开。定位完成后以3.5英寸（1英寸等于2.54厘米）长针采取平面外方式穿刺直到接近枕骨骨膜，注射时必须小心避开枕骨大孔，拔针后并压迫穿刺部位防止血肿形成。

379. 何时要做超声引导三叉神经注射？其临床重点是什么？

超声引导下冠突法三叉神经阻滞可阻滞通过翼突腭区的上、下颌神经。可用于三叉神经上、下颌支所致的各种疼痛的诊断和治疗。急性痛如创伤、恶性肿瘤导致的疼痛、术后疼痛、牙痛、牙关紧闭、急性带状疱疹痛等，以及慢性痛如颞颌关节功能障碍和带状疱疹后遗神经痛等，且任何位于该神经走行途径的肿瘤均可能导致疼痛。

操作时，患者采取仰卧位。从冠突切迹进入翼腭窝及接近三叉神经上、下颌支。可要求患者张口、闭口时触摸耳道前方稍内区域来确认下颌骨的冠突切迹。因此处血管丰富，进针时须以超声探头确认针尖避开血管，注射前须仔细回抽检查，不然易造成血肿。以小剂量、递增方式注射局部麻醉药以避免毒性反应。须提醒患者针刺损伤冠状凹表面皮肤可能留下小伤疤，以及感染的可能性，特别是免疫功能低下患者。

380. 何时要做超声引导颞颌关节腔注射？其临床重点是什么？

可用于各种颞下颌关节疼痛性疾病的诊断和治疗，包括关节炎、肌筋膜疼痛及颞下颌关节盘功能障碍，当关节活动过度或反复脱位时，也可注射透明质酸衍生物等稳定关节。牙齿咬合不正或磨牙症的患者可能会更严重，同时有关节痛的患者会抱怨晨起发生的耳痛及头痛。

操作时患者仰卧，在颞耳屏和鼻翼间做连线（Camper线），在张闭口时可定位出颞颌关节，消毒后请患者微张口，便可在超声检查下清晰显现颞下颌关节然后进行注射。值得注意的是此关节间隙很浅，深度为1.27～1.91cm，针穿刺入时可能体会到落空感，该部位血管丰富，有形成面部血肿和皮下出血潜在风险，并且注射前要注射有吃配合减压运动。

 381. 超声引导注射治疗肩旋转肌袖疾患的适应证与重点是什么?

肩袖疾病常与肩关节相应区域滑囊的滑囊炎共存，加重疼痛和功能障碍。如不治疗，疼痛和功能性障碍会促使患者夹紧固定肩关节以减少痛苦。患者这种长时间的错置体位会给已损伤的肌腱增加更多不正常的压力，导致更多损伤。肩袖疾病导致的疼痛持续存在且非常严重，肩关节外展及外旋会加重症状，患者无法向患侧侧睡，且常伴有严重的睡眠障碍，如不治疗，肩袖疾病患者做上肢内旋和内收时会非常困难，导致日常活动如梳头、关水龙头等都变得非常艰难。长此以往，就会导致肌肉萎缩和钙化性肌腱炎。

操作时患者取端坐位，前臂自然地搭在同侧大腿上。操作医生站在患者身后或侧方，将高频线性超声探头取冠状面置于喙突上，开始扫描，在超声图像上确认喙突和肱骨头前内侧面；解剖结构确认后，皮肤消毒，无菌注射器抽取含40mg甲泼尼龙且不含防腐剂的0.25%布比卡因5ml，注射器连接一根1.5英寸长的22G穿刺针；采用平面外引导方式在超声探头下缘约1cm处穿刺；在实时超声引导下调整进针路径，使针尖最后置于肩冈下肌和冈上肌腱之间肩袖三角间隙内，肱二头肌肌腱很容易识别，并以此作为标志来确认解剖位置，应避免将药液注入股二头肌肌腱中；当针尖达理想位置时，仔细回抽后在实时超声监测下注入少量药液，以进一步确认针尖不在肌腱中，最后将无菌注射器中的剩余药液缓慢注入，注射阻力应该非常小。

感染、瘀青和血肿也是可能的并发症。也有注射操作本身造成肌腱损伤的可能性。若在监测下小心地将针尖置于肌腱外注射可降低这种风险。如果把药物直接注射到发炎或曾经损伤过的肌腱内则容易造成肌腱破裂，如果医生操作轻柔并在遇到阻力时立即停止注射，可以减少此类并发症。

 382. 超声引导注射治疗三角肌下滑囊炎的适应证与重点是什么?

三角肌下滑囊是人体160个滑囊中最大的。它和肩峰下滑囊相连并可能相通，所以这两个名称常可互通，尽管超声图像和核磁共振成像上单独存在。就如其命名，三角肌下滑囊位于三角肌下方，冈上肌在肩峰下通过时起到缓冲、促进滑动的作用。三角肌下滑囊炎是炎症易发部位，其中肩关节急性损伤及反复微创伤是最常见原因。如果滑囊炎没有及时治疗，则会进展成慢性，可能发生滑囊钙化及进一步的功能障碍。

患者取坐位，前臂舒适地搭在同侧大腿上，或取修正位，让患肢手置于同侧臀后如伸手至后裤袋。操作医师站于患者身后或侧方，触诊肩峰尖部，消毒皮肤。用无菌注射器抽取无防腐剂的0.25%的布比卡因3ml和40mg甲泼尼龙，然后连接22G穿刺针。取冠状面将高频超声探头放置于肩峰侧方，与肩胛骨轻度成角。超声扫描首先确认冈上肌肌腱，从肩峰下走出，包绕肱骨头，最后附着于肱骨大结节。仔细检查冈上肌肌腱是否有导致肩部疼痛的钙化和肌腱病。随后确认三角肌下滑囊，位于三角肌、肩峰尖端之间及冈上肌肌腱下方的含液区。正常和有轻度炎症的三角肌下滑囊的超声影像为两层高回声影中间的低回声曲线层，两层高回声影为滑囊壁和脂肪，类似三明治形状，炎症和滑囊扩张可能会使囊腔内容物回声消失或变为高回声影。识别滑囊后，采用平面内引导技术在超声探头下方1cm处穿刺进针，在实时超声引导下调整穿刺路径，让穿刺针正好在肩峰侧方进入三角肌下滑囊。当穿刺针已进入滑囊腔内后，在超声引导下注射少量药液，观察注射物在滑囊腔内弥散的特征性的旋涡状的高回声影，可确定穿刺针位于滑囊腔内，接着将注射器内剩余药液缓慢注入，注射阻力应非常小。如果在内有粘连、隔离腔或钙化，可能需要多次穿刺改变针尖位置以确保整个滑囊腔内药物都能扩散到。注射完毕退出穿刺针，使用无菌敷贴加压包扎并用冰敷。

383. 超声引导注射治疗肩峰下撞击综合征的适应证与重点是什么？

肩袖肌腱过度拉伸超出喙突、喙肩韧带和肱骨头之间狭窄区域即肩峰下区，则会发生肩峰下撞击综合征。多数情况下，肩峰下区的狭窄和撞击症状源于肩峰下骨赘形成、先天性或后天获得性肩峰形态变异、肩峰下韧带增厚和钙化及肩峰下滑囊炎。肩袖肌肉功能障碍使肱骨头上移也可导致肩峰下空间狭窄。肩峰下撞击综合征患者会表现Neer试验阳性。肩峰有些正常变异，可能促进肩峰下撞击综合征形成，包括2型、3型肩峰，正常的1型肩峰相对较平，2型肩峰向下弯曲，3型肩峰钩形向下如弯刀，2型和3型肩峰的肩峰下间隙明显较狭窄。

患者取坐位，肩部放松，前臂自然置于同侧大腿上。触诊辨认肩锁关节，消毒、无菌操作，用无菌注射器抽取2ml 0.25%无防腐剂的布比卡因和40mg甲泼尼龙后连接一根1.5英寸的22G穿刺针。用线性高频超声探头取冠状面观察肩锁关节，确认肩锁关节位置后，侧向缓慢移动探头，辨认并确认肩峰的高回声边缘后，在超声探头的腹侧进针，在实时超声引导下调整进针路径，在肩峰下方进入肩峰下间隙。当认为针尖在肩峰下间隙内，在实时超声监视下注射少量的局部麻醉药和激素混合液进一步确认针尖位置，再缓慢注入剩余药液，注药阻力应该很小。若存在粘连、形成分隔腔或钙化，则需重新调整针的位置。

384. 超声引导注射治疗肩锁关节炎的适应证与重点是什么？

急性创伤如肩部直接跌伤，或需反复伸展上臂的活动如投掷物体及在梯子上绘画等引起反复微创伤都可导致肩锁关节损伤，若未治疗会引起关节炎、疼痛和功能障碍。患者往往表现出患侧肩膀向下牵引并被动内收的避痛姿态。

患者取坐位，肩部放松，前臂自然置于同侧大腿上。触诊辨认肩锁关节，消毒无菌操作，用无菌注射器抽取2ml 0.25%无防腐剂的布比卡因和40mg甲泼尼龙后连接一根1.5英寸的22G穿刺针。用线性高频超声探头取冠状面观察肩锁关节，调整探头使肩锁关节腔的V形的低回声影位于图像的中央，在高回声喙突边缘与锁骨远端之间。在实时引导下穿刺进针并动态调整路径，直至针尖到达肩锁关节。在实时超声监视下注射少量的局部麻醉药和激素混合液进一步确认针尖位置，再缓慢注入剩余药液，注药阻力应该很小。拔针后无菌敷贴覆盖注射局部，外置冰包压迫。肩锁关节内超声引导注射的主要并发症是感染，瘀斑和血肿也可能发生，不到25%的患者在注射后短时间内有疼痛加剧的现象。

385. 超声引导注射治疗网球肘的适应证与重点是什么？

网球肘，即肱骨外上髁炎，是由于反复过度或不当使用前臂伸肌腱所引起的上肢疼痛。随疼痛迁移，桡侧腕短伸肌和尺侧腕伸肌肌腱起始出现细小撕裂。伸肌腱的反复撕裂和愈合会促进炎症发展并最终导致疼痛和功能障碍。如果没有正确治疗，这些伸肌腱会完全断裂。网球肘常和桡管综合征及C_6、C_7脊神经根病变相混淆。网球肘和桡管综合征可通过触诊最痛点来进行鉴别。网球肘患者触诊最痛点在肱骨外上髁，而桡管综合征患者触诊最痛点在肱骨外上髁远端桡神经处。

患者取仰卧位并把前臂舒服地放置在腹部，肘部屈曲大约75°，在患者处于上述位置时，仔细触诊肱骨外上髁并确认最痛点。把高频线性超声探头置于肱骨外上髁最痛触点的纵轴位置开始超声扫描，桡骨头超声影像为山峰样高回声影。仔细检查肱骨外上髁伸肌腱附着点区域并评估撕裂程度，肌腱撕裂表现为肌腱内存在低回声区域。超声探头向近端移动，使肱骨外上髁的高回声影及其上方的伸肌总腱全部处于超声影像底部以减少穿刺到靶点的距离。消毒皮肤，用无菌注射器抽取不含防腐剂的0.25%的布比卡因4ml和40mg甲泼尼龙，并连接22G无菌穿刺针。采用平面内引导技术在超声探头下方1cm处穿刺进针，在超声实时引导下调整穿刺路径，最终让针尖接近而不是直接到达肌腱附着点。在超声实时监测下给予小剂量的局部麻醉药和激素混合液以确认针尖位置正确。确认无误后，再在超声实时监测下缓慢注入剩余药液，有时需再次调整穿刺针位置以确保肌腱附着点的所有区域都有药物扩散。注射药液时阻力应极小。

386. 超声引导注射治疗腕管综合征的适应证与重点是什么？

腕部正中神经压迫性神经病变被称为腕管综合征，是临床上最常见的压迫性神经病变。腕管综合征表现为疼痛、感觉迟钝、麻木和手腕无力，并放射至拇指、示指、中指以及环指桡侧。这些症状也可向近端放射至前臂远端神经卡压的水平。

治疗时患者取坐位，肘下垫一枕头或软垫，屈肘，前臂和手自然放置，掌心朝上，手指微微弯曲，放松屈肌腱。患者处于上述体位时，可看到手腕远端折痕。高频线性探头横向放置在腕部折痕远端，进行扫查。超声下桡神经显示为强回声神经纤维束，外面由回声稍强些的神经鞘包裹，穿行在屈肌支持带下方屈肌肌腱的上方。超声下可通过患者轻微屈曲和伸展手指，观察屈肌腱的活动来区别正中神经和屈肌腱。超声探头在屈肌腱上滑动时，屈肌腱表现不尽相同，在腕部尺侧可见尺动脉，用超声多普勒协助判断可在平面内技术穿刺时避开尺动脉。超声引导下腕管综合征注射术的主要并发症是穿刺针误入血管和/或进针过程损伤正中神经引起持久性感觉异常。

387. 超声引导注射治疗扳机指的适应证与重点是什么？

扳机指又称狭窄性腱鞘炎或手指屈肌腱鞘炎，是手部疼痛及功能障碍的最常见原因，最主要的原因为屈指肌腱鞘炎，其他原因包括腱鞘外伤尤其是A1滑车位置的创伤、腱鞘感染、异物、骨赘直接压迫（掌骨头异常增生、籽骨骨赘或肢端肥大症等原因导致的骨骼生长异常）。肌腱屈伸中反复通过骨性突起和肿胀狭窄的腱鞘，可引起严重的肌腱炎症和水肿。随病情进展，如果炎症未得到有效治疗，肌腱上会形成一个隆起结节，结节会被卡在狭窄的腱鞘处形成扳机点，导致扳机指综合征。患者手指在屈伸时会产生扳机现象。与扳机指形成的活动相关因素包括反复抓握动作，比如抓握马的缰绳或方向盘太紧。共存性关节炎、籽骨炎、痛风，其他结晶性关节病和掌指间关节的滑膜炎等均可能诱发扳机指。

治疗时患者坐床边，肘部屈曲100°。前臂垫软枕，手掌中立位。医师触诊检查掌指关节的掌面以确定病变，高频超声探头横轴位放在病变掌指关节附近，扫描病变区域。超声下可寻找指浅屈肌腱和指深屈肌腱与掌板，前后移动探头找到A1滑车，A1滑车表现为一个薄的高信号条带，在屈指肌腱的表面。患者在实时超声下弯曲和伸展手指，观察肌腱变性、缺陷、肿胀、结节和扳机现象。评估完成后，超声探头接触的皮肤区域无菌消毒，准备含1ml 0.25%不含防腐剂的布比卡因和40 mg甲泼尼龙的无菌注射器，并连接无菌1.5英寸的22 G针头。针尖通过探头下缘的皮肤，使用平面外的技术，实时超声引导下调整针的位置，使针尖最终位于A1滑车、指浅屈肌腱、指深屈肌腱、掌板、掌骨的掌侧骨面形成的三角形低回声区域内。当针头到达满意位置，回抽注射器，随后实时超声引导下注射少量局部麻醉药和激素，以确认针尖在适当的位置。经过针尖位置确定后，将注射器内的剩余药物慢慢地注入，注射过程中阻力应当很小。

388. 超声引导注射治疗桡骨茎突狭窄性腱鞘炎的适应证与重点是什么？

桡骨茎突狭窄性腱鞘炎（德凯尔万综合征）是临床上手腕桡侧疼痛常见原因之一。1895年，瑞士外科医生Fritz de Quervain首先描述这一系列综合征及常见原因，因此被命名为de Quervain腱鞘炎。手腕反复扭转活动会引起de Quervain腱鞘炎，拇长展肌和拇短伸肌在桡骨茎突处受到创伤偶尔也会引起。如果不及时治疗，可能会引起剧烈疼痛和功能障碍。在很偶然的情况下，特别是待产妇这类人群，de Quervain腱鞘炎发病前可以没有创伤，这类情况通常被称为“妈妈指”或者“妈妈腕”。de Quervain腱鞘炎的症状是拇长展肌和拇短伸肌在桡骨茎突处的肌腱和腱鞘炎症、水肿引起的。如果不治疗，肥厚的肌腱腱鞘可能导致狭窄性腱鞘炎。de Quervain腱鞘炎患者Finkelstein征是阳性。Finkelstein试验：首先固定患者前臂，嘱患者握拳掌屈，然后尽力使腕关节尺偏，如果突然出现严重疼痛，则强烈提示患有de Quervain腱鞘炎。

治疗时患者坐床边，肘部屈曲100°，前臂垫软枕，手掌中立位。检查者可以通过触诊明确桡骨茎突、拇长展肌以及拇短伸肌的位置。嘱患者桡偏于腕与检查者对抗，以方便检查者确认肌腱。在桡骨茎突水平，高频超声探头放置在拇长展肌和拇短伸肌上进行超声横断面扫描。彩色多普勒可以明确桡动脉，并帮助区分紧贴在桡动脉桡侧的桡神经浅支。肌腱表现为高回声，被低回声的腱鞘包绕，从而呈现一个高亮圆形。大多数患者的肌腱从狭窄的腱鞘中通过。然而少数患者的腱鞘被一层隔膜分隔。超声影像下经常可发现包绕肌腱的积液。当明确腱鞘位置后，对超声探头下方的皮肤进行消毒，准备一个无菌注射器，内含1ml 0.25%的无菌布比卡因和40mg甲泼尼龙，连接一个22G针头，整个操作须无菌。针头紧贴探头下方进针，在超声引导下调整针的轨迹，使针头最终停在肌腱和腱鞘之间，不要在肌腱内。当针尖到达满意的位置后，回抽注射器，实时超声引导注入少量麻醉药物和激素，以确保针尖在合理的位置。针尖位置正确后，将针管内剩余的药物缓慢注入。注射时可能有轻微的阻力。

389. 超声引导注射治疗腰椎小关节阻滞：关节内技术的适应证与重点是什么？

超声引导下腰椎小关节内阻滞作为一种诊断与治疗方法，可用于多种腰椎小关节源性疼痛的临床疾病。作为诊断工具，超声引导下腰椎位小关节内阻滞可精确放针尖位置，从而判断小关节是否是患者腰痛的原因。

在处理急性疼痛方面，在药物起效前，用局部麻醉药和/或类同醇激素行超声引导下腰椎小关节阻滞可减轻急性下腰部疼痛。在处理急性创伤后疼痛时，这项技术亦具有很大的临床效用；在治疗关节炎相关的椎间关节疼痛方面也有很大作用。临床上，腰椎小关节源性疼痛主要位于棘突旁区域，并伴行与皮节支配不一致的放射痛。

操作时，患者取俯卧位，腹部下方垫薄枕，以减少患者腰椎前屈。用无菌注射器抽取局部麻醉药1ml，如果考虑疼痛有炎症因素，可以在局部麻醉药内加入40～80mg长效糖皮质激素。

超声引导下腰椎小关节内阻滞分两步进行。

（1）获得横突的旁正中矢状面视图：进行腰椎右侧小关节内阻滞时，将2～3MHz的低频弧形超声探头纵向放置于阻滞节段棘突中线，旁开3～4cm；同理，进行左侧小关节内阻滞时，将2～5MHz的低频弧形超声探头纵向放置于阻滞节段棘突中线的左侧，旁开3～4cm。对大部分患者，开始设定超声探测深度7～8cm，打开超声探头缓慢向内侧或外侧移动直至看到横突的连续图像，腰椎横突在超声图像上表现为拱形的强回声，其下方有个像香肠一样的声影。横突在纵向超声图像上显示的这种经典、连续的声影类似于罗马神话里的三叉戟形象，因而被称作”三叉戟征”。

（2）获得关节突的旁正中矢状面视图：在旁正中矢状位图像上看到横突后，将超声探头慢慢向棘突方向移动，直到上下两个关节突的图像出现在屏幕上，在关节突旁正中纵向超声图像中，上下关节面表现为强回声的小山丘和山谷，其中每一个小山丘代表了一个小关节。然后注意识别上关节面与横突间的交叉点，即为针尖置入的靶点。当识别出交叉点后，严格消毒穿刺部位，用22G穿刺针，采用平面内技术，于纵向放置的超声探头下缘进针。调整并维持超声探头位置，操作者在实时超声引导下自下而上逐渐进针，直至针尖到达小关节间隙内。仔细回抽无误后，注入1ml药液。然后拔出穿刺针，加压包扎穿刺点，以免形成血肿。

390. 超声引导注射治疗弹响髋关节综合征的适应证与重点是什么?

弹响髋关节综合征是髋关节外侧疼痛并不常见的原因，是股骨大转子周围肌腱或筋膜紊乱形成的。弹响髋关节综合征可区分为关节外和关节内型。关节外弹响髋关节综合征的病理生理基础是大转子周围的髂胫束后缘或臀大肌前缘出现异常。关节内弹响髋关节综合征可能与越过髂耻隆凸的髂腰肌肌腱异常有关。关节内游离体、滑囊异常或盂唇撕裂可能是关节内弹响综合征的主要原因。关节外型弹响髋的临床症状包括髋关节外部的弹响、咔嚓声及摩擦感，并伴有大转子处突然剧烈疼痛，在患者从坐位到站立位时或快速行走时更易发生。患者往往伴有转子滑囊炎，疼痛进一步发展或致残。

关节外型弹响髋患者常在从坐位转为直立位或髋关节内收时出现声响和疼痛，常伴有Snap试验阳性。此检查是医生将手掌置于患者大转子处，嘱患者从蹲位快速站立时，出现髋部弹响。

患者取改良Sims体位，消毒股骨大转子周围皮肤，以移动触诊法定位大转子所在位置。在无菌技术条件下，无菌注射器连接22G穿刺针，并抽取0.25%不含防腐剂的布比卡因4ml和40mg甲泼尼龙备用。将线性高频超声探头横向放置于前述定位的股骨大转子处，超声扫描可见大转子为不规则的高回声影，其上可见大转子滑囊、臀大肌肌腱和髂胫束。在距离超声探头前缘1cm处进针，采用平面内技术，在实时超声引导下进行穿刺并适当调整穿刺路径，直至针尖穿过臀大肌肌腱到达肌腱和大转子间。当针尖到达位置后，先注入少量药液，根据超声图像上的液体分离现象再次确认针尖位置。针尖位置正确无误后，缓慢注射剩余的药物，注射时会有少量阻力。

391. 超声引导注射治疗梨状肌综合征的适应证与重点是什么?

梨状肌综合征是由于在坐骨切迹水平，坐骨神经受到梨状肌的卡压和压迫所致。梨状肌综合征的症状最初表现为一侧臀部疼痛，并放射至下肢和足部，可伴有坐骨神经分布区的麻木、感觉迟钝及相应的肌肉无力。

患者采侧卧位，臀部朝上，触诊确定髂后上棘的位置。将低频弧形超声探头横置于髂后上棘上，然后向侧面缓慢移动超声探头直至观察到髂骨。髂骨确定后，将横向放置的超声探头逆时针旋转25°，使超声束与梨状肌平行，并将其从骶骨前延伸至穿过坐骨切迹直至与股骨大转子相连。然后向尾部缓慢移动超声探头，直至观察到坐骨切迹。随之可观察到臀大肌和梨状肌这两层结构。进一步通过屈曲患侧膝关节和外旋、内旋患侧髋关节精确定位梨状肌。如果坐骨神经较难确认，可利用彩色多普勒，坐骨神经位于阴部动脉的外侧。确认坐骨神经后，对其相应区域超声探头下面的皮肤进行消毒。严格无菌技术条件下，将无菌注射器连接3.5英寸的22G针头，并抽取3ml 0.25%不含防腐剂的布比卡因和40mg甲泼尼龙。选择距离超声探头中间约1cm处的位置为穿刺点，在超声实时引导下逐步调整针头的进针轨迹，当针尖到达接近坐骨神经的梨状肌肌腹时停止进针，以避免损伤坐骨神经。当针尖到达理想位置后，仔细回抽无特殊，在超声实时引导下注入少量局部麻醉药和糖皮质激素混合液，根据水分离效应确认针尖没有触及坐骨神经，然后将剩余的药液缓慢注入，注射时阻力应很小。

392. 超声引导注射治疗膝关节炎的适应证与重点是什么？

膝关节是人体最大的关节，是一类滑车关节，提供屈伸运动和一定范围内的内旋和外旋运动。膝关节包含2个关节，即胫－股关节和髌－股关节。膝关节的软骨很容易受到损害，如果不进行治疗，会导致关节炎，出现疼痛和功能障碍。骨关节炎是最为常见的关节病变，其次是类风湿关节炎和创伤性关节炎，都可导致膝关节疼痛和功能障碍。引起膝关节炎的不常见病因包括胶原血管病、感染、绒毛结节性滑膜炎和莱姆（Lyme）病等。急性感染性膝关节炎的最佳治疗依赖于早期诊断、关节滑液的培养和敏感性试验，以及早期开始抗生素治疗。胶原血管病总体表现为多关节病变，而不是单一的膝关节病变。超声引导下的膝关节腔内注射对于继发于胶原血管病的膝关节疼痛效果非常好。

患者取仰卧位，下肢外旋。消毒膝关节内侧部位的皮肤，使用无菌注射器抽取不含防腐剂的0.25%布比卡因2ml，选用22G针头。将高频线性超声探头沿长轴方向放置于膝关节内侧进行扫描，明确厚的、纤维状高同声的内侧副韧带和股骨、胫骨的轮廓。在股骨和胫骨之间，可见到三角形的高回声结构，即内侧半月板。股骨和胫骨内侧边缘形成的三角形空间为超声引导提供便利条件。针尖进入关节腔后，注入少量的局部麻醉药和激素，注药时应当几乎没有阻力感，同时在超声下实时观察针尖位置。在确认针尖位置合适后，缓慢注入剩余的药液。如果有粘连、腔隙分隔或钙化存在，需重新调整针尖位置，以确保整个关节腔都得到治疗。退针后使用无菌敷料覆盖进针点，冰袋压迫。

393. 超声引导注射治疗足底筋膜炎的适应证与重点是什么？

足底筋膜炎是以跟骨足底侧疼痛和压痛为特征的临床综合征。足背屈时疼痛明显加重。女性发病率为男性的两倍。足底筋膜炎可单独发生也可伴随全身性炎症疾病发生，如风湿关节炎、赖特综合征和痛风等。肥胖、长时间赤脚或穿拖鞋是足底筋膜炎发生的危险因素，其他因素如高强度有氧运动也能导致足底筋膜炎。触诊时所有患者都有足底筋膜止点处的压痛，且在主动对抗足趾背屈时疼痛加重。患者也可表现为足底筋膜的深压痛，尤其在足趾背屈将足底筋膜拉紧时疼痛加重。足底筋膜炎患者的疼痛在足底没承重的情况下最初几步最严重，长时间站立或行走也会加重疼痛。

患者俯卧位，患侧脚踝悬挂于桌子边缘，超声探头纵向放置于脚踝处，探头下方位于足底处，上方位于跟骨前侧，获得此时的截面图。确认跟骨和足底筋膜在跟骨的止点处，当筋膜止点处确认后，用无菌消毒液消毒足底皮肤。用无菌注射器连接1.5英寸的22G穿刺针，并抽取0.25%不含防腐剂的布比卡因3ml和40mg甲泼尼龙。在距超声探头上缘上方1cm处进针，在实时超声引导下调整进针路线，使针尖最终到达筋膜止点处。当针尖到达理想位置时，首先推注少量药物以确定针尖不在筋膜和肌腱内。确认针尖位置正确无误后，推完注射器内剩余药液。推注过程中的阻力不应太大。患者在注射过程中可能会自感疼痛加重。

（九）冲击波在康复医学中的应用

394. 冲击波的物理本质是什么？冲击波波源的产生与传递形式有哪几种？它们之间的区别是什么？

冲击波是在介质中传播的波长极短而能量极强的不连续的机械波，波的压力从大气压到达峰值的波前段时间为数纳秒、波宽为数微米、压力为上百兆帕。其传播特点是介质运动速度超过了该波在这种介质中的传播速度。

冲击波辐射产生的形式有火花放电、压电、电磁和气动等，前3种都设计在发生器输出面聚焦后发出聚焦式冲击波，气动发生器发出的是不聚焦的径向式冲击波。不同产生与传递形式的冲击波，其物理本质及生物物理效应没有不同。

395. 冲击波的主要生物物理学效应有哪些？

冲击波的生物物理效应有峭化-撕裂效应、空化-内爆效应、空化-生化效应，冲击波没有热效应。

（1）峭化-撕裂效应：冲击波治疗的首发生物物理效应是波前沿峭化，使得在短距离内形成巨大压力差，仅仅几个分子层的细胞壁难以承受如此大的张力，细胞膜和细胞器膜的分子间联系松动，通道和裂隙增宽，各种离子和分子的通道过分开放，破坏了细胞的正常代谢活动。此过程主要在肌腱和骨组织与周围软组织的界面发生。

（2）空化-内爆效应：组织中存在许多微米级的气泡或裂隙，称为空化核。冲击波通过空化核时的外部压力迅速增加，可达数百个大气压。气泡被压缩并吸收能量，达到一定程度时气泡向内爆炸而坍塌，此为内爆。内爆吸收的额外能量使原有气体微小的质点以100～800m/s的速度向外喷射，射程可以达300～700μm。冲击波内爆引起的高能量聚集的微细射流，可以直接粉碎细胞结构如细胞质、肌动蛋白、弹性纤维等，或者穿破血管壁而导致细微的针状出血。冲击波内爆的破坏效果远强于冲击波原发峭化的撕裂作用。

（3）空化-生化效应：冲击波的内爆作用引起的瞬时局部高温高压的微环境，产生一系列化学变化，此效应可能与生成NO和H_2O_2等自由基有关。冲击波作用于不同的组织可产生不同的特异生物化学成分，导致细胞损伤和一系列的多种生化生理效应。

冲击波不会产生一般热疗的直接温度升高效应，冲击波无热效应。

冲击波有什么生理效应和治疗作用?

冲击波具有的生理效应和治疗作用主要包括修复作用、血管扩张和生成作用、解痉作用、镇痛作用等。

（1）修复作用：冲击波破坏局部组织，产生炎症反应，启动病变的修复，加速修复过程。其机制是通过刺激各种组织修复因子的产生，直接参与病变组织的修复。这对于肌腱、韧带等各种缺血组织病变的治疗具有更大的意义。

（2）血管扩张和生成作用：冲击波治疗使缺血的韧带、软骨、硬化骨等的微血管扩张、生成或增生。冲击波的血管生成作用与NO合酶及血管内皮生长因子等有关。冲击波同时还可以促进淋巴管的生成，缓解淋巴水肿。

（3）解痉作用：冲击波治疗可以减轻脑卒中和脑瘫患者的痉挛状态。冲击波的解痉作用可能是其生成了NO和NO合酶，降低了脊髓运动神经元池的兴奋性；也可能因其机械振动可以解痉；也可能是由于冲击波改善了挛缩肌纤维变性和局部软组织的黏弹性。

（4）镇痛作用：冲击波治疗后可以产生即刻镇痛效应、短期内疼痛加剧效应和远期镇痛效应。即刻短暂镇痛可能是闸门理论的脊髓水平抑制，短期内疼痛加剧是冲击波破坏了慢性病变的组织、激活了炎症反应过程。冲击波治疗远期镇痛作用可能是组织修复的结果。

397. 冲击波治疗过程中的治疗参数有哪些?

冲击波治疗的参数包括单个脉冲能量（mJ）、单位面积能流密度（mJ/mm^2）、脉冲频率和脉冲个数、治疗次数和治疗间隔时间。能流密度是指垂直于冲击波传播方向的单位面积内通过的冲击波能量，能流密度达到$0.08mJ/mm^2$为低强度冲击波，达到$0.28mJ/mm^2$为中强度冲击波，高于$0.6mJ/mm^2$为高强度冲击波。通常冲击波疗法是利用中低能量冲击波产生的生物学效应来治疗骨骼肌肉系统疾病。

体外冲击波治疗时，如何掌握每次治疗的剂量与治疗疗程?

冲击波的强度以单位面积能流密度（mJ/mm^2）表示，但冲击波治疗仪输出强度通常以压力（Pa）大小表示。冲击波治疗的疗效与单脉冲能流密度（mJ/mm^2）有关而与产生的方式无关，即在同样能流密度前提下，径向式冲击波与聚焦式冲击波在治疗肌肉骨骼疾病效果上是相同的。

冲击波的治疗剂量大致分为大、中、小三级，大量约为$0.6mJ/mm^2$，中量约为$0.28mJ/mm^2$，小量约为$0.09mJ/mm^2$。

实际上各厂家产品的不均匀度、波宽、压强、发散角度等都有所不同。同一标称输出能量的实际能流密度不一致，治疗效果也会有所差异。聚焦型冲击波发生器可以输出大、中、小剂量，有效治疗半径仅若干毫米。靶定区位困难，操作烦琐，因为疼痛剧烈而常需麻醉。径向型冲击波发生器可以输出中或小剂量，有效治疗面积大但作用浅。操作简单，不需要定位也不需要麻醉。

冲击波治疗脉冲数由操作者根据病变性质、程度、范围、患者对治疗的反应和疗效等因素确定，一般为2000～6000脉冲/次，每3～6天一次，每个疗程3～5次，若病情持续改进中，可以接受多达3～5个疗程的治疗。

不同疾病的治疗剂量与疗程应该依据循证医学的指导进行，同时要根据治疗后的反应作出个性化的调整。首次治疗后局部反应明显的患者再次接受治疗时要适当减少治疗强度或者延长治疗间歇时间，相反首次治疗后局部无明显反应的患者再次接受治疗时可以适当增加治疗强度。局部病变严重、时间长且治疗有效的患者，可以增加治疗次数与疗程。

399. 冲击波治疗时如何确定适应证、禁忌证？

冲击波疗法已成为治疗许多肌肉骨骼疾病的适应证，包括足底筋膜炎、肱骨外上髁病、肩周炎、肱二头肌长头肌腱炎、跟腱炎、髌腱炎、膝骨关节炎、长骨骨折的延迟愈合和骨不连，以及股骨头缺血性坏死等，近年来有研究报道体外冲击波治疗有效应用在其他一些临床问题上，如痉挛、慢性增生性伤口及伤口延迟愈合与不愈合、其他腱鞘末端病等。

冲击波治疗禁忌证包括：①出血性疾病。②血栓形成患者血栓局部及邻近区域。③儿童骨骺区域。④肌腱筋膜断裂或严重损伤或急性损伤。⑤脑、脊髓、大血管及重要神经干走行区域。

不同骨骼肌病进行冲击波治疗时是如何定位的？

冲击波治疗时，根据疾病诊断，结合治疗时患者症状、体征，以及相关辅助检查（B超、CT、MRI等）确定治疗部位。在冲击波治疗仪的探头移动治疗过程中，出现明显疼痛反应点的区域也提示了该区域有异常、是需要治疗的部位，异常强烈的疼痛反应是某些病变组织对冲击波刺激不耐受的一种表现。

冲击波治疗有哪些可能存在的不良反应？发生时如何处置？

冲击波治疗后会引起局部轻度肿胀、点状出血、瘀斑、局部疼痛反应性加重、治疗局部感觉过敏或减退等。这些反应的出现取决于治疗剂量、病变程度，以及患者的个体差异，通常不需要特殊处理。反应严重者可以局部对症处理，或者延长治疗间歇时间、减少治疗强度，必要时终止治疗。

 冲击波疗法与其他物理因子及运动疗法联合应用时有哪些注意事项?

冲击波治疗是一种临床常用的物理治疗技术，常与其他康复治疗技术联合使用，要充分考虑到冲击波治疗与其他治疗的叠加效应。冲击波治疗引起组织内爆破坏、产生炎症反应，在冲击波治疗后48小时内再次叠加某些治疗会导致冲击波治疗后反应加重，如冲击波治疗后局部立即接受温热治疗、低中频电刺激、运动治疗、手法治疗，以及治疗部位的主动运动等，会导致冲击波治疗后的反应性疼痛加重、局部肿胀明显等。但在冲击波治疗48小时后叠加合理的其他治疗方法，可以提高治疗效果。因此，需要根据病情评估叠加其他治疗技术的必要性及治疗时机。

 冲击波疗法与超声波疗法在生物物理学特性、作用机制和临床应用上有什么异同?

冲击波与超声波都是机械波，但两者在波的基本参数、生物物理特性、作用机制和临床应用上都有本质的不同。冲击波无频率特异性，但具有波形及脉冲能量特异性；超声波具有频率特异性，是频率高于20kHz的声波。冲击波的短波长高能量引起组织撕裂效应、内爆效应，破坏局部组织，产生炎症反应，从而启动病变的修复；超声波作用于组织质点产生震动与“微按摩”从而产生治疗作用。冲击波治疗时有疼痛反应是正常的治疗反应，而超声波治疗是不能出现疼痛反应的，若出现疼痛就是剂量过大的表现。冲击波治疗3～6天一次，超声波治疗需要每天1～2次、连续治疗数天。

（十）再生医学在康复医学中的应用

 再生医学的概念、分类和目标是什么?

再生医学（regenerative medicine）是目前蓬勃发展的跨领域医学。其结合了先进的分子生物学、基因治疗、细胞治疗及组织工程等领域，希望能替代或再生人体因疾病或老化所丧失的细胞、组织或器官。再生医学的精神和康复医学有共同的目标，即增进生理功能、减少失能及生理障碍。再生医学的目标是恢复或重建因先天缺损、受伤、疾病或老化所造成的功能丧失。在康复医学领域中，先前已应用促进增生的理论，发展及使用了一些可能可以促进组织愈合及再生的治疗（注射）方式，甚至结合肌肉骨骼超声波影像引导注射，用来治疗肌肉骨骼系统疾病或是周围神经疾病。目前广泛使用的包括：增生治疗（prolotherapy）、高浓度血小板血浆（platelet rich plasma，PRP）注射及具有高再生潜力的干细胞治疗。

 增生疗法适应证是什么？有哪些常用药物？

增生疗法被广泛应用的历史可追溯到19世纪50年代，由美国外科医师George S. Hackett提出。它最初被称为硬化疗法（sclerotherapy），这种增生疗法是注射溶剂以期达到组织修复的目的。其中右旋葡萄糖、鱼肝油酸钠、酚都常用于增生注射，其中又以右旋葡萄糖最常用。目前有许多研究支持增生治疗对膝骨关节炎的治疗。针对肩袖肌腱病变有研究指出以25%右旋葡萄糖注射减轻疼痛并增加关节活动度；另有临床研究证实，手指骨关节炎、跟腱病变、髌骨肌腱病变等右旋葡萄糖注射治疗有疗效。最近更有研究指出对轻度或中度腕管综合征的患者，接受单次的神经周边注射5ml的5%葡萄糖溶液有较佳的疗效。

 什么是富血小板血浆疗法？

血小板含有许多启动和调节基本伤口愈合的蛋白质、细胞因子和其他生物活性因子。血液中的正常血小板数量为150 000～350 000/μl。血浆是血液的液体的部分，含有凝血因子、其他蛋白质及离子。虽然照字面上的定义富血小板血浆是指比生理血液含有更高血小板浓度的血浆，但是一般认为富血小板血浆中血小板数量至少要有1 000 000/μl以上才有效果。此外，研究也显示这些有效的富血小板血浆含有高于正常血液3～5倍浓度的生长因子。然而，目前的研究也显示更高浓度的血小板血浆并不能进一步改善伤口愈合；而相对的，一些低浓度（小于3倍浓缩）的血小板血浆在临床上也是有效果的。

 富血小板血浆的分类有哪些？制作过程是怎样的？

不管是商品化的产品还是自制的产品，它们在血小板浓度、白细胞数量、生长因子浓度和活化后纤维蛋白支架结构方面都存在差异。最早提出PRP分类的是学者Dohan，基于临床应用的两大方向（保守治疗及手术）将浓缩的血小板分成两大类：富血小板血浆（PRP）和富血小板纤维蛋白（platelet-rich fibrin，PRF）。前者为液态，可以注射方式使用在软组织损伤或关节病变；也可以将之活化后形成凝块用于手术修补组织。后者是直接形成高密度的凝块，仅能用于手术或伤口修复。学者Mishra则是以白细胞及活化与否的富血小板血浆分成富含白细胞的第一型PRP、活化成凝胶且富含白细胞的第二型PRP（platelet-leukocyte gel）、低白细胞的第三型PRP（platelet concentrate），以及活化成凝胶且低白细胞的第四型PRP（platelet gel）。

PRP的制备一开始是在全血中加入抗凝剂——柠檬酸盐葡萄糖-A，柠檬酸会结合钙离子以抑制凝血反应，而葡萄糖可以提供血小板的代谢需求维持其存活。然后进行一次或两次离心步骤。在两步骤离心中，第一次离心步骤将最下层的红细胞（直径约7μm）去除，吸取中间的白血球（直径7～15μm）和上层的血小板（直径2μm）与血浆。第二次离心步骤进一步浓缩血小板，将PRP与低浓度血小板血浆（platelet-poor plasma，PPP）分开。PRP在组织损伤的治疗中要发挥效果就必须先活化其中的血小板，因为活化后的血小板会释放出许多生物因子来恢复或促进组织的生长。最常用来活化血小板的方法是使用牛或自体的凝血酶。血小板在经过凝血酶的活化后会将生长因子从α-颗粒释放出来，也称为脱颗粒。大约70%储存的生长因子会在10分钟内释放，而几乎所有储存的生长因子会在1小时内释放。然而PRP中的血小板在其后续生命期内（8～10天）仍可能会继续释放少量生长因子。

408. 富血小板血浆的常见临床适应证是什么?

目前，常用PRP在肌肉骨骼系统方面的保守治疗可分为三大类，即慢性肌腱病变、肌肉损伤及退化性关节炎。

（1）慢性肌腱病变：①肩袖肌腱病变：现有的分析结果显示PRP注射无论是在短期或是长期（12个月）的追踪都可以有效降低肩袖肌腱损伤造成的疼痛。②外上髁炎：最新的荟萃分析结果显示PRP是治疗外上髁炎的有效方法，尤其是在镇痛方面。③髌腱炎：最新的荟萃分析结果显示，在长期追踪下，PRP在治疗顽固的髌腱炎上优于其他非手术的治疗。④跟腱病变：在跟腱病变中使用PRP的效果并不明确，因此目前的文献不支持常规使用PRP注射来治疗跟腱病变。⑤足底筋膜炎：PRP在足底筋膜炎的治疗有长期的效果，加上考虑到重复注射皮质类固醇可能引起的并发症，如脂肪垫萎缩和足底筋膜断裂，PRP应该是比较好的选择。

（2）肌肉损伤：目前临床试验的数据并不支持PRP注射作为治疗肌肉损伤的有效治疗方式，PRP在肌肉损伤方面的治疗效果还需要后续研究来确认。

（3）退化性关节炎：①髋关节炎：PRP对于髋关节退化的早期和疼痛缓解具有效果，且总体上的效果与透明质酸注射相似。②膝关节炎：针对退化性膝关节炎的治疗，多数的研究认为PRP与透明质酸相比有更好的疼痛控制与功能恢复，治疗效果最多可以维持到12个月。不仅如此，研究还显示相较于对照组，PRP也没有显著的不良反应。另外，针对膝关节退化严重程度的次分析也显示，严重等级较低的患者（Kellgren-Lawrence等级0、1和2）对于PRP治疗的反应较佳。另外，针对PRP的制备方式，低白细胞浓度的PRP是最被建议的治疗方法。

409. 富血小板血浆注射的注意事项和禁忌证是什么?

大多数临床试验显示PRP治疗软组织损伤是安全的。临床上使用的是自体的PRP，因此，没有传染疾病的风险，但PRP从制备到使用和任何经皮注射技术一样还是会有感染的风险。据统计经皮注射引起感染与注射次数可接受的风险比大概是1∶50 000。研究也证实由于含有白细胞，PRP是有抗菌性的，特别是对金黄色葡萄球菌和大肠埃希菌。PRP注射后有些患者会出现剧烈的炎症反应造成注射部位的不适。基于这个原因，建议在注射后观察15～20分钟，以确保疼痛得到控制，并且确认患者可以安全地走动和活动。如果需要疼痛控制，可以冰敷注射部位或服用乙酰胺酚镇痛药。虽然生长因子的分泌主要在血小板活化后的第一个小时内，但是根据观察，注射的血小板可以存活7天并持续释放生长因子，发挥其治疗的效果。所以不建议使用非甾体抗炎药。

文献上提到PRP使用的禁忌包括败血症、血小板缺乏（血小板数量＜$1\times10^5/\mu l$）、血小板功能障碍、低纤维蛋白原血症、在2周内治疗部位曾接受皮质类固醇注射或全身性的使用皮质类固醇、48小时内持续使用非甾体抗炎药、近期有发热症状、注射部位皮肤破裂或皮疹、已知有肿瘤或癌症（尤其是血液肿瘤或骨肿瘤）、贫血（Hgb＜10g/dl）等。

410. 常用的干细胞治疗技术有哪些？

干细胞一般可分成两大类，即胚胎干细胞与成体干细胞。前者取自囊胚中的内细胞团，后者则可取自各种组织。最常取用的组织为骨髓、脂肪组织或脐带等的间质干细胞。目前更有技术将体细胞经转录因子等方法去分化而制成多功能干细胞，此称诱导性多功能干细胞。因使用胚胎干细胞具道德争议性，目前干细胞治疗临床试验多使用间质干细胞或诱导性多功能干细胞。其中间充质干细胞是具有多功能且存在于不同组织的成体干细胞，具有多面向潜能而可以自我更新及分化成特定细胞。干细胞治疗主要是能提供细胞分化，释放生长因子及免疫调节。目前，已有相关通过国外药监局的干细胞产品，如使用自体脂肪干细胞移植治疗退化性关节炎。以自体骨髓间质干细胞移植治疗退化性关节炎、膝关节软骨缺损、慢性缺血性脑卒中及脊髓损伤。目前已有研究显示骨髓间质干细胞可改善膝关节软骨特性，无论是以磁共振、大体观或组织学检查，都可以见到膝关节软骨的再生；至于脂肪干细胞关节内注射也可以改善膝关节退化，减少关节受损及软骨退化。相信未来会有更多的临床实证验证干细胞治疗对上述疾病的疗效。

（十一）经颅磁刺激在神经康复中的应用

411. 经颅磁刺激的主要工作原理是什么？

经颅磁刺激（transcranial magnetic stimulation，TMS）的作用原理是法拉第电磁感应原理，即通过时变磁场产生感应电场。简单地说，一个快速电流脉冲通过刺激线圈，产生强大的瞬间磁场，该磁场几乎不衰减地通过头皮和颅骨，在线圈下的大脑皮质功能区脑组织内产生环形感生电流，当感生电流强度超过神经细胞的兴奋阈值时，可以导致神经细胞的兴奋性改变，产生兴奋性/抑制性突触后电位，并通过网络扩布效益，产生神经系统功能或行为学改变。

412. 经颅磁刺激与经颅电刺激的主要区别有哪些？

经颅磁刺激（TMS）与经颅电刺激（TES）的作用实质都是对大脑进行的电刺激，但它们存在很多不同，其主要区别包括以下几点。

（1）电刺激产生方式不同：TES是将直流电通过电极接触头颅皮肤，电流经头皮、颅骨、脑膜到大脑皮质；TMS输出是磁场，几乎无耗损地穿过皮肤、颅骨、脑膜，在大脑皮质产生一个感应电场作用于皮质神经元。

（2）是否需要电极：TES必须要用电极直接接触刺激，TMS无须电极。

（3）作用深度不同：由于颅骨、皮肤、硬脑膜等组织阻抗大，TES会产生相对集中的电流，有较强的疼痛与不适感，电场进入组织内很快发散，因此作用深度较浅。皮肤、颅骨等对TMS几乎没有衰减作用，TMS可以作用于较深部神经组织。

（4）引起神经元的反应不同：TES电流较小，通常不能直接诱发神经元的动作电位，可以调节神经元的兴奋性；TMS产生的感应电流较强，可以直接诱发神经元的动作电位。

（5）患者耐受度不同：TMS没有电流密度十分集中区域，仅引起头面部肌肉的抽搐和轻微的敲击感，基本无痛或轻微可忍受的痛感；TES电流密度相对集中，有较强的疼痛和不适感。

413. 经颅磁刺激技术包括哪些刺激模式？

目前经颅磁刺激技术有多种刺激模式，主要包括以下3种。

（1）单脉冲刺激（single-pulse TMS，spTMS）：指的是每次输出一个刺激脉冲，主要用于电生理检查，如测量运动阈值、运动诱发电位、功能区定位、虚拟损伤（或兴奋）研究，以及测量外周神经传导速度等。

（2）双脉冲刺激：是以极短的间隔在同一刺激部位或者不同刺激部位连续给予两个脉冲刺激。又可以分为成对脉冲刺激和成对关联刺激。①成对脉冲刺激（paired-pulse TMS，ppTMS）是指每次成对地输出两个脉冲，输出间歇可调，可以对同一个部位给予两个不同的刺激，或者在两个不同部位给予成对刺激。一般用于皮质兴奋性的易化和抑制研究。②成对关联刺激（paired associative stimulation，PAS）是脉冲成对输出，一个刺激大脑皮质，一个刺激外周神经；或者外周神经电刺激与皮质的TMS联合刺激，常用于研究特定的皮质长时程增强或长时程抑制效应。

（3）重复脉冲刺激：是每次输出两个以上成串的有规律的重复脉冲刺激。包括常规的重复刺激和模式化重复刺激。①常规重复经颅磁刺激（repetitive TMS，rTMS）：每次输出两个以上的有规律的重复磁刺激。频率≤1Hz的刺激称为低频rTMS，频率≥5Hz的刺激称为高频rTMS。②模式化重复磁刺激，是将一个高频刺激（通常50Hz），以成丛的模式进行发放，丛内频率50Hz，丛间频率3或5Hz，又称θ波爆发刺激（theta burst stimulation，TBS）。如果TBS连续刺激没有间隔，称为持续性TBS（continuous TBS，cTBS），诱发LTD效应，是一种抑制性刺激。如果TBS以刺激-间歇-刺激重复出现，称为间歇性TBS（intermittent TBS，iTBS），是一种兴奋性刺激。与常规rTMS相比较，TBS刺激模式用更少脉冲数、更短的刺激时间、更低的刺激强度，可能产生更持久的皮质兴奋性。但患者对TBS刺激反应差异性更大，其安全性还需要更多的临床研究来证实。

414. 经颅磁刺激的主要工作参数有哪些?

经颅磁刺激工作（或者作用）参数包括刺激频率、刺激强度、刺激间隙、脉冲总数等。参数不同，其效应可能不同。

（1）刺激频率（Hz）：每秒钟刺激的脉冲个数。≤1Hz为低频，≥5Hz为高频；频率不同效应不同；在TBS模式中，频率分为丛内频率和丛间频率，丛内刺激常为50Hz或者更高的频率，丛间频率相当于常规刺激频率，一般为5Hz。

（2）刺激强度：刺激强度包括两个概念，一个是仪器所能达到的输出强度，另一个是施加在受刺激者的刺激强度。后者一般用运动阈值（motor threshold，MT）为100%，加减多少百分比的相对刺激强度来表示，没有特殊注明的MT是静息运动阈值。每个人的MT不一样，刺激强度太小达不到调节神经兴奋性的作用；刺激强度太大，患者不能耐受，依从性差，而且发生副作用的风险增加。每一个新患者做TMS治疗之前，必须测定MT，完成一个疗程后重新进行测定。

（3）刺激间隙：一般低频rTMS可以连续刺激，高频rTMS不提倡连续刺激，而是使用串刺激，这一段刺激的时间称为串长，每串刺激之间没有输出，这段时间称为串间隙，频率越高，串长越短，串间隙越长。

（4）脉冲总数：脉冲总数太少达不到调节神经兴奋性作用，脉冲总数太多风险性提高。一般rTMS常用脉冲总数为600～1200脉冲。

以上为TMS参数设计的基本原则，在实际应用中应根据患者病情及反应设计个体化刺激方案。

415. 经颅磁刺激治疗有哪些禁忌证?

（1）颅内置有金属异物者。

（2）带有心脏起搏器、植入性除颤器和神经刺激器等体内植入型仪器者。

（3）有耳蜗植入者。

（4）有颅压增高者。

（5）癫痫病史及癫痫家族史者禁止使用高频刺激和高强度刺激。

416. 经颅磁刺激仪器操作主要有哪些注意事项?

（1）操作房间要求具备独立电源接口，仪器放置要求距离墙面至少30cm的空间；配备治疗床或者治疗椅，避免金属部件与刺激器接触。治疗前检查仪器及线圈完好无损。

（2）确认患者没有治疗禁忌证、检查确认治疗部位及附近没有金属物。移除随身携带的信用卡、银行卡、磁卡钥匙、磁盘、微硬盘等可能磁化的物品至治疗室外，以免磁化。接受治疗人员须摘除金属眼镜、手表、助听器等。

（3）第一次进行治疗的患者，要向患者说明治疗的感受、治疗过程中可能出现的反应，必要时可以先行刺激体验，签署知情同意书。对于年长者和小孩，需告诉陪护人员。

（4）患者取舒适、方便治疗的体位，不能坚持坐位者可以选择卧位。建议患者治疗过程中佩戴耳塞。

（5）首次治疗前需测定运动阈值，根据治疗需求设置rTMS的部位、频率、强度、脉冲数等参数，治疗过程中及结束后密切观察患者的生命体征及基本情况，进行相关记录。

417. 重复经颅磁刺激的频率特性是什么？

常规重复经颅磁刺激频率不同作用效应不同。一般来说，频率≤1Hz的刺激称为低频rTMS，低频刺激抑制皮质兴奋性，出现副作用风险小。频率≥5Hz的刺激称为高频rTMS，高频刺激容易引起皮质兴奋性增高，同时发生副作用的风险增高。

418. 经颅磁刺激运动诱发电位的主要参数包括哪些？

经颅磁刺激运动诱发电位是采用TMS刺激初级运动皮质在对侧靶肌记录到的肌肉运动复合电位，其主要参数包括潜伏期、运动阈值、波幅、时程、中枢运动传导时间（CMCT）、波形。

419. 运动诱发电位的运动阈值的测量方法与临床意义是什么？

运动诱发电位（MEP）分为上肢和下肢测量，在对应初级运动皮质给予TMS单个刺激，寻找10次刺激中至少5次诱发出波幅超过50μV的靶肌MEP所需要的最低刺激强度。记录电极及刺激部位如下。

（1）上肢MEP：记录电极放置于鱼际肌群（拇短展肌），记录手部肌肉的复合动作点位（CMAP），磁刺激器中心置于头部CZ点处（冠状线与矢状线的交汇点）；左右旁开4～6cm。

（2）下肢MEP：记录电极放置于胫前肌群（胫骨前肌），磁刺激线圈中心置于CZ点前2～6cm。磁刺激对所有个体并不固定，可将线圈在头部自由移动，以寻找合适的刺激部位。下肢诱发成功率低，在肌肉松弛状态下明显刺激。

运动阈值的临床意义：MEP直接反映了运动系统功能的完整性，运动阈值主要用于评价皮质束的兴奋性，脊髓损伤或脑卒中导致皮质脊髓束受损后运动阈值将明显升高，低阈值表示皮质脊髓束的高兴奋性。

420. 运动诱发电位的中枢运动传导时间的测量方法与临床意义是什么？

中枢运动传导时间（CMCT）是指从大脑初级运动皮质到脊髓α前角运动神经元的传导时间。

在运动诱发电位检测时，分别经皮质和神经根刺激，在相应肢体记录复合肌肉动作电位的潜伏期，二者潜伏期的差值称为中枢运动传导时间，其测量方法：①上肢：刺激左右两侧的M1区的潜伏时间与刺激C_7的潜伏时间差，分别求出左右两侧的中枢运动传导时间。②下肢：刺激下肢M1区的潜伏时间与刺激T_{12}的潜伏时间差可求出下肢的中枢传导时间。

中枢传导时间的临床意义：反映中枢部分皮质脊髓束通路的传导性，如若中枢传导时间延长，则提示临床及亚临床的上运动神经元改变，尤其适用于发现中枢性运动神经元病变的多发性硬化亚临床改变，起到支持辅助诊断作用。

421. 皮质内抑制和皮质内易化的概念是什么？

成对磁刺激作用于大脑皮质所引起的MEP的变化可以反映不同的神经元细胞间的兴奋与抑制环路。

皮质内抑制：成对刺激的第一个刺激为条件刺激，第二个为测试（阈上）刺激，不同的刺激间隔时间，可以检测不同的抑制现象。当两个刺激间隔时间较短（1～4毫秒），测试刺激落在阈值条件刺激引起反应的不应期之中，则测试刺激诱发的MEP波幅会降低，称为皮质内短间隔抑制，与激活γ-氨基丁酸A受体（GABAa-R）有关。当间隔时间为50～200毫秒时，会出现第二个抑制现象，称为长间隔皮质内抑制，可能与激活GABAb受体有关。

皮质内易化：当两个刺激间隔在5～30毫秒，测试刺激落在阈值条件刺激引起的不应期之后的超常期之中，则阈上测试刺激诱发的MEP波幅会增高，称为皮质内易化，主要由NMDA受体介导。

422. 经颅磁刺激改善脑卒中后运动功能障碍的原理及刺激方案是什么？

脑卒中发生后，患侧半球兴奋性降低，半球间竞争性抑制的平衡状态遭到破坏，导致非患侧半球兴奋性持续性地增高，可能是脑卒中影响功能预后的重要原因之一。rTMS可以通过高频（或iTBS）增加患侧半球皮质兴奋性，或者低频（或cTBS）减少非患侧半球皮质兴奋性来改善这种半球间竞争性抑制，以促进功能恢复。

423. 经颅磁刺激改善脑卒中后言语功能障碍的原理及刺激方案是什么？

左右侧大脑半球具有不对称的功能，90%以上人语言的优势半球位于左侧大脑半球。目前认为语言功能网络的组成包括左侧Broca区和Wernicke区、右侧与Broca区和Wernicke区相对应的语言区（语言区镜像区）、前额叶及额叶的运动前区、顶叶下部等。脑卒中后言语功能障碍主要是言语网络中一个或多个部分受损或两侧半球间交互抑制作用有关，主要是优势半球功能的抑制和非优势半球活动增强。

rTMS对脑卒中后言语功能障碍的治疗是基于以上基本病理改变，并结合rTMS的低高频率效应特点，抑制非优势半球语言镜像区过度兴奋和/或提高优势半球语言功能区兴奋性，以促进语言网络的重塑来实现康复。因此，治疗方案是右侧语言功能镜像区低频，左侧语言功能区高频刺激方案。

424. 经颅磁刺激改善神经病理性疼痛的原理及刺激方案是什么？

神经病理性疼痛是由躯体感觉神经系统（外周和中枢神经系统）损伤或疾病而产生的慢性、顽固的疼痛，中枢敏化在神经病理性疼痛的产生和维持中发挥重要作用。研究认为调节以感觉-运动皮质为典型的疼痛调节环路的兴奋性异常可以产生镇痛作用。

基于运动皮质电刺激治疗的成功经验，结合rTMS的频率效应特点，目前重复经颅磁刺激改善神经病理性疼痛的刺激方案是疼痛部位对侧皮质M1区给予高频rTMS刺激。

425. 经颅磁刺激改善抑郁症的原理及刺激方案是什么？

大脑前额叶背外侧皮质（DLPFC）在情绪的产生和调节中发挥重要作用，一般认为左侧DLPFC主要参与正性情绪的调节，右侧DLPFC主要参与负性情绪的调节。据此并结合rTMS高频兴奋性刺激，低频抑制性刺激的频率效应特点及临床循证Ⅰ类证据，推荐经颅磁刺激改善抑郁症的刺激方案是rTMS高频刺激左侧DLPFC区，和/或低频刺激右侧DLPFC区。

（十二）神经源性膀胱康复

426. 神经源性膀胱的病因有哪些？

所有可能影响储尿和排尿神经调控的疾病都有可能造成膀胱和尿道功能障碍。①中枢神经系统因素：包括脑血管意外、颅脑肿瘤、压力正常的脑积水、脑瘫、智力障碍、基底节病变、多系统萎缩、多发性硬化、脊髓病变、椎间盘病变及椎管狭窄等。②外周神经系统因素：糖尿病、酗酒、药物滥用，其他不常见的神经病变如卟啉病、结节病。③感染性疾病：获得性免疫缺陷综合征、急性感染性多发性神经根炎、带状疱疹、人T淋巴细胞病毒感染、莱姆病、脊髓灰质炎、梅毒及结核病等。④医源性因素：脊柱手术、根治性盆腔手术如直肠癌根治术、根治性全子宫切除术、前列腺癌根治术、区域脊髓麻醉等。⑤其他因素：欣曼综合征、重症肌无力、系统性红斑狼疮、家族性淀粉样多发性神经病变等。

427. 神经源性膀胱需与哪些疾病相鉴别？

①前列腺增生症：发生于50岁以上男性，有排尿困难，尿潴留，严重者引起肾积水，输尿管扩张，直肠指诊、膀胱镜检查、膀胱造影可明确诊断。②膀胱颈梗阻：女性有排尿困难和尿潴留，肛门周围皮肤及会阴部感觉正常，膀胱镜检查或尿流动力学检查可鉴别。③先天

性尿道瓣膜：多见于小儿，有排尿困难，尿潴留，尿道镜检查或尿道造影可鉴别。④女性压力性尿失禁：逼尿肌功能正常，尿道阻力降低，膀胱颈抬高试验阳性，膀胱尿道造影可见膀胱尿道后角消失，膀胱颈位置降低。⑤尿道狭窄：可为先天性或后天性，以排尿困难为主要表现，尿道镜检查有明显狭窄段，尿道造影可明确诊断。⑥膀胱颈部梗阻：排尿困难多伴有排尿疼痛，在排尿过程中可突然发生尿流中断现象，超声检查可见强回声，膀胱区平片见不透光阴影，膀胱镜检查可明确结石大小、数目。⑦膀胱癌：位于膀胱颈部，三角区附近的带蒂肿瘤因堵塞尿道内口可引起排尿困难，尿潴留等症状，但患者一般有间歇性无痛性血尿，尿脱落细胞检查可发现癌细胞，静脉尿路造影（IVU）可见膀胱区充盈缺损，膀胱镜检查可直接明确肿瘤的部位、大小、数目，并可同时取活组织检查。

428. 神经源性膀胱可分为哪两类？

（1）逼尿肌反射亢进：这类膀胱的逼尿肌（膀胱肌肉）对刺激（膀胱膨胀、痛等）的反应有反射亢进现象，即在测量膀胱内压（或在尿液充盈时）出现无抑制性收缩（不能用意志控制的膀胱强烈收缩）。

（2）逼尿肌无反射：这类膀胱的逼尿肌对刺激无反射现象，即在测量膀胱内压时（或在尿液充盈时）不出现无抑制性收缩。

429. 两类神经源性膀胱应怎样鉴别？

鉴别主要依靠膀胱内压测量时，观察有否逼尿肌无抑制性收缩。应用尿流动力学电子仪器可测定充盈期及排尿期膀胱内压，尿流率、尿道外括约肌肌电图、排尿录像、四项（四道程）或六项（六道程）测定的同步检查（见尿流动力学）以诊断排尿功能障碍的原因。此外，为了明确有无尿路并发症，尚需先做以下检查：尿培养菌落计数观察有无尿路感染；肾功能测定，包括血浆尿素氮、肌酐、内生肌酐清除率；静脉肾盂造影观察两肾功能及有无肾盂输尿管积水。

430. 什么是神经源性膀胱？

神经源性膀胱指控制排尿的中枢神经和周围神经受到损害后，导致排尿功能异常，从而引起以尿失禁、尿频、尿急、排尿困难，以及大便困难、大便失禁等为主要临床表现的一类疾病。

431. 神经源性膀胱的治疗目标有哪些？

①保护上尿路功能。②恢复或部分恢复下尿路功能。③改善尿失禁，提高患者生活质量。其中，首要目标是保护肾功能，使患者能够长期生存，次要目标是提高患者生活质量。

432. 神经源性膀胱的评定包括哪些？

神经源性膀胱的评定包括询问病史、症状评估、体格检查、实验室检查及专科评估，其中专科评估包含排尿日记和尿流动力学检查。

433. 神经源性膀胱的盆底肌肉锻炼方法有哪些？

①Kegels训练：应用于产后尿失禁患者，以加强盆底肌肉收缩力。②阴道重力锥训练：阴道锥置入患者阴道内、肛提肌以上，当重物置于阴道内时，会提供感觉性反馈，通过收缩肛提肌维持其位置保证阴道锥不落下，依次增加阴道锥重量，从而提高盆底收缩力。

434. 神经源性膀胱的常见并发症有哪些？

①早期变化为膀胱壁增厚及憩室形成。②膀胱输尿管反流：10% ～ 30%可造成肾盂肾炎或肾结石。③肾盂积水、输尿管积水。④膀胱膨大、无反射。⑤膀胱顺应性降低。⑥肾结石、膀胱结石。

435. 上运动神经源性膀胱储尿失败的原因有哪些？

①由于上运动神经元病变，骶排尿中枢不受抑制，造成膀胱过度活跃、痉挛（逼尿肌反射亢进）。②超过85%的脊髓损伤患者存在逼尿肌括约肌协同失调。③骶部（S_2 ～ S_4）排尿中枢与脑桥排尿中枢之间的神经性损伤造成膀胱功能协调障碍。

436. 脑部病变与脊髓病变引起神经源性膀胱有什么差别？

脑干与大脑半球病变时，因神经结构两侧距离较远，一侧病变引起双侧损害的可能性不大，所以引起排尿障碍必须是两侧同时受累，正因如此，往往都伴有意识障碍。脊髓病变时，脊髓与周围神经两侧组织结构紧密相邻，一侧病变容易引起脊髓或者神经根两侧损害，所以一侧病变时也容易出现排尿障碍。

437. 如何进行神经源性膀胱的诊断与鉴别？

首先，应明确排尿障碍是由于神经系统病变还是膀胱、尿道局部病变引起。其次，再确定其类型、损害部位、程度及病变的原因，同时要了解有关的并发症（感染或者肾盂积水等）。

438. 排尿反射的神经支配有哪些?

①副交感神经节前纤维自脊髓$S_2 \sim S_4$节段，支配逼尿肌。②交感神经来自脊髓$T_{11} \sim L_2$，支配逼尿肌和括约肌。③躯体神经主要由第2～4骶神经组成阴部神经，支配尿道外括约肌，使其收缩并维持其紧张性。

排尿的高级控制：脑干存在排尿中枢（M区）和储尿中枢（L区），具有排尿、储尿两相转换的开关机制。M区兴奋可使逼尿肌收缩，尿道括约肌和盆底肌松弛。L区兴奋则使逼尿肌松弛，尿道括约肌和盆底肌收缩。大脑皮质高级中枢：额叶和旁中央小叶为主。还有丘脑、小脑也参与排尿调节。

439. 留置导尿的缺点有哪些?

①机械性刺激：可引起尿道周围炎，膀胱结石，严重者可形成尿道周围脓肿、阴茎脓肿，尿瘘，出现慢性膀胱挛缩，可导致膀胱容量缩小。②长期持续引流：尿路感染。

440. 什么是间歇导尿技术?

间歇导尿，是指可以由医务人员或非医务人员（患者、亲属或陪护者）进行的不留置导尿管的导尿方法，提高患者的生活独立性。在国际上已经较普遍应用于脊髓损伤和其他神经瘫痪的患者。间歇导尿（IC）是协助膀胱排空的金标准。间歇导尿包括无菌间歇导尿和清洁间歇导尿（CIC）。导尿频率4～6次/天，导尿时膀胱容量小于400ml。若连续一段时间内残余尿量小于或等于100ml即可停止导尿。间歇导尿的患者推荐每年至少随访一次。

（十三）神经源性直肠康复

441. 什么是神经源性直肠? 常见原因包括哪些?

因中枢神经系统、自主神经系统、体神经系统及肠神经系统损伤或丧失，导致直肠的感觉神经元、运动神经元、连结神经元的损伤，造成排便障碍称为神经性直肠。常见原因包括2类。①疾病本身导致神经源性直肠：中枢或周围神经系统损伤，如脊髓损伤、脑卒中、肌萎缩、侧索硬化、多发性硬化症、糖尿病、脑瘫、脊髓脊膜膨出症等。②其他相关因素导致神经源性直肠：如患者的虚弱无力，长期卧床，水分摄入不足以及使用药物等。

 神经源性直肠分为几大类？各自特点是什么？

神经源性直肠分为上运动神经元肠道功能障碍和下运动神经元肠道功能障碍两大类。

（1）上运动神经元肠道功能障碍：中枢神经系统损伤使中枢神经系统失去对肠道的控制，导致肠道感觉上传和中枢对肠道运动控制障碍，表现为便意丧失或模糊，无法随意控制排便，结肠顺应性下降，括约肌张力增高，结肠传输时间延长，甚至直肠括约肌共济失调即肠道胀满时伴随括约肌张力增强导致排便障碍。

（2）下运动神经元肠道功能障碍：指脊髓圆锥或以下的周围神经损伤造成的肠道功能障碍。如单一阴部神经损伤，肠道排空能力受影响不大，但会有明显的肠道失禁现象；如副交感神经系统受损（如脊髓圆锥损伤），导致肠道的排空时间延长。同时慢性下运动神经元损伤患者，肛门管腔长度可能因肌肉萎缩变短，肛门外型因盆底肌肉和肛门外括约肌松弛无力，造成外表较平坦无褶皱，直肠的蠕动排便能力减弱，严重将引起肠梗阻等疾病的发生。

 神经源性直肠患者的康复评价包括哪些内容？

包括病史询问、体格检查及辅助检查3个方面。

（1）病史询问：现病史包括胃肠道功能及症状，目前饮食习惯，排便习惯和方式，辅助排便的技巧/药物及其效果，排便所需时间，大便形成度，是否有正常的肠道感觉如胀感、痛感、便急感等。既往史包括是否存在其他慢性病史和长期胃肠症状，神经损伤前的饮食及排便习惯，以及是否合并其他会影响胃肠蠕动的问题如高血钾、低血钙、甲减、糖尿病等。

（2）体格检查：包括一般肠胃检查和相关神经检查。一般肠胃检查包括患者一般情况，如是否存在营养不良、脱水等，以及如营养不良，肠鸣音听诊，腹部触诊是否存在压痛、包块、胀气等；神经检查的目的是区分上运动神经元障碍和下运动神经元障碍，检查内容包括外观观察（如检查肛门外观是否平坦或者张口松弛、肛门下垂），肛门指诊（肛门括约肌张力、肛管长度、耻骨-直肠肌肉张力），反射检查（肛门表皮反射和球海绵体反射），感觉检查等。

（3）辅助检查：①一般检查包括腹部X线检查、大便检验、腹部超声。②肠道功能检查包括内镜检查（胃肠镜检查）、结肠钡剂造影、胃肠道排空检查、肛门直肠压力检查、神经传导检查和肌电图等。③严重者需要手术探查。

 神经源性直肠的处理措施有哪些？

（1）恶心呕吐、胀气症状处理方法：关键是明确病因。如存在急性肠梗阻，则须暂禁食、行胃肠减压，必要时须从静脉补充水分和必要的电解质，并明确肠梗阻的原因，同时停止或减少所有影响肠道蠕动的药物；如因便秘所致，则须处理便秘；如为慢性肠蠕动减弱所致，可给予促进肠胃蠕动的药物等。

（2）排便障碍处理方法：目标为预防大便失禁，及时有效排空肠道，预防慢性便秘并发症。处理方法包括：①饮食调整（增加膳食纤维和饮水量，正常人每日每千克体重摄取40ml水，脊髓损伤的患者每日增加500ml，增加水分的同时注意饮食中含咖啡因的食物如咖啡、茶等，会因利尿而把水分带出减少大便中的水分）。②运动与排便姿势（对于脊髓损伤患者以交替式步行架的步行训练加上密集的运动训练，以及5次/周利用站立架进行的站立训练有利于肠道蠕动；坐姿排便，双脚向腹部靠拢有助于排便）。③辅助排便方式：胃结肠反射、腹部按摩、手指肛门直肠刺激、人工挖便、生物反馈训练等。④药物治疗（大便成形剂、软便剂、盐类缓泻剂、双乳糖类缓泻剂、刺激性缓泻剂、栓剂和灌肠）。⑤外科手术治疗（骶神经根刺激法、前行式失禁控制灌肠、大肠造口、盆底肌吊带手术、肛门括约肌切开术）。

445. 神经源性直肠的辅助排便方式有哪些?

辅助排便方式有胃结肠反射、人工挖便（套上指套的手指深入肛门将硬的大便掏出）、腹部按摩（排便前或排便中手握拳顺时针从右下腹按摩至左下腹）、手指肛门直肠刺激（手指套上指套润滑后伸入肛门，接触到直肠黏膜并撑开肛门沿着肛门内壁环状移动，一般持续15～20秒，直到肛门外括约肌放松，出现排气或排便）和生物反馈训练5种方法。

446. 神经源性直肠的药物治疗包括哪些?

药物治疗包括大便成形剂（聚碳酸酯、甲基纤维素、亚麻籽）、盐类泻剂（多硫酸钠）、软便剂（氧化镁、氢氧化镁、柠檬酸镁、磷酸钠）、双乳糖类缓泻剂（山梨糖醇、乳果糖）、刺激性缓泻剂（番泻叶、比沙可啶）、栓剂（比沙可啶）和灌肠。

447. 中枢性和周围性神经源性直肠的处理有何区别?

（1）上运动神经元肠道功能障碍：因骶髓和周围神经不受影响，可以通过手指肛门刺激，肛门栓剂和灌肠等方法刺激直肠-结肠反射、直肠-直肠反射、直肠-肛门抑制反射促进排便，最常用排便方式为口服药物和栓剂，通常每周排便3次。

（2）下运动神经元肠道功能障碍：因骶神经和周围神经损伤，导致肠道神经反射减弱或者消失，常需用手指挖出或者肠道清洁等方式，并注意防止大便太软而失禁，最常用的为利用腹压帮助排便，每天需要两次排便护理。

448. 神经源性直肠患者的康复流程是什么?

神经源性直肠患者的康复流程是通过询问病史、体格检查、辅助检查和功能评价明确患者的主要问题，确定是上运动神经源性直肠还是下运动神经源性直肠；然后，可依下列步骤来进行处理，先同时进行步骤①至③，如效果不佳，再依需要加入步骤④至⑦，每次加入一新步骤至少需观察两周。除了饮食及运动习惯的调整，排便也应该养成规律的习惯，处理排便应该在每日的固定时段进行，每天或两天进行一次。①局部灌肠或口服泻剂清除宿便。②调整饮食、使用大便成形剂或软便剂使大便软硬度适宜。③要排便时，在前一餐进食20～30分钟后，以开塞露或手指刺激肛门，10分钟后让患者试着在马桶上解便，时间限制在40分钟内，且每10分钟要皮肤减压1次。④如果这样还无法排便，加上缓泻药比沙可啶肠栓剂。⑤给予栓剂20分钟后开始手指肛门刺激，每5分钟做1次。⑥给予口服刺激性缓泻剂，如果排便时间预定在早上，就必须在前1天晚上服药；如果排便时间在晚上，则服药时间为早上。⑦如果患者在给予栓剂后10分钟内就排便，可以改成单用手指肛门刺激方式。

449. 神经源性直肠可发生哪些并发症?

（1）消化不良：长期肠胃消化不良可能会发生的后续问题包括腹痛、腹胀、胃食管反流、电解质不平衡、营养不良和脱水等。

（2）肠梗阻：急性或慢性肠道阻塞会造成肠道扩张、缺血或甚至破裂，需要紧急手术，严重者可致死亡。

（3）痔疮：长期用力解便可造成痔疮。

（4）肠道憩室或控制肛门的周围神经损伤。

（5）缓泻剂可破坏肠道神经系统，而直肠刺激性栓剂会破坏肠黏膜，大便失禁也会引发肛周皮肤炎或压疮。

（6）高位脊髓损伤患者在排便、手指刺激时会出现血压升高、自主神经过反射现象。

450. 肠道的神经控制是怎样的?

控制肠道的神经系统包括中枢神经系统、自主神经系统、体神经系统和肠道神经系统。在肠道感觉方面，肠神经系统的感觉神经元可以接受的感觉刺激包括温度、化学和机械刺激。感觉神经的信息经由迷走神经系统或脊神经系统传到中枢神经系统。迷走神经传递的化学刺激包括酸、渗透压和某些食物成分的浓度，如糖分、脂肪酸和氨基酸等；温度感传递至大脑主要是为了控制中枢体温；机械感觉包括肠道被扩张或收缩的感觉。脊神经传递的化学刺激主要包括因为肠道受伤缺血、感染或发炎引起的疼痛和不舒服，它也可以传递肠道的扩张与收缩的机械感。在肠道运动的控制方面，自主神经系统对肠道的功能主要是调节肠道神经系统；副交感神经系统对肠道的影响是促进蠕动、刺激分泌和放松肛门内括约肌。交感神经主要的作用为抑制肠道蠕动、抑制分泌和收缩肛门内括约肌来强化储存功能。体神经由第2～4骶髓前角 α 运动神经元发出阴部神经来控制肛门括约肌及盆底肌群。

（十四）辅助与替代医学

451. 什么是补充与替代医学？

补充与替代医学（complementary and alternative medicine，CAM）这一命名源自西方国家，相对于主流西医学而命名，所以又有补充医学、替代医学、非正统医学（unconventional medicine）之称。CAM被西方国家定义为主流医学之外的医学理论与技术的总称，指那些能补充主流医学的不足并提供主流医学不能达到的诊断、治疗和预防方法。我国的中医药学和针灸推拿等被纳入了这一范畴，也是CAM在世界范围内应用最为广泛的组成部分。

20世纪80年代末，当首个有关传统和民间医学的调查报告公布时，被认为是“未被证实”或“可疑”疗法。到了20世纪90年代早期，文献中逐渐将其称为“非正统医学”或“非传统医学”。1992年美国国立卫生研究院（National Institute of Health，NIH）成立替代医学办公室，1998年该办公室经国会授权成为国家补充与替代医学中心（NCCAM）。目前，NCCAM已成为美国民众心中的官方CAM权威机构，也是NIH各项研究发展最快的一个研究中心，主要工作包括：开展科研活动；提供CAM培训；赞助与CAM相关的会议、展览、咨询；支持西医与CAM的结合，并公布结合的有关信息。

由于CAM注重个体化治疗、整体治疗、提高自我保健、自愈、良好的营养、预防性措施，以及认识每一个个体的精神本质，加之近年来的疾病谱改变、化学药品不良反应、癌症和艾滋病治疗缺少特效治疗方法等因素，使患者对CAM的需求明显增加，西方主流医学界也对CAM不断进行着重新评价和认识。另外，发达国家的诸多医学院校纷纷开设CAM课程、主流医学杂志发表CAM的研究文章等，种种迹象和趋势都表明CAM越来越被全世界所重视。

452. 补充与替代医学包括哪些内容？

美国国立卫生研究院（NIH）的国家补充与替代医学中心（NCCAM）把补充与替代医学分为五类。

（1）系统性医学（whole medical systems）：指具有完整的医学理论与治疗方式的其他医疗系统，包括西方的顺势疗法（homeotherapy）、自然疗法（naturopathics）、传统中医药学（traditional Chinese medicine）、印度医学（ayurveda）。

（2）心身医学（mind-body medicine）：着重于研究心理因素对健康的影响，运用心理学的方法来改善生理疾病，包括冥想（meditation）、祈祷（prayer）、精神疗法（mental healing）、艺术疗法（art therapy）、音乐疗法（music therapy），以及舞蹈疗法（dance therapy）。

（3）基于生物基础的疗法（biological-based therapy）：指利用各种有利于人体生化代

谢反应的方式来促进健康的疗法，包括草药（herbal supplements）、营养补充品及健康食品（dietary supplements）

（4）徒手操作及以身体为基础的疗法（manipulative and body-based methods）：指各种方式的徒手按压与推拿，包括脊椎矫正（chiropractic）、整骨疗法（osteopathy）与按摩、推拿（massage）。

（5）能量治疗（energy therapy）：指利用来自身体内能量或外加的电磁场来治疗各类疾病，包括中国的气功（qigong）、日本的灵气疗法（reiki）、触摸疗法（therapeutic touch）、电磁场疗法（electromagnetic therapy）。

453. 补充与替代医学的研究现状与趋势如何？

基于相关文献挖掘的国际CAM的研究现状，总结归纳如下。国际CAM科技论文呈上升趋势，增长规律符合普莱斯指数增长规律；开展研究的国家和地区范围广泛；期刊分布核心趋势明显；高等院校是研究的主体；植物药、针灸、心身疗法、整体疗法等是研究的热点疗法；肿瘤（乳腺癌）、慢性疾病（脑卒中、糖尿病、高血压）、心身疾病（心理应激、焦虑、抑郁、精神障碍）、疼痛（下腰背痛、颈痛）等则是采用CAM疗法进行干预的主要病症。

就研究热点与前沿分析，通过高频主题词共现聚类，发现主要研究热点体现在以下几个方面：①植物药、中药提取物研究。②肿瘤防治研究。③通过生物反馈、冥想、催眠、放松、音乐、瑜伽、太极等心身疗法，治疗焦虑、压力、抑郁、心理失调等疾病的研究。④针刺和电针镇痛的临床疗效与机制研究。⑤按摩、捏脊等手法，以及运动疗法治疗下腰背痛、颈痛、关节炎疼痛的研究。⑥CAM治疗高血压、脑卒中等慢性疾病的前瞻性研究，生活质量、满意度调查研究，以及临床试验的meta分析。⑦对于健康与CAM的态度、认知和实践研究，以及CAM应用的普及程度、趋势的全国性调查研究。

关联规则发现，CAM研究主要涉及以下几个方面：整体医学、针灸研究、声刺激研究、中医术语研究、替代疗法研究、传统医学研究、心身疗法研究、植物药研究等。

国际CAM研究趋势：①随着医学模式的转变和回归自然的趋势，CAM研究和应用会继续发展，甚至是加速和扩展趋势。②肿瘤的CAM防治研究仍是世界范围的关注重点。③主要疗法的临床疗效、安全性与生物学基础是CAM研究的重要任务，比如具有应用前景的针灸、推拿、按摩、冥想、瑜伽等疗法在治疗慢性疼痛与抑郁等病症过程中的作用与机制。④心身医学研究不断增多，临床疗效与生物机制研究是重点。⑤CAM符合并有助于现代医学模式的发展与完善。⑥中医药是CAM研究的重要领域。

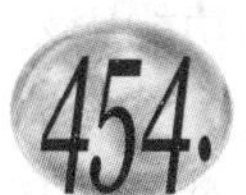

454. 顺势医学的治病机制是什么？

顺势医学（homeopathy），诞生于1796年，是一种按照患者的症状、心理和性格等综合特征，使用能在健康人体上诱发与患者症状相同的药物，并将其剂量按目标比例稀释，用于治疗疾病的医学体系。

顺势医学的经典理论包括：①相同者能治愈原理，这是顺势医学的核心理论。当身体健康的人服用某种物质后产生与某种疾病相同的症状时，这种物质就可以治疗该疾病。②无穷小剂量理论，是顺势医学的最具特色的原理。被稀释后的顺势医学药剂经过震荡，药理会得到了增强。③自愈能力法则原理和赫尔凌痊愈定律（Herings law cure）等。

量子物理学和光电子的发展促进了量子医学的出现，为顺势医学作出了新的阐释，认为顺势医学药物经过稀释震荡可制成有物理能量、有记忆、有信息、能复制的微粒子，其进入人体细胞后产生的生物电磁场，可以使机体恢复动态平衡；同时刺激细胞抗氧化功能，清除自由基，从而恢复正常细胞功能，这一理论被广大学者称为现代顺势医学理论。

目前，顺势医学的传播范围主要包括以英国、法国和德国为代表的欧洲区，以美国和加拿大为代表的北美区，以巴西和阿根廷为代表的南美区，在亚洲范围内，澳大利亚和印度传播较早，日本、中国香港和中国澳门等国家与地区起步相对较晚。

455. 什么是自然医学？

利用自然环境、自然界本身存在的物质医治疾病，或者动员人本身的能力使身体恢复健康的医学叫作自然医学。

世界各地使用的自然疗法因国家而异，传统自然疗法起源且复兴于印度，是一种基于有根据和哲学的无药物治疗医学体系，具有独特的健康与疾病概念，以及治疗原则，倡导在身体、心理、道德和精神层面上与自然的和谐共处。现代自然疗法源于西方国家，在世界范围内广泛的传播和应用，纳入了一系列非药物治疗方法，概念和传统医学与补充与替代医学交叉。

世界卫生组织（WHO）在全球范围内积极倡导发展自然医学，并将每年的10月22日定为“传统医学日”。自然疗法正逐渐在全球范围内被民众认可，作为一种无药物治疗的传统医学体系，具有一定优势。目前，自然疗法拥有很多高质量的研究支撑其理论及临床治疗，正不断实现现代化和产业化，自然疗法与现代医学相结合或将成为未来医学发展的大趋势。

456. 自然疗法的常用方法有哪些？

自然医学作为人类治病防病的医学体系，不是简单的控制症状，而是强调整体观念、重视身体、心理、社会因素和环境对人的综合影响，倡导健康的整体平衡生活方式，充分运用大自然所赋予的各种资源，安全有效地促进和提高人体自然的疾病恢复和功能康复能力。

目前，自然疗法衍生出大量的不同门类，已被人类应用的自然疗法多达300余种，既有被现代医学验证并为现代医学所接纳的医疗技术，也有在民间流行并行之有效的医疗手段。常用疗法如下。

（1）营养疗法：越来越多的研究证明，合理饮食和营养支持具有保健和治疗疾病的作用。

（2）草药疗法：典型的就是中医药的使用，现代自然疗法医师在使用植物药治病时，不仅依据该植物在传统医学中的药性，而且还掌握它的现代药理学作用及其机制，逐渐趋于科学化。

（3）针灸疗法：针灸源于中医，通过针刺、艾灸、激光、电刺激等方式刺激机体的穴位达到治疗疾病、改善病症的效果。

（4）水疗法：水疗法可以定义为在保持身体健康或者治疗疾病中对任何形式的水（热水、冷水、冰、蒸汽）的使用和任何使用方式（坐浴、热浴盆、灌洗、温泉、旋涡、桑拿、淋浴、沉浸浴等）。

（5）物理疗法：属于康复医学范畴，包括超声波疗法、微波、红外线、透热疗法、医疗体操、整脊、按摩、关节松动术等。

（6）心理咨询及生活方式的调整：是自然疗法不可缺少的组成部分，如各种心理干预、支持与心理疗法等。

（7）芳香疗法：利用萃取的天然植物性精油所散发出的香气，达到治疗生理和心理疾病的方法，如中医的香疗学。

（8）其他疗法：音乐疗法、色彩疗法、艺术疗法等。

457. 什么是心身医学？

心身医学（psychosomatic medicine）又称心理生理学，是研究心与身之间的相互关系，以及在人的健康和疾病中的作用。主要研究范围包括：评价社会心理因素对疾病易感性、疾病转归和预后的影响；在诊疗过程中对患者整体状况的把握；心理治疗在疾病预防、治疗、康复过程中的应用。

心身医学在中国的发展方兴未艾，其研究在1980年后兴起，1986年8月中国心理卫生协会心身医学专业委员会成立，1993年中华医学会也成立了心身医学分会，其后，中国中西医结合学会、中国心理学会及全国大多省市也相继成立了心身医学分会，心身医学的发展如火如荼。目前，心身医学学科已走出精神专科医院，并扩展到综合医院、社区、学校、企业等机构，开展咨询、治疗和康复、教育等工作。

458. 心身医学中的心理干预和治疗原则是什么？

心身医学中最重要的治疗手段就是心理干预和心理治疗。随着生活能力、劳动能力、社会功能、创造力、情感稳定性及内心满足感等成为除疾病本身外医学研究和关注的重要内容后，心理干预和心理治疗在医疗实践、功能障碍康复治疗中的地位和作用越来越得以体现并受到重视。

心理干预和心理治疗具有一些共同特点：在特定时间段内治疗师对患者的全情关注；患者有机会宣泄情绪及情感；通过交流与治疗师建立互信的关系，有足够的的时间对症状进行全面解释，患者与医生共同参与治疗建立康复的信心。同样，如果在躯体疾病的治疗中能借鉴到上述经验，那么对于治疗的全面开展也有益。

心身疾病的治疗原则：①心理干预目标包括最大限度地消除心理社会刺激因素、消除心理学病因、消除生物学症状。②心、身需要遵循同治原则。③心身疾病的预防应从早做起。

生活事件中的心理应激，诸多内科、外科、儿科和妇产科等领域相关的情绪障碍、认知功能损害、人格改变、住院产生的心理问题、心理防御机制、生活质量下降等关联的心身疾病或心身障碍，都可以及时积极采用心理干预和心理治疗。

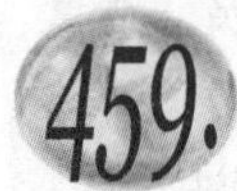

459. 放松疗法的原理和适应证有哪些？

放松疗法（relaxation therapy），也称松弛疗法，是通过一定程式的训练，学会精神上及躯体上、特别是骨骼肌放松的一种治疗方法。

放松疗法的原理：放松疗法具有良好的抗应激效果，研究表明，进入松弛状态能促使营养性系统功能增强，表现为全身骨骼肌张力下降，呼吸频率和心率减慢，血压下降，并有四肢温暖、头脑清醒、心情轻松愉快、全身舒适的感觉。有研究还表明，放松可以改善短时和长时记忆，增加感觉-运动操作能力，缩短反应时间，提高智力和稳定情绪，长期进行放松训练还可以改变人的个性特征。

放松疗法的分类：根据放松方式不同，分为对照法（也称渐进性放松训练），直接法（也称自生训练）和传统法（也称静默法）。在传统法中又可以分为东方静默法、松弛反应和超觉静坐法等。除以上常见的放松方法外，生物反馈放松、沉思、漂浮、水疗等方法也都能很好起到放松效果。

放松疗法的适应证和评价：该疗法主要用于心身医学疾病的治疗，如高血压、支气管哮喘、失眠、紧张性头痛、焦虑状态、心动过速、性功能障碍等。

460. 冥想有哪些方法和临床应用？

冥想的概念最早起源于印度的吠陀经，公元前5～6世纪的印度佛教和中国道教对冥想的形式有了新发展。西方一些国家在公元3世纪发展了冥想疗法与技术。现代的冥想技术早已脱离了宗教范畴。作为一种CAM在心理学和临床医学中获得了广泛应用。

在神经科和临床科学实践中所指的冥想通常被认为是一套多样化、特异性的、明确需要的注意力参与的心智锻炼方法。冥想的练习方式有多种，正念冥想、超越冥想、瑜伽、气功、太极等在内的众多心智练习方式都属于冥想的范畴，依据冥想活动中练习者是否主动将注意力集中到具体事物上把冥想分为专注式冥想和开放式冥想。

冥想疗法与心理学相关理论结合，又产生了正念减压疗法、正念认知疗法、针对边缘型人格障碍患者的辩证行为疗法和创伤治疗等。

冥想这种复杂的精神活动涉及人体多个感官与系统，包括感知觉系统、认知系统、神经内分泌系统、自主神经系统，能对人体产生从心理到生理的各种影响。基础研究中，多项借助脑电图和磁共振的观察，发现冥想过程中脑波、脑结构与功能会出现变化。临床也有大量研究支持多种冥想训练对于心血管疾病、神经和精神疾病、失眠等疾病的病情具有缓解作用，作为减轻压力、调节情绪、缓解疼痛的一种替代疗法在很多临床机构被广泛采用。

461. 暗示治疗有哪些方法与应用?

暗示治疗是医生通过对患者的积极调动来消除或减轻病症的一种心理治疗方法。暗示之所以有治病作用，其机制尚未完全清楚，但可以肯定的是，暗示的确对被试者人体产生了明确的生理和心理影响。

暗示性的测试方法有嗅觉法、平衡法和手臂法。暗示治疗分为觉醒状态与非觉醒状态下两类方法，觉醒状态的暗示又有直接与间接之分。直接暗示治疗是指医生对静坐的患者，用事先编好的暗示性语言进行治疗；间接性暗示治疗是指借助于某种刺激或仪器的配合，并用语言强化来实施。非觉醒状态下的暗示疗法是医生使患者进入催眠状态后实施的方法。

常用暗示的方式：①语言暗示：通过言语的形式，将暗示信息传达给受暗示者，从而产生影响作用。②操作暗示：通过某些对受试者的操作，如躯体检查、仪器探查或虚拟的简单手术而引起心理、行为改变的过程。③药物暗示：给患者使用某种药物，利用药物的作用而进行暗示。④其他方法：采用环境暗示、笔谈暗示、自我暗示等。

适应证和评价：主要适用于癔症及神经症、疼痛、瘙痒、哮喘、心动过速、过度换气综合征等心身障碍。需要强调的是，治疗前提是需要患者具备一定的易感性与依从性。

462. 色彩具有哪些心理效应?

色彩心理是指客观色彩世界引起的主观心理反应。色彩心理效应包括：①色彩的心理感知：色彩本身没有情感的存在，但是人们在接收到色彩的刺激时，会产生个人主观带有感情的心理变化和心理活动。色彩的感知包括色彩的冷暖感、空间感和动态感等。例如，红色和黄色容易给人以温暖感、青色和蓝色给人以冷感、中间色给人以平静感。②色彩的情绪效应：不同的色彩可以引起不同的情绪变化。色彩具有影响患者的生理活动、日常生活情绪、认知加工等心理活动变化的特性。例如，红色和黄色属于暖色系，给人以温暖，可激发欢快活泼和积极向上的情绪，能启发人的思维，有效缓解消极情绪；浅蓝色可以使人放松，消除紧张感，降低血压。③色彩的特殊心理反应：人们在感知颜色的过程中，由于不同的色彩对人的视觉造成不同的冲击，在脑中也会根据色彩产生不同的联想，进而产生一些特殊的心理反应，形成某些特定的心理效果。

色彩心理学就是通过颜色来研究人类心理活动的科学，是在传统心理学的基础上以科学的态度研究色彩、人及环境之间的相互关系，也是心理学研究范畴的一个分支。

463. 临床和康复实践中如何利用色彩疗法?

色彩疗法，也称颜色疗法，是通过让患者眼观各种有关颜色，从而产生刺激，以起到促进疾病恢复和身心康复的一种心理治疗方法。中医对于色彩与人体关系的认识与研究由来已久，几千年前就提出了中医五色理论，是以五脏生理功能为线索，结合色彩心理学等进行的一种独特的色彩疗法。临床和康复实践中可以适当使用色彩疗法。

（1）在医院和病房、康复环境设计中的应用：可以利用色彩和色彩心理来营造温馨和舒适的诊疗、住院与康复的环境。例如，康复医疗场所的设计体现，色彩的应用相对比较凸显；手术室医务人员的制服设计中蓝色和绿色的应用，就是利用蓝色的镇静、绿色的镇静和镇痛效应，以期缓解患者精神上的紧张感和躯体上的疼痛感。

（2）在儿童医疗和特殊儿童康复实践中的应用：诸如儿童康复的感统训练、注意力训练、认识康复训练、视觉功能训练等康复治疗中都会广泛运用色彩效应。

（3）在精神疾病或心身障碍中的应用：主要体现在外部环境色彩的影响和精神患者的色彩表达两个主要方面，甚至包括色彩自疗、绘画等。

需要提醒和注意的是，要做好色彩疗法，需要具有一定的色彩学、心理学、审美学等康复医学专业以外的相关知识。

464. 艺术疗法能否应用于康复治疗中?

艺术形态由艺术作品、艺术创作和艺术欣赏三方面构成。艺术疗法是将艺术作为一种方法和手段，以此来治疗患者的躯体和心理疾病。

艺术自诞生以来，一直有着调剂人类精神生活的作用。广义上讲，艺术治疗完全是自觉、自发的一种行为和应激应对方式；狭义上讲，艺术治疗是在专业人员指导下，在与患者的艺术互动中进行某些病痛的诊断、治疗或康复的方法和过程。

美国艺术治疗协会（AATA）研究报告指出，艺术治疗有两大主要取向，即“艺术创作即治疗”取向和“艺术心理治疗”取向，前者认为创作的过程即是疗愈的关键，后者是把艺术应用于心理治疗，所产生的的作品和作品内容的一些联想，会有助于维持内心世界与外部世界的平衡。

开展艺术治疗最早的国家是英国和美国，心理学基础和艺术教育理论共同奠定了艺术治疗的理论构架。国外一些院校或专业组织也开展了培养艺术治疗专业的研究生教育和认证许可及考核等工作。我国进行艺术与西医结合治疗疾病的研究始于20世纪80年代，比如发明和开展的音乐电治疗、生物反馈仪等。

表达性艺术治疗则整合了各种不同艺术形式的治疗技术和方法，其关键特征就是在心理治疗中将各种艺术形式进行整合。包括绘画类、音乐舞蹈类、手工制作类、书写类、戏剧摄影类等形式和内容。

由此可见，艺术疗法不仅适用于精神健康相关的患者如抑郁症、强迫症等；也适合于儿童发展与学习困难领域，如发展迟缓、智障等；包括一些社会性事件的需求，如家暴受害者、性侵受害者等；另外，也同样适用于一般人的潜能激发、自我成长等。康复医学实践中的诸多作业治疗、认知治疗、语言治疗、工娱治疗等，都可以运用艺术疗法，再如自闭症谱系障碍儿童康复中的沙盘游戏也是一种艺术疗法。

465. 怎样理解音乐治疗的概念和内涵?

音乐是一种强有力的感觉刺激形式和多重感觉体验。音乐治疗是一个系统的干预过程，在这个过程中，治疗师利用各种形式的音乐行为、音乐体验，以及作为治疗动力的治疗关系，来帮助被治疗对象达到健康的目的。音乐治疗是一门融医学、心理学、康复学、音乐学为一体的交叉边缘学科。

音乐治疗的内涵主要有3个方面：①音乐治疗是一个科学的系统治疗过程，包括治疗目标、治疗计划与实施、疗效评价和科学的系统干预过程。②音乐治疗是运用一切与音乐有关的活动形式作为手段，如听、唱、器乐演奏、音乐创作、歌词创作、即兴演奏、舞蹈、美术等各种活动，而不是简单的听听音乐，其中音乐体验是引发治疗的催化剂。③音乐治疗过程必须具备3个要素，即有目标导向的音乐素材、治疗对象和训练有素的治疗师。音乐治疗的过程包括4个主要步骤：确定患者的问题所在，对患者的症状、生理、情绪和社会状态全面评估；制定长期和短期的治疗目标；根据治疗目标制订与患者相适应的音乐活动计划；音乐活动的实施并评价患者的反应。治疗过程中，还必须要考虑音乐选择问题、个体差异问题、规范化问题等。

466. 音乐疗法有哪些主要理论与学说?

国内外对音乐治疗的理论和实践研究都很多，主要的理论与学说有以下4种。

（1）脑干网状结构学说：音乐刺激通过网状结构提高或降低中枢神经系统的活动水平，协调皮质之间的功能，进而调节人体的心理过程、觉醒和注意力、内脏和内分泌功能等，促进身心健康。

（2）大脑边缘系统学说：通过音乐刺激与情绪有关的大脑边缘系统来调节大脑皮质功能。如聆听舒缓静谧的音乐可以使副交感神经的兴奋性增强、交感神经活动减弱，导致肾上腺素分泌下降、内啡肽分泌升高，从而引起心率减慢、呼吸平缓、全身骨骼肌放松，产生欣快感，并使疼痛耐受性增加。

（3）共振学说：聆听音乐过程中，身体的细胞随着音乐的节奏和声波振动产生共振，使身体与音乐处于一种和谐的共振状态，以协调身体功能、激发潜能。

（4）音乐听觉理论：音乐听觉理论是基于托马提斯的三条定律。例如，托马提斯在其试验研究中发现，适宜高频声音刺激人类，可以加强学习能力，改善精神状态，并认为高频声音对于人类来说是一种良性刺激，并称其为耳能量。

 467. 音乐运动疗法如何发挥康复治疗作用?

音乐运动疗法是一种在运动治疗的同时通过聆听音乐使患者的行为、感情及生理活动产生一定变化的治疗技术，它综合应用了音乐疗法与运动疗法两种治疗手段，具有良好的心理与生理调节作用，其主要治疗和应用如下。

（1）音乐运动疗法可以减轻运动的疲劳感，提高患者参与治疗的依从性。多数学者将这一作用机制归结为注意受限理论（the theory of narrowed attention）及选择性感觉过滤理论（the filter theory of selective perception）。因此，音乐运动疗法被比较广泛地用于慢性阻塞性肺疾病、肥胖症、偏瘫、帕金森综合征、痴呆、冠心病、脑血管病、抑郁症等多种疾病的康复治疗。

（2）音乐运动疗法可以提高动作完成的质量，促进运动功能障碍患者的康复。音乐节奏属于节律性听觉刺激，而运动系统又对于这种听觉刺激反应比较敏感，当外部的这种节律和患者自身的运动节律性趋向协调一致时，就会使患者动作的节律性得以增强，从而改善动作完成的质量和效果。因此，其他被广泛应用于偏瘫、亨廷顿舞蹈症等的康复治疗中。

康复实践中应用，需要考虑患者病情、心理、文化、依从性等个体性的差异；同时要注意音乐的属性，如音高、音速、节奏、调式等影响因素的选择。

 468. 音乐治疗在脑卒中康复领域有哪些主要应用?

音乐治疗在脑卒中的应用研究不断增多和深入，但仍缺少统一的具体治疗方案共识，其主要应用范围和评价如下。

（1）对脑卒中患者的运动功能康复具有促进作用：音乐具有激起情感动能作用；通过音乐和康复训练相配合，能提高信息传入、刺激和促进大脑感知能力提升；可以降低肌张力、改善运动协调能力和训练效率；因此，脑卒中各个病程时期和阶段，均可以应用音乐疗法来辅助康复治疗。

（2）适宜节奏的音乐，也是一种节律性听觉刺激（rhythmic auditory stimulation，RAS），通过兴奋运动神经元调节肌肉运动，改善偏瘫患者运动功能，使运动规律化，提高动作完成的稳定性及协调性，增强运动治疗的效果。

（3）脑卒中后抑郁：结合临床治疗，可以改善和减轻脑卒中后的不良心理影响，包括改善睡眠质量。

（4）在脑卒中后语言-言语障碍中的应用：失语症治疗方法的旋律语调疗法（melodic intonation therapy，MIT），就是音乐治疗应用的一个体现，不仅通过曲调加强了患者对声音的体验，也通过歌词提高了语言理解能力。现已证实，不管是针对失语症还是构音障碍的治疗，音乐疗法都是一种可行和有效的方法。

（5）音乐治疗具有一定促醒和改善认知功能的作用。

469. 什么是舞蹈动作治疗？

国际上，将艺术、舞蹈和音乐作为诊疗方法应用于临床康复已有超过百年的历史。1966年美国舞蹈治疗协会（American Dance Therapy Association，ADTA）正式成立，将舞蹈动作治疗（dance movement therapy，DMT）定义为利用身体-动作为媒介，来整合一个人的情绪、生理和心理。1977年英国舞蹈治疗协会（The British Association for Dance Movement Therapy）将舞蹈动作治疗定义为以表达性的动作和舞蹈为媒介，使个体创造性地参与到个人整合和成长的过程中。1995年，ADTA将舞蹈动作治疗重新定义为：将动作作为进一步强化个人情感、社会、认知和身体整合的心理治疗过程。

DMT分类包括发展性舞蹈治疗法（developmental dance therapy）、心理动力舞蹈治疗法（psychodynamic dance therapy）、荣格舞蹈治疗法（Jung dance therapy）、心理分析动作治疗法（psychoanalysis movement therapy）等10余种。实践中，根据不同人群，选择不同类型的治疗方法。

在实践治疗中加入舞蹈动作，是可以达到降低人体心理波动、舒缓情绪、释放压力等的一种艺术治疗。时至今日，舞蹈动作治疗已由最初的一个艺术治疗类别发展成一门专业学科，治疗人群也从心理疾病患者扩大到健康人群，应用范围从调节身心拓宽到卫生、医疗、保健、康复和教育等多个领域。

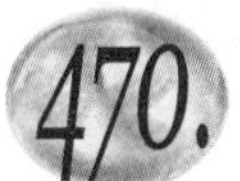

470. 如何选择中医传统运动养生康复方法？

《中医养生学》教材中定义，传统运动养生是指遵循生命自然规律的基础，通过中国传统运动方式来疏通经络气血，改善脏腑功能，和畅精神情志，培养元真之气，从而达到调摄身心健康、提高生命质量、延年益寿的方法。

传统运动养生是以中医理论为指导，通过意识引导形体运动，并配合呼吸吐纳，使意、气、形三者高度协调一致。锻炼中，遵循因人、因时、因地制宜原则。其方法种类繁多，总结在社会上流传较广、影响较大、效果较好，并可以为康复治疗借鉴使用的方法，简要归纳如下。

（1）太极拳：特点是始终贯穿阴阳和虚实等中医学之道，利于全身运动功能和健康促进。

（2）八段锦：其特征是以脏腑为纲，经络协调，具有较好调整脏腑功能的功效。

（3）五禽戏：其特征是模仿不同动物的形态动作及气势，结合意念活动，来达到舒筋通络、强健脏腑、灵活关节的功效。

（4）易筋经：其特征是通过形体伸展、抻筋拔骨来锻炼筋骨与筋膜，调节脏腑经络，以达到强筋健骨、壮实肌肉、和畅经脉、增强体质的作用。

（5）六字气诀：其特征是以中医五行五脏学说为理论基础，通过呼吸吐纳、发音的方式调节脏腑功能。

（6）放松功及内养功：二者均属于中医养生的静功范畴，旨在安宁心神优化生命状态，也包含了现代医学放松疗法和冥想疗法的理论内涵。

在临床的医疗、康复及预防、保健工作中，尤其是诸多全身性疾病或慢性心肺疾病的康复实践中，完全可以适当根据患者病情需要，针对性地选取其中的适宜方法或部分动作进行练习。但对于精神病或明显心理障碍、精神病高危人群不主张进行。具体深入了解和应用，可参考《中医运动养生学》和《中医气功学》等书籍。

471. 儿童康复中常用的舞蹈动作疗法有哪些?

适用于儿童舞蹈治疗的干预技术主要包括精神运动疗法、UR舞动疗法、荣格舞蹈疗法、格式塔动作疗法和经验性动作心理疗法。

（1）精神运动疗法（psychomotor therapy）：通过音乐-旋律、音乐-节奏、象征性和自由幻想、日常生活的画面和情感动力等即兴技术，帮助特殊儿童处理被压抑的攻击性驱力，克服自卑感，提升自信心，培养具有社会兴趣和集体感的行为方式。

（2）UR舞动疗法（universal transcendental dance movement therapy）：是根据UR哲理衍生而来，通过教育取向、韵律和重复、内在幻想、即兴自发性动作和舞蹈编排等技术，帮助特殊儿童扩展身体意识、构建自我形象，使其拥有一种永恒的UR生命经验和能量。

（3）荣格舞动疗法（Jung dance therapy）：是根据荣格心理分析理论发展而来，通过真实动作互动技术，促进特殊儿童原型意象真实动作内容的浮现，并把这些内容引入与意识相关的层面。

（4）格式塔动作疗法（Gestalt movement therapy）：是根据完形心理学原理、客体关系理论和身心理论等发展而来，通过客体关系舞蹈编排、持续性觉察、反复、夸张、对比性、象征性表达的技术，帮助特殊儿童获得当下的自我觉察能力，发展他们对身体、情感和环境的意识。

（5）经验性动作心理疗法（experimental movement psychotherapy）：是根据人本主义心理学、完形心理学及现象学等理论发展而来，通过知觉与经验历程、表征模式、经验与自我实现、积极互动与内我知觉等技术，帮助特殊儿童体验“现象我”和“经验我”。

对于智力障碍、自闭症谱系障碍、情绪与行为障碍、学习障碍、身体病弱等特殊儿童，舞蹈疗法所获得的效果也得到了越来越多的证据，其疗效也逐渐明晰，也期望未来，更多探索出适合我国国情、文化及特殊儿童教育和康复所需要的的舞蹈治疗理论和技术。

472. 音乐疗法对自闭症谱系障碍的干预效果如何?

自闭症谱系障碍（autism spectrum disorder，ASD）的非药物治疗主要包括心理行为干预、物理治疗、艺术治疗、社会交往技能训练和虚拟现实技术等。音乐治疗作为一种辅助性非药物治疗方法，越来越受到国内外学者关注。

多数ASD患儿具有超凡的音乐感知和超强的辨音能力，借助音乐活动和音乐交流增强患儿之间、患儿与治疗师之间的接触与互动。

运用音乐治疗对ASD儿童进行干预，可以增强其学习与社会活动参与感。利用歌咏、乐器弹奏、节奏训练、音乐游戏、音乐聆听等方式，来重建、维持，以及促进心理和生理健康，从而促进自闭症谱系障碍儿童语言、社交和情感的发展，以及认知和理解能力的提高。综合国内外的相关研究，结果显示音乐治疗对ASD患儿的总体效果、社会交往、语言功能、言语交流干预效果均有一定促进作用。

采用音乐治疗应注意音乐选择的针对性，根据年龄、病情等选择合适的音乐乐曲、节奏，集体治疗与个性化治疗相结合，注意音乐治疗的时间性，干预时间最少3个月。

对于ASD，目前还是提倡综合教育和治疗为主，音乐治疗是辅助的方法之一。不鼓励单独应用音乐治疗，但音乐疗法可作为其他综合行为和教育干预计划组成的一部分，同时鼓励针对ASD患儿的具体表现采取个性化的整合方案。

（十五）康复辅具

473. 截肢手术的原则是什么?

当确定截肢比保肢更合适患者时，治疗团队须依据伤口治疗原则和功能假肢佩戴的原则确定最可行的远端截肢。皮肤皮瓣使从前不能完成的皮肤缝合成为可能。缝合的皮肤不能有张力，应产生非粘连的、安置有技巧的且可以活动的瘢痕。技巧娴熟的外科医师用适当的肌肉衬垫来填充远端残肢，既不会产生多骨骼的萎缩肢体，也不会过多保留多余的软组织，方便佩戴假肢接受腔，可以通过肌肉固定术，直接缝合深层肌肉层和骨膜，完成稳定的远端肌肉填充。也可通过肌成形术，缝合表层拮抗肌和深层肌肉层，来完成稳定的远端肌肉填充，这些肌肉填充技术为佩戴假肢接受腔提供了充分的平衡和张力。

474. 截肢术后的首要照护目标有哪些?

促进伤口治疗、疼痛控制、水肿控制、预防痉挛、重新活动和假肢训练、支持性辅导、假肢组件相关问题的学习教育。

475. 上肢截肢者应该练习的控制假肢的特定动作有哪些?

（1）控制假肢的特定动作：①肩胛外展，单独伸展肩胛骨并结合肱骨弯曲，产生张力，启动8字形肩带的末端设备。②肱骨弯曲，举起残肢到肩部，向前推并尽可能地滑动肩胛，这个运动可打开末端设备。③肩部下压、扩展和外展，这组动作控制肢体驱动、自锁的经肱骨假肢，是较难完成的假肢动作。

（2）维持活动范围：①肘屈伸，为使桡骨截肢能到达多处身体位置，维持肘部的全活动度至关重要。②前臂旋前旋后，为使截肢者能把末端设备放置在需要的位置而不须手动腕关节，维持尽可能多的前臂旋前旋后很重要。③扩胸，这个动作需要截肢者通过深吸气扩胸来练习，肱骨截肢、肩部离断或单侧的前侧截肢者需进行扩胸。

476. 常见的假肢术语与定义有哪些？

①残肢：截肢后的残余部分。②组件：假肢的一部分。③末端设备：等同于手的假肢部分。④铰链：用作辅助或替代结构关节的假肢部位。⑤刚性铰链：在单一平面的刚性/实体运动，一般是弯曲和伸展。⑥弹性铰链：允许多平面运动（如弯曲、伸展、旋前、旋后）。⑦接受腔：作为连续残肢和假肢的部分，接受腔用来传递残肢的力。⑧假肢袜套：假肢组件，通常是棉布材料，像袜子一样套上残肢，用在接受腔和套筒中间，适应残肢的体积变化（尺寸变化）。⑨薄片：通常是碳纤维和树脂的可塑的复合材料。⑩胶套：硅胶或类似聚合物制作的假肢部件，像套袖一样套在残肢上，作为一个皮肤和接受腔之间的接口。⑪重载：意味假肢被设计用来承受重复重载和恶劣的环境，例如，重载假肢的使用者可能是机修工或建筑工人。

477. 抓握的类型有哪些？

①精确抓握（捏取）：拇指指腹和示指对向拾取或捏住一个小的物体（如一个小珠、铅笔、米粒）。②三爪抓握（手掌抓握，三点卡盘捏取）：拇指的指腹与示指和中指的指腹对捏。③侧向抓握（钥匙捏取）：手指指尖和拇指弯曲（如旋入灯泡或转动门把手）。④钩状力量抓握：远端指间关节和近端指间关节弯曲，拇指伸展（通过徒手携带公文包）。⑤球形抓握：手指和拇指的指尖弯曲（如旋入灯泡或打开门把手）。

478. 上肢假肢的末端设备中，分离钩的优点有哪些？

具有基本抓握功能、使用效率高、抓握小物体的能力好（尤其是应用锯齿式橡胶）、耐用、低维护和维修成本、重量轻、使用者可更好地了解工作中的活动、通常金属制成，所以截肢者不必担心周围的热量能熔化人造手。

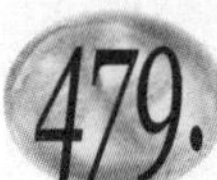

479. 上肢假肢的末端设备中，握取器的优缺点有哪些？

①优点：看起来没有威胁性、不会划到物体、不易误钩到其他物体。②缺点：不适用于拾取和使用小的物体、由于末端庞大不能提供足够视觉反馈、不适合打字。

480. 假肢的驱动方式有哪些？

（1）肢体驱动假肢：纯牵引控制，如使用8字形肩带组件，有腋窝环、前支撑带、控制附件带和交叉点等。

（2）外力驱动假肢：外部动力驱动假肢，使用手动开关激活假肢。

（3）肌电假肢：肌电控制假肢，使用肌肉收缩作为信号来激活假肢。它使用表面电极检测到的所选残肢肌肉的肌电信号来控制电机运行。

（4）开关控制假肢：开关控制的外力驱动假肢使用小型开关操控电机。这些开关通常被封闭在接受腔内或置入到假肢的固定肩带上，如微动开关是用下额挤压前胸带处的开关。残余手指或骨骼突出处向开关反向的方向移动，或者拉固定肩带可以激活开关。当肌电控制不可行时，这是一个合适的控制方式。

481. 末端设备有哪些类型?

①被动末端设备：功能性末端设备，儿童手套，常作为促进婴儿爬行的第一个假肢，或作为年龄较大的儿童和成年人控球使用的末端设备，外观美观。②主动末瑞设备：如钩状假肢，包括握取器，有类似拇指组件和一个手指组件，具有类似爪或鸟喙的功能；另一种则为人工手。

482. 上肢假肢训练的重点有哪些?

假肢训练开始于患者获得假肢时。训练主要注重短时间穿戴与脱落假肢，目标是使假肢融入患者日常生活活动中。这段时间患者自身的快速改变伴随大量问题，包括不适应突然出现的习惯。在完成与假肢的初步接触后，假肢的训练方向就转向掌握基本的生活活动能力，包括以下4个方面。

（1）操作知识：假肢组件的基本词汇与知识，包括沟通假肢故障的能力。

（2）维护与保养：接受腔的检查、维护、清理及调整。

（3）残肢护理：日常穿戴假肢直到残肢能完全接受假肢（约8小时/具），学习对假肢进行常规检查，避免刺激残肢。

（4）控制训练：学习操控假肢的独立组件，构成手动作的5个基本。

483. 截肢者应当掌握的技能有哪些?

（1）膳食准备：整餐流程——烹饪、上菜、清洁，展示其自适应能力。

（2）居家维修与保养：处理杂物、打扫、提一定的重物。

（3）照顾孩子与宠物：装饰、抱、帮助洗澡、喂食。

（4）购物：买百货、完成买单程序。

（5）重新训练驾驶：操控适当的改装车进行训练与评价。

（6）庭院工作：使用铲、耙、割草机。

（7）娱乐与运动：了解截肢者的过往，使用特定的设备对其进行训练。

（8）职业训练：针对特定的工作需要进行个性化训练。

484. 下肢残肢的皮肤护理应该注意哪些？

每天用香皂和清水清洗残肢，最好是在晚上。然后轻擦拭干，当不穿戴假肢时，应使用收缩绷带或ACE绷带来最大程度减轻肿胀。穿戴假肢后，应检查残肢是否有过敏、破损、疼痛或红色区域，如果存在上述任一种情况并且红色区域在20分钟内没有缓解，则应停止穿戴假肢，并尽快咨询医师。因为假肢是整日穿戴的，所以必须增加接受腔来保持良好适配。截肢者应确保残肢的解剖点与假肢相应的点对齐良好（如腓骨头部与接受腔中相应的凹座对齐，髌腱与髌腱杆对齐）。经胫骨截肢者应在不穿戴假肢时保持膝关节完全伸展，经股骨截肢者卧床时不应在残肢下方或两腿间放置枕头，以免造成关节挛缩。截肢处皮肤应每天检查一次到两次，如果有不容易观察到的区域，如远端，则使用镜子辅助查看。

每日的清洁、干燥和严格检查都是必须的，特别是对于难以接触到的区域，如足趾之间、足底表面及足跟。经常性评估也应包括感觉、脉搏、水肿、温度和其他任何营养、运动变化的表征。对侧截肢很常见，因此必须采用强有效的预防措施。对足部鸡眼、胼胝、指甲的护理也有助于预防并发症。

485. 什么是残肢痛？

残肢痛（residual limb pain，RLP）指局限于残肢解剖区域的疼痛，这种疼痛的发病率高达85%，即使是在截肢数年之后，残肢处的疼痛似乎也会蔓延到已经不存在的肢体部分。RLP可以进一步分类成神经性起源和躯体性起源，神经性起源包括神经瘤和复杂性局部疼痛（complex regional pain syndrome，CRPS）。神经瘤表明瘢痕组织包围的增生轴突间的施万细胞在生长，轴突自由端处没有施万细胞，瘢痕组织的缺氧环境重复激发神经末梢。事实上每位截肢者在肢体截断处均有神经瘤，但仅10%～15%的人会有神经瘤痛感。这需根据适当的体征和症状进行确诊，神经瘤处的痛感一般是酸痛、挤压或间歇性偶发带有辐射感的不舒适，在神经瘤处施加压力刺激能帮助确定来源。治疗方法包括物理疗法（如针刺疗法）、接受腔修正、超声治疗、按摩、振动疗法和拍打治疗。非甾体抗炎药、三环类抗抑郁药及抗痉挛药物治疗具有不同效果；利多卡因、类固醇或苯酚注射也有帮助；射频消融术也已有人应用于治疗这种病症；手术切除也可行，但风险是可能会产生新的疼痛神经瘤。

手术截肢部位的瘢痕组织也会包裹神经，引发疼痛，来自假肢的切向力、压力和牵引力会引起或加重这种疼痛。可以通过修正接受腔来减少或重新分布该区域的压力，另外包括异位性骨增生、感染、肿瘤、局部缺血或关节炎导致的关节改变也有可能造成残肢疼痛。

486. 下肢假肢训练阶段应注意的事项有哪些？

下肢假肢训练包括强化、ROM和耐力训练，截肢者穿戴假肢后的早期训练还包括将身体重心维持在支撑基座之内、假肢支撑与平衡、简单步伐练习等活动。假肢使用的早期训练中，有一部分是套筒厚度管理。有些原则是患者在使用假肢必须自始至终遵守的。第一条原则是残肢体积会发生变化，要通过添加或减少套筒来调整假肢适配。假肢套筒通常有1层、3层、5层、6层，穿着过程中套筒会逐渐变薄，影响肢体体积的因素包括与肾衰竭和透析相关的体液转移、肌肉萎缩、体重增加或减轻，以及相关身体状况如充血性心力衰竭。穿戴假肢会产生抽吸作用，迫使体液流出残肢，使残肢体积减小。在截肢后最初的3～12个月，如果没有持续穿着收缩机，残肢通常会肿胀。

当截肢者需要15层或更多袜子来适应残肢收缩时，则应该更换套筒。如果残肢体积稳定长达8～12周，此时可进行永久假肢的适配。通常是在术后6～18个月。

如果穿戴假肢行走出现变红区域（反应性充血）且几分钟后仍未消去，说明接受腔在这些位置施加过多压力，需要进行调整。

穿套筒时要消除褶皱，因为它会产生压力区，导致皮肤破损，可以用指尖平顺，对于经胫骨假肢的穿戴者，接受腔必须正确对齐，使骨头突出部分放入接受腔中用于容纳它的地方。使用过多或过少的袜子，也会妨碍残肢正确套入接受腔。

487. 经胫骨截肢者，其可在水平面移动或行走较短的室内距离的假肢处方是什么？

经胫骨假肢需要包含的基本元素有接受腔、接口、悬吊系统、塔架/框架、足和踝的类型。所有假肢处方应包括对接受腔和假肢袜（单层厚度还是多层厚度，每种6个）的明确诊断。对这类患者来说，安全是最优先考虑的因素。接受腔应该是全接触型的，特别要考虑坐姿舒适度。接口类型和悬吊系统应考虑到患者穿脱假肢的能力和独立进行卫生管理的能力，框架应该是轻质内骨骼式（有或没有对线功能）。足踝组件有非连接型假足，如硬踝垫跟（solid ankle cushion heel，SACH）或硬踝弹性内骨骼（solid ankle flexible endoskeleton，SAFE）假足，或者单连接型假足，如单轴假足。

488. 截肢者行走的能量消耗是多少？

截肢者的步态比没有截肢的人步态效率更低，体现在给定距离下更高的能耗水平（新陈代谢消耗）。截肢平面越靠近近身侧，步行的新陈代谢消耗越大。因此，创伤性经胫骨截肢者穿着假肢行走给定距离的能量消耗增加25%左右，经股骨截肢者增加63%。相同截肢平面的血管不良截肢者相应的值为40%和120%。

不借助假肢的拐杖助行，行走步态中有摆动，与假肢助行相比能量消耗更高。借助假肢的行走对所有截肢患者的能量消耗都有所改善，除了血管不良的经股骨截肢者，即使是穿戴假肢也通常需要使用拐杖。

血管不良的截肢者的习惯步行速度（customary walking speed，CWS）比相同截肢平面的创伤性截肢者更慢，氧气消耗速率更高。残肢较短的经胫骨截肢者的CWS比膝关节切断截肢者和经股骨截肢者更快，氧气消耗则更低，这强调尽可能保留膝关节的重要性。双侧截肢者能量消耗大于单侧截肢者。

在动力型膝关节和足/踝假肢的新兴时代，步态参数会发生变化。例如，使用动力型足/踝，自主选择的行走速度比无动力类型情况的行走速度增加10%。

 经胫骨截肢患者的步态偏差有哪些重点？

（1）不均匀步长可表现为健侧步长变短或假肢侧步长变短。

（2）负荷反应期膝关节弯曲生硬。

（3）负荷反应期缺少膝关节弯曲。

（4）可发现腔内残肢运动有问题，即出现定位。可能由不良的悬吊引起，如吸着式悬吊系统的密封套筒裂开，或者接受腔适配不良，即接受腔体积与残肢不匹配。

（5）冠状膝关节不稳定。

（6）假肢侧的外侧躯干弯曲，由于假肢没有完全加载负荷或因接受腔不舒适，或者因训练不足。

（7）过平/过晚提升足跟：过早提升足跟一般会引起踝关节过度背屈或者接受腔下方的足的位置过分靠后。足跟提升过晚可能是足部跖面过度弯曲，足部位于假肢下方前侧，或者假足足跟太硬。

（8）健侧负荷生硬：过短或过度有弹性的假肢足尖杠杆会使患者绕着假肢足尖翻转，压力集中到健侧肢体上，这种负荷加载可能提高膝关节和髋关节患骨关节炎的风险。

（9）健侧踮足：患者担心摆动相假肢廓清时，他们可能会踮足，健侧跖面屈肌突然向心收缩使足尖着地向上升起，功能上伸长支撑腿，确保摆动相的足廓清。这种偏差见于经胫骨和经股骨步态模式，可能说明假肢有些太长，或者缺少足够的悬吊导致它在摆动相变长。

五、神经系统疾病康复

（一）脑卒中康复

490. 什么是脑卒中？

脑卒中是指急性脑血管源性的神经功能障碍，又称脑血管意外，起病比较急骤，引起脑局部或全脑功能失常的各种表现，并持续24小时以上。

脑卒中分为出血性和缺血性两大类。出血性脑卒中包括脑出血和蛛网膜下腔出血；缺血性脑卒中即脑梗死，包括脑血栓形成、脑栓塞，以及有神经系统定位症状和体征的腔隙性脑梗死3类，不包括短暂性脑缺血发作和无症状性脑梗死。

491. 脑卒中的危险因素有哪些？

根据中华医学会神经病学分会与中华医学会神经病学分会脑血管病学组共同发布的《中国脑血管病一级预防指南2019》，脑卒中的危险因素按是否可人为干预划分为以下两大类。

（1）不可干预的危险因素：如年龄、性别、种族、遗传因素和出生体重等。

（2）可干预的危险因素：如高血压、吸烟、糖尿病、心房颤动、其他心脏病、血脂异常、无症状性颈动脉狭窄、饮食和营养、缺乏身体活动、超重与肥胖、代谢综合征、饮酒、高同型半胱氨酸血症、口服避孕药、绝经后雌激素治疗、睡眠呼吸暂停、高凝状态、药物滥用（吸毒）、炎症和感染、偏头痛等。

492. 脑的前循环（颈内动脉系统）的组成和病变表现是怎样的？

脑的前循环是指由颈内动脉供血的区域。颈内动脉（internal carotid artery，ICA）起自同侧的颈总动脉，主要分支包括眼动脉、大脑前动脉和大脑中动脉。ICA与颈外动脉有着共同起始部位，即颈动脉分叉处，此处亦是动脉粥样硬化斑块形成和产生脑血管栓子的常见部位。通常，ICA闭塞可引起同侧额、颞、顶叶及皮质下梗死，从而导致对侧中枢性面瘫，对侧肢体的感觉、运动障碍，如发生于大脑优势半球，则可能引起失语，以及与语言、逻辑相关的认知功能障碍。发生于ICA及其分支不同节段的病变亦可引起不尽相同的表现。

（1）ICA各节段

1）ICA起始段：导致同侧Horner征。

2）ICA虹吸段：此水平的动脉瘤可引起动眼神经麻痹，破裂后可导致颈动脉海绵窦瘘。

3）床突上段：血栓通过起自床突上ICA的唯一分支——眼动脉时可产生一过性黑矇。另外，一侧眼与对侧大脑半球缺血发作并存是失明侧颈内动脉严重狭窄或闭塞的有力指征。

4）后交通动脉：起自ICA背侧，并与大脑后动脉连接，此水平动脉瘤可表现为痛性动眼神经麻痹。

5）脉络膜前动脉：向多个重要结构供血，包括苍白球、海马前部、海马钩、内囊后肢、中脑前部大脑脚、外侧膝状体和部分视辐射，病变时可表现为对侧轻偏瘫、偏身感觉障碍而本体感觉保留、偏盲、语言（病变位于优势半球）和视空间（病变位于非优势半球）障碍。

（2）大脑前动脉

1）主干闭塞：前交通动脉前闭塞但对侧代偿良好时无症状，前交通动脉后闭塞或前交通动脉代偿不足时可出现对侧中枢性瘫痪，其中面、舌、肩及小腿与足部瘫痪较重；对侧下肢各种感觉障碍，行走不稳；尿潴留或尿失禁；精神障碍（如反应迟钝、淡漠、欣快、始动障碍或缄默等），额叶病变常有强握和吸吮反射。

2）眶动脉和额极动脉闭塞：对侧肢体一过性共济失调，对侧肢体腱反射亢进，可有强握反射和精神症状。

3）胼周动脉和胼缘动脉闭塞：对侧下肢远端为主的中枢性瘫，可伴对侧感觉障碍，左上肢失用，可出现Broca失语、精神症状和尿潴留或尿失禁。

4）深穿支闭塞：对侧中枢性面、舌瘫和上肢近端轻瘫（面舌肩瘫），如苍白球受损瘫痪上肢可呈强直状。

当大脑前动脉存在先天性病变时，例如，双侧起源于同一侧主干，或双侧粗细不等而较粗的一侧发生闭塞，则可出现双下肢脑性截瘫，精神症状（痴呆或情感淡漠），尿失禁或尿潴留，出现强握征、摸索征，吸吮反射等，优势半球病变可导致Broca失语和失用症。

（3）大脑中动脉

1）主干闭塞：病灶对侧中枢性面、舌瘫，偏瘫，偏身感觉障碍、偏盲或象限盲，且上下肢瘫痪程度基本均等，初期为迟缓性瘫，常见眼球凝视病灶侧。优势半球病变可出现失语症，非优势半球病变可见体象障碍及偏侧忽略。病情严重者可发生脑疝甚至死亡。

2）大脑中动脉上皮质支闭塞：病灶对侧的中枢性面、舌瘫，偏瘫及偏身感觉障碍，且面部及上肢瘫重于下肢，优势半球病变可出现Broca失语，非优势半球病变可出现体象障碍及偏侧忽略，眼球凝视病灶侧。

3）眶额动脉闭塞：优势半球病变可出现Broca失语。

4）中央前动脉和中央后动脉闭塞：病灶对侧中枢性面、舌瘫，偏瘫，且面部及上肢瘫重于下肢，轻度感觉障碍，优势半球病变可出现Broca失语或口吃。

5）顶前动脉：对侧轻偏瘫，皮质感觉（实体觉、定位觉和辨别觉）障碍，可出现体象障碍或失用。

6）下组皮质支：优势半球损害出现Wernicke失语，命名性失语、失读、失写、失算和失用等综合征，象限盲，非优势半球可有失认症，无偏瘫。

7）顶后动脉和角回动脉：对侧皮质感觉障碍，对侧下象限盲，优势半球病灶出现Gerstmann综合征（左右失定向、失读、失算、失写和手指失认）及双上肢失用，非优势半球病变可见体象障碍。

8）颞后动脉闭塞：对侧上象限盲或偏盲，优势半球损害出现Wernicke失语或命名性失语。

9）深穿支闭塞：对侧中枢性、均等性偏瘫，对侧中枢性面瘫，对侧偏身感觉障碍，对侧同向性偏盲，优势半球病灶可出现皮质下失语。

493. 脑的后循环（椎-基底动脉系统）的组成和病变表现是怎样的？

椎动脉、基底动脉及它们的分支统称为椎-基底动脉系统。椎动脉左右各有一支，穿行于颈椎两侧的横突孔，上行进入颅内后合为基底动脉。双侧椎动脉及其分支和基底动脉及其分支主要供应脑干、小脑及大脑枕叶，故称为脑的后循环。

（1）椎动脉主干：发生闭塞时可引起延髓外侧及小脑下梗死及锁骨下动脉盗血综合征，即在锁骨下动脉或头臂干的椎动脉起始处的近心段有部分或完全的闭塞性损害，由于虹吸作用，引起患侧椎动脉中的血流逆行，进入患侧锁骨下动脉的远心端，受累上肢的血压和脉率降低，而运动可加重后脑缺血，引起低灌注症状。

（2）椎动脉的主要分支——小脑后下动脉为椎动脉在颅内段的最大分支，左右各一。多数起自椎动脉的中1/3，约相当于延髓橄榄中或下1/3水平，供应延髓外侧，闭塞时出现延髓背外侧综合征，又称Wallenberg综合征，表现为眩晕、恶心、呕吐、眼球震颤、吞咽困难、病侧灶软腭麻痹及声带麻痹，同侧Horner综合征和共济失调，同侧面部外侧及对侧半身痛、温觉减退。

（3）桥脑基底动脉闭塞则出现闭锁综合征，患者表现为意识清楚、四肢瘫、双侧面瘫、球麻痹，只能以眼球上下活动表达自己的意愿。

（4）小脑前下动脉：起自基底动脉起始部，供应部位包括以下5部分。①小脑半球前下面、绒球、蚓锥、蚓小结、小脑髓质深部、齿状核。②脑桥被盖尾侧部，包括面神经核及根丝、内侧丘系、脊髓丘系、三叉神经脊髓束及核。③脑桥臂下部即小脑中脚下部。④绳状体即小脑下脚。⑤第四脑室外侧孔附近脉络丛。小脑前下动脉阻塞症状通常为突然性，不伴有意识丧失，通常不发生皮质脊髓束和内侧丘系受损的症状，主要导致脑干外侧和小脑脚软化为主的相关症状，而非小脑半球受累的症状，最显著的症状为眩晕，常伴有恶心及呕吐，随之可能面瘫、耳聋、感觉丧失及小脑功能紊乱，主要包括面神经、前庭蜗神经及其核团受累引起的面瘫和前庭蜗神经麻痹；前庭核及其与迷走神经核团之间联系损伤导致的眩晕、恶心、呕吐及眼震；三叉神经脊束及核团损伤导致的同侧面部痛温觉丧失和角膜感觉减退；脑桥和延髓外侧部下行瞳孔扩张纤维损伤导致的Horner综合征；小脑脚损伤导致的小脑性共济失调和协同不能；对侧肢体的不全痛温觉丧失。

（5）基底动脉尖：指基底动脉顶端为中心直径2cm范围内的左、右大脑后动脉，左、右小脑上动脉和基底动脉顶端的交叉部位。基底动脉尖综合征为基底动脉系统的多发血栓形成，导致枕叶、小脑和脑干多发梗死，出现偏盲、皮层盲、复视、眩晕、眼震、偏瘫或四肢瘫、单侧或双侧感觉症状、小脑症状、呃逆、构音障碍、吞咽困难和昏迷。

（6）小脑上动脉供应中脑背外侧，小脑上部和小脑上脚，梗死通常是栓塞的结果，可引起同侧Horner综合征，肢体共济失调、震颤，对侧脊髓丘脑功能缺损和中枢性面瘫。

（7）大脑后动脉

1）皮质支供应枕叶、颞叶底部，闭塞时引起对侧偏盲，但黄斑视力可不受累（黄斑回避）；优势半球枕叶受累可出现一过性命名不能、失读，不伴失写；非主侧半球受累可出现体象障碍。

2）深穿支供应中脑、丘脑、海马、膝状体。丘脑梗死时表现为丘脑综合征：对侧偏身感觉减退，感觉异常和丘脑性疼痛，轻偏瘫和锥体外系症状（意向性震颤、舞蹈样不自主运动，舞蹈－手足徐动症等）；中脑水平闭塞可引起垂直性凝视麻痹、动眼神经瘫、核间性眼肌麻痹、眼球垂直性歪扭斜视、小脑性共济失调等。

3）双侧大脑后动脉闭塞将导致皮质盲、记忆受损（累及颞叶）、面容失认症、幻视和行为综合征。

494. 淀粉样脑血管病导致的脑出血有何特点？

淀粉样脑血管病（cerebral amyloid angiopathy，CAA）多发生于老年人，发病率随年龄的增加而增高，常伴有阿尔茨海默病。由于脑血管弥散性淀粉样变性，广泛性脑缺血，多数患者有不同程度的精神障碍和行为异常，表现为记忆力、定向力、计算力、综合分析能力障碍或有幻觉妄想，有的出现精神运动性兴奋状态或假性偏执状态。神经系统症状表现为言语困难、共济失调、肌痉挛、阵挛或全身性抽搐，少数患者表现为轻偏瘫、失语、同向偏盲、肌张力增高和假性球麻痹等。

CAA是正常血压性脑出血的重要原因，亦是老年脑叶出血最常见的病因。因出血灶较浅表，一般不破入脑室系统，所以起病时大多无意识障碍。少数患者可因出血的凝块阻塞脑脊液通路或影响其再吸收，导致脑积水引起逐渐加重的意识障碍。如为多发性脑内出血，临床表现较凶险，多以昏迷、偏瘫、突发头痛起病，伴恶心、呕吐或精神错乱。如出血局限，多有明显的定位症状：枕叶出血常出现皮质盲或Anton综合征（误将自己想象成看到的物品而否认自己失明）；颞、顶叶出血可有偏盲或象限盲；额叶出血主要表现为精神障碍，如淡漠、无欲、健忘、呆滞等，可有摸索反射和强握反射阳性。常见出血部位为大脑皮质或皮质下，小脑亦可发生，甚至不同部位同时发生血肿，但很少发生在壳核、丘脑、脑桥等高血压性脑出血的常见部位。

CAA所致的脑出血另一特点为数月或数年之后有再出血倾向。头颅CT显示单发或多发脑叶出血，可有继发蛛网膜下腔出血的征象，但与CAA相关的原发性蛛网膜下腔出血非常少见。头颅MRI还可显示皮质或皮质下斑点状出血灶，出血灶边缘不整，可向白质延伸，血肿周围的密度区较宽。

 495. 脑卒中可引起哪些方面的功能障碍?

（1）脑卒中可导致不同脑功能区发生病变，因此会发生相应的脑功能障碍。①眼球活动障碍、头面部感觉异常及肌肉运动障碍。②肢体中枢性瘫痪。③躯干、肢体的共济失调。④躯干、肢体的感觉障碍。⑤平衡障碍。⑥认知障碍（包括注意障碍、记忆障碍、视空间障碍、执行功能障碍、失认症、失用症等）。⑦各种类型的失语症和言语失用症。⑧构音障碍。⑨吞咽障碍。⑩尿便控制障碍。⑪精神行为障碍。

（2）由于脑卒中并发症或原有合并症的加重导致的功能障碍。①呼吸功能障碍。②心功能不全。③胃肠动力障碍。④长时间卧床导致的肌肉失用性萎缩、关节僵硬、体位性低血压、骨质疏松等。

（3）因躯体结构及功能异常导致的日常生活活动能力障碍及社会参与能力受限。

 496. 什么是延髓背外侧综合征?

延髓背外侧综合征（Wallenberg syndrome）病变位于延髓上段的背外侧区。常见的原因为小脑后下动脉或椎动脉血栓形成。表现为眩晕、恶心、呕吐及眼震（前庭神经核损害）；病灶侧软腭、咽喉肌瘫痪，表现为吞咽困难、构音障碍、同侧软腭低垂及咽反射消失（疑核及舌咽、迷走神经损害）；病灶侧共济失调（绳状体损害）；Horner综合征（交感神经下行纤维损害）；交叉性偏身感觉障碍，即同侧面部痛、温觉缺失（三叉神经脊束及脊束核损害），对侧偏身痛温觉减退或丧失（脊髓丘脑侧束损害）。

 497. 闭锁综合征发生的原因和主要表现有哪些?

基底动脉阻塞导致的双侧桥脑基底部梗死病灶可引起躯体、面部和动眼神经核完全麻痹，偶可见向上凝视现象。这类患者完全清醒，但除眼部运动外无法进行交流。康复目标包括最大限度地保留或恢复运动功能，建立交流方法，减少护理量，提供适宜的设备，包括根据患者功能状况特制的轮椅。康复预后与脑干损伤的严重程度有关。卒中后长期存活的闭锁综合征患者如能回到家中，大部分可获得相当好的生活质量。

 498. 典型的偏瘫步态有何特点?

（1）时间和距离的特点：偏瘫步态患者的步行速度较正常人步行速度慢，且偏瘫侧支撑相缩短，健侧的支撑相延长，双腿同时支撑的时相也较正常者延长。当与正常成年人按照偏瘫患者的步行速度行走时的步态相比较，患者健侧腿支撑的时间相同，而患侧腿的支撑时间缩短。由于在以相同的速度行走时，患者偏瘫侧患腿总的支撑时间较正常人短，双腿同时支撑时间也就相应缩短。这样，不稳定的患腿的支撑时间和双侧同时支撑时间缩短可以减少患腿负担，并以延长其摆动时间作为代偿。

（2）运动学（关节轨迹）：与正常成年人的步态相比，偏瘫患者的患侧腿表现为触地早期屈髋不充分，离地时伸髋不足，支撑中期屈髋过度，离地时及摆动中期屈膝幅度小，触地早期和摆动中期踝关节跖屈过度，而足趾离地时跖屈不足。

（3）肌肉活动：可表现为支撑早期到中期的腓肠肌活动过度，踝过度跖屈，使得膝关节在支撑中期过度伸展；或支撑期肌肉活动水平降低，以及足趾离地力量减弱；或在整个支撑期和摆动期下肢伸肌、跖屈肌的同时收缩。

499. 各型共济失调的病变部位、临床特点及检查方法分别有哪些？

见表5-1。

表5-1　各型共济失调的病变部位、临床特点及检查方法

项目	感觉性共济失调	前庭性共济失调	小脑性共济失调		额叶性共济失调	顶叶性共济失调	颞叶性共济失调
病变部位	脊髓后索	前庭	小脑蚓部	小脑半球	额叶、额桥束	两侧旁中央小叶后部	颞枕桥束
临床特点	站立不稳，迈步不知远近，落脚不知深浅，踩棉花感，视觉可部分代偿，故常需目视地面行走。振动觉、关节位置觉减退或缺失	平衡障碍，站立不稳，向患侧倾倒，视觉部分代偿，改变头位症状加重，伴眩晕、呕吐和眼震。四肢共济运动正常	躯干共济失调：上蚓部病损向前倾倒，下蚓部病损向后倾倒，视觉不能代偿	同侧肢体共济失调，辨距不良，意向性震颤，视觉不能代偿；步行时向患侧偏斜或倾倒；注视病灶侧可见粗大眼震	体位平衡障碍，步态不稳，对侧肢体共济失调伴肌张力增高，腱反射亢进，病理征阳性，强握反射，精神症状；不伴眼震	双下肢感觉性共济失调，伴尿便障碍	较轻，表现为一过性平衡障碍，早期不易被发现
			吟诗样或爆发式语言				
检查方法	深感觉检查，闭目难立征	前庭功能检查（内耳冷热水试验或旋转试验反应消失）	睁目难立	指鼻试验、跟膝胫试验	锥体束征，强握反射		

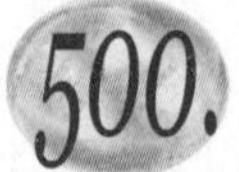

500. 什么是卒中后中枢性疼痛综合征？

卒中后中枢性疼痛综合征也曾被称为丘脑痛或Dejerine-Roussy综合征，在脑卒中后存活的患者中，发生率不到5%，表现为严重的致残性疼痛，患者常将它描述为弥漫性的、持续的疼痛，而且用各种疗法都无法使疼痛缓解。最常见的描述是“烧灼样伴针刺样疼痛”，也有很多人称之为“锐痛、剧痛、钻心的痛、被撕咬一样的痛”，只有少数人描述为“持续的钝痛”。感觉迟钝又常伴有痛觉过敏（对在皮肤表面轻微的刺激感到疼痛）。其中只有50%的

续 表

患者确有丘脑卒中，其他患者则为各种不同部位的脑卒中。最关键的特征是这类患者均为中枢神经系统中感觉通路的病变，查体时均可见感觉异常。临床治疗包括支持性心理治疗和宣教。三环类抗抑郁药物和抗惊厥药物（如加巴喷丁和拉莫三嗪）均为临床证实对中枢性疼痛有效的药物。

501. 如何鉴别脑卒中后的失语症和构音障碍?

构音障碍是语言运动或口语发音障碍，包括速度（过慢、过快或爆发性语言）、音量（发音过弱或过大）、音高、音调及连贯性调速障碍等。失语症是脑部病变导致的语言障碍综合征。患者在意识清楚，无严重智力障碍，无视觉或听觉缺损，亦无咽喉发音肌瘫痪及共济运动障碍等情况下，表达及认识各种语言符号的能力受损或丧失。构音障碍和失语症有本质区别，构音障碍在临床表现方面是纯口语语音形成障碍或言语运动障碍，患者具有进行语言交流必备的语言符号系统，语言接受及形成能力正常，仅表现为发音困难、语音不清、音调及语速异常，但讲话的词义及语法均正常。另外，在颅脑影像学表现方面亦可对二者进行鉴别。

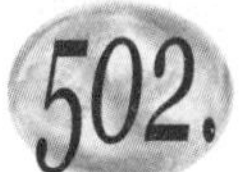

502. 如何鉴别脑卒中后认知障碍、血管性痴呆和阿尔茨海默病?

脑卒中后认知障碍与单次脑卒中发病存在明显关联，如仅限于一个认知域或虽涉及多个认知域但尚未因认知障碍而影响日常生活活动能力则称为脑卒中后认知障碍。如认知障碍存在持续6个月以上，涉及1个以上认知域且因认知障碍影响日常生活活动能力则称为血管性痴呆。

对于血管性痴呆和阿尔茨海默病首先可通过患者既往脑卒中、短暂性脑缺血发作病史，本次发病情况及神经系统体征进行初步判断，另外，Hanchinski缺血评分量表（表5-2）有助于鉴别血管性痴呆和阿尔茨海默病，大于7分支持血管性痴呆。

表5-2 Hanchinski缺血评分量表

症状	评分
突然发病	2
阶梯样加重	1
病程波动	2
夜间谵妄	1
人格保持良好	1
抑郁	1
诉说躯体症状	1

续 表

症状	评分
情感失控	1
高血压病史	2
卒中史	2
合并其他脏器动脉硬化	1
局灶性神经系统症状	2
局灶性神经系统体征	2

503. 对于已经患过脑卒中的人，哪些药物可以预防卒中的再次发生?

（1）抗血小板药物：服用阿司匹林或联合服用阿司匹林和双嘧达莫（潘生丁）可以使缺血性卒中的复发危险降低21%～35%。对于不能耐受阿司匹林的患者，氯吡格雷也同样具有抗血小板的作用。

（2）抗凝药：对于继发于心房颤动和人工心脏瓣膜置换术后等特定类型心脏疾患的脑卒中患者，华法林的疗效优于抗血小板制剂，而对于其他情况导致的脑血栓和腔隙性脑梗死，华法林虽也有效，但一般仍将抗血小板制剂作为首选药物。

（3）羟甲基戊二酰辅酶A（Hydroxymethylglutaryl-CoA，HMG-CoA）还原酶抑制剂（辛伐他汀）及其他他汀类药物：这类药物对于降低总胆固醇和低密度脂蛋白（LDL）胆固醇有效并且易于耐受，而且对于胆固醇水平正常的患者也可降低缺血性卒中的复发危险。

（4）抗高血压药：降低血压对减少脑卒中的复发有显著效果，即便对于血压正常到临界值的患者也是如此。血管紧张素转换酶抑制剂单独使用或与利尿药联合使用，对预防二次卒中的发生尤其有效且易耐受。

504. 何种类型的脑卒中患者易发生脑积水?如何进行诊治?

在蛛网膜下腔出血后，血液内的物质会残留在蛛网膜下腔并堵塞蛛网膜粒，阻碍脑脊液重吸收进入静脉窦。蛛网膜粒是一种单向开放的瓣膜，使脑脊液只能按一个方向流入静脉窦。如果蛛网膜粒发生堵塞，脑脊液就会聚积形成脑积水。这种常压性脑积水可在病程晚期（康复期）发生，常需要放置脑室腹膜腔分流管（ventriculoperitoneal shunt，VPS）。有脑积水病史并且放置了VPS的患者如果分流管堵塞失效仍有可能复发脑积水。在康复训练过程中出现功能减退或不能达到预期康复目标的患者应做脑部CT扫描以判断是否发生脑积水。当CT显示脑室扩大和缩小实则支持脑积水诊断。脑室旁的脑实质出现液体密度的信号（低信号）也提示脑积水。

 脑卒中早期应采取哪些措施预防并发症？

由于急性脑卒中患者可能出现卒中复发、吸入性肺炎或静脉血栓等而致病、致死，所以应采取相应措施来预防这些并发症。

对卒中复发的预防首先应从对危险因素的管理和调节入手。对于吸烟和过度饮酒的患者应给予医学和社会学支持以戒除这些嗜好。高血压、糖尿病和高脂血症可用药物、减轻体重和运动来控制。卒中患者应该了解抗血小板制剂或抗凝药在预防卒中复发中的重要作用。

1/3的患者在卒中的急性期都会出现吸入性肺炎，但是如果按步骤对吞咽障碍进行评估和治疗，吸入性肺炎是可以预防的。脑卒中急性期的患者在床边吞咽功能评估或筛查之前不应经口进食。卒中后吞咽障碍最基本的原因是咽反射的延迟和口腔处理食物的困难。通过将液体食物变稠及将固体剁碎来调节食物的浓度，可以有效避免误吸。有严重吞咽困难或经口进食不能获得足够热量的患者最好通过鼻饲管来获得足够的营养。值得庆幸的是，80%的吞咽障碍患者可恢复吞咽功能并能耐受经口进食。

如果不采取适当的预防措施，50%的卒中急性期患者会出现静脉血栓栓塞。虽然出现肺栓塞（pulmonary embolism，PE）的危险性只有1%～2%，但发生PE后的死亡率高达50%。

到目前为止，预防静脉血栓形成效果最好的方法是皮下注射普通肝素或低分子肝素，可使其发生危险降至5%。近期有过出血或有出血性疾病的患者在卧床期对下肢采用充气式加压装置则更为安全。高度达膝部或大腿的弹力袜在降低静脉血栓危险性方面也有显著的临床效果，但在未使用肝素或加压装置时也不能使用。

 脑卒中后功能恢复的机制是什么？

目前较为公认的脑卒中后功能恢复的机制是脑所具有的可塑性，即大脑具有在外界环境和经验的作用下塑造大脑结构和功能的能力，分为结构可塑和功能可塑。脑的结构可塑是指大脑内部的突触、神经元之间的连接可以由于学习和经验的影响建立新的连接，从而影响个体的行为。它包括突触可塑和神经元可塑。功能的可塑性可以理解为通过学习和训练，大脑某一代表区的功能可以由邻近的脑区代替，也表现为脑损伤患者在经过学习、训练后脑功能在一定程度上的恢复。

 阻碍运动功能恢复的因素有哪些？

（1）外部因素：急性期就医不及时，康复治疗不及时，缺乏社会支持，未婚，失业等。

（2）既往史和急性期病情：既往有卒中史，有其他相关疾病，脑部病灶大，发病时昏迷等。

（3）功能状态：严重偏瘫（软瘫期过长、发病2周内偏瘫侧未出现随意运动、开始康复治疗时功能性评分低、严重的痉挛、缺乏共同运动模式以外的运动等），感觉障碍，视野受损及知觉障碍，坐位平衡差，失语，认知障碍，抑郁状态，尿失禁，便失禁，不能完成日常生活活动。

508. 脑卒中早期康复的适应证是什么？

脑卒中康复宜早期介入，只要患者不需紧急抢救，即可开始康复治疗，但需要根据患者的具体病情采取不同的康复治疗措施。

对于病情平稳（即生命体征稳定且颅内病情及合并症、并发症不再进展）24～48小时的患者，应进行循序渐进的主动性康复训练及适宜的物理因子治疗；对于带有引流管的患者，应在采取严格防止管路脱落措施的基础上，以逐渐过渡的方式，每天选择适当时间做床上体位转换-躯干控制-站位-离床移动活动-耐力训练等。

对于病情尚不稳定的卧床患者，也应采取良肢位摆放，协助翻身扣背、被动肢体活动等被动康复措施，以预防压疮、肺部感染、下肢深静脉血栓、关节僵硬等卧床并发症。

即使是脑卒中重症甚至需要呼吸机辅助通气的患者，在进入ICU/NICU 24～48小时后，只要符合以下标准：心率＞40次/分或＜120次/分；收缩压≥90mmHg或≤180mmHg，和/或舒张压≤110mmHg，平均动脉压≥65mmHg或≤110mmHg；呼吸频率≤35次/分；血氧饱和度≥90%，机械通气吸入氧浓度≤60%，呼气末正压≤10cmH$_2$O；在延续生命支持阶段，小剂量血管活性药支持，多巴胺≤10μg/（kg·min）或去甲肾上腺素/肾上腺素≤0.1μg/（kg·min），即可实施康复介入。

对于特殊体质患者，可根据患者的具体情况实施。

早期活动是指在生理功能稳定后即开始实施活动，而不是准备撤除呼吸机或转出ICU后。通常认为符合以下情况即可考虑行康复治疗：①对刺激保持反应，具有一定的认知能力，听懂一定指令，如能睁眼闭眼、看人、张嘴伸舌、点头、皱眉等。②吸入氧浓度≤60%，呼气末正压≤10cmH$_2$O和/或患者准备撤机。③无直立性低血压或无须泵入血管活性药物。在实施康复治疗前要检查患者是否有深静脉血栓形成。

509. 哪些病情变化时需要暂停康复治疗？

停止活动的指征包括情绪激动、大汗，显示患者不能耐受，病情有变化趋势。患者出现以下任一症状，如心率＞130次/分或在活动前心率的基础上增快≥20%；出现新的心律失常和/或急性冠脉综合征、心肌梗死；呼吸＞35次/分或在活动前呼吸频率的基础上增加≥20%；血氧饱和度＜88%且时间＞1分钟；收缩压＜90mmHg或＞180mmHg；吸入氧浓度≥60%，呼气末正压≥10cmH$_2$O时，应立即停止康复治疗。

对于已发生严重下肢深静脉血栓且处于急性期的患者，宜暂停对发生血栓的下肢进行运动训练，并尽早采取多学科联合诊疗方式确定适宜的药物或侵入性治疗及重新开始物理治疗的时机。

510. 典型的卒中引起偏瘫的运动恢复过程是怎样的？

急性卒中和严重偏瘫患者通常在起病时表现为肢体的软瘫。软瘫是指肢体的肌张力低于正常。此后出现肌张力增高或张力亢进。一般先出现于下肢，随后是上肢。有些病例会从这一阶段继续发展为痉挛逐渐加重。这种痉挛的特点是肌肉产生的阻力与该肌肉被牵伸的速度有关，同样也是下肢早于上肢。痉挛最先见于控制腕、指、踝等远端关节的肌肉，后出现于控制肩、肘、髋等近端关节的肌肉。在卒中早期即有肢体随意运动的患者不应出现致残程度的痉挛。随意运动一般先出现于近端肌肉，例如，控制肩关节和髋关节的肌肉，最后才是控制手、足部的肌肉。最早的随意运动同样先出现于髋关节，例如，负责髋关节伸展、内收的肌肉。随着力量的增强，通常会出现共同运动的模式。共同运动是指肢体的一组肌肉同时发生随意收缩所产生的肢体运动的同步固定模式。屈肌的共同运动常见于上肢，而下肢常见伸肌共同运动（表5-3）。随着康复训练，会逐渐出现共同运动以外的运动。最后，各关节的分离运动才有可能出现。

表5-3　肢体共同运动模式

屈肌共同运动模式（上肢）	伸肌共同运动模式（下肢）
肩外展	髋伸展
肩外旋	髋内收
肩胛后缩	膝伸展
肘屈曲	踝跖屈
前臂旋后	踝内翻
腕、指屈曲	

511. 什么是运动再学习疗法？

20世纪80～90年代，新颖的疗法开始不局限于神经易化技术而是更多地通过任务导向性训练以达到完成专项功能的目的。运动再学习这一名词就是由Sheppard和Carr在这一时期提出来的。该疗法的理论基础是生物力学、运动生理学和神经心理学，认为脑卒中患者的功能恢复主要依靠脑的可塑性，重新获得运动能力是一个再学习的过程。该疗法直接采用有实际意义的功能动作对患侧躯干和肢体进行训练，注重把训练内容转移到日常生活中去。在促进脑卒中后运动功能障碍的恢复训练方面，运动再学习方案显示出一定的潜力。《中国脑卒中康复治疗指南（2011版）》推荐有条件的机构可以在脑卒中早期阶段应用运动再学习方案来促进脑卒中后运动功能的恢复（Ⅰ级推荐，A级证据）。

512. 虚拟现实技术在脑卒中康复中有哪些方面的应用？有何优势？

虚拟现实生物反馈技术在脑卒中康复中可针对上肢和手功能、平衡、全身协调和步行功能、认知功能和日常生活活动能力进行任务导向性训练，具有传统康复手段所不具备的优势。①虚拟现实允许用户进行个性化设置，将运动训练、心理治疗及功能测评有机地结合起来，针对患者个人的实际情况制订恰当的康复训练计划。②虚拟现实技术沉浸感强，可以提供多种形式的反馈信息，使患者以较为自然的方式与具有多种感官刺激的虚拟环境中的对象进行交互，增加了治疗过程的趣味性和患者的积极性，使康复训练成为患者的主动行为，同时避免在真实环境中由错误操作导致的危险。③虚拟现实系统比人类教练更有耐心和一致性，患者可以根据自己的情况反复观察模仿练习，而虚拟环境与真实世界的高度相似性，有助于习得的运动技能更好地迁移到现实环境中。

513. 神经肌肉电刺激在卒中康复中有何作用？

神经肌肉电刺激（neuromuscular electrical stimulation，NMES）是指用适当强度的电流通过贴在皮肤表面的电极使肌肉产生收缩。最初，这种疗法被用于斜方肌和冈上肌，以减轻卒中后常见的患侧上肢肩关节半脱位。肩关节半脱位的纠正是治疗师在患者肩关节处于正确的位置时对其患侧上肢进行治疗，避免在治疗过程中发生损伤。最近，NMES开始被用于腕、指伸肌，使手张开的随意运动得到强化。现代化的设备可以用肌电（EMG）反馈信号来启动NMES，这样，就可以让患者自己先尽量做腕、指伸展的动作，当肌肉收缩所产生的肌电信号达到一定的强度时，就可以触发仪器产生NMES电流，帮助患者完成动作。这是强制使用疗法的另一种具体方法，即患者必须先通过自身的努力来启动目标动作再在仪器的帮助下完成该动作。初步的研究已显示，EMG诱发的NMES可以强化运动再学习。电刺激所产生的疼痛限制了该方法的应用，但这个问题将来会随着肌肉内植入电极的应用而得到解决。

514. 对于卒中后的肢体痉挛，常用的治疗方法有哪些？

痉挛是上运动神经元损伤的结果，其特点是牵张速度相关的肌肉阻力。痉挛通常会一直伴随着卒中的康复过程并使功能性运动能力受到影响。运动时产生疼痛及痛性痉挛是痉挛的并发症。有很多方法都可以减轻卒中后痉挛，例如，良肢位的摆放、有节律的肌肉牵张、去除痛性刺激，治疗尿路感染和便秘；其他方法包括一系列的抑制性动作、口服抗痉挛药物、神经肌肉阻滞（如苯酚或肉毒毒素的注射）、鞘内巴氯酚泵的植入。有些病例，特别是严重痉挛造成软组织和肌肉挛缩的患者，较适合做外科肌腱延长术。选择何种干预措施要视患者的病情而定，而且可以采用多种方法联合应用。口服抗痉挛药物，如巴氯酚、替扎尼定适用于痛性痉挛患者，但这类药物的镇静作用限制了它们的广泛使用。鞘内注射巴氯酚抗痉挛作用非常显著而且用量少，镇静作用极小，但是需要外科进行药物泵的植入。上肢或下肢的局部痉挛最适合采用有化学性神经破坏作用的肉毒毒素或苯酚进行肌内注射。

515. 如何预防偏瘫肩痛？治疗措施有哪些？

卒中偏瘫患者中有70%～80%可出现肩关节疼痛、挛缩和运动障碍，是脑卒中后最常见的并发症。造成偏瘫肩关节功能障碍的原因有很多，包括盂肱关节半脱位，关节囊粘连（冻结肩），撞击综合征，旋转袖撕裂，臂丛牵拉性损伤，复杂性局部疼痛综合征（肩手综合征在25%的患者会出现），滑囊炎和肌腱炎，以及脑卒中后中枢性疼痛。患脑卒中前已存在慢性肩关节疾患的病史或影像学资料的患者很常见，这些患者很有可能因为脑卒中后不合理的受力导致原有的慢性病症加重或表现明显。有些患者的肩关节疼痛和活动受限是由于偏瘫后不正确的体位，不适当的操作，肩带肌肉的软瘫或痉挛造成的。肩关节功能障碍在上肢肌肉痉挛的患者中比在上肢软瘫患者中更常见。疼痛和盂肱关节半脱位可同时出现也可独立存在，而两者之间有多大程度的联系还不十分明确。

对肩关节功能障碍的治疗需要个体化，但最基本的做法都是良肢位的摆放、持续有节律的牵张（包括肩胛骨的运动）、控制痉挛，以及运动再学习。其他的治疗还有对上肢的承托，例如，肩关节吊带、臂槽、膝板等，药物治疗，物理因子疗法（如温热疗法和冷疗），关节内注射等。对肩关节吊带的使用具有争议，但如果肩关节半脱位是功能障碍主要原因，吊带应该是有益的。最好使用既有承托肩关节的作用，又能使肩关节在步行时保持功能位的肩关节吊带。

516. 脑卒中后吞咽障碍有哪些类型？相应的康复措施分别是什么？

对于无原有口、咽、喉、食管等解剖结构异常的脑卒中患者，吞咽障碍一般均为功能性吞咽障碍，包括延髓麻痹、假性球麻痹、吞咽动作共济失调，以及对食物、摄食的认知障碍。康复措施包括以下方面。

（1）对于所有吞咽障碍的患者，康复措施应根据吞咽功能评定结果考虑是否需要采取以下措施。

1）营养管理：经过吞咽评估如不能安全经口进食，应尽早开始经鼻饲管或经皮胃造瘘管给予肠内营养，必要时给予肠外营养，以保证摄入能够满足生理和活动所需的水［30ml/（kg·d）］、热量［25～35kcal/（kg·d）］、蛋白质［1～2g/（kg·d）］、维生素及电解质。

2）促进吞咽功能恢复：包括口腔感觉训练、口腔运动训练、气道保护方法、低频电刺激疗法、表面肌电生物反馈训练、食管扩张术、神经调控技术。

3）代偿性方法：食物调整、吞咽姿势的调整、进食工具的调整、环境改造。

4）口腔护理：必要时采取外科手术以保护气道防止误吸。

（2）对于不同类型的吞咽障碍，康复措施一般会有所侧重。

1）对于延髓麻痹性吞咽障碍：应注重强化口腔感觉及运动训练，辅助以局部低频电刺激，改善舌后部及咽部的感觉、运动和吞咽反射的敏感性，提高喉上抬力度。

2）对于假性球麻痹：重点应放在改善摄食-吞咽程序方面，必要时采取非侵入性经颅神经调控技术，帮助患者重新整合摄食-吞咽运动的自动控制程序。

3）对于吞咽动作共济失调：由于很难在短时间内通过训练得到改善，应在进行必要的康复训练和非侵入性经颅神经调控技术的同时；进行相应代偿性治疗。

4）对于食物、摄食的认知障碍的患者：①每天在固定的时间进餐。②痴呆患者往往在晨起时处于一天中精神状态最好、注意力最易集中的状态；保持进餐环境安静，餐具色彩宜鲜艳，以便患者注意食物；保证患者尽可能多地、安全地经口摄入营养。③交给患者的食物不宜体积过大，例如，可将馒头切片或切条后再递给患者，必要时将食物混合制备成糊状。④进餐后及时协助其清理口腔，保持口腔卫生，避免进食后误吸食物残渣。

517. 什么是单侧忽略？如何进行干预？

忽略是一种注意障碍。优势半球主要注意对侧（多为右侧）的半侧空间，而非优势半球则左右两侧空间同等注意。因此，左半球的病变不影响空间注意，而右半球的病变则引起对左侧的注意障碍。左侧空间忽略包括对左侧的各种感觉，如视觉、听觉、触觉及运动方向的忽略。

（1）不同的右脑病变导致不同的忽略表现。

1）颞叶病变：导致从左侧传入的视觉、听觉和体感信息的注意障碍。

2）额叶病变：导致头、眼向右转动时对从左侧空间的探索方向的障碍。

3）扣带回病变：导致对左半侧空间注意的驱动力下降，不能认识向该侧注意的必要性。

（2）治疗方法强调训练，对感知能力缺乏的代替方法和代偿技术。专门的治疗方法包括以下3种。

1）行为学干预：给予视觉空间注意提示，培养对缺陷的认识，应用计算机辅助训练，视觉扫描技术训练。

2）外周刺激：热刺激、菲涅耳双棱镜、动态刺激和视动刺激等。

3）非侵入性脑刺激治疗：例如，重复经颅磁刺激、经颅直流电刺激等。

518. 什么是脑卒中后抑郁？有何治疗方法？

脑卒中后抑郁的发生率为40%～50%，其中约15%为重度抑郁，可伴有自杀倾向。脑卒中后抑郁可以是脑损伤本身的生物学效应，也可以是对脑卒中后的各种损伤的一种反应，或与某些药物的作用等医源性因素有关，或由以上各种因素共同造成。抑郁会对参与活动和功能的恢复起阻碍作用。卒中后抑郁可发生于脑卒中后各时期，显著增加脑卒中患者的病死率、致残率和认知功能障碍发生风险，降低患者的生活质量，给患者及其家庭乃至社会带来十分沉重的负担，并且在临床工作中容易被忽视。脑卒中后抑郁易患因素包括持续加重的功能障碍，认知障碍和脑卒中的严重程度加重。国内外指南均推荐对所有脑卒中患者进行标准的抑郁筛查。

脑卒中后抑郁治疗的目的是减少并最终消除心理障碍的所有症状和体征；恢复心理、社会和职业功能，保持良好心理状态；尽量减少复发和再发的可能性。出现脑卒中后抑郁或情绪不稳的患者应该尽可能地使用成功把握最大、副作用最小的治疗方法，可以选择性5-羟色胺再摄取抑制剂等抗抑郁药物治疗或心理治疗（Ⅰ级推荐，A级证据），同时需要一定的社会支持。

 哪些因素会增加脑卒中患者跌倒的风险？

相关因素包括偏瘫步态、共济失调、平衡障碍、视觉或视知觉障碍、认知障碍等。此外，穿衣障碍会导致患者被绊倒，突发脑供血不足会发生晕厥或眩晕而导致跌倒，睡眠不足、药物作用、使用助行设备不当等亦会使患者发生跌倒。

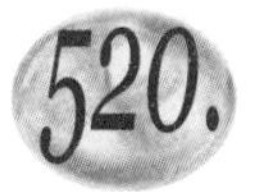 影响脑卒中患者重新获得社会参与机会的个人因素和环境因素有哪些？

根据国际功能、残疾和健康分类（International Classification of Functioning，Disability and Health，ICF）标准，影响脑卒中患者重新获得社会参与机会的因素主要包括以下2种。

（1）个人因素：年龄、性别、教育水平、既往从业经历、性格特点等。

（2）环境因素：私人建筑物和公共建筑物用的设计、建设及建筑用品和技术，就业用的用品和技术，个人在室内外移动和运输用的用品和技术，以及劳动和就业的服务、体制和政策，通信用品及技术，资产，自然地理，直系亲属家庭及大家庭，朋友、同事的态度，卫生专业人员的态度，社会的态度等。

（二）脑外伤康复

 脑外伤的定义是什么？

脑外伤（traumatic brain injury，TBI）被定义为由外力导致脑功能发生改变或者出现脑病理学变化迹象，即指由于头部受到钝力或锐器作用力后出现脑部功能的改变，如思维混乱、意识水平的改变、癫痫发作、昏迷、局部感觉或运动神经功能的缺损。

522. 脑外伤的流行病学概况是怎样的?

脑外伤发病率居创伤的首位，仅次于四肢骨折，其致死率和致残率居创伤首位。交通事故、跌倒、暴力冲突是造成脑外伤的主要原因。脑外伤是中青年男性致死、致残的第一大病因，老年和学龄前也是发病高峰年龄段。虽然脑外伤的总体死亡率有所下降，但是存活的患者中，轻度、中度和重度损伤患者分别有10%、66%、100%会遗留永久残疾。

523. 脑外伤的主要发病机制包括什么?

脑外伤的主要发病机制包括原发性损伤和继发性损伤。原发性损伤是由直接暴力所致的对神经细胞、胶质细胞、血管及轴索的损害。原发性损伤可激活一系列有害反应，从而引起继发性损伤。继发性损伤包括脑水肿、颅内压增高和出血，这些因素可能减少脑血流，引起脑缺血的发生。

524. 脑外伤的影像学有哪些特点?

（1）脑挫裂伤：CT图像上，低密度脑水肿区内，散布斑点状高密度出血灶，伴有占位效应。有的表现为广泛性脑水肿或脑内血肿。MRI图像上，脑水肿T1WI呈等或稍低信号，T2WI呈高信号；血肿信号变化与血肿期龄有关。

（2）脑内血肿：多发生于额、颞叶，CT图像上呈边界清楚的类圆形高密度灶。MRI图像上血肿信号变化与血肿期龄有关。

（3）硬膜外血肿：CT图像上，颅板下见梭形或半圆形高密度灶，多位于骨折附近，不跨越颅缝。

（4）硬膜下血肿：CT图像上，急性期见颅板下新月形或半月形高密度影，常伴有脑挫裂伤或脑内血肿，脑水肿和占位效应明显。

（5）蛛网膜下腔出血：CT图像上表现为脑沟、脑池内密度增高影，可呈铸形。大脑纵裂出血多见，形态为中线区纵行窄带形高密度影。出血亦见于外侧裂池、鞍上池、环池、小脑上池或脑室内。

（6）弥漫性轴索损伤（diffuse axonal injury，DAI）：CT平扫早期约1/3病例无阳性表现，其余病例为深部脑白质界限不清的低密度灶，以及斑点状高密度出血、局部脑沟变浅，深部脑白质包括皮髓质交界、脑干、胼胝体。MRI T1WI敏感度类似于CT，早期常为阴性或仅轻度肿胀，出血灶为不同程度低信号或高信号；T2WI/FLAIR表现为典型部位的多灶性高信号，出血可为高或低信号。

525. 脑外伤有哪些临床分型标准？

（1）根据严重程度分型：根据格拉斯哥昏迷量表（Glasgow coma scale，GCS）评分。基于患者最佳的运动、语言和视觉反应。总分13～15分为轻度，9～12分为中度，<9分为重度。但是，距离外伤的时间、血流动力学参数指标，以及镇静药或兴奋类药物常会影响GCS的得分。

（2）根据损伤性质分型：根据伤后脑组织是否与外界相通，将脑外伤分为闭合性损伤和开放性损伤。前者常由钝器打击或间接暴力所致，硬脑膜完整，无脑脊液漏；后者多由锐器或火器直接暴力所致，常伴有头皮裂伤、颅骨骨折、硬脑膜破裂，导致脑脊液漏，并易造成颅内感染。

（3）根据损伤部位分型：损伤部位包括头皮、颅骨和脑组织。头皮损伤又分为头皮血肿、头皮裂伤和头皮撕脱伤；颅骨损伤包括颅盖骨折和颅底骨折。脑组织损伤根据病理机制又分为原发性损伤和继发性损伤，前者包括脑震荡、弥漫性轴索损伤、脑挫裂伤、原发性脑干损伤等，后者包括脑水肿、脑肿胀和颅内血肿等。另外，复合伤在临床中十分常见，脑外伤常常合并其他组织器官的损伤，包括四肢和脊柱的骨折、胸腹部脏器损伤、周围神经损伤等。

526. 脑外伤的主要临床表现有哪些？

脑外伤后常出现意识变化、瞳孔变化和其他生命体征的变化，以及智力减退、精神异常、运动障碍等功能障碍。不同类型脑外伤的常见临床表现如下。

（1）脑震荡：受伤后出现一过性脑功能障碍，经过短暂的时间后可自行恢复。昏迷不超过30分钟；可出现近事遗忘，不同程度的头痛、头晕、疲劳等；可出现一定程度的精神状态的改变。

（2）弥漫性轴索损伤：头部产生旋转加速度或角加速度，脑组织内部产生剪应力作用。伤后大多即刻昏迷，昏迷程度深，持续时间长，极少出现中间清醒期；无明确的神经系统定位体征。

（3）脑挫裂伤：存在意识障碍，可伴有不同程度的脑水肿和外伤性蛛网膜下腔出血，头痛常较严重。

（4）原发性脑干损伤：伤后立即出现昏迷，持续时间长，恢复慢；生命体征与自主神经功能紊乱；中脑损伤眼球固定，瞳孔大小、形态变化无常；脑桥损伤双侧瞳孔极度缩小，眼球同向偏斜；延髓损伤呼吸循环功能紊乱；去大脑强直或交叉性瘫、锥体束征阳性、脑神经功能障碍等。

（5）丘脑下部损伤：可出现嗜睡症状，心脑血管功能可有各种不同变化，体温调节异常，糖代谢紊乱，水代谢紊乱。

527. 脑外伤的诊断和救治原则是什么?

诊断根据创伤病史和体格检查，以及CT或MRI检查。在影像学上，脑外伤可以表现为蛛网膜下腔出血、颅内血肿、硬膜外出血、硬膜下出血、弥漫性脑水肿、弥漫性轴索损伤等多种形式，但需注意的是，一定要重点根据临床表现及体格检查结果来判断病情并作出诊断。

脑外伤急性期治疗包括一般治疗、手术治疗和脑保护治疗等。一般治疗包括生命体征的维持、降低颅内压、抗感染、防治并发症等。手术治疗是重要的治疗手段，常用的手术方法有去骨瓣减压术、开颅血肿清除术等，具体手术治疗的指征、时机和方法可参考美国《颅脑创伤外科治疗指南》及中国《颅脑创伤外科手术指南/专家共识》。

528. 脑外伤患者全身状况的评价需要注意什么?

要注意评估患者的全身状况，包括生命体征、心肺功能、皮肤情况、营养情况、大小便情况；了解是否存在如癫痫、脑积水、压疮、下肢深静脉血栓等并发症；了解既往病史，是否有高血压、冠心病、糖尿病等，以及目前的用药情况；要了解患者是否有骨折等其他创伤，以及创伤愈合情况等。

529. 意识障碍的主要类型和评定方法是什么?

意识障碍是脑外伤最为常见的临床表现，初期多为昏迷，以后逐渐转为清醒，但有些严重者可能成为植物状态或最小意识状态。推荐使用昏迷恢复量表修订版（coma recovery scale-revised，CRS-R）评定，包括有6个分项共23项测量指标：听觉、视觉、运动、言语反应、交流和唤醒度，可用来区分不同的意识状态（植物人，最小意识状态，以及苏醒），明确预后并指导治疗方案。意识障碍量表（disorders of consciousness scale，DOCS）也是一个评估意识障碍患者觉醒度和神经行为恢复的有效且可靠的评分表，它包括23个项目，评估患者的社会知识、味觉/吞咽、嗅觉、本体感觉、触觉、听觉、视觉。评分是根据患者的反应，包括无反应、一般反应或局部反应。DOCS也可用于区分植物状态和最小意识状态，并有助于判断康复预后。

530. 脑外伤后精神行为状态的诊断和评定方法是什么?

行为和情感控制在脑外伤后很常见，表现为激越、攻击和失控行为，也可出现精神病样症状如幻觉、妄想，部分患者表现为情感淡漠、启动不足及意志力缺乏，抑郁、焦虑、应激障碍也非常普遍。主要根据美国精神病学会《精神疾病诊断与统计手册》第5版（DSM-V）进行诊断。临床相关的评价量表有激越行为量表（agitated behavior scale）、外显攻击行为量表（overt aggression scale）、情感淡漠评定量表（apathy evaluation scale）、汉密尔顿焦虑和抑郁量表、创伤后应激障碍筛查和诊断量表等。

531. 脑外伤后认知功能的评定方法有哪些?

简易精神状态检查（mini-mental state examination，MMSE）和蒙特利尔认知评估（montreal cognitive assessment，MoCA）是目前最为常用的两种认知功能障碍筛查量表，都是综合性的认知功能评定量表，操作简单，临床使用较广。标准化的成套测验可用于认知某一领域的系统评定，例如，洛文斯坦因作业疗法认知评定（Loewenstein occupational therapy cognitive assessment，LOTCA）主要用于知觉功能检查，韦氏成人记忆量表、里弗米德行为记忆测验用于记忆功能的检查，执行缺陷综合征行为学评价用于执行功能的评定。也可选择某些特异性检查法，用于进一步明确特定领域的认知障碍，例如，持续作业测验、划销测验用于注意维持的评定，Stroop测验用于注意选择的评定，Rey-Osterrieth复杂图形测验用于非语言记忆评定，威斯康辛卡片分类测验用于执行功能的评定。

532. 脑外伤后言语和交流能力评定方法有哪些?

研究发现脑外伤患者的语言问题主要包括对话、叙述和语言应用障碍，而很少出现典型的失语症。La Trobe交流问卷作为交流能力的评估已被认可，社会融入意识检查（awareness of social inference test，TASIT）也用于脑外伤后社会感知能力的评估。交流效果指数测定（communicative effectiveness index，CETI）可以测定构音障碍患者在16种情景下的交流能力。交流效果评测量表（communicative effectiveness survey，CES）可同时评测构音障碍患者及与之对话的正常人，能更客观地反映构音障碍患者的交流能力。失语症的评定可采用临床汉语言语测评方法、汉语失语检查法（aphasia battery of Chinese，ABC），以及中国康复研究中心汉语标准失语症检查表等。

533. 脑外伤后吞咽功能评定方法有哪些?

吞咽功能的临床检查包括患者主观上吞咽异常的详细描述，相关的既往史，有关的临床观察和物理检查。洼田饮水试验是临床简单方便的吞咽功能检查方法。电视透视下吞咽功能检查（videofluoroscopic swallowing study，VFSS）被认为是诊断吞咽障碍、评定口咽期功能的金标准。纤维内窥镜下吞咽功能检查（fiberoptic endoscopic evaluation of swallowing，FEES）临床应用也较多，与VFSS相比各有优缺点。

534. 脑外伤后运动障碍的主要表现和评定方法有哪些?

脑外伤后运动障碍的临床表现多种多样，常出现痉挛性偏瘫或双侧偏瘫及平衡障碍，且可合并有几乎所有锥体外系损伤引起的运动障碍，包括肌张力障碍，舞蹈样动作，静止性、姿势性或意向性震颤，其中以震颤和肌张力障碍最为常见。有关运动功能、肌力、肌张力、关节活动度、平衡功能的评定方法等可参考相关的章节。

535. 脑外伤的预后结局评价量表有哪些?

格拉斯哥预后量表（Glasgow outcome scale，GOS）根据患者能否恢复工作、学习、生活自理能力等指标，将预后结局分为5个等级，即死亡、植物状态、重度残疾、中度残疾、恢复良好。后来改良为格拉斯哥预后量表扩展版（extended glasgow outcome scale，GOS-E），将结局进一步细化为8个等级。也可应用残疾等级量表（disbility rating scale，DRS）对脑外伤的残疾程度进行评估，本表从意识状态、功能水平、工作能力等几个方面进行了评估，可对患者的病情进展提供连续的信息，是作为预后判断的一个比较公认的量表，具有很高的可信度。

536. 脑外伤的急性期康复模式和原则是什么?

脑外伤急性期康复涉及多学科、多部门的合作，可以多学科联合查房或会诊的形式在神经外科和重症医学科病房开展。多学科团队以神经外科医生或神经康复医生牵头，由物理治疗师、作业治疗师、言语治疗师、康复护士等共同参与。在患者入院病情平稳后尽早进行评定、确定康复目标，制订康复治疗计划并实施。康复治疗计划的制订需充分考虑患者的专科情况及全身情况，排除相应的禁忌证，尽可能减少不良事件的发生。急性期康复主要针对脑外伤后意识障碍、认知障碍、心肺功能障碍、言语障碍、吞咽障碍、运动障碍、日常生活能力障碍、心理情绪障碍及并发症而开展。

537. 脑外伤的急性期康复的适应证和禁忌证是什么?

从原则上来说，脑外伤导致患者在组织器官、日常生活能力、社会参与3个ICF框架层面上的任何受损或受限，均应为康复治疗的适应证。在脑外伤后急性期，经康复治疗可能使病情加重的任何情况均应为脑外伤后康复治疗的禁忌证，主要包括以下方面：导致颅内压力显著增高或降低、诱发自主神经不稳定伴肌张力发作、加剧血流动力学不稳定、导致体内炎症扩散、骨骼稳定性受损及损伤前合并的基础疾病等。

538. 脑外伤后意识障碍的康复包括哪些内容?

脑外伤后意识障碍的患者经急性期治疗后，部分患者可完全恢复意识，但重度损伤者可持续昏迷或成为植物状态，或转为最小意识状态。针对意识障碍患者的主要康复措施如下。

（1）常规治疗：对于外伤性损伤患者应及时实施止血、脱水、抗感染等治疗，必要时行手术清除血肿、去骨瓣减压等处理，脑积水患者应及时行脑脊液分流术，预防和治疗呼吸道感染、尿路感染、压疮，防止关节挛缩、肌肉痉挛、肢体静脉血栓形成等。保证营养摄入，维持水电解质平衡。对合并有其他器官外伤或原发性高血压、糖尿病、冠心病者，须积极采取措施予以控制。

（2）传统康复治疗：传统的康复治疗包括运动治疗和作业治疗，可有效预防并发症，增加与环境的接触，促进意识的恢复。中医治疗包括中药、针灸、按摩等治疗，可协助促醒、改善肢体运动、抑制痉挛等。康复护理是维持患者生存的关键，对患者皮肤、呼吸道、营养、二便等全面管理，并提供感觉刺激，达到促进恢复的目的。

（3）药物治疗：现临床常用药物主要依据两个神经递质轴，即氨基酸轴（谷氨酸和GABA）和单胺酸轴（多巴胺/肾上腺素和5-羟色胺）。金刚烷胺也是目前药物治疗选择中唯一有循证医学证据支持的。

（4）其他治疗

1）环境刺激法：让患者有计划地接受自然环境刺激，如阳光、空气、温度等，有助于促通皮质与皮质下的联系。

2）操作刺激法：是一种条件反射法，也是行为治疗的一种方法，即对患者的某一行为作出反应，使患者从中吸取教训，调节其行为。

3）感觉刺激法：可让患者接受声、光、言语、音乐、面孔等刺激，改变大脑皮质的抑制状态，达到自身调节而加快意识恢复的目的。

4）神经刺激：主要包括经颅直流电刺激、重复经颅磁刺激、正中神经刺激。

5）手术治疗：以脑深部电刺激和脊髓电刺激为代表的神经调控技术。

6）高压氧治疗：高压氧治疗开始要早，疗程也可能需要较长，同时要注意高压氧的禁忌证和副作用。

539. 脑外伤后精神心理障碍的康复包括哪些内容?

脑外伤后精神心理障碍的康复治疗以控制症状为主，药物选择要恰当，并结合心理和认知行为治疗。急性期谵妄给予肌内注射氟哌啶醇或口服非典型抗精神病药物一般控制良好，慢性期精神病症状如对患者的康复治疗和日常生活造成影响，可给予非典型抗精神病药物治疗。临床上常用三环类抗抑郁药和选择性5-羟色胺再摄取抑制剂。脑外伤后焦虑障碍首选认知行为治疗，对严重焦虑的患者，可选用选择性5-羟色胺再摄取抑制剂减轻症状。躁狂发作可考虑给予丙戊酸盐或锂制剂治疗。这类患者需要医务及陪护人员严密观察，减少刺激性诱因。积极行为干预侧重于通过个人和环境改变以主动预防和纠正不良行为，针对这类患者的家庭和陪护成员进行适当的行为和情感管理教育十分重要。

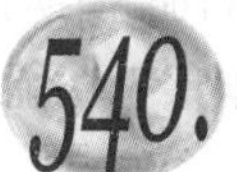

540. 脑外伤后认知障碍的康复包括哪些内容?

认知问题表现在多个方面，通常影响到注意力、记忆力、反应时间、工作记忆和执行能力。认知训练是针对脑外伤患者的认知障碍的一种有效康复治疗方法，对提高患者的定向力、视觉空间分辨力、掌握特定的技巧与技术、发挥代偿记忆、加强分析处理问题能力、促进功能活动有明显的作用。目前开展的认知训练的方法主要有作业疗法、内隐记忆康复、无错性学习、认知行为训练、电脑辅助和虚拟认知康复、通过互联网进行远程控制的认知康复，以及电磁刺激等。药物治疗对脑外伤后认知障碍的康复也具有重要意义。目前主要用于改善脑外伤后认知障碍的药物包括以下4类。有作用于多巴胺能系统的药物（如溴隐亭、左旋多巴等），作用于儿茶酚胺能系统的药物（如盐酸金刚烷胺和盐酸美金刚等），作用于胆碱能系统的药物（如多奈哌齐、利凡斯的明、加兰他敏等），脑代谢激活剂（如胞磷胆碱等）。治疗过程中还应尽量避免使用对认知功能恢复有负性作用的药物，如部分抗癫痫药（苯妥英钠、苯巴比妥等）、抗精神病药（氟哌啶醇等）、镇静安眠药（地西泮、氯硝西泮等）等，必须使用的情况下，尽量选择负性作用较小的药物。

541. 脑外伤后言语和交流障碍的康复包括哪些内容？

由于很多脑外伤患者存在认知交流障碍，比如对自身语言障碍不能确认（角色及定位、定向障碍）、注意力不集中、逃避交流及治疗、交流信息量不够、对自身需求或目的表达不切题等，因此，认知训练与语言训练同时兼顾至关重要。同时，可以试着对他们的会话进行录音，结合听者的反馈，对其说话的内容进行分析、指导，让患者逐渐形成逻辑性的会话方式。脑外伤患者还可以通过模仿其他人的说话而提高自身的交流能力。此外，研究发现，将语言损伤程度相似的患者聚集在一起，进行某些交流主题的会话练习可能会使患者更容易接受，可取得理想的效果。而应用一些特定的技巧如手势、书写等方法，也有助于提高这些患者的语言交流能力。

542. 脑外伤后运动功能障碍的康复包括哪些内容？

单纯锥体束损伤造成的偏瘫康复治疗与卒中后偏瘫类似，急性期注意良肢位摆放和关节被动活动，恢复期以诱发主动运动，控制肌张力，增强肌力训练为主。针对中枢性瘫痪造成的广泛性痉挛，临床上可使用盐酸替扎尼定，而巴氯芬或乙哌立松也可选择应用，针对局部痉挛或痉挛性疼痛可选择肉毒毒素注射。双侧偏瘫的康复治疗较为困难，而且往往平衡问题突出，严重者可影响呼吸肌，所以需要强调平衡功能训练和呼吸训练。脑外伤后锥体外系损伤较为多见，除了适当的运动疗法或其他放松性训练降低肌张力外，目前仍以药物对症治疗为主。以肌张力增高为主时，可选用多巴丝肼（美多芭）等药物治疗；而肌张力多变时则不适合药物治疗。脑外伤后平衡障碍康复治疗前需要分析造成平衡障碍的因素，针对这些因素进行单独治疗和整合治疗。例如，通过下肢负重训练提高身体支撑能力，纠正异常协同运动模式，进行正常姿势的控制训练，躯干与肢体协调功能的训练，前庭-视觉、躯体感觉功能训练，以及提高信息综合加工及反馈能力，必要时可应用辅助具。

543. 外伤性癫痫的主要类型和治疗原则是什么？

外伤性癫痫发作又通常分为3种类型：急性癫痫发作（发病24小时以内）、早期癫痫发作（24小时至1周）和晚期癫痫发作（1周以后）。以部分性发作和全身性强直阵挛发作为主。抗癫痫药物曾被用于预防外伤性癫痫的发生，但许多研究证实这些药物可能抑制早期癫痫的发作，但是并没有显示它们能降低晚期癫痫的发生率。对于明确的外伤性癫痫应合理使用抗癫痫药物治疗，以卡马西平、丙戊酸钠为宜。针对难治性癫痫，药物治疗无效时，可考虑手术治疗。

544. 外伤性脑积水的类型和治疗原则是什么？

创伤后脑积水有急、慢性之分，伤后2周之内发生者为急性脑积水，伤后3周至1年内发生者为慢性脑积水。急性脑积水表现为脑外伤后持续昏迷或意识一度好转又转差，骨窗外膨、张力增高，患者出现头痛、喷射性呕吐、视物模糊等症状。慢性脑积水表现为三联征，即认知障碍、步行困难及括约肌功能障碍，这些症状起病隐袭，并呈渐进性加重。急性脑积水应及时进行干预，部分轻症患者可不需任何治疗。对于明显影响患者功能和预后的慢性脑积水，应积极进行分流手术，一般预后较好。

545. 脑外伤后综合征的临床表现和康复方法有哪些？

脑外伤后综合征，是脑外伤患者在进入恢复期以后，长期存在的一组自主神经功能失调或精神性症状，包括头痛、神经过敏、易怒、注意力集中障碍、记忆力障碍、头晕、失眠、疲劳等症状。而神经系统检查并无异常，神经放射学检查亦无阳性发现。如果这一组症状在脑外伤后超过3个月仍持续存在而无好转时，则可诊断为脑外伤后综合征。症状可以是自限的，可以在更换环境或工作、得到安慰等情况下缓解。可适当地给予药物治疗头痛、头晕、焦虑、抑郁等症状，改善睡眠，生活规律，调节自主神经功能，并适当参加工作和体育锻炼。

546. 脑外伤后垂体功能障碍的原因和处理原则是什么？

中重型脑外伤患者常合并有脑干、下丘脑和垂体损伤，创伤后垂体功能减退是一种常见的，但却极易被漏诊的并发症。垂体前叶激素减退最常见的是生长激素和性激素的缺乏，但急性期糖皮质激素缺乏是致命的。垂体后叶功能障碍（尿崩症、抗利尿激素异常分泌综合征）持续时间通常小于1个月，应密切监测患者血钠水平、出入量。建议脑外伤后3～6个月检测肾上腺轴、甲状腺轴、性腺轴相关激素，如发现缺乏，可考虑替代治疗。

547. 脑外伤后异位骨化的主要受累部位、诊断和处理方法是什么?

异位骨化是脑外伤常见的并发症，发病机制尚未完全清楚。脑外伤后症状性异位骨化最常见的部位为髋关节，约占2/3，其次是肘关节，然后是膝关节和肩关节，腕、踝、手、足等小关节几乎不受累。部分异位骨化患者无临床症状，仅在常规复诊时通过影像学发现异位骨。非甾体抗炎药可用于一级和二级预防，因脑外伤后异位骨化部位不能预测，放射治疗不适用于一级预防，却是很好的二级预防手段。目前唯一有效的治疗方法是手术，手术可以显著改善患者关节活动度、缓解疼痛、改善压疮。

548. 脑外伤的主要预后影响因素有哪些?

脑外伤的预后与很多因素相关，如年龄，病因，病情的严重程度，损伤的部位、性质和范围，其他器官组织的损伤情况，并发症，伤后是否救治及时得当，残疾情况，精神心理状况等。年龄被认为是独立的预后影响因素之一，研究表明，随着年龄的增长，结局不良的比例上升，良好结局的比例下降。环境因素包括家庭支持、环境设施、就业环境、周围人的态度，以及政府所制定的相关政策等，这些因素会影响到患者的活动能力及活动范围、情绪心理变化、婚姻状况、社会交往能力，以及上学或就业情况。

549. 脑外伤的职业康复目标是什么?

对于脑功能损害较轻的患者，康复后能基本恢复伤前的状态，他们参加或重返工作没有太大困难，因此患者的职业目标是重返工作岗位或伤前的理想职业。职业康复的主要任务就是帮助其过渡和逐渐适应未来的职业生活。而脑功能损害较重的患者，由于认知问题以及体能的限制，他们的职业选择会受到较大影响。职业康复人员要根据患者的就业意愿，与患者一起选择与现存能力相适合的就业目标，即对认知能力或体能要求不是特别高的职业或岗位，通过一些职业康复手段，促进其实现就业目标。

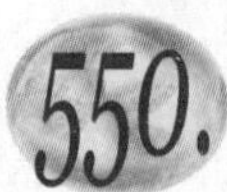

550. 脑外伤的家庭康复内容有哪些?

对于脑外伤患者，生活自理能力的提高至关重要。在日常生活中，移动是完成各种动作的基础，所以充分利用残存功能以获得移动的能力是患者自立的第一步，移动包括床上移动（翻身、坐起）、轮椅移动及转移。除了移动能力的康复外，还包括进食、修饰、穿脱衣、如厕等训练，同时要教会患者完成适当的家务劳动。对于有认知障碍的患者，在ADL训练中要有充足的耐心，同时应叮嘱家属减少不必要的帮助，应鼓励患者尽可能自己完成日常生活活动。脑外伤后遗症患者，下肢功能障碍可以适量使用矫形器和电刺激等辅助用具，上肢辅助用具帮助改善日常生活能力，电子设备（如智能手机、智能平板）及其应用程序有益于这类患者的认知改善，提高生活质量。

（三）脊髓损伤康复

551. 脊髓损伤的定义是什么？如何进行分类？

脊髓损伤（spinal cord injury，SCI）是指由外伤、血管病变、感染、炎症、肿瘤等各种原因导致的脊髓结构和功能损害，造成损伤平面以下各种运动、感觉和自主神经功能障碍。

临床常用脊髓损伤分类如下。

（1）根据损伤原因，分为外伤性脊髓损伤和非外伤性脊髓损伤。外伤性脊髓损伤占70%～80%，排名前三的致伤原因依次为交通事故、高处坠落和重物砸伤。非外伤性脊髓损伤包括血管性、感染性、肿瘤源性和退行性疾病等。

（2）根据损伤部位，分为颈脊髓损伤、胸和/或腰段脊髓损伤、圆锥和/或马尾损伤。颈脊髓损伤可导致四肢运动、感觉功能障碍，即四肢瘫；胸和/或腰段脊髓损伤可导致躯干及双下肢瘫痪，即截瘫；圆锥和/或马尾损伤常导致圆锥和/或马尾综合征。

（3）根据损伤程度，分为完全性脊髓损伤、不完全性脊髓损伤和脊髓震荡。在不完全性脊髓损伤中，又包括6个常见的脊髓损伤临床综合征：脊髓中央索综合征、脊髓前索综合征、脊髓后索综合征、脊髓半切综合征、圆锥和/或马尾综合征。

552. 脊髓损伤中神经损伤平面的定义是什么？如何确定？

脊髓损伤神经学分类国际标准（International Standards for Neurological Classification of SCI，ISNCSCI）是国际通用的脊髓损伤评估方法，根据该标准中描述的脊髓损伤的查体方法，可以确定患者的神经损伤平面、感觉平面和运动平面。

（1）脊髓损伤的感觉平面是指身体两侧具有正常感觉功能的最低脊髓节段，根据身体左右两侧各28个皮节关键点的检查进行确定。具有正常针刺觉（区分锐/钝）和轻触觉的最低脊髓节段即感觉平面，左右两侧可以不同。

（2）脊髓损伤的运动平面主要通过检查身体左右两侧各10个关键肌的功能来完成，采用MMT法（仰卧位）测定肌力并评分。若当前节段是肌力为3级及以上的最低节段，且其上所有节段的关键肌功能正常，则当前节段即为运动平面。身体左右两侧的运动平面须分别评定。对于MMT法无法检查的肌节，如C_1～C_4、T_2～L_1及S_2～S_5节段，运动平面可参考感觉平面来确定。

（3）脊髓损伤的神经损伤平面（neurological level of injury，NLI）是指身体左右两侧具有正常感觉和运动功能的最低脊髓节段，该平面以上感觉和运动功能正常。具体确定时，即身体左右两侧感觉平面和运动平面中的最高者。

553. 脊髓损伤AIS分级标准是什么？

根据脊髓损伤神经学分类国际标准（ISNCSCI）中描述的脊髓损伤的查体方法及美国脊髓损伤协会（American Spinal Injury Association，ASIA）残损分级，可以确定脊髓损伤患者的损伤程度分级（ASIA impairment scale，AIS）。具体见表5-4。

表5-4　脊髓损伤神经学分类国际标准

分级	类别	定义
A	完全性	$S_4 \sim S_5$节段无感觉或运动功能保留
B	感觉不完全性	神经平面以下（包括$S_4 \sim S_5$节段，轻触觉、针刺觉或肛门深压觉）有感觉但无运动功能保留，且身体任何一侧运动平面以下无3个节段以上的运动功能保留
C	运动不完全性	至少骶段运动功能（肛门随意收缩）保留；或患者达到感觉不完全性脊髓损伤的标准，且任何一侧运动平面以下超过3个节段范围内有部分运动功能保留（包括关键肌或非关键肌运动功能）。在运动功能保留的基础上，AIS C级患者还应满足神经损伤平面（NLI）以下不足一半关键肌的肌力≥3级
D	运动不完全性	在神经损伤平面以下保留运动功能，并且神经损伤平面以下至少一半（即有一半或以上）关键肌的肌力≥3级
E	正常	应用ISNCSCI提供的方法进行检查，所有节段的感觉和运动功能均正常，且患者之前存在神经功能缺陷，则分级为E
ND	当根据检查结果无法确定AIS分级时，标注ND（not determined）	

554. 脊髓损伤的神经学检查包含哪些内容？

脊髓损伤患者最权威的神经学评估方法是脊髓损伤神经学分类国际标准认可的标准神经系统检查，通常也被称为国际标准。在标准中，神经系统检查由2个主要部分组成：感觉检查和运动检查。其中还包括必查项目和选查项目。必查项目用于判断感觉、运动和神经平面，得出感觉、运动指数评分和损伤分级。选查项目部分可以在神经系统检查中更好地描述患者的临床情况，但不是用数字进行评分。感觉检查的必查项目包括28个关节点的针刺觉和轻触觉检查，选查项目包括关节运动觉和位置觉，以及对深压觉/深部疼痛觉的感知。运动检查的必查项目包括10对关键肌的检查，其他肌肉被定为选查项目。直肠检查时测试随意肛门收缩和直肠深压觉是必查项目。除国际标准外，结合脊髓损伤所造成的功能障碍，肌张力、反射、关节活动度的检查也可列入神经学检查中。

 脊髓休克的概念是什么？如何进行判定？

急性脊髓损伤之后，会立即出现一个无反应的阶段，此阶段称为脊髓休克。表现为损伤水平以下所有反射活动消失，肢体呈完全性弛缓性瘫痪，感觉丧失。脊髓休克时全身各主要器官系统均可发生一系列改变，主要表现为低血压或心排血量下降、心动过缓、低体温、呼吸功能障碍、膀胱功能障碍等。这种现象可持续数小时至数周。脊髓休克发生后，脊髓损伤水平以下脊髓反射活动的恢复是脊髓休克结束的标志，但在骶段脊髓损伤或下运动神经元损伤则可保持在弛缓性瘫痪状态。骶反射（肛周反射、球海绵体肌反射、肛门指诊反射、耻骨上叩击反射）恢复中最早出现的是球海绵体肌反射和肛周反射。通常，反射恢复是从骶段向头部方向进行的，但膝腱反射多早于跟腱反射恢复。

 脊髓损伤之中央索综合征的临床特点是什么？预后如何？

中央索综合征是最常见的不完全性损伤，约占不完全性损伤的50%。中央索综合征几乎全部发生于颈髓损伤，特征为双上肢运动无力重于双下肢，并伴有骶残留。除了运动无力，其他表现包括膀胱功能障碍和损伤平面以下不同程度的感觉缺失。中央索综合征最常发生于遭受过伸损伤的患有颈椎病的老年人群，过伸损伤通常源自跌倒，其次是机动车碰撞。中央索综合征可以发生于任何年龄段的患者。

中央索综合征的预后通常良好。典型的恢复模式最早出现于双下肢，且双下肢恢复的程度最大，然后是肠道和膀胱功能、上肢功能（近端）和手部内在肌功能（远端）。功能恢复中步行功能、日常生活活动能力、肠道和膀胱功能恢复的预后取决于患者年龄，年轻患者优于老年患者。

 脊髓损伤之前索综合征的临床特点是什么？预后如何？

前索综合征是指脊髓前2/3部位损伤，由于后索纤维未受损，所以被称为前索综合征，占所有脊髓损伤的1%，以及所有临床综合征的5%。这种损伤是由椎体后缘的椎间盘或骨折块压迫脊髓、脊髓前索直接损伤，或供应脊髓血供的脊髓前动脉病变造成的。脊髓前动脉的病变原因可能是主动脉疾病、心脏或主动脉手术、栓塞、结节性多动脉炎或血管成形术等。前索综合征的特点是损伤平面以下不同程度的运动和痛觉、针刺觉丧失，而保留轻触觉、本体感觉和深压觉。

由于脊髓大部分的前侧和外侧纤维受累，其中包含皮质脊髓束，只有10% ～ 20%的前索综合征患者可以恢复肌肉功能。而且，即便患者有功能恢复，通常肌力也较差，而且缺乏协调性，因此，此类患者恢复步行的机会很小。当然，此类患者的大小便功能通常也会受到影响，而且预后较差。

558. 脊髓损伤之后索综合征的临床特点是什么？预后如何？

后索综合征是指脊髓的后索即脊髓后1/3出现的损伤，占所有脊髓损伤的1%。后索综合征是最少见的临床综合征类型，美国脊髓损伤协会已经在最新版本的ISNCSCI中将其删除。病因可能是颈椎过伸伤、脊髓后动脉闭塞、肿瘤或椎间盘的压迫，以及维生素B_{12}缺乏等。其特点是患者的本体感觉和振动觉丧失，而肌力、温度觉和痛觉保留。

后索综合征的损伤大都发生于胸腰段水平，最常见的损伤分型是AIS D级，所以预后往往比较良好。患者通常可以行走，但由于本体感觉障碍，所以通常呈现出宽步基步态或不稳定步态，协调性较差，容易导致下肢承重关节的退变和损伤。

559. 脊髓损伤之半切综合征的临床特点是什么？预后如何？

脊髓半切综合征（Brown-Sèquard syndrome）的特点是脊髓半切导致的身体同侧运动障碍或对侧痛觉障碍。占所有创伤性脊髓损伤的2%～4%及所有临床综合征的17%。典型的脊髓半切综合征少见，常见为Brown-Sèquard附加综合征（Brown-Sèquard plus syndrome）（相对的同侧运动障碍和相对的对侧痛觉障碍）。脊髓半切综合征更常见于颈髓损伤，且通常为刀刺伤所致。

这类综合征的功能预后比较好，超过75%的患者在康复治疗出院时可以达到独立步行的状态。脊髓半切综合征步行恢复的一个重要预后因素是功能障碍的分布情况，如果上肢肌力弱于下肢，患者在康复治疗出院时恢复步行的可能性更大。另外，接近70%的患者可以独立进行日常功能性活动。与中央索综合征类似，半切综合征患者的膀胱功能预后也较好，约85%的患者可以恢复自主排尿。

560. 脊髓损伤之圆锥/马尾综合征的临床特点是什么？预后如何？

脊髓尾端损伤可能导致脊髓圆锥/马尾综合征。圆锥综合征是脊髓骶段圆锥（S_2以下）损伤，正常人脊髓多终止于L_1椎体下缘，因此，T_{12}和L_1椎体骨折可发生脊髓圆锥损伤。其特点是上下运动神经元损伤的联合表现，膀胱、肠道和下肢反射消失，偶尔可以保留骶反射。感觉异常呈马鞍式分布，若同时合并腰骶神经根损伤可出现下肢弛缓性瘫痪，常对称，神经痛少见。马尾综合征是椎管内腰骶神经根损伤，很少是完全性的，以下运动神经元损伤表现为主，双下肢弛缓性瘫痪，常不对称。感觉异常呈神经根分布，神经痛常见，伴膀胱、肠道和下肢反射消失。马尾的性质偏向外周神经，因此有可能出现神经再生而导致神经功能逐渐恢复，马尾损伤后神经功能的恢复有可能需要2年左右的时间。

561. 脊髓损伤的院前处理原则是什么？

脊髓损伤院前急救原则是抢救生命，避免脊髓二次创伤。现场急救人员首先要注意观察患者的生命体征，采取一切必要措施保持患者的生命体征稳定。现场急救另一项十分重要的是注意患者脊柱的保护，要尽量保持脊柱在冠状面成直线的中立位进行制动及搬运。制动工具可使用脊柱固定器（如无，可用门板），固定时用毛巾、衣物等填充木板与背部之间的空隙，用固定带将头、颈、胸、腹部进行可靠固定。单纯颈椎损伤可用硬质围领制动并妥善固定头部。制动完好后再搬运，搬运过程严禁脊柱屈曲及旋转，长途转运时注意每隔2～3小时变换一次体位防止压疮。伤后宜尽快将患者转诊到有条件处理脊柱脊髓损伤的医院。

562. 脊髓损伤呼吸系统并发症有哪些？其防治原则是什么？

呼吸系统并发症是导致脊髓损伤患者死亡的最主要原因之一，对医疗护理提出了严峻的挑战。C_4以上损伤时，不仅肋间肌功能丧失殆尽，膈神经支配的膈肌也处于瘫痪状态，严重者延髓呼吸中枢可同时受到波及，若不立即处理将很快发生急性呼吸衰竭导致患者死亡。C_4～C_8损伤时，肋间肌瘫痪使呼吸功能严重受损，引起限制性通气障碍。此外，由于迷走神经功能占优势，气道变狭窄，大量分泌物潴留，可造成阻塞性通气障碍，发生肺不张和呼吸道感染。防治原则：尽早根据损伤节段评估呼吸系统功能情况，注意保持正确体位并清除堵塞呼吸道的分泌物或呕吐物。如有呼吸衰竭表现，应紧急建立人工气道。机械通气后根据病情恢复尽早撤出机械通气。肺不张和肺部感染多在急性脊髓损伤后3周内发生，应加强预防措施，包括辅助排痰、定时翻身、湿化气道等，并在保持脊柱稳定性的前提下进行体位引流，防治坠积性肺炎。

563. 脊髓损伤心血管系统并发症有哪些？其防治原则是什么？

脊髓损伤后心血管系统常见问题包括心律失常和血压改变，常见于脊髓损伤后自主神经系统调节受损。

在脊髓损伤急性期，缓慢型心律失常和快速型心律失常均可出现。心脏的交感神经支配来自T_1～T_4，T_1以上的脊髓损伤，交感神经通路被阻断，而来自迷走神经的副交感神经功能仍然健全，因而心脏几乎完全由副交感神经支配，从而产生心搏过慢或房室传导阻滞的现象，其出现的高峰在受伤后4天，甚至有5%患者可能出现心搏骤停，需要考虑暂时起搏器。一般在2周后逐渐改善，在脊髓损伤慢性期则很罕见。

体位性低血压指从平卧转换为直立位时，血压降低下降超过20～30mmHg，或者出现头晕、视物模糊、意识丧失等头部供血不足症状，好发于T_6及以上脊髓损伤患者，可持续数周、数月甚至数年不等。一旦出现体位性低血压，可造成血压降低的所有药物都尽量避免，如抗组胺药、利尿药等，也要避免在进食后进行直立训练。临床常用的康复治疗包括抬高下肢、弹力袜、束腹、斜床训练、等长肌肉收缩、下肢肌肉电刺激等。若是影响康复训练时，可以考虑使用药物治疗，例如，氢化可的松具有糖皮质素效应可直接增加交感神经兴奋性、米多君是甲型肾上腺素协同剂可直接促进周边血管收缩、麦角胺可使血浆容量扩张等。

脊髓损伤后压疮如何分级？其防治原则是什么？

2016年美国国家压疮咨询委员会将压疮更名为压力性损伤，并更新了压力性损伤的定义及范围。压力性损伤分级：第一级，表皮完整合并无法反白的红斑；第二级，表皮缺损且真皮层暴露；第三级，全皮层缺损；第四级，全皮层缺损合并组织缺损；其他，全层皮肤及组织缺损被覆盖而无法分级、深层组织损伤、源自医疗器具损伤。

压疮预防是脊髓损伤急性期康复最重要的工作之一。预防建议包括：每日检查皮肤，特别是骨突部位，以早期发现压疮；独立或在帮助下定期变换姿势，原则上建议轮椅使用者每15分钟调整坐姿、做一次2分钟的减压，卧床患者每两个小时变换姿势；减轻环境潮湿度，污染后清洁、干燥皮肤；全面营养膳食，保持合适的体重；减少吸烟或戒烟，限制饮酒。

一旦皮肤出现泛红，即应避免再受压。如有溃疡破损，宜尽快就医处理。正确的换药、减压，可使溃疡在3～6个月内愈合。若压疮情形严重或恶化，需考虑手术治疗。曾发生压疮的组织，就算已完全愈合，也无法恢复原始组织的强度，必须特别小心勿再反复发生压疮，否则长久不愈的压疮组织，可能发生癌变。

什么是脊髓损伤后体温调节障碍？其防治原则是什么？

脊髓损伤后（尤其是颈髓完全性损伤患者）体温调节中枢对体温的调节失去控制，因而体温易受环境温度的影响而变化。这些患者在高温的环境下体温比一般人高，低温的环境下体温比一般人低，此种现象称为变温。一般人的体温，具有生理时钟的昼夜节律，在这些患者中，这种生理性的体温变化也受损。

环境温度降低时患者可出现畏寒，甚至寒战，之后体温升高；环境温度升高时，患者可出现发热。体温升高甚至有可能达到40℃以上，导致生命危险。体温的不稳定和急剧变化，可造成患者全身不适，如头痛、乏力、神差、肢体疼痛和痉挛加重等。但体温调节障碍应注意与呼吸道系统、尿路感染，以及压疮等所引起的畏寒发热相鉴别。

治疗过程中，天气寒冷时，及时给患者增加衣服和被褥，防止受凉，注意身体保暖；天气炎热时，注意帮助患者散热。高热时用药效果不佳，以物理降温为主，最好能维持室温的凉爽恒定，建议在23～24℃，并维持患者的水分及电解质平衡，若患者发生肌肉僵硬、横纹肌溶解，则必须考虑以麻醉药物来进行肌肉放松。在经过正确的处理后，体温很快可以恢复正常。如出现持续体温升高不降，应考虑感染存在，需及时确诊并处理。

566. 脊髓损伤后自主神经反射异常有何表现？其防治原则是什么？

自主神经反射异常（AD）是脊髓损伤的特殊并发症，由于周围感觉神经受到有害刺激诱发异常的交感神经反射所致，常见于T_6及以上脊髓损伤患者，其临床特点是血压升高20～40mmHg、剧烈头痛、颜面潮红、出汗、鼻塞、眼压升高视物模糊、心率减慢或加快等。最常见的诱因来自泌尿系统，尿潴留、尿路感染、尿道侵入性操作等，其他常见诱因包括肠道粪便阻塞、痔疮、胃肠道感染、压疮、痉挛、骨折、异位骨化等。

发生AD时必须给予紧急处理：将患者扶坐起来，端坐于床边，并宽松衣物，以减少回心血量及降低血压，密切监测血压，尽快找出诱因，检查是否存在膀胱过度充盈、导尿管不通畅、直肠粪便阻塞、压疮及痉挛等有害刺激，并去除诱因。若诱因无法消除，而血压持续升高，使用快速降压药物如硝苯地平、硝酸甘油、肼苯达嗪、哌唑嗪、卡托普利等。

567. 什么是脊髓损伤后痉挛？其防治原则是什么？

痉挛属于上运动神经元病变的表现之一，是由牵张反射兴奋性增高所致、以速度依赖性的牵张反射亢进为特征的运动功能障碍，临床表现为肌张力增高、腱反射活跃/亢进、可伴有阵挛等。评定方法常采用改良Ashworth分级（modified Ashworth scale，MAS）。

防治原则：①脊髓损伤早期宜采用良肢位摆放、佩戴矫形器，目的是预防痉挛及挛缩等并发症。②当痉挛影响躯体运动功能及ADL或出现护理问题时才需要治疗，首选物理治疗，同时注意处理诱发痉挛加重的因素，如尿路感染、膀胱结石、压疮、粪便阻塞等。③物理治疗，痉挛肌牵伸、拮抗肌肌力训练是处理痉挛的基本方法。超声波、冲击波及热疗等物理因子治疗有助于增加软组织的延展性、降低肌张力。④药物治疗，口服药物包括巴氯芬、替扎尼定、丹曲林等。肉毒毒素注射，可在超声、电刺激、肌电图等引导下注射或直接注射于痉挛肌，通过抑制神经末梢释放乙酰胆碱从而发挥降低肌张力的作用。⑤手术治疗，鞘内泵入抗痉挛药物、背根切断等。

568. 什么是脊髓损伤后疼痛？其防治原则是什么？

疼痛是脊髓损伤最常见的并发症之一，有研究统计脊髓损伤患者65%～85%会出现疼痛。脊髓损伤后慢性疼痛可分为四类：神经病理性疼痛（neuropathic pain，NP）、肌肉骨骼疼痛、内脏痛、心因性疼痛。有数据显示脊髓损伤患者70%～80%会出现NP，其临床症状表现复杂，常被描述为刀割、针刺、烧灼、电击、冷痛、麻木、压榨、撕裂等，可自发或由外部刺激诱发，NP易持续而成为慢性疼痛，严重影响患者的生理和心理功能。NP评定工具包括DN4（douleur neuropathique 4 questions）、神经病理性疼痛量表（neuropathic pain scale，NPS）、脊髓损伤疼痛量表（spinal cord injury pain instrument，SCIPI）等。

脊髓损伤后疼痛的治疗是一大难题，至今尚未完全解决。可选择的治疗方法有以下几种。①药物治疗：治疗NP的一线药物包括普瑞巴林、加巴喷丁等抗癫痫药，三环类抗抑郁药如阿米替林等，而阿片类镇痛药不推荐常规用于NP。②物理治疗：经皮神经电刺激（TENS）、经颅直流电刺激（tDCS）、重复经颅磁刺激（rTMS）等可能具有减轻疼痛的作用。③手术治疗：鞘内止痛泵、神经阻滞（硬膜外、星状神经节、腰交感神经节、周围神经）、背根入髓区（DREZ）消融或显微外科DREZ切开术、脊髓刺激等。④其他：针灸等中医疗法、心理治疗等。

569. 什么是脊髓损伤后异位骨化？其防治原则是什么？

异位骨化是骨骼以外的组织形成骨组织，脊髓损伤后异位骨化属于神经源性异位骨化，通常发生在损伤平面以下，好发于髋、膝、肩、肘关节及脊柱，发病多在伤后1～6个月，临床表现为关节活动度受限及关节局部红、肿、热，会诱发疼痛、加重痉挛、自主神经反射异常，可有低热等全身症状。异位骨化症状发生初期，实验室及影像学检查均为阴性，症状发生2～4周，行动态骨显像及MRI增强检查可发现早期的异常变化，症状发生约3周后血清碱性磷酸酶浓度升高，症状发生4～8周X线检查可发现异常的软组织骨化影像。

异位骨化的病因和发病机制尚不清楚。减少创伤等危险因素、康复治疗过程中避免肌肉等软组织损伤、受伤后早期口服非甾体抗炎药（NSAIDs）可能有助于预防异位骨化。治疗可根据临床分期及程度采取保守治疗或手术治疗。早期须以休息为主、适当制动、加强冷疗，应用口服全身用药（如NSAIDs类药物）或局部外用药（如中药外敷），严格控制主/被动关节活动度练习的强度。待异位骨化成熟后，逐渐增加康复治疗强度，以促进关节功能恢复。严重影响关节功能者，可在骨化成熟后行手术切除。

570. 脊髓损伤后骨质疏松是怎样的？其防治原则是什么？

脊髓损伤患者骨质疏松症的诊断与非脊髓损伤患者相似，双能X射线吸收法（DXA）仍是测量骨密度（BMD）的金标准。但是尚没有在脊髓损伤群体进行骨质疏松症筛查的数据。脊髓损伤后发生骨质疏松症的高危因素包括完全性损伤、体重指数（BMI）增加、类固醇激素缺乏、长期过量使用糖皮质激素、酒精中毒、高尿钙和吸烟等。骨质吸收的主要机制是丧失机械负荷，研究证实，伤后6周开始出现BMD下降，随后数周至1年中骨质吸收持续加快，直到伤后数年仍持续发生骨质丢失。与普通人群椎体最易受累不同，脊髓损伤患者的长骨最易发生骨质丢失，股骨远端和胫骨近端尤为明显。患者发生骨折的风险增高，下肢骨折发生率可高达34%，其中低能量骨折的风险为正常人群的2倍。目前尚缺乏脊髓损伤后骨质疏松症治疗的特异性指南。可通过使骨骼承受负荷的原则进行干预，包括站立架或斜床训练、机械辅助步行、功能性电刺激（FES）、功能训练和超声波等。药物治疗与非脊髓损伤群体类似，包括补充钙剂和维生素D，使用双磷酸盐类药物、降钙素等，激素替代疗法由于增加静脉血栓栓塞的风险，不适用于脊髓损伤患者。

571. 脊髓损伤后低钠血症是怎样的？其防治原则是什么？

低钠血症是急性颈脊髓损伤的常见并发症，发生率51%～93%。目前发生机制还不十分明确。急性出现的低钠血症通常有明显神经系统症状，血钠浓度＜125mmol/L时，可伴恶心不适，血钠115～125mmol/L时则出现头痛、乏力及感觉迟钝，血钠再低则可能出现生命危险。诊疗方法应根据出现低钠血症的原因而定。①抗利尿激素分泌异常综合征（SIADH）：

表现为多尿、高尿钠、低血钠等症状，为高血容量性低钠血症，尿渗透压高于血渗透压，应限制液体摄入量，每天限制在800 ~ 1000ml，缺钠应以补充高盐水治疗为主，并辅以呋塞米1mg/kg静脉推注。②脑性耗盐综合征（CSWS）：为低血容量性低钠血症，亦表现为多尿、高尿钠、低血钠，处理必须大量补液扩充血容量，在此基础上补充丢失的钠盐。二者可以通过试验性治疗鉴别：补液试验，静脉滴注等渗盐水，症状改善则为CSWS，无改善则为SIADH；限制液体试验，在病情许可的情况下应用限制液体试验，如血浆渗透压增加，尿钠排出减少，则为SIADH。③醛固酮功能低下导致的低钠血症：主要用氢化可的松和去氧皮质醇进行治疗。

572. 脊髓损伤后性功能障碍有何表现？其防治原则是什么？

脊髓损伤后的性功能障碍和性功能康复着重于两个目标，一个是使脊髓损伤后性功能达到最大化和最佳化，另一个是使患者调整或适应损伤。脊髓损伤后，勃起功能障碍、射精功能障碍、精液异常导致多数男性脊髓损伤患者在没有医疗辅助下无法生育。目前至少有5种治疗方案可用于男性患者处理其勃起功能障碍，包括阴茎植入物、真空勃起装置、尿道内使用前列地尔、海绵体内注射血管活性药物和口服磷酸二酯酶-5（PDE-5）抑制剂。为改善射精障碍，根据射精的目的不同，可选择阴茎震动刺激（PVS）用于性快感的辅助射精，通过电射精法、前列腺按摩、手术可获得精子用于辅助生育技术。男性患者的精液精子浓度正常，但精子活动力和生存能力往往异常。性问题在女性脊髓损伤患者中较少提及，可能与女性患者数量较少、性功能损害相对较轻有关。女性脊髓损伤患者可能经历闭经、性欲减退、生殖器唤起障碍、疼痛、痉挛、害怕失去膀胱和肠道控制等问题。许多女性患者在伤后经历暂时的闭经，90%将在伤后12个月内恢复正常的月经周期。一旦重新开始正常的月经，患者可以通过性交受孕，成功率与普通人群相似。

573. 脊髓损伤后心理障碍有何表现？其防治原则是什么？

脊髓损伤对大多数患者来说都是破坏性和灾难性的，患者的日常生活往往不能再独立完成，频发种种非预期性的情况，对患者造成重大的心理冲击。脊髓损伤患者面临“4D综合征”的风险升高，即“依赖、抑郁、药物成瘾和离婚”。其中抑郁症在脊髓损伤患者中最为常见，发生率在20% ～ 45%，伤后1年内发病风险最高。既往研究显示无法通过人口学特征、损伤平面、严重程度等因素进行抑郁症的患病预测。合并抑郁症的脊髓损伤患者预后更差，导致住院时间延长、功能改善较少、功能独立性差、社会参与减少、严重疼痛、寿命缩短等。因此，有效筛查出需要接受进一步评估、诊断和治疗的患者至关重要。患者健康问卷（patient health questionnaire-9，PHQ-9）可能最适用于脊髓损伤患者的抑郁症筛查。一旦发现抑郁，临床医生首先应判断是否为某些药物引起的，可能需要停药或换药。心理治疗和药物治疗联合疗法效果优于单纯药物治疗。此外，脊髓损伤患者还可能面临焦虑、创伤后应激障碍（PTSD）、社交恐惧症、自杀等心理障碍。心理学干预应成为脊髓损伤综合治疗的一部分。

 脊髓损伤后神经源性膀胱如何评定和处理？

脊髓损伤后神经源性膀胱的评定，除了询问病史、一般查体、神经功能检查和常规实验室检查以外，还应进行泌尿系统的相关检查，主要包括泌尿系统结构和功能评定。结构评价包括泌尿系统超声检查、顺行/逆行尿路造影等，功能检查包括尿动力学检查、肾脏核素扫描等。尿动力学检查是目前国际脊髓损伤学会提倡的方法，包括膀胱内压描记记录膀胱压力-容积关系；表面或针极肌电图检查外括约肌功能及其与逼尿肌之间的协调性；尿道压力分析提供流出道阻力信息。影像尿动力学提供排尿时的实时膀胱可视化图像。

神经源性膀胱的管理原则为实现膀胱的充分排空、低压储尿及低压排尿，应牢记保护患者肾功能是第一位的。间歇导尿是首选的处理方式，若功能状态允许，应尽量训练患者进行自我导尿。如果间歇导尿确有困难需要长期留置导尿管，应考虑改为耻骨上造口。对于存在逼尿肌过度活动的患者，应给予抗胆碱能药物（如托特罗定、索利那新）。口服药物疗效不佳时可进一步进行逼尿肌内A型肉毒毒素注射。如果仍不能有效改善症状，则须考虑手术治疗，包括尿流改道术、脊神经后根切断术、骶神经刺激器植入术等。

 脊髓损伤后神经源性肠道如何评定和处理？

神经源性肠道的评定应包括病史（发病前的排便习惯、目前的肠道相关症状、肠道管理方式、药物使用情况、每日液体入量、饮食习惯包括纤维摄入和体力活动强度等）、体格检查（全面的腹部体格检查、直肠深压觉、肛门括约肌张力、骶反射、骶尾部及肛周皮肤完整性等）、功能评定（认知功能、上肢及手功能、坐位平衡、转移能力等）及必要的辅助检查（有腹泻症状或大便性状异常者进行粪便常规及隐血检查，存在便秘及粪便嵌顿者拍摄腹部X线平片等）。

神经源性肠道的管理包括以下方面：①适当的液体和膳食纤维摄入，使粪便有足够的体积，避免过硬。②建立规律的排便计划，利用胃结肠反射，选择早晨或傍晚的同一时间点进行排便，可以每日或隔日一次，可根据受伤前的排便习惯、患者的生活方式和个体反应决定排便最佳频率。如果排便的间隔时间过长，或者未能按计划在24小时之内成功排便，可以考虑使用润滑剂、渗透剂或刺激性泻药；如果保守治疗失败，可选择侵入性治疗方案；经肛门逆行脉冲灌洗是在直肠内间歇性快速脉冲灌注温水，冲散嵌塞的粪便及刺激肠蠕动。也可以在升结肠造口进行顺行结肠灌洗。

 完全性脊髓损伤的预后如何判断？

损伤急性期评定为AIS A级的完全性脊髓损伤患者约有20%会在伤后1年内出现一定程度的恢复，运动评分平均可提高约5分。多数完全性四肢瘫患者（66%～90%）可自然恢复一个神经节段的功能。初始的肌力情况是判断运动功能预后的重要因素。完全性四肢瘫损伤平面以下一个节段初始肌力为0级的患者，在伤后1个月随访时有27%能够恢复至3级及以上肌力；而初始存在一定肌力（1～2级）的患者，在伤后1年随访时有97%能够恢复至3级及以上肌力。此外，初始肌力为0级的肌肉恢复到具有一定肌力（>0级）的速度越快，其预后越好。完全性截瘫患者下肢功能恢复的程度则与神经损伤平面存在一定相关性。有研究表明，神经损伤平面在T_9以上的患者在伤后1年未能恢复任何下肢功能，而神经损伤平面在T_9以下的患者中有38%恢复一定的下肢功能。此外，完全性损伤患者如果在损伤平面存在一定的感觉功能残留，则提示远期预后更好，特别是存在身体双侧损伤平面针刺觉残留是运动功能恢复的有利预测因素。

577. 骶残留的概念是什么？如何评定？

骶残留是指脊髓最远端骶段（S_4～S_5）所支配感觉及运动功能的保留现象。骶残留的评定应包含以下内容：①双侧S_4～S_5节段支配区（肛周皮肤黏膜交界处）的轻触觉和针刺觉。②直肠深压觉，通过检查者将示指伸入患者肛门，轻压直肠壁，询问患者是否感受到按压觉。③肛门括约肌自主收缩，通过检查者将示指伸入患者肛门，让患者尝试收缩肛门，判断是否存在肛门括约肌的自主收缩。其中第①、②项合称为感觉骶残留，第③项称为运动骶残留。评定骶残留的目的是判断神经损伤的完全性，进而对脊髓损伤程度进行分级。如果以上骶残留项目全部消失，则为完全性损伤。如果任何一项感觉和/或运动骶残留存在，则为不完全性损伤，其中仅有感觉骶残留存在者为感觉不完全性损伤，感觉、运动骶残留均存在者为运动不完全性损伤。

（四）多发性硬化康复

578. 什么是多发性硬化？

多发性硬化（multiple sclerosis）是发生在脑及脊髓的白质部分的一种渐进式的神经脱髓鞘病变，主因是自身的免疫系统T细胞攻击自己的神经髓鞘，造成神经传导受阻的自身免疫病。随着时间的推移，变硬的瘢痕组织一个接一个出现，谓之多发性。瘢痕组织不断沉积所形成的硬化斑块导致渐进性的肢体功能障碍。该病多发生于20～40岁的成年人群，女性发病率高于男性。初始病理特征是一系列炎症发作，使中枢神经系统脱髓鞘并最终横断轴突，随后伴随着神经元丧失。在疾病的早期阶段，患者可能出现髓鞘再生并可修复因多发性硬化斑块所致的损伤，但是随着病情的发展，机体不能成功地代偿脱髓鞘，脱髓鞘就成为永久性。最常累及的部位为脑室周围白质、视神经、脊髓、脑干和小脑，主要临床特点为中枢神经系统白质散在分布的多病灶与病程中呈现的缓解复发，症状和体征的空间多发性和病程的时间多发性。

579. 多发性硬化的流行病学有何特点？

多发性硬化的自然病程无明显规律性，平均病程为25～35年，好发于白种人，少发于黄种人，多为青中年起病，起病年龄多在20～40岁，10岁以下和50岁以上患者少见，女性多于男性，女性患病率是男性的2～3倍，这可能与女性职业、肥胖、避孕和分娩等因素有关。此外，多发性硬化的发病率和患病率呈全球性分布，预计全球目前有230万名患者，有明显的地理区域性变化，不同地区发病率不同，欧洲、北美人群中发病率较高，而在亚洲及非洲较少见。多发性硬化的发病率随着纬度的增加而增高，但也有例外。我国属于低发病区，高纬度地区较低纬度地区患病率高，在一些高纬度国家多发性硬化的患病率为1/400，移民可能改变患多发性硬化的危险性，儿童时期从高发病区移至低发病区的移民发病率明显降低。

580. 多发性硬化患者有何临床表现？

（1）肢体无力：是最多见的症状，大约一半的患者首发症状为单肢或多个肢体无力。下肢无力症状常先于且重于上肢，且下肢无力常与痉挛并存，产生痉挛性瘫痪。

（2）感觉异常：深浅感觉均可受累，浅感觉障碍表现为肢体、躯干或面部针刺麻木感，异常的肢体发冷、蚁走感、瘙痒感，以及尖锐、烧灼感；深感觉异常表现为被动屈颈可诱发Lhormitle征。

（3）共济失调：部分患者有不同程度的共济运动障碍，Charcot三主征（眼震、意向性震颤、吟诗样语言）常见于晚期患者。

（4）眼部症状：常表现为视力下降和复视，视力下降常由急性视神经炎或球后视神经炎引起，并可出现眼肌麻痹、眼球震颤等。

（5）发作性症状：包括发作性强直痉挛、感觉异常、构音障碍、共济失调、癫痫和疼痛不适等。

（6）精神症状：多表现为抑郁、易怒和脾气暴躁，部分患者可出现欣快感，也可以表现为淡漠、嗜睡、强哭强笑、反应迟钝、智力低下、重复语言、猜疑和被害妄想等。

（7）其他症状：如膀胱功能障碍，表现为尿频、尿急、尿潴留，性功能障碍也较常见。

581. 如何进行多发性硬化的临床分型？

（1）复发缓解型（RRMS）：多发性硬化最常见的类型，80%～85%患者最初表现为复发缓解型病程，以神经系统症状急性加重，伴完全或不完全缓解为特征。

（2）继发进展型（SPMS）：大约50%患者在发病约10年后，残疾持续进展，伴或不伴复发，不完全缓解。

（3）原发进展型（PPMS）：约占10%，发病时残疾持续进展，且持续至少1年，无复发。

（4）进展复发型（PRMS）：约占5%，发病时残疾持续进展，伴有复发或不完全缓解。

582. 如何进行多发性硬化的诊断？

（1）从病史和神经系统检查表明中枢神经系统白质内同时存在两处以上的病灶。

（2）起病年龄在10～50岁。

（3）有缓解与复发交替的病史，每次发作持续24小时以上；或呈缓慢进展方式而病程至少1年以上。

（4）排除其他病因。

如符合以上4项，可诊断为“临床确诊的多发性硬化”；如（1）、（2）中缺少一项，可诊断为“临床可能的多发性硬化”；如仅为一个发病部位，首次发作，诊断为“临床可疑的多发性硬化”。

目前国内外普遍采用的诊断标准有McDonald诊断标准（表5-5）和Poser诊断标准。

表5-5　McDonald（2017）诊断标准

发作次数	存在客观临床证据的病灶数量	诊断多发性硬化需要的额外数据
≥2次临床发作	≥2	无
≥2次临床发作	1（以及有明确证据的累及某一确切的解剖位置的既往发作史）	无
≥2次临床发作	1	由再一次累及另一CNS部位的临床发作或由MRI证明存在空间多发
1次临床发作	≥2	由再一次临床发作或由MRI证实存在时间多发；或存在脑脊液特异的寡克隆带
1次临床发作	1	由再一次累及另一CNS部位的临床发作或由MRI证明存在空间多发及由再一次临床发作或由MRI证实存在时间多发；或存在脑脊液特异的寡克隆带

583. 多发性硬化的鉴别诊断包括什么？

（1）非特异性炎症：急性播散性脑脊髓炎、视神经脊髓炎、白塞病、神经系统结节病。

（2）感染：包括HIV、结核、梅毒、Whipple综合征等，可结合病史、其他系统伴随表现、脑脊液实验室检验结果等进行鉴别。

（3）抗磷脂抗体综合征。

（4）血管病：系统性红斑狼疮血管炎、多发性腔隙性脑梗死、脊髓动静脉瘘和畸形，需通过活检、血管造影等进一步明确诊断。

（5）特发性主动脉炎：①累及中枢神经系统的其他系统性疾病，如桥本脑病、狼疮脑病等。②肿瘤相关疾病，如原发中枢神经系统淋巴瘤、副肿瘤综合征、大脑胶质瘤；此类疾病临床及影像表现可与多发性硬化相似，需通过肿瘤相关检查进一步鉴别。③代谢性/营养性疾病，如Wernike脑病、亚急性联合变性、脑白质营养不良。④线粒体病，如MELAS、Leigh病、Leber病；可通过线粒体基因检查进一步鉴别。⑤其他疾病，如脊髓小脑共济失调（spinoceiebellar ataxia，SCA）、CO中毒、可逆性脑病、颈椎病导致脊髓压迫症、热带痉挛性截瘫。

584. 多发性硬化患者主要有哪些功能障碍?

（1）颅神经功能障碍。

（2）运动功能障碍：如痉挛性瘫痪、小脑性共济失调、感觉性共济失调、痛性屈肌痉挛反应。

（3）感觉功能障碍：最常见的表现为麻刺感、麻木感，也可有束带感、烧灼感、寒冷感或痛性感觉异常。在病情早期即可较常出现疼痛症状，多见于背部、小腿部或上肢。

（4）疲劳：缺乏活力，精力不充沛，清晨醒来即感觉疲劳，可持续整天，有时傍晚可能好转；易疲劳，无论精神和体力均表现为精力不足；不可抗拒的睡眠，与发作性睡病类似。

（5）疼痛：神经性疼痛、感觉迟钝性疼痛、痉挛性疼痛、过劳相关骨骼-肌肉疼痛。

（6）其他：精神症状；少数患者发病开始即出现尿频、尿急、尿潴留或尿失禁等膀胱功能障碍；也可出现肠道的功能障碍，表现为便秘或大便失禁；男性常伴有性功能障碍，如勃起功能障碍或性欲低下。

585. 如何对多发性硬化进行康复评定?

（1）判定疾病的发作阶段。

（2）功能障碍的评定。

1）感觉功能评定：深感觉，如运动觉、位置觉；浅感觉，如冷热觉、触觉、针刺觉。

2）日常生活能力评定（ADL）：Barthel指数。

3）认知功能评定：MMSE。

4）平衡功能评定：Berg平衡量表。

5）运动功能评定：关节活动度、肌张力评定、肌力评定。

6）言语及吞咽功能评定。

7）心理功能。

（3）残疾分级评定：参照Hyllested的残疾分级（表5-6）。

表5-6 Hyllested的残疾分级

分级	特点
一级	各方面事情均能自主处理，日常活动无须他人照料，书写正常
二级	轻度病残，行走困难，户外活动需用手杖，户内活动无须他人帮助，双上肢运动轻度障碍，书写相对困难
三级	中度病残，行走困难，户外活动需用双拐或他人帮助，户内活动需扶靠家具，部分日常生活需要他人照顾
四级	重度病残，各种日常生活完全需要他人照顾
五级	完全病残，卧床不起，大小便失禁，生活完全处于监护状态下

586. 多发性硬化的康复目标是什么？

（1）最大限度地恢复功能障碍，防止并发症，提高患者的生活质量。对伴肢体运动障碍、言语障碍和吞咽困难的患者，应早期在康复医师指导下进行康复训练。通过康复训练预防认知功能障碍，促进言语交流和活动，改善运动功能。

（2）最大限度地恢复患者日常生活活动能力，并尽可能地使患者回归家庭、回归社会。康复治疗通过改善多发性硬化患者功能障碍和增强社会参与能力，提高其生活自理能力和生活质量，帮助患者早日回归社会。

（3）坚持“持续康复”的理念，降低多发性硬化的复发率。多发性硬化患者要加强自我管理，在生活中坚持饮食、康复训练与健康生活方式相结合。在住院康复训练后建议继续进行家庭康复训练，包括有氧训练、力量训练、关节运动训练、平衡功能和步行训练。

587. 多发性硬化的康复原则是什么？

多发性硬化的康复应早期开始，循序渐进，康复治疗策略要有针对性，治疗内容要有计划，治疗方式和强度要因人而异，根据疾病累及的部位和严重程度而定。

发作期康复训练原则：①在病情有所缓解时即开始康复训练。②早期以被动活动训练为主，保持各关节的正常活动范围。③原发疾病稳定后即可开始进行主动康复训练。④训练强度以患者略感疲劳为宜，避免因过度疲劳导致多发性硬化复发。⑤及早对患者进行健康宣教，使患者认识到康复训练的必要性。

缓解期康复训练原则：①应逐步增加康复训练的强度和时间，持续有规律的康复训练可以帮助患者恢复肌肉的张力，增加肌肉耐力和骨骼的强度。②注重提高患者的日常生活能力的训练，鼓励有能力的患者多参与家庭活动和必要的社会劳动。

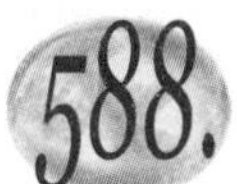

588. 多发性硬化的康复治疗时机是什么时间？

多发性硬化的发病年龄呈单峰分布，以20～40岁多见，30岁左右为高峰，约60%的多发性硬化患者在2周内达到疾病的最高峰，80%的患者在3周内达到高峰；而恢复开始于发病的第2～4周，一般严重的多发性硬化患者需要3～6周的住院治疗和3～4个月以家庭或社区为基础的康复治疗。患者在患病最初3个月内运动功能恢复最快，3～6个月时其肢体肌力增加变得缓慢，但患病12个月后患者的肌力仍有进步，故建议患者至少应进行12个月的综合康复治疗及管理。多发性硬化患者经过多学科的综合康复治疗，约半数在发病10年后仅遗留轻度或中度功能障碍，病后存活期可达20～30年。影响康复治疗效果的因素包括锥体束征、自主神经功能异常、脑干功能障碍、四肢瘫及伴有其他自身免疫病。多发性硬化治疗过程中应密切观察影响患者治疗效果的因素，以便更好地判断病情及预后。

589. 多发性硬化患者康复治疗的意义是什么？

康复治疗对多发性硬化患者至关重要，通过持续的康复训练，如有氧训练、关节活动度训练、平衡训练、步行训练等，有助于减少残疾，改善患者功能障碍，提高日常生活活动能力，减少复发，延缓残疾累积，提高患者生活质量。康复治疗通过改善多发性硬化患者的功能障碍，提高了生活自理能力和生活质量，增强患者社会参与能力。对有运动障碍、言语障碍和吞咽困难等问题的患者，通过在疾病早期进行适当的康复锻炼，有助于促进运动功能的改善，促进言语和吞咽功能恢复，增强语言交流能力，提高日常生活活动能力。轻中度多发性硬化患者通过康复治疗，加强自我管理，与健康生活方式相结合，有助于改善功能障碍，促进疾病的稳定与好转，延缓病情进展，提高患者生活质量。

590. 多发性硬化的康复治疗方法包括什么？

（1）物理疗法：包括物理因子治疗和运动治疗。

（2）作业疗法：以日常生活活动训练为基础，主要是提高患者的独立生活能力。治疗过程中应调动患者的积极性，争取让患者主动参与。

（3）言语和吞咽治疗：主要针对构音障碍和吞咽困难，短期的吞咽困难可以采用鼻饲的方法，长期的吞咽困难在国外多采用经皮内镜胃管置入术。言语治疗主要是尽可能地提高和维持患者的言语清晰度，恢复不理想者应选择非口语语言的交流方式。

（4）康复辅具：对于运动功能较差的患者，可以根据患者自身的具体情况，使用一些康复辅具，如足托、踝足矫形器、膝踝足矫形器、拐杖、轮椅等。

（5）药物治疗：在急性发作时首先选用大剂量甲泼尼龙冲击治疗，可抑制炎症、促进急性发病患者的神经功能恢复，缩短病程。对激素治疗无效的患者，可选择静脉注射大剂量甲泼尼龙或血浆置换。在缓解期可以使用免疫抑制剂、转移因子及丙种球蛋白、干扰素等。

591. 如何进行多发性硬化运动障碍的康复？

肢体无力是导致多发性硬化患者功能障碍的直接原因，是多发性硬化患者最常见的症状之一，主要表现为步行困难，常由疲劳、痉挛、疼痛、共济失调等因素共同引起。促进患者的四肢肌力恢复对运动功能的恢复十分重要，有助于提高患者的生活质量。在疾病早期，患者仅有轻度的肌力下降，此时应鼓励患者进行运动训练，提高代谢能力，并监测患者的锻炼项目和强度。运动量的建议应基于患者具体的身体状况。疾病进展后，锻炼必须根据患者的无力、痉挛、共济失调状况和有氧代谢能力来调整治疗方案。训练目的以改善心肺功能，增加活动量，减轻疲劳为主，可以建议患者反复进行单个运动、被动牵拉、练习日常生活所需要的能力等来增加灵活性和协调性，坚持“持续康复”理念。

592. 如何进行多发性硬化认知障碍的康复？

多发性硬化患者常伴有认知功能障碍，多表现为注意力、抽象力、短时记忆和空间技能等方面的障碍，其中，记忆力受累是最常见的症状，症状严重者，常表现为近事遗忘。在疾病早期，轻度认知障碍常容易被医师和患者所忽视。因此，对于早期多发性硬化患者，康复医生应使用认知障碍筛查、简易精神状态量表、神经心理学评估量表评估患者的认知情况。通过认知训练和药物治疗可较好地改善认知。目前对于轻、中度认知障碍患者，基于计算机技术的认知训练可较好地改善记忆力和注意力。而对于较严重的认知障碍患者，可以通过补偿（恰当的时间管理、规律睡眠等）或代替的治疗策略。认知障碍时，使用认知辅助设备也是很好的补偿手段。在药物方面可适当使用胆碱酯酶抑制剂多奈哌齐。

593. 如何进行多发性硬化疲劳的康复？

疲劳是多发性硬化患者的常见症状，临床表现为类流感样症状，并伴发视力、言语、移动、共济和感觉异常，在受热、紧张及活动时加重。其原因可能是抑郁、发热、疼痛、感染、睡眠剥夺和压力等。

疲劳管理首先应去除诱因，其次可以增加白天的睡眠时间和频率，保证充足的睡眠以减少白天的疲劳。疲劳管理主要包括药物和康复治疗，酌情使用一些药物如金刚烷胺、匹莫林、莫达非尼和4-氨基吡啶。此外，最常用的疲劳治疗手段-冷疗也可以有效地缓解疲劳，特别是针对“流感”样症状患者，其方法包括冷水浴、穿较轻的特制冷衣服等，在冷疗的基础上结合瑜伽和放松治疗可以明显缓解患者的疲劳感觉。认知行为训练也是改善疲劳的重要手段，可以帮助患者重新安排每天的训练项目和强度，包括休息和娱乐。

594. 多发性硬化患者的饮食管理包括什么？

多发性硬化患者的消化功能较差，加上治疗药物有胃肠道不良反应，因此建议患者饮食应选择瘦肉、鱼类、新鲜蔬菜、低脂乳品等食物，食用高蛋白、低脂、低糖、富含维生素且易消化、易吸收的清淡食物，营养均衡，避免进食辛辣刺激食物，防止诱发或加重消化性溃疡，并保持足够的水分摄入（约2500ml/d），避免加工类食品，烹饪方式尽量选择蒸或水煮，减少油脂与脂肪的摄入。饮食中还应保证一定的维生素摄入，这有利于激发便意和排便反射，预防便秘或减轻便秘的症状，同时患者和家属可以按照顺时针的方向即肠道蠕动方向按摩腹部，养成定时排便的习惯从而防止便秘。对于吞咽困难的患者，应给予软食或糊状食物，必要时留置胃管，给予鼻饲饮食，预防误吸或窒息。

595. 如何进行多发性硬化的康复护理？

（1）给予患者精神支持和生活照料，避免患者产生恐慌、焦虑等心理。

（2）保持活动范围内灯光明暗适宜，灯光过强会对患者眼部造成刺激，过弱会对视力障碍患者不利。

（3）多发性硬化患者存在平衡功能障碍，易跌倒，因此，活动时应注意防范跌倒受伤，活动范围内不留障碍物，地面保持平整干燥。

（4）肌张力高者避免进行抗阻训练，以免诱发痉挛加重。

（5）对于有疲劳症状的患者应保证充足的睡眠，必要时进行药物治疗。

（6）急性期卧床休息要注意保持舒适的体位，定时翻身，防止局部长时间受压。对于感觉障碍的患者应注意防止感觉障碍区域皮肤压疮的形成。

（7）对排尿功能障碍的患者进行间歇导尿。

（8）有心肺功能障碍者，训练时应监测心肺情况，保证治疗的安全性和有效性。

596. 如何进行多发性硬化的健康宣教？

（1）帮助患者了解疾病，预防再复发。精神紧张是多发性硬化的诱因之一。要积极预防，避免过度疲劳和精神紧张，保持情绪稳定，培养良好的心理素质。对于工作生活压力大，处于紧张状态的患者，要学会调节自身心理活动，调整工作和生活方式，可以通过听音乐、散步等缓解紧张情绪。

（2）坚持适当的体育锻炼，调整作息时间，根据自身实际情况调整每日活动量和活动范围，提高身体抗病能力。

（3）在日常生活中，避免感冒、发热、感染、外伤、拔牙、妊娠、分娩、寒冷刺激、药物过敏等诱因或引起复发的因素，保持安静、舒适的生活环境。

（4）家属应给予患者心理、精神上的支持和生活上的照料，提高患者的生活质量，协助患者回归社会群体。

（5）多吃清淡食物，保持营养均衡，保证每日充足的水分摄入。

597. 多发性硬化的康复结局是什么？

（1）多发性硬化的临床分型不同，病程差异较大，预后有所不同。复发缓解型多发性硬化对治疗敏感，经数周至数月治疗后功能障碍大多可完全恢复，两次复发期间病情稳定。继发进展型患者治疗效果不佳，伴或不伴有急性复发。原发进展型患者无急性发作。

（2）急性发作后，患者至少可部分恢复，但复发的频率和严重程度难以预测。

（3）一般情况下，患者为女性，且40岁以前发病，单病灶起病，临床表现为视觉或感觉障碍，最初2～5年低复发率的患者预后较好，当患者出现锥体系或小脑功能障碍时，预后较差。

（4）尽管最终可能导致某种程度功能障碍，但大多数多发性硬化患者预后较为乐观，约半数患者发病后10年只遗留轻度或中度功能障碍，病后可生存长达20～30年，但少数可于数年内死亡。

（五）帕金森病康复

598. 帕金森病常见的运动症状有哪些？

帕金森病（Parkinson’s disease，PD）运动症状包括3个核心特征，运动迟缓、静止性震颤和肌强直。运动迟缓可表现为多种动作缓慢，随意运动减少，运动时间延长或无法完成预期动作，如翻身、起床等；面部运动迟缓可表现为面具脸、瞬目减少；口、舌、咽、腭肌运动迟缓造成讲话缓慢、语调变低，严重时吐字不清、发音单调，可伴流涎和吞咽困难。静止性震颤在安静或休息时出现，随意运动时减轻或停止，紧张时加剧，睡眠时消失；震颤常于单侧肢体远端起病，逐渐发展到同侧下肢与对侧上、下肢体。手部震颤表现为拇指与示指间“搓丸样”动作，足部震颤为节律性交替性屈伸。肌强直的特点是伸肌和屈肌张力同时增高，呈铅管样强直，合并震颤时则呈齿轮样强直。上肢及手部肌强直可造成精细动作困难，如书写困难、小写征、腕关节伸直呈“路标现象”；颈部及躯干肌强直造成转头与转身困难。另外，PD运动症状还包括姿势异常和步态障碍，表现为站立时头颈与躯干前倾，膝关节微屈；行走时上肢摆臂动作减少、下肢拖曳。病情加重可表现为双上肢连带动作消失，双足廓清不充分，步幅变小，甚至出现迈步困难、双脚像被粘在地上一样的冻结步态或以极小的步伐前冲、越走越快的慌张步态。

599. 帕金森病常见的非运动症状有哪些？

PD非运动症状主要分为4类，神经精神障碍、睡眠障碍、感觉障碍和自主神经功能障碍。神经精神障碍可表现为抑郁、焦虑、淡漠、幻觉、妄想、谵妄、认知功能障碍、惊恐发作。睡眠障碍可表现为快速眼动睡眠行为障碍、白天过度嗜睡、不宁腿综合征、周期性腿动、失眠、睡眠呼吸障碍、非快速眼动异态睡眠、嗜睡症型“睡眠发作”。感觉障碍可表现为疼痛、嗅觉减退、功能性嗅觉缺失、视觉障碍。自主神经功能障碍可表现为便秘、尿频、尿急、夜尿增多、性功能障碍、出汗异常、体位性低血压、流涎。另外，还可有一些其他的非运动症状，如疲劳、吞咽困难、味觉丧失、恶心、呕吐、反流、大便失禁、体重减轻、体重增加等。有些非运动症状主要在PD早期，甚至是运动前期出现的，包括嗅觉减退、快速眼动睡眠行为障碍、便秘和抑郁。另外，日间过度嗜睡、疲劳、疼痛、勃起功能障碍也可出现在运动前期。有些症状是在疾病整个时期都存在的，如便秘、疼痛、疲劳等，还有一些则是在疾病晚期出现，如认知功能障碍、淡漠、体位性低血压等。

600. 帕金森病的治疗原则是什么?

（1）坚持综合治疗：应对PD的运动症状和非运动症状采取全面综合治疗。

（2）强调多学科治疗模式：药物治疗仍为首选，并结合手术、运动与康复、心理干预等多种治疗手段；同时，提倡在临床条件允许的情况下，组建神经内科、功能神经外科、神经心理、康复乃至社区全科医生等多学科的医生团队。

（3）全程管理：目前PD治疗仍以改善症状为主，不能阻止病情的发展，治疗不仅应立足当前，而且需长期管理，以达到长期获益。

601. 帕金森病疼痛治疗的措施是什么?

疼痛在晚期PD患者中比较常见，可能由PD引起，也可能是伴随的其他共病，如骨关节病变等所致，如果抗PD药物治疗“开期”疼痛减轻或消失，“关期”复现，则提示由PD所致，可以调整药物治疗以延长“开期”。反之，则由其他疾病或原因引起，可以选择相应的治疗措施，包括物理治疗或镇痛药，如非阿片类（多乙酰氨基酚和非甾体抗炎药）和阿片类镇痛药（羟考酮）、抗惊厥药（普瑞巴林和加巴喷丁）和抗抑郁药（度洛西汀）。通常采用非阿片类和阿片类镇痛药治疗肌肉骨骼疼痛，抗惊厥药和抗抑郁药治疗神经痛。

602. 如何治疗帕金森病患者合并的体位性低血压?

PD患者常常合并体位性低血压，多表现为站起时出现乏力、头晕、视物模糊、恶心、呕吐，甚至晕厥等症状，卧位时可部分缓解，有时还表现为餐后低血压。体位性低血压可能与严重的运动障碍、抑郁、认知障碍、精神并发症、夜间睡眠障碍和白天嗜睡相关。治疗包括非药物和药物治疗两方面。非药物治疗建议：头高位睡眠，不要平躺；不要快速地从卧位或坐位起立；避免加重因素，如饮食过量、饮酒、高温、药物（利尿药及其他可导致体位性低血压的降压药、左旋多巴、多巴胺受体激动剂）、增加胸腔内压的活动（便秘、咳嗽）；增加水和盐的摄入；穿弹力袜；避免快速转换体位等。药物治疗建议：欧洲神经科学协会联盟和国际运动障碍学会推荐兴奋外周α肾上腺素受体的盐酸米多君；氟氢可的松可能有效，但须注意不良反应；去甲肾上腺素前体屈昔多巴；选择性外周多巴胺受体拮抗剂多潘立酮等也可以试用。

603. 基于ICF的帕金森病康复流程是什么?

在ICF框架下，对PD患者进行功能障碍分析、评定和康复。ICF分类系统将功能状况分为三个维度，即身体功能与结构、个体完成任务或动作的能力，以及参与家庭及社会活动的能力。在ICF中，功能障碍和疾病被认为是健康状况和环境因素相互作用的结果，继而导致活动功能受限或参与局限。例如，疾病和功能障碍严重程度相同的PD患者，在标准环境下（如检查室内）具有相同的功能，但由于个人因素（如担心跌倒等）或环境因素（如通道狭窄等）的影响，在自然环境中的表现能力可能会显著不同。PD患者的运动症状和非运动症状造成一系列不同严重程度的功能障碍。康复治疗主要针对患者的功能障碍，因此应对患者的功能障碍进行全面评定，目的是确定患者各种功能障碍的类型、严重程度和原因，以便制定客观和个体化的康复目标及计划，进行针对性精准康复治疗。具体流程见图5-1。

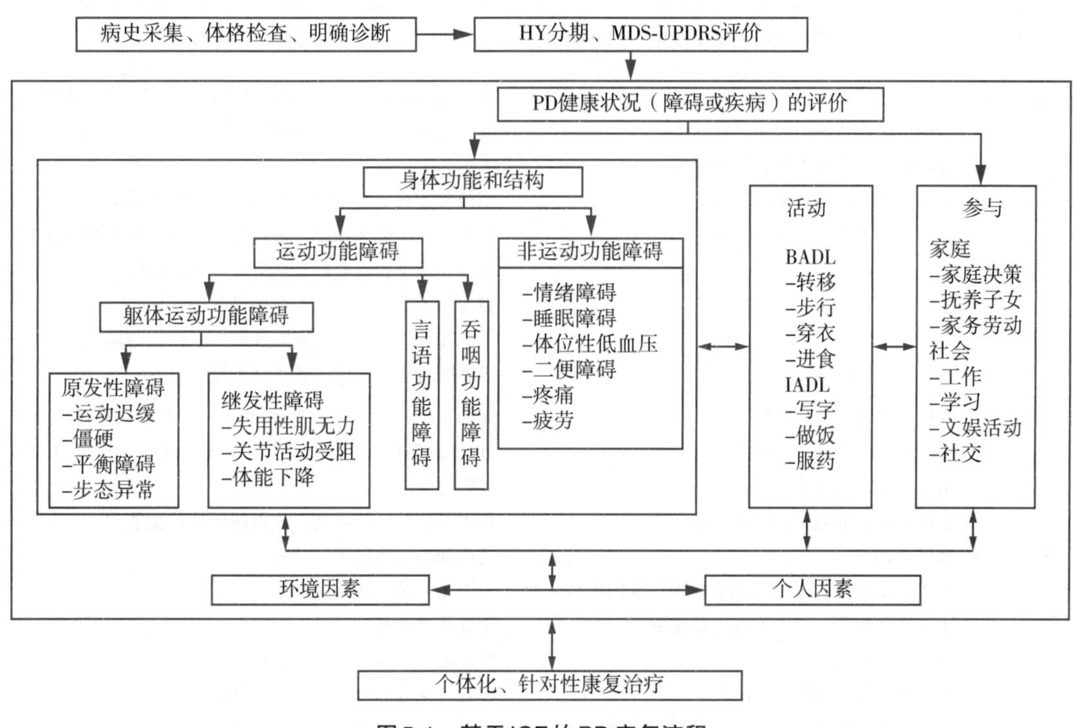

图5-1　基于ICF的PD康复流程

604. 帕金森病运动功能的常用评定工具及具体评定内容是什么？

国际运动障碍学会新版帕金森病综合评价量表（movement disorder society-united Parkinson’s disease rate scale，MDS-UPDRS）是目前评估PD运动功能的常用工具。评定内容包括四大部分：第一部分评价日常生活中的非运动症状，第二部分评价日常生活中的运动症状，第三部分评价运动功能检查，第四部分评价运动并发症。其中第三部分用于评定PD运动功能，具体评定内容包括言语、面部表情、僵直、对指试验、手部运动（握拳试验）、手部旋前旋后（轮替试验）、足趾拍地运动、腿部灵活性、从椅子上站起来（站立平衡试验）、步态、冻结步态、姿势的稳定性、姿势、全身自发性的运动（身体动作迟缓）、手部的姿势性震颤、手部的动作性震颤、静止性震颤的幅度（包括肢体及嘴唇/下颌）、静止性震颤的持续性，最后记录异动症对该部分评分的影响。

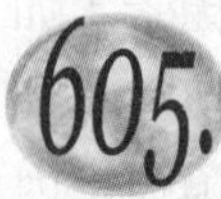

605. 帕金森病不同临床分期的功能障碍表现及康复干预策略是什么？

不同分期PD患者的功能障碍表现和程度不同，康复策略也不尽相同，具体见表5-7。

表5-7　不同分期PD患者的康复干预策略

分期	常见残损及活动受限	康复干预策略
早期/轻度	可独立，仅很少/最小程度的残损和活动受限 出现运动症状但不影响日常活动 运动症状通常为震颤，见于单侧躯体 姿势、步行能力或面部表情的明显改变 PD药物可有效改善运动症状	规律运动以改善或维持运动能力及生活质量（肌肉力量、柔韧性、关节活动度、平衡功能、移行能力、身体耐力） 积极参加社区类活动以改善或维持社交能力 对患者、家庭和照护者进行疾病康复锻炼的健康宣教 评估确定是否需要配备适应性或辅助设施 确定是否需要家庭或工作环境改造 早期转诊，为患者、家庭和照护者提供心理支持 必要时转诊给其他专业医疗人员
中期/中度	残损数量和严重程度增加 小度到中度的活动受限，参与局限 出现双侧运动症状 躯体运动更加迟缓，僵硬加重 辅助下ADL 平衡、姿势稳定困难，躯干前倾；跌倒次数增加 步态异常明显，可能出现冻结现象 辅助下可移动 PD药物可能出现开关效应 PD药物可能引起副作用，包括运动障碍	规律运动以改善或维持运动能力及生活质量（肌肉力量、柔韧性、关节活动度、平衡功能、移行能力、身体耐力） 积极参加社区类活动以改善或维持社交能力 使用辅助设施以维持功能 使用轮椅进行社会活动 家庭环境改造 作业治疗以帮助维持功能独立性 患者、家庭和照护者的教育和训练 患者、家庭和照护者的心理支持 必要时转诊给其他专业医疗人员
晚期/重度	残损数量增加并伴严重程度增加 严重的活动受限，日常活动大部分依赖 步行困难严重，大部分时间在轮椅或床上 所有日常生活活动均需要辅助 严重参与局限：不能独立生活 通常需要全程辅助或被安置在长期照护机构 社交受限 认知问题可能比较突出	最大限度保持直立姿势，减少卧床时间 最大限度参与日常生活活动 预防挛缩、压疮、肺炎等并发症 家庭或照护者的教育和训练：安全教育、转移、定位、翻身、皮肤护理 防压疮设施 医疗床、轮椅、机械升降装置 患者、家庭和照护者的心理支持 必要时转诊给其他专业医疗人员

帕金森病康复治疗的原则是什么？

康复治疗应因人而异，根据PD患者疾病严重程度及存在的各种功能障碍类型和程度，制定个体化康复目标和针对性康复治疗措施。对于早期患者，以自我管理和促进积极主动的生活方式为主，鼓励参加体育运动，如健走、太极拳、瑜伽和舞蹈等，适度进行有氧训练、抗阻训练及双重任务训练，改善体能，减少白天静坐，推迟活动受限的发生。对于中期患者，以进行主动功能训练、维持或提高活动能力、预防跌倒为主，尤其是平衡、步态和上肢功能活动训练；可采用心理提示、外部提示和认知运动策略。对于晚期患者，以维持心肺等重要器官功能为主，同时避免压疮、关节挛缩和静脉血栓等并发症，及时进行床上或轮椅上的体位变换，以及辅助下的主动运动训练。另外，还应早期开始康复治疗以避免各种继发的功能障碍。

帕金森病常见异常步态的康复训练方法是什么？

冻结步态和慌张步态是PD最常见的异常步态，具体训练方法如下。

（1）冻结步态：在开始走路前练习原地高抬腿踏步，决定先迈出哪只脚，通过喊口令促使迈出第一步；增加听觉刺激，一边喊口令，一边步行；增加视觉刺激，一边注视放在对面的目标物品，一边步行或在激光笔引导下步行。

（2）慌张步态：针对步幅小的情况，可练习大幅摇摆上肢，增大步幅行走；也可在地板上画两条竖线，竖线之间分开20cm左右，再在竖线上画横线，每条横线之间间隔60～80cm，两条竖线上的横线间隔排开，让患者双足踩在两竖线的横线标记上迈步行进；练习跨越障碍物行走，在前面设置8～10个5～7cm高的障碍物，让患者行走时跨越，避免小碎步；练习在狭窄和不平的路面上行走。针对步行中越走越快的情况，可提醒患者步行时双眼直视前方，保持身体直立及双下肢均衡负重，避免躯干前倾；起步时足尖尽量抬高，落地时先足跟着地再足尖着地，跨步要尽量慢而大；治疗师与患者相对站立，二者同时双手持木棍的两端，在行走时，治疗师指引患者双上肢交替摆动，并且在这种相对行走中，按治疗师的指令练习听号令急停、改变步行方向或转弯。

608. 帕金森病姿势平衡障碍的治疗措施有哪些？

PD姿势训练的重点为矫正躯干屈曲姿势，如借助姿势镜进行抗重力伸展训练。平衡训练包括坐位和立位下三级平衡训练，可通过重心的高低、支撑面的大小，以及睁眼、闭眼等调整训练难度；也可以借助平衡板、平衡垫和平衡仪进行训练。动态平衡训练方法包括一侧下肢支撑，另一侧下肢做前后或左右向跨步练习；单脚侧向踏板运动，站稳后患者抬单脚放于侧面约10cm的木板上；正向踏板运动，站稳后抬单脚放于面前约10cm的木板上，逐渐增加木板高度以增加训练难度；转身练习；蹲下或踏一步去拿物品，逐步增加物品重量以增加训练难度。

609. 帕金森病言语功能训练的重点和方法是什么？

PD言语功能训练的重点是针对言语产出的呼吸系统（腹式和胸式呼吸）、发声系统（声带和喉）和调音系统（唇、舌、齿、下颌和软腭等）进行训练，改善音强、音调和音质，以改善言语清晰度。训练方法包括以下3种。①呼吸训练：以此来增强腹式呼吸（膈肌）及胸式呼吸（肋间肌）的活动范围等，可反复进行深呼吸训练，以增大胸廓扩展度；通过增加肺活量提高音量；通过延长呼气时间增加言语长度等。②发声训练：励－协夫曼言语治疗（Lee Silverman voice treatment，LSVT）被认为是针对PD特异且有效的治疗技术。通过对声带和喉部的控制训练，以及延长元音最大持续发声时间训练，改善音强、音调和音质。③调音训练：重点进行口颜面肌肉（如唇、舌）等调音器官的运动训练，以改善僵硬程度，增加活动度、运动协调性和发音清晰度。

610. 帕金森病目前常用的神经调控治疗技术有哪些？

①脑深部电刺激（deep brain stimulation，DBS）是目前PD神经调控治疗的主要手段，可改善PD运动症状、部分非运动症状及运动并发症，需要选择适应证及治疗靶点。②无创性神经调控技术主要包括重复经颅磁刺激（repeated transcranial magnetic stimulation，rTMS）和经颅直流电刺激（transcranial direct current stimulation，tDCS），可改善运动迟缓和冻结步态，改善异动症，改善言语清晰度；改善工作记忆和执行功能等认知障碍；缓解抑郁等情绪障碍、疼痛、失眠等。③生物反馈训练：包括肌电、呼吸、皮阻、心率变异性等多项生理指标的生物反馈训练，可改善肌肉僵硬、失眠、情绪障碍等；盆底肌生物反馈训练可改善二便障碍和性功能。

（六）运动神经元病康复

611. 常见的运动神经元病分型及临床特征是怎样的？

（1）上运动神经元疾患

1）遗传性痉挛性截瘫：是一组以下肢痉挛和腱反射亢进为特征的遗传性、异质性疾病。单纯型临床表现为慢性进展的下肢肌张力高、痉挛、步态异常、腱反射亢进和病理征阳性，30%患者的起病可以不对称，多数有家族史。复杂型则是在单纯型基础上伴随有高足弓、深感觉障碍、括约肌功能障碍、上肢轻度辨距不良、认知功能损害等。

2）Ⅰ型人类T淋巴增殖性病毒相关性脊髓病：在日本和加勒比海地区有报道Ⅰ型人类T淋巴增殖性病毒可以引起相关的脊髓病。多为30岁后隐匿起病的脊髓损害，除痉挛性截瘫外，还有感觉异常、痛性感觉异常、痛性感觉神经病、排尿功能异常等，单客观感觉检查多无异常。

3）肾上腺脊髓神经病：是肾上腺脑白质营养不良的成人变异型。表现为20岁后起病的、缓慢进展的痉挛性截瘫，可有轻度感觉障碍、膀胱括约肌功能损害或周围神经病变。在起病同时或之前，多有肾上腺功能减退表现。

（2）下运动神经元疾患

1）运动神经元生存基因（survival motor neuron gene，SMN）连锁的脊髓肌萎缩症：是一组以脊髓前角运动细胞进行性脱失为特征的常染色体隐性遗传的神经系统退行性疾病。按照起病年龄和重要的运动功能标志，将之分为6型，起病年龄和差异很大，严重程度与起病年龄密切相关，对称和近端为主的下运动单位损害是基本特征，通常没有感觉异常。

2）良性局灶性肌萎缩：早期报道为青少年起病的单上肢远端肌萎缩，亚洲人多见，称为平山病。青少年或成年早期隐匿起病，男性多见，多累及手和前臂，肌无力和肌萎缩。特征是局限于几个肌节（C_7 ～ T_1 多见），肱桡肌不受累。

3）远端型脊髓肌萎缩：是一组异质性的下运动单位损害疾患，起病年龄多变（5 ～ 70岁），典型者以下肢远端的肌肉无力和萎缩起病，逐渐发展至上肢远端，部分累及近端，无延髓症状和体征，也无上运动单位损害的体征。

4）肯尼迪病：为罕见的X-连锁脊髓延髓肌萎缩，仅累及成年男性，20 ～ 50岁起病，起病多为女性化乳房及非特异性的早衰、痛性痉挛或肌痛，之后是下肢近端开始的肌无力、肌萎缩，面肌为主的束颤，再累及上肢和延髓。

（3）上下运动神经元疾患：肌萎缩侧索硬化（amyotrophic lateral sclerosis，ALS）是一组临床表现多样、进行性的皮质脊髓束、脑干和脊髓前角运动神经元变性为特征的综合征。临床所称的运动神经元病（MND）通常指该型。

612. 肌萎缩侧索硬化的病因及发病机制是什么?

肌萎缩侧索硬化（ALS）的病因和发病机制目前尚未明确，目前有多种假说，包括遗传机制、氧化应激、兴奋性毒性、神经营养障碍、自身免疫机制、病毒感染及环境因素等。目前已知可能有关联的因素主要有以下几点。

（1）感染和免疫：有学者认为ALS发病与朊病毒、人类免疫病毒有关。

（2）金属元素：有学者发现ALS的患者有铝接触史，并发现患者血浆和CSF中的铝含量增高。Canaradi认为铝的逆行性轴索流动可引起前角细胞中毒，导致ALS。

（3）遗传因素：本病多为散发，5% ～ 10%的患者有家族史，遗传方式主要为常染色体显性遗传。常见的致病基因是铜（锌）超氧化物歧化酶（SOD-1）基因，约20%的家族性ALS和2%的散发性ALS与该基因有关。

（4）营养障碍：Poloni等发现ALS患者血浆中维生素 B_1 及单磷酸维生素 B_1 均减少。

（5）神经递质：ALS患者CSF中抑制性神经递质GABA水平较对照组明显减低，而去甲肾上腺较对照组为高，病情越重，这种变化越明显。近年来的研究认为兴奋性氨基酸的神经细胞毒性作用在ALS发病中起着重要作用。

613. 肌萎缩侧索硬化的临床表现是怎样的?

人群的发病率为1.5/10万～2.5/10万人/年，50～70岁是发病高峰年龄段。典型表现为隐匿起病的上下运动神经元损害症状和体征，如逐渐出现的肢体肌肉萎缩和无力，吞咽、言语、呼吸困难，部分患者以肉跳（束颤）、痛性痉挛、发僵等为最早症状。少数患者可伴有感觉障碍、认知症状、尿频、尿急、锥体外系等表现。延髓症状起病者，流涎、构音及言语损害，易有强哭、强笑等延髓麻痹症状，较早出现营养障碍和呼吸衰竭。

病变进展具有一定规律，上肢起病者，首先波及对侧上肢，再累及同侧下肢，最后波及延髓；下肢起病者，类似于上肢起病者，先累及对侧下肢，最后波及延髓。延髓起病者，先波及上肢远端，再累及胸段，最后影响下肢。

神经系统检查可见肢体肌萎缩、广泛的肌肉束颤、肌力减退；累及上运动单位时出现肌张力高、腱反射亢进、病理征阳性等；累及延髓时有舌肌萎缩、舌运动缓慢、面瘫、构音障碍、吞咽障碍。眼球运动基本正常，深浅感觉可在后期有轻度损害，括约肌功能基本正常或仅于晚期有尿频、尿急现象，内分泌及心血管自主神经功能正常。

614. 肌萎缩侧索硬化的临床亚型有哪些?

经典型肌萎缩侧索硬化（ALS），为最多见的类型。发病年龄多在30～60岁，多数于45岁以上发病，男性多于女性。呈典型的上下运动神经元同时损害的临床特征。常见首发症状为一侧或双侧手指活动笨拙、无力，随后出现手部小肌肉萎缩，以大小鱼际肌、骨间肌、蚓状肌为明显，逐渐延及前臂、上臂和肩胛带肌群。随着病情的延长，肌无力和萎缩扩展至躯干和颈部，最后累及面肌和咽喉肌。受累部位常有明显肌束颤动，双上肢肌萎缩、肌张力不高，但腱反射亢进，Hoffmann征阳性；双下肢痉挛性瘫痪，肌萎缩和肌束颤动较轻，肌张力高，腱反射亢进，病理征阳性。患者一般无客观的感觉障碍，括约肌功能常保持良好。延髓麻痹一般发生在本病的晚期，少数病例可为首发症状。

进行性肌萎缩（PMA）：占ALS的5%～10%，多以肢体远端局灶性不对称的下运动神经元损害起病，逐渐向临近部位扩张，再出现延髓麻痹表现，到后期85%的患者有上运动神经元损害表现，呈典型的ALS。

进行性延髓麻痹（PBP）：以构音障碍起病，很快出现吞咽困难和言语含糊，老年女性相对多见，数月或者数年后出现肢体受累表现，生存期短，通常2～3年。

原发性侧索硬化：很罕见，占ALS患者的3%，需排除其他可能病因的进行性上运动神经元疾患。通常40～50岁后起病，表现为缓慢进展的四肢痉挛性瘫痪、假性延髓麻痹、上肢不灵便和步态异常突出。临床上，若出现上运动神经元损害症状后4年内没有下运动神经元损害表现，才可以诊断，否则难以与以上运动神经元损害起病的ALS鉴别。

615. 运动神经元病引起的运动功能障碍是怎样的?

运动神经元病（motor neuron disease，MND）患者的运动障碍主要表现为四肢的肌无力、肌肉萎缩，广泛的肌束颤动、肌肉痉挛及运动协调。75% ～ 80% 的MND患者以肢体症状首发起病，疾病初期，患者仅有单个肢体或肌群的肌萎缩肌无力，症状尚轻，此时患者的运动、日常生活能力尚不受限或轻度受限，随着疾病进展，患者肌萎缩及肌无力症状逐渐进展为多个肢体或肌群，此时患者开始出现行走困难、日常生活能力中重度受限症状，到了疾病后期，患者肌萎缩及肌无力极度严重，已丧失行动能力，大多卧床，日常生活能力完全依赖他人，严重限制了患者的社会参与，降低了患者的生活质量。

616. 运动神经元病引起的言语障碍是怎样的?

MND因累及上、下运动神经元，当延髓受累时，患者舌、咽等肌肉更容易出现运动异常，进而引起构音障碍。几乎所有的MND患者疾病进展时都会出现运动性构音障碍，早期症状可有语速下降、发音异常或者构音不准；MND进展后，构音障碍严重，语言相关肌肉出现严重的力弱，发音明显受到影响。疾病进展后，85% ～ 90% 的患者语音清晰度损害，严重影响到日常交流。

617. 运动神经元病引起的吞咽功能障碍是怎样的?

吞咽由口服预备期、口腔期、咽期和食管期4个阶段组成，任何阶段的功能障碍都会导致吞咽问题。而MND所致吞咽障碍是混合型吞咽困难，涉及中枢运动神经元（假性延髓性麻痹）及脑干运动核中的第二级运动神经元（延髓麻痹）病变，与舌咽、迷走、舌下神经运动核及兴奋性、抑制性皮质延髓锥体纤维的进行性退化有关，出现所支配肌肉的协调不能、无力及萎缩，主要影响吞咽功能的口咽期。常见机制：①舌肌无力，导致食团形成、食团大小控制和推进困难。②腭肌无力，软腭升高不全或腭咽闭合不全导致鼻腔反流。③吞咽反射延迟（＜1秒正常），舌肌无力、软腭上抬不充分或吞咽时闭合不全，导致食团过早推至上食管括约肌开口而溢至气道，发生误吸。④咽食管动力学及上食管括约肌松弛障碍，导致吞咽次数增多。⑤吞咽和呼吸动作协调紊乱，吸气相无法吞咽，随着用力肺活量的减少，吸气相时吞咽时间延长。

618. 运动神经元病引起的认知功能障碍是怎样的?

有很大部分患者具有额颞叶功能障碍，包括MND合并额颞叶痴呆和MND合并轻度认知及行为障碍。临床表现为以下几点。

（1）执行功能和社会认知：执行功能障碍和社会认知障碍是MND认知功能障碍的特征，

高达50%的MND患者发生执行功能障碍。MND患者在识别失礼、识别情绪和决策方面显著受损，同时患者在转换、推理、协调规则和认知灵活性方面有困难，MND患者在特定心理理论的测试中也有困难，表现为难以推测出另一个人的想法或信念，1/3的患者检测到失言识别受损。

（2）语言障碍：35%～40%的非痴呆MND患者表现出语言障碍。MND患者只有动作动词显著受损，认知动词、具体名词和抽象名词受影响较少，动词缺陷通常与背外侧前额叶皮质和运动皮质萎缩有关。高达36%的非痴呆MND患者发生语义障碍，与右前颞叶萎缩有关。语法理解障碍也是MND语言障碍中的一个突出特征，语法理解障碍与左侧岛叶周围萎缩相关。

（3）记忆：23%的非痴呆MND患者记忆受损，这种损害与海马萎缩相关。延迟记忆主要依赖于内侧颞叶的完整，而MND患者的记忆损伤与海马、内侧颞叶萎缩有关。

（4）行为改变和神经精神症状：情感淡漠是MND中最常见的行为症状，可见于高达60%的患者，MND患者的行为改变还包括易怒、去抑制、丧失同情、自我中心行为、刻板行为，以及饮食习惯的改变。

619. 运动神经元病引起的心理障碍是怎样的?

MND患者多于3～5年内死亡，患者常常出现社交退缩，社会兴趣下降等现象，表现为焦虑、抑郁、激惹或者无望等精神症状，易产生沮丧、自卑、孤独等心理问题。目前尚无有效治疗方法。患者因活动能力丧失、治疗效果不确定，致使患者社会支持评分较低、社会支持度差。疾病的应激可转换为情绪反应，较好的社会支持可显著降低慢性疾病患者心理压力。而MND患者焦虑、抑郁状况较为严重，需要更好的社会支持来改善焦虑、抑郁情绪。

620. 运动神经元病引起的其他功能障碍是怎样的?

（1）呼吸系统障碍：5%MND患者以呼吸肌无力起病，累及呼吸肌的MND起病形式较隐匿，初期出现不同的睡眠呼吸紊乱，随着疾病的进展出现呼吸无力，可能与脊髓前角细胞受到损伤导致呼吸功能降低有关系，其中主要累及的肌群为膈肌。MND的失神经作用可导致膈肌的失用性萎缩，而其余辅助呼吸肌，如肋间肌和腹壁肌群受损时呼吸功能下降更为明显。早期呼吸功能障碍常表现为限制性通气功能障碍。70%MND患者死于呼吸衰竭。

（2）眼球运动麻痹：传统上认为MND患者的眼外肌不受累，没有眼肌麻痹的表现。但目前有发现患者可以出现高级眼球运动功能损害，如扫视运动和跟踪运动速度慢，严重者则有明确的眼外肌麻痹或类似进行性核上性麻痹的表现，多见于延髓起病及进展迅速的患者。

（3）二便功能障碍：一般MND患者自主神经功能多正常，括约肌功能也基本正常，但疾病后期患者仍有可能会出现尿频尿急、排便困难等二便功能障碍。

621. 运动神经元病的常用康复评定有哪些?

（1）肌力评定：可使用徒手肌力测试、等长肌力测试、等张肌力测试、等速肌力测试等，临床上由于时间有限，多采用徒手肌力测试，肌力分级多采用6级分级法。

（2）肌张力评定：临床上多采用改良Ashworth评定量表。

（3）关节活动度：多使用量角器、电子角度测量计、皮尺等测量，必要时可通过线或摄像机拍摄等方法测量。

（4）平衡功能评定：可采用三级平衡检测法和Berg平衡量表评定。

（5）吞咽功能评定：可采用洼田饮水试验、ALSSS量表评估，金标准为视频透视检查。

（6）构音障碍评估：可采用的仪器检查包括喉空气动力学检查、纤维喉镜、电子喉镜、肌电图、电脑嗓音分析系统等。

（7）疾病严重程度评定：可使用改良的ALS功能分级量表（ALSFRS-R），该评分越高表明功能保留越多、病情越轻。

622. 运动神经元病的一般治疗有哪些?

（1）利鲁唑和巴氯芬：利鲁唑可以改善病情进展、延长患者的生存时间，但无法治愈疾病。该药存在消化系统的不良反应，服用期间需要定期监测肝肾功能。巴氯芬可以缓解运动神经元病患者肌肉强直状态。

（2）辅酶Q10和锂碳酸：辅酶Q10促进能量代谢，有效地中和氧自由基。有研究认为锂碳酸可以延缓病情进展，但是在临床上疗效不确切。以上两种药物皆作为临床中辅助用药。

（3）神经营养因子：神经营养因子在动物实验中证实有一定的疗效。主要有睫状神经营养因子（CNTF）、胶质源性神经生长因子（GNTF）及胰岛素样生长因子（IGF-1）。

（4）清除自由基药物：维生素E治疗运动神经元病存在一定争议性。维生素E在动物实验中有延缓运动神经元病起病的作用并可以延缓病情进展。

（5）干细胞及基因治疗：动物实验显示，干细胞治疗可以延长动物生存时间，自体细胞替代治疗的出现为运动神经元病的治疗提供新的方案。国内关于采用干细胞治疗有着比较大的争议性。基因治疗具有广泛的前景。

（6）对症治疗：①肌肉痛性痉挛者可以对症采用抗癫痫药物处理。②排尿、排便障碍的患者可以使用番泻叶、乳果糖等药物。③抑郁情绪可以采用抗抑郁药物改善心境。④焦虑的患者，可给予抗焦虑治疗。⑤疼痛的患者可给予镇痛药物治疗。⑥喉头痉挛的患者可以给予劳拉西泮。⑦出现语言功能障碍的患者可早期给予康复锻炼。⑧舌肌痉挛的患者可采用局部降温或应用巴氯芬。

（7）气道管理：早期吞咽困难的治疗主要是对于食物黏稠度调整和训练吞咽功能。当运动神经元病的患者出现呼吸障碍，多采用气管插管或者气管切开的方法。

（8）营养支持：因为吞咽功能，严重影响到患者生存情况。肠道营养为较好的方法，鼻饲最为常见。经皮内镜胃造口的胃肠营养能够明显延长患者的生存期。

623. 运动神经元病的早期康复治疗是什么?

此期患者症状较轻，病情初期，患者尚能自行行走或仅轻度受限，能独立进行ADL活动，或仅有轻度的乏力和笨拙。此期可进行正常的体力活动，但不能引起疲劳。为预防病情进展，可针对未受累肌进行增加肌力的训练，训练利用乏力肌的辅助肌以补前者的不足，当乏力肌明显无力时，为防止对抗肌因失去拮抗力而挛缩，应经常牵张。随着病情的加重，患者肌无力、肌萎缩等症状进行加重，可导致患者行动、ADL活动等受限，此时，应积极给予ROM训练防止挛缩，并配合物理因子等治疗延缓肌萎缩及肌无力的进展，此时患者上肢精细动作开始变差，治疗应主要针对上肢功能训练，包括加强患者抓握活动、使用工具及双手精细动作训练，此外，还需加强患者宣教，教会患者在活动中节约能量的方法等。

624. 运动神经元病的中期康复治疗是什么?

此期患者病情已较重，行动及ADL活动等大部分受限，需要借助轮椅、辅助器等才能完成大部分活动，因此应教会患者流畅使用轮椅。因患者肌无力明显加重，许多患者可出现关节炎及肩下沉、足下垂，以及关节挛缩等情况，可局部应用热疗、电疗、磁疗，以及中医针灸、推拿等治疗，为防止挛缩，有条件的患者可以在温热水池中进行水中活动。对于无主动活动的患者应教会家人予以被动ROM训练，对于有肩下沉的患者可予以吊带支托固定，而有足下垂的患者可予以佩戴矫形器。此外，此期患者已开始出现吞咽困难、构音障碍及呼吸肌无力等症状，在进行肢体功能训练的基础上应同时予以吞咽、发音训练，应教会患者正确的摄食及发音方法，应加入深呼吸训练以加强辅助的呼吸肌，吹气球、吹蜡烛等训练均有助于保持患者肺功能。

625. 运动神经元病的晚期康复治疗是什么?

此期患者已进入晚期，大部分患者长期卧床，几乎完全依赖他人或完全丧失日常生活能力。四肢重度或极重度肌无力，转移患者需要完全依靠他人或机械。由于长期卧床，此期康复治疗多以床旁、被动活动为主。由于患者卧床时间长、缺乏活动，患者很容易出现压疮、骨质疏松、深静脉血栓等并发症，因此在给予康复治疗的同时应采取各种措施预防压疮、骨质疏松、深静脉血栓等发生，卫生间及周围环境均应做适当修改，以利于患者生活。此外，此期患者球麻痹症状常突出、吞咽困难较重，大多不能经口进食，需留置胃管或行胃造口予以肠内营养。除此之外，由于球麻痹以及呼吸肌无力症状重，此期患者大多有较重的肺部感染及呼吸困难症状，严重时需予以气管切开、呼吸机辅助呼吸治疗。此外，虽然MND患者很少出现括约肌功能障碍，但由于患者长期卧床、缺乏活动，仍容易出现尿路感染、排便困难等症状，所以，此期患者应保证足够的饮水量、降低尿液浓度，对于有排便困难的患者可予以泻药通便治疗。

626. 运动神经元病的预后怎么样？

目前尚无可治愈的方法，大多数国内外研究显示该病中位生存期为3～5年，但不同患者预后差异很大，10%～20%的患者生存期＞5年，5%～10%的患者生存期＞10年。影响运动神经元病的预后因素主要包括以下几点：①高龄起病、球部或呼吸肌起病、诊断延迟时间短是运动神经元病患者预后的不良因素。②起病时营养状况、肺功能、是否存在认知功能损害与运动神经元病患者预后明确相关。③进行性肌萎缩、连枷臂综合征、连枷腿综合征、原发性侧索硬化等特殊类型的运动神经元病患者预后均优于经典型ALS患者。④目前主要的治疗措施（利鲁唑）总体上具有改善运动神经元病患者预后的趋势，但需要更有利的证据支持，其获益与否可能与干预时机、患者临床特点有关。⑤性别、家族史、诊断级别对于运动神经元病患者预后的影响尚无定论，需要更细致、广泛的研究以明确。⑥通过各种评分来评估运动神经元病进展速度有助于推测预后。⑦目前仍缺乏公认的反映运动神经元病发生发展的生物标志物。⑧社会心理因素对运动神经元病患者预后的影响也越来越受到关注。

（七）吉兰－巴雷综合征康复

627. 吉兰－巴雷综合征的病因是什么？

吉兰－巴雷综合征即急性炎症性脱髓鞘性多发性神经病，其确切病因尚未完全阐明。临床及流行病学资料显示发病可能与空肠弯曲菌（Campylobacter jejuni，CJ）感染有关。以腹泻为前驱症状的急性吉兰－巴雷综合征患者CJ感染率高达85%，常引起急性运动轴索性神经病。CJ是革兰阴性微需氧弯曲菌，有多种血清型，患者常在腹泻停止后发病。此外，急性吉兰－巴雷综合征还可能与巨细胞病毒、EB病毒、水痘－带状疱疹病毒、肺炎支原体、乙型肝炎病毒、HIV感染相关。较多报告指出白血病、淋巴瘤、器官移植后使用免疫抑制剂或患者有系统性红斑狼疮、桥本甲状腺炎等自身免疫病常合并吉兰－巴雷综合征。

628. 吉兰－巴雷综合征的主要临床表现特点是什么？

吉兰－巴雷综合征主要临床表现为双侧对称性弛缓性瘫痪，感觉障碍以受累肢体远端疼痛及对称性手套、袜套型感觉减退为特点，初期肌肉萎缩可不明显，后期肢体远端可有肌肉萎缩。病前1～4周有呼吸道、消化道、疫苗接种等感染史。

（1）首发症状常为四肢远端对称性无力，很快加重并向近端发展，或自近端开始向远端发展，多于数日至2周达到高峰，病情危重者在1～2日内迅速加重，出现四肢完全性瘫、呼吸肌麻痹和吞咽困难，严重危及生命。如对称性瘫痪在数日内自下肢上升至上肢并累及脑神经，称为Landry上升性麻痹。发生轴索变性时可见肌肉萎缩。

（2）感觉障碍多较轻，其特点为主观感觉障碍重，客观感觉障碍轻，表现为肢体远端感觉异常和手套、袜套样感觉减退，可先于瘫痪或同时出现，也可无感觉障碍。某些患者疼痛可很明显，肌肉可有压痛，尤其是腓肠肌压痛。感觉缺失较少见，振动觉和关节运动觉一般不受累。

（3）少数患者出现脑神经麻痹，可为首发症状，常见双侧面神经瘫痪，其次为舌咽和迷走神经瘫痪，表现为面瘫、声音嘶哑、饮水呛咳、吞咽困难。严重者不能进食。动眼神经、展神经、舌下神经、三叉神经的损害较少见，偶可见视盘水肿。

（4）自主神经损害可出现出汗增多、皮肤潮红、手足肿胀及营养障碍、心动过速、心律失常等症状，罕见括约肌功能障碍和血压降低。

629. 吉兰-巴雷综合征是否累及脑神经？

脑神经受累以双侧面神经麻痹最常见，其次为舌咽、迷走神经，动眼、展、舌下、三叉神经瘫痪较少见，部分患者以脑神经损害为首发症状就诊。

630. 吉兰-巴雷综合征特征性的脑脊液特点是什么？这种特征性的结果在发病后第几周最明显？

吉兰-巴雷综合征特征性的脑脊液特点是脑脊液蛋白-细胞分离现象，即脑脊液蛋白明显增高而细胞数正常或接近正常，这种特征性改变在发病后第3周最明显。

631. 吉兰-巴雷综合征有哪些典型的肌电图表现？

吉兰-巴雷综合征的肌电图可见运动及感觉神经传导速度（NCV）明显减慢、远端潜伏期延长，动作电位波幅正常或下降。发病早期可能仅有F波或H反射延迟或消失。

632. 吉兰-巴雷综合征的诊断依据是什么？

（1）常有前驱感染史，呈急性起病，进行性加重，多在2周左右达高峰。

（2）对称性肢体和脑神经支配肌肉无力，重症者可有呼吸肌无力，四肢腱反射减弱或消失。

（3）可伴轻度感觉异常和自主神经功能障碍。

（4）脑脊液出现蛋白-细胞分离现象。

（5）电生理检查提示远端运动神经传导潜伏期延长、传导速度减慢、F波异常、传导阻滞、异常波形离散等。

（6）病程有自限性。

633. 吉兰－巴雷综合征应与哪些疾病相鉴别？

（1）脊髓灰质炎：起病时多有发热，肢体瘫痪常局限于一侧下肢，无感觉障碍。

（2）急性横贯性脊髓炎：发病前1～2周有发热病史，起病急，1～2天出现截瘫，受损平面以下运动障碍伴传导束性感觉障碍，早期出现尿便障碍，脑神经不受累。

（3）低钾性周期性麻痹：迅速出现的四肢迟缓性瘫，无感觉障碍，呼吸肌、脑神经一般不受累，脑脊液检查正常，血清K^+低，可有反复发作史。补钾治疗有效。

（4）重症肌无力：受累的骨骼肌病态疲劳、症状波动、晨轻暮重、新斯的明试验可协助鉴别。

634. 吉兰－巴雷综合征药物治疗包括哪些？

（1）抗感染：考虑有胃肠道空肠弯曲菌（CJ）感染者，可用大环内酯类抗生素治疗。

（2）血浆置换（PE）：直接去除血浆中致病因子如抗体，推荐有条件者尽早应用。每次交换量为30～50mg/kg，在1～2周内进行3～5次。

（3）免疫球蛋白静脉注射（IVIG）：推荐有条件者尽早应用。成人剂量0.4g/（kg·d），连用5天。免疫球蛋白过敏或先天性IgA缺乏患者禁用。

（4）糖皮质激素：对于无条件行IVIG和PE治疗的患者可试用甲泼尼龙500mg/d，静脉滴注，连用5天后逐渐减量，或地塞米松10mg/d，静脉滴注，7～10天为一个疗程。

（5）神经营养：B族维生素，包括维生素B_1、维生素B_{12}、维生素B_6等。

635. 吉兰－巴雷综合征常见的并发症有哪些？

肺炎、肺不张、窒息、中毒性心肌炎、心力衰竭、深静脉血栓、压疮等。

636. 吉兰－巴雷综合征预后如何？

本病具有自限性，预后较好。瘫痪多在3周后开始恢复，多数患者2个月至1年内恢复正常，约10%的患者遗留较严重后遗症。急性吉兰－巴雷综合征病死率约5%，主要死于呼吸衰竭、感染、低血压、严重心律失常等并发症。60岁以上病情进展迅速、需要辅助呼吸，以及运动神经波幅降低是预后不良的危险因素。

吉兰-巴雷综合征的康复治疗方案怎么制定?

（1）一般治疗：监测血压，穿弹力袜改善体位性低血压，患者及家属宣教，注意营养，监测电解质，避免过度劳累，加强翻身体位变化，保证适量肢体主、被动活动，循序渐进，避免关节挛缩，避免下肢静脉血栓、压疮等并发症。

（2）康复治疗：良肢位摆放避免关节挛缩、功能受限，气压治疗改善肢体淋巴及静脉血液回流，避免患肢水肿，可以通过运动疗法、等速肌力训练、神经肌肉电刺激、站立床、平衡训练、作业治疗、针灸等治疗，保持关节活动度、增加肌肉力量、改善肢体运动功能和日常生活能力。

（3）对有吞咽、构音障碍者须防呛咳及饮食宣教，可予吞咽电刺激、吞咽功能训练、构音训练、呼吸训练等改善功能；对未能及时康复介入，因长时间卧床关节挛缩者，可加关节松动术并辅以中频电疗、超声波、激光等理疗改善关节活动度。对遗留足下垂患者可予支具改善步行。

吉兰-巴雷综合征康复评定包括哪些?

（1）全身功能状态评估：包括心肺功能状况、是否使用呼吸机、有无各种并发症等。除临床评定外，应根据患者的功能水平进行全面的评定，包括肌力测试、关节活动范围测量、感觉测试、身体耐力、粗大运动的控制能力、精细运动的协调能力、操作能力和灵敏性，步态分析、疼痛、自我概念、心理测验、日常生活技能、劳动史，技能、兴趣和价值等。

（2）运动功能评定：①肌力评定。②关节活动度测定。③患肢周径的测量，用尺测量或容积仪测量受累肢体的周径并与相对应的健侧肢体比较。④运动功能恢复等级评定。

（3）感觉功能评定：包括浅感觉（触觉、痛觉、温觉），深感觉（位置觉、振动觉），以及复合感觉（两点分辨觉及实体觉）的检查。

（4）反射检查：常用反射有肱二头肌反射、肱三头肌反射、桡骨膜反射、膝反射、踝反射等。

（5）自主神经检查：常用发汗试验。

（6）电诊断检查：①肌电图检查。②神经传导速度的测定。

639. 吉兰-巴雷综合征患者的近期和远期康复目标是什么?

（1）近期目标：改善体位性低血压，维持关节活动度，促进肌力恢复。

（2）远期目标：改善肢体运动功能和日常生活能力。

640. 吉兰－巴雷综合征肱二头肌肌力3级的评估方法是什么？

坐位，上肢自然下垂，前臂旋后，肘屈曲，阻力加于前臂远端。

641. 吉兰－巴雷综合征患者良肢位摆放具体是什么？

保持肢体功能位，保护无力的肌肉，预防挛缩和失用导致的畸形。如垂腕时将腕关节固定于背伸20°～30°的功能位，足下垂时将踝关节固定于背伸90°的功能位等。可以使用夹板或支具将关节取最有利于日常生活的角度固定，以防止关节挛缩的发生。

642. 吉兰－巴雷综合征累及面神经的患者，其康复治疗包括哪些？

①物理因子治疗（低中频电刺激、神经肌肉电刺激）。②运动疗法：面部表情肌的训练如抬眉、闭眼、耸鼻、示齿、努嘴、鼓腮训练。③中医传统治疗：针灸推拿治疗。④贴敷肌效贴。⑤构音训练、吞咽训练、味觉刺激训练等综合康复训练。

643. 吉兰－巴雷综合征伴有吞咽困难的患者，其吞咽功能训练包括哪些？

（1）吞咽器官运动训练：唇、舌、下颌的运动训练及面部肌群的力量及协调（康复小工具：舌肌康复器、压舌板、舌压抗阻反馈训练仪）如Masako训练、Shaker训练。

（2）吞咽器官感觉训练：触觉刺激、舌根及咽后壁冷刺激与空吞咽、味觉刺激、嗅觉刺激、K点刺激、振动训练、气脉冲感觉刺激。

（3）电刺激：神经肌肉电刺激。

（4）表面肌电生物反馈训练。

644. 吉兰－巴雷综合征患者肢体出现肿胀时怎么处理？

（1）可采用抬高患肢、穿弹力袜套、弹力带包扎、做轻柔的向心性按摩与受累肢体的被动活动、冰敷等措施。

（2）物理因子治疗：短波、超短波等。

645. 吉兰－巴雷综合征患者合并有压疮的处理原则是什么？

（1）全身治疗：勤翻身，重患可用气垫床；加强营养，增加蛋白质摄入，补充维生素，抗感染治疗。

（2）局部处理：定时换药，保持创面清洁；物理因子治疗，促进创面愈合。

（3）必要时手术治疗。

吉兰-巴雷综合征预防下肢深静脉血栓的方法有哪些?

①双下肢的主动和被动活动。②抬高下肢（卧床时）或穿弹力袜。③肢体气压治疗。④对主动活动差的肢体行神经肌肉电刺激。

吉兰-巴雷综合征伴有肩关节半脱位的患者，其康复治疗包括哪些?

首先正确摆放患肢，患者仰卧位时在肩关节下方垫一薄垫，预防肩胛骨进一步后缩；佩戴Bobath肩托，于坐位及站立位时保护肩关节，避免肩关节半脱位加重；加强肩关节周围肌群肌力、行功能电刺激治疗；对肩关节行轻柔缓慢的关节被动活动，以改善肩关节活动度；除适当给予口服药物镇痛外，肩关节进行关节被动活动后局部冷敷以镇痛。

吉兰-巴雷综合征患者的呼吸功能训练包括哪些?

在疾病早期对呼吸肌麻痹者，主要进行辅助或主动腹式呼吸、缩唇呼吸以及身体屈曲时呼气、伸展时吸气训练。对呼吸肌肌力减弱者，进行胸部扩张练习和呼吸肌群的柔韧性训练。有肺部感染者，积极进行体位引流、排痰治疗，同时训练患者有效咳嗽。

吉兰-巴雷综合征合并有体位性低血压的患者，其训练方法有哪些?

①加强营养，纠正低钠血症、低蛋白血症、贫血等。②穿弹力袜。③电动起立床。④肢体气压治疗，改善淋巴及静脉血液回流。

650. 吉兰-巴雷综合征患者肢体肌力小于3级和大于3级，其肌力训练的方法有什么不同?

受累肌力为0～1级时，进行被动运动、肌电生物反馈等治疗；肌力为2～3级时，进行助力运动、主动运动及器械性运动，但应注意运动量不宜过大，以免肌肉疲劳。随着肌力的增强，逐渐减少助力；肌力为3～4级时，可进行抗阻练习，以争取肌力的最大恢复。采用渐进性抗阻力训练时要注意适量的原则，随着患者肌力及耐受力的增加逐渐增加活动阻力。根据瘫痪肌肉的肌力情况决定增强肌力训练的模式，如为了训练最大肌力需做等张收缩训练，而等长收缩可训练肌肉的耐久力，并采用视觉和听觉的反馈作用提高训练效果。如下肢以静止性的负重等长训练为主，手以精细、灵活性活动为主。当受累肌肉的肌力增至4级时，在进行以上抗阻力运动训练同时，进行速度、耐力、灵敏度、协调性与平衡性的专门训练。

651. 吉兰－巴雷综合征患者肢体感觉过敏和感觉减退的训练方法有哪些?

感觉过敏者，可反复刺激过敏区，克服患者过敏现象，如将肢体置于漩涡水中15～30分钟，漩涡从低速逐渐到高速。对实体感觉缺失者，可给予不同质地、不同形状的物体进行感觉功能训练。先进行触觉训练，用软的物体（如橡皮擦）摩擦手指掌侧皮肤，然后是振动觉的训练。后期训练则涉及对多种物体大小、形状、质地和材料的鉴别，可将一系列不同大小、不同形状、不同质地、不同材料制成的物体放在布袋中让患者用手触摸辨认，如橡皮块、钥匙、螺钉、硬币、回形针和扣子等。感觉训练的原则是先进行触觉训练，再进行振动觉训练。由大物体到小物体，由简单物体到复杂物体，由粗糙质地到细滑质地，由单一物体到混合物体。

652. 吉兰－巴雷综合征患者什么情况下需要使用夹板、支具和矫形器?

防止关节挛缩发生的最好方法是将肢体保持于良好体位，并用夹板与支具将关节取最利于日常生活的角度固定。例如，上肢腕、手指肌肉无力者可使用夹板固定；胸神经损伤致前锯肌麻痹时，可使用复杂的肩胛带固定架；足部肌力不平衡所致足内翻、足外翻、足下垂，可使用下肢短矫形器；大腿肌群无力致膝关节支撑不稳定、小腿外翻、屈曲挛缩，可使用下肢长矫形器。矫形器应用，除在功能训练时脱下，原则上卧床或休息时均应使用。

653. 吉兰－巴雷综合征患者ADL训练包括哪些?

日常生活活动能力的训练应始于疾病早期，在综合训练的基础上，开始如个人卫生、进食、更衣、转移、器具的使用和步行等日常生活活动训练。早期可使用自助具或支具来补偿上下肢所丧失的功能，除极重症急性吉兰－巴雷综合征外，一般均可达到日常生活活动自理。在进行肌力训练时应注意结合功能活动和日常生活活动训练。如上肢练习洗脸、梳头、穿衣、伸手取物等动作；下肢练习踏自行车、踢球动作等。治疗中不断增加训练的难度和时间，以增强身体的灵活性和耐力。

654. 吉兰－巴雷综合征患者的心理治疗有哪些?

急性吉兰－巴雷综合征患者由于功能障碍以及医疗所致的经济负担，多伴有心理问题，对这类患者应首先进行全面的心理评定，再针对性地开展心理治疗。常用的治疗方法包括支持性心理治疗、催眠术、松弛训练、生物反馈疗法、森田疗法等。治疗时不急躁不厌烦。可采用心理咨询、集体治疗、患者示范等方式来消除或减轻患者的心理障碍，使其发挥主观能动性，积极地进行康复治疗。

655. 吉兰-巴雷综合征患者肢体痛觉过敏时的药物治疗有哪些?

感觉过敏者，可反复刺激过敏区，克服患者过敏现象，如将肢体置于漩涡水中15～30分钟，漩涡从低速逐渐到高速。感觉训练的原则是先进行触觉训练，再进行振动觉训练。由大物体到小物体，由简单物体到复杂物体，由粗糙质地到细滑质地，由单一物体到混合物体。

656. 吉兰-巴雷综合征患者可以使用哪些物理因子治疗?

物理治疗对于促进随意运动的恢复、缓解疼痛、防治关节挛缩等均具有一定的治疗价值。适当时机选用生物反馈或肌电生物反馈亦为行之有效的方法。失神经支配1个月后，肌萎缩最快，宜及早采用电刺激疗法，防止或减轻肌肉萎缩，失神经后数月仍可用电刺激治疗，当肌肉未恢复主动运动时，对瘫痪肌肉可根据电生理检查结果选用不同波形参数的低频脉冲电刺激疗法，使肌肉产生节律性收缩，通常选用三角形电流进行电刺激，对完全丧失神经支配的肌肉需采用指数曲线电应用，如早期应用超短波、微波、短波和红外线等温热疗法，既有利于改善局部血液循环和局部营养，又可促进水肿吸收。

（八）周围神经疾病康复

657. 什么是周围神经系统?

周围神经疾病是脑神经、脊神经、神经丛、神经索、神经干和末梢神经损害的总称。周围神经系统包括除中枢神经系统（脑和脊髓）以外的所有神经。颅神经直接将头、面部与脑相连接，也将眼睛、鼻与脑相连，其他的周围神经则将脊髓和躯体的其余部分相连接。脑与躯干的联系是通过31对脊神经完成。这些神经从脊髓发出，每对脊神经包括：一条位于脊髓前面的神经，它将信息从脑传递给肌肉；另一条神经在脊髓的后方，它将感觉信息传递到脑。脊神经彼此间是通过在颈部、肩部和盆腔的神经丛相连接，然后再分支，支配身体更远处的区域。

658. 周围神经疾病常用的分类是什么?

周围神经疾病常可分为神经痛和神经病两大类。神经痛只在感觉神经分布区发生剧痛，神经主质并无明显改变，其传导功能也正常。由感染、中毒、外伤或代谢障碍等病因所引起的周围神经变性为神经病，通称神经炎。按照周围神经病变发生的部位分别称为脑神经炎、神经根炎、神经节炎、神经丛炎、神经干炎和末梢神经炎等。

659. 周围神经疾病的临床检查及功能评估主要包括哪些？

周围神经疾病的临床检查：①受累神经支配肢体的感觉功能包括浅感觉（触觉、痛觉、温度觉）和深感觉（位置觉、运动觉、振动觉），检查记录有正常、减退、消失、过敏。②受累神经支配肢体的运动功能包括肌力、肌张力、关节活动度、肢体围度，检查记录有徒手肌力评定（0～5级），肌张力正常、减低、软瘫/迟缓或肌痉挛（多为应激性），关节主动/被动活动范围（用角度“°”表示），肢体围度（距邻近关节或骨性标志一定距离如10cm的周径，用“cm”表示）；腱反射包括肱二头肌腱反射、肱三头肌腱反射、伸膝腱反射、跟腱反射，检查记录有正常、亢进、减弱、消失。③受累神经支配的肌电图，检查记录有正常、传导速度减慢、缺失。

周围神经疾病的功能评估：①手功能评定包括抓握、进食、书写、洗漱、穿脱衣服等。②步行能力测定包括卧床、乘坐轮椅、室内行走、户外或社区行走等。③徒手坐位/站立平衡评定。④Berg平衡功能测定。⑤起立-行走时间测定。⑥6分钟步行测定。⑦ADL评定（改良Bathel指数）。

660. 常见的周围神经疾病包括哪些？

包括面神经炎、动眼神经麻痹、视神经炎、听神经瘤、三叉神经炎、臂丛神经损伤、尺神经损伤、桡神经损伤、正中神经损伤、腰丛神经损伤、骶神经丛损伤、股神经损伤、坐骨神经损伤、胫神经损伤、腓总神经损伤、末梢神经炎等。

661. 臂丛神经损伤的病因、临床特点及康复治疗原则是什么？

（1）臂丛神经损伤是周围神经损伤的一个常见类型，其常见的病因：①开放性/闭合性外伤。②放射性损伤。③产伤。④火器性贯通伤。④锐器刺伤或切割伤。⑤药物性损伤。⑥手术创伤等。

（2）临床特点：臂丛神经损伤的患者因损伤部位（C_5～T_1）不同，所出现的症状也有所不同。轻者出现上肢暂时性功能障碍，手臂麻木无力，重者可出现上肢不同部位瘫痪、肌肉萎缩、感觉运动功能障碍，甚至更为严重者出现上肢完全丧失功能。上臂丛神经损伤：肩外展及屈肘功能障碍，上肢下垂，上肢不能内旋和外旋。下臂丛神经损伤：前臂、手和腕伸展障碍，较为少见，手指抓握功能障碍，主要表现为腕下垂。

（3）康复治疗原则：①在排除急诊手术指征的前提下，早期以保守治疗为主，观察期一般在3个月左右。②急性期患侧上肢应抬高（卧位时）或三角巾悬吊或使用其他外固定支具（下床时）；选用脱水、消肿、镇痛和神经营养药物（包括神经生长因子）；在无痛或少痛范围内，确保骨折稳定的前提下，进行受累上肢关节的主动或被动活动；物理因子治疗主要针对闭合性损伤后2～3天，以消肿镇痛为主，如冷疗、低频电刺激、调制中频电刺激、超短波治疗（选择无热量，无金属内固定）；中医传统疗法，如针刺（或电针）、外用中药等；对于开放性损伤清创术后的伤口不能闭合，在避免二次损伤的前提下，局部换药与紫外线照射结合进行。③恢复期继续药物对症治疗（包括镇痛、神经营养等），采用患侧肩部或上肢支持治疗（如肩托等支具），受累上肢肌力训练（肌力2级及以上），关节僵硬或无主动活动可行被动活动或关节松动手法治疗，保持上肢关节活动度；物理因子治疗以改善局部血液循环、促进神经修复、防止肌肉萎缩为主，如低频电刺激（肌力2级及以下）、肌电生物反馈（肌力1～2级）、磁疗、红外线、湿热敷、蜡疗等；针灸、按摩、中药、医疗体操等中医康复治疗。④保守治疗3个月，效果不理想者可考虑手术探查。

662. 桡神经损伤的病因、临床特点及康复治疗原则是什么？

桡神经损伤的病因包括局部压迫性或挤压性损伤、闭合性的牵拉伤、肱骨中下段骨折或桡骨头前脱位，以及锐器切割伤。

临床特点：桡神经由C_5～T_1神经根的纤维构成，系臂丛神经后束的延续。在上臂，桡神经出腋窝后从上臂内侧随肱深动脉经过肱三头肌长头与内侧头之间到上臂背面，再经肱三头肌内、外侧头之间绕过肱骨的桡神经沟下降，到肘上外侧时，分为浅、深2支后进入前臂。桡神经在上臂先后分支，支配肱三头肌、肱桡肌、桡侧腕长伸肌。在前臂，浅支位于肱桡肌深面，与桡动脉伴行。浅支主要是感觉神经纤维，受损后可出现手背桡侧皮肤和桡侧两个半手指背面感觉障碍。深支又名骨间背侧神经，经过肱桡肌深面到前臂背面，损伤后的桡侧腕短伸肌、旋后肌、指总伸肌、小指固有伸肌、尺侧腕伸肌、拇长展肌、拇短伸肌、示指固有伸肌功能受损，表现为前臂旋后困难、伸腕伸指困难（垂腕），以及相关肌肉萎缩。

康复治疗原则：①在排除急诊手术指征的前提下，早期以保守治疗为主，观察期一般在3个月左右。②急性期患侧上肢应抬高（卧位时）或三角巾悬吊或使用其他外固定支具（下床时）；可选用脱水、消肿、镇痛和神经营养药物（包括神经生长因子）；在无痛或少痛范围内，确保骨折稳定的前提下，进行受累肘关节、腕关节和手指关节的主动或被动活动；物理因子治疗主要针对闭合性损伤后2～3天，以消肿镇痛为主，如冷疗、低频电刺激、调制中频电刺激、超短波治疗（选择无热量，无金属内固定）；中医传统疗法，如针刺（或电针）、外用中药等；对于开放性损伤清创术后的伤口不能闭合，在避免二次损伤的前提下，局部换药与紫外线照射结合进行。③恢复期继续药物对症治疗（包括镇痛、神经营养等），采用患侧上肢支持治疗（如上臂及肘关节支具等），受累上肢伸肘、伸腕和伸指肌力训练（肌力2级及以上），肘关节、腕关节和手指关节僵硬或无主动活动可行被动活动或关节松动手法治疗，保持上肢受累关节活动度；物理因子治疗以改善局部血液循环、促进神经修复、防止肌肉萎缩为主，如低频电刺激（肌力2级及以下）、肌电生物反馈（肌力1～2级）、磁疗、红外线、湿热敷、蜡疗等；针灸、按摩、中药等中医康复治疗。④保守治疗3个月，效果不理想者可考虑手术探查。

663. 正中神经损伤的病因、临床特点及康复治疗原则是什么？

正中神经损伤的病因包括上肢开放性损伤，上肢（肱骨、尺骨、桡骨）骨折，上肢关节（肩关节、肘关节、腕关节）脱位，挤压伤（前臂、腕部）等。

临床特点：正中神经由正中神经内、外侧头于腋动脉前面汇合而成，内含C_5～T_1神经根的纤维。它先于肱动脉前外侧下行，至上臂下1/3处转至内侧，于肘前穿经肱二头肌腱膜深面，在旋前圆肌肱骨下端和尺骨上端之间进入前臂。正中神经损伤后，可出现手掌桡侧及三指半感觉障碍，其中示、中指远端的感觉功能不会被邻近神经代偿，为正中神经的绝对支配区感觉障碍；拇对掌受限、拇指和示指屈曲受限，大鱼际肌萎缩可使手掌呈“猿掌”；慢性病程者可出现手指皮肤干燥、指甲变形等症状。

康复治疗原则：①在排除急诊手术指征的前提下，早期以保守治疗为主，观察期一般在3个月左右。②急性期患侧上肢应抬高（卧位时）或受累上肢关节外固定支具等（下床时）；可选用脱水、消肿、镇痛和神经营养药物（包括神经生长因子）；在无痛或少痛范围内，确保骨折稳定的前提下，进行受累肘关节、腕关节和手指关节的主动或被动活动；物理因子治疗主要针对闭合性损伤后2～3天，以消肿镇痛为主，如冷疗、低频电刺激、调制中频电刺激、超短波治疗（选择无热量，无金属内固定）；中医传统疗法，如针刺（或电针）、外用中药等；对于开放性损伤清创术后的伤口不能闭合，在避免二次损伤的前提下，局部换药与紫外线照射结合进行。③恢复期继续药物对症治疗（包括镇痛、神经营养等），采用患侧上肢支持治疗（如受累上肢关节外固定支具等），受累上肢前臂及手部屈肌肌力训练（肌力2级及以上），腕、手关节僵硬或主动活动差可行被动活动或关节松动手法治疗，保持腕、手关节活动度；物理因子治疗以改善局部血液循环、促进神经修复、防止肌肉萎缩为主，如低频电刺激（肌力2级及以下）、肌电生物反馈（肌力1～2级）、磁疗、红外线、湿热敷、蜡疗等；针灸、按摩、中药等中医康复治疗。④保守治疗3个月，效果不理想者可考虑手术探查。

664. 尺神经损伤的病因、临床特点及康复治疗原则是什么？

尺神经损伤的病因包括肘部或腕部骨折或脱位、肘部或腕部挤压伤、肘部或腕部锐器切割伤、颈肋或前斜角肌综合征。

临床特点：尺神经是上肢重要的周围神经之一，由腋窝沿着内侧走行至手部，主要负责上肢特定肌肉的运动及局部皮肤的感觉。尺神经损伤后的主要表现为手的尺侧皮肤感觉缺失，深部感觉缺失则仅限于小指；手小鱼际肌、骨间肌、第3～4蚓状肌、拇内收肌及屈拇短肌内侧头广泛瘫痪，呈爪形手畸形，手指不能内收、外展，屈腕的能力下降，手部精细活动受限，可伴有肢体局部的皮肤颜色和温度改变，以及关节疼痛等并发症。

康复治疗原则：①在排除急诊手术指征的前提下，早期以保守治疗为主，观察期一般在3个月左右。②急性期患侧上肢应抬高（卧位时）或使用其他外固定支具（下床时）；选用脱水、消肿、镇痛和神经营养药物（包括神经生长因子）；在无痛或少痛范围内，确保骨折稳定的前提下，进行受累上肢关节的主动或被动活动；物理因子治疗主要针对闭合性损伤后2～3天，以消肿镇痛为主，如冷疗、低频电刺激、调制中频电刺激、超短波治疗（选择无热量，无金属内固定）；中医传统疗法，如针刺（或电针）、外用中药等；对于开放性损伤清创术后的伤口不能闭合，在避免二次损伤的前提下，局部换药与紫外线照射结合进行。③恢复期继续药物对症治疗（包括镇痛、神经营养等），采用患侧上肢支持治疗（如外固定支具），受累前臂屈肌、手部骨间肌、小鱼际肌肌力训练（肌力2级及以上），腕、手指关节僵硬或无主动活动可行被动活动或关节松动手法治疗，保持上肢关节活动度；物理因子治疗以改善局部血液循环、促进神经修复、防止肌肉萎缩为主，如低频电刺激（肌力2级及以下）、肌电生物反馈（肌力1～2级）、磁疗、红外线、湿热敷、蜡疗等；针灸、按摩、中药等中医康复治疗。④保守治疗3个月，效果不理想者可考虑手术探查。

665. 坐骨神经损伤的病因、临床特点及康复治疗原则是什么？

坐骨神经损伤的病因包括高处坠落或交通事故引起腰椎和/或骶椎骨折，导致L_4～S_3的坐骨神经损伤、臀部锐器损伤、臀部药物注射等化学因素。

临床特点：坐骨神经高位损伤时，小腿后外侧和足部感觉丧失；若股后中、下部损伤，仅表现为踝部、足趾感觉障碍；股后部肌肉及小腿和足部所有肌肉全部瘫痪，导致膝关节不能屈、踝关节与足趾运动功能完全丧失，呈足下垂。坐骨神经损伤可导致足部神经营养不良，足部深层组织破坏，轻者表现为足部畸形、皮肤干燥和发凉，重者可出现足部溃疡、坏疽。

康复治疗原则：①在排除急诊手术指征的前提下，早期以保守治疗为主，观察期一般在3个月左右。②急性期须板床卧位休息或使用腰围等外固定支具（下床时）；选用脱水、消肿、镇痛和神经营养药物（包括神经生长因子）；在无痛或少痛范围内，确保骨折稳定的前提下，进行腰背肌等长收缩活动；物理因子治疗主要针对损伤后1～2天，以消肿镇痛为主，如冷疗、低频电刺激、调制中频电刺激、超短波治疗（选择无热量，无金属内固定）；中医传统疗法，如针刺（或电针）、外用中药等。③恢复期继续药物对症治疗（包括镇痛、神经营养等），采用腰围等外固定支持治疗，受累腰背肌肌力训练（肌力2级及以上），逐步改善腰椎小关节的关节活动度；物理因子治疗以改善局部血液循环、促进神经修复、防止肌肉萎缩为主，如低频电刺激（肌力2级及以下）、肌电生物反馈（肌力1～2级）、磁疗、红外线、湿热敷、蜡疗等；针灸、按摩、中药、医疗体操等中医康复治疗。④保守治疗3个月，效果不理想者可考虑手术探查。

666. 腓总神经损伤的病因、临床特点及康复治疗原则是什么？

腓总神经损伤的病因包括膝关节外伤性脱位，小腿外伤或腓骨小头骨折，腘窝、外侧半月板、腓骨上段等部位的囊肿压迫，糖尿病类代谢性疾病。

临床特点：小腿外侧的皮肤感觉消退，有麻痹的感觉，小腿前外侧伸肌群麻痹、轻微的肌无力，甚至踝背伸和伸趾功能丧失，呈足下垂内翻畸形。

康复治疗原则：①在排除急诊手术指征的前提下，早期以保守治疗为主，观察期一般在3个月左右。②急性期患侧下肢应抬高（卧位时）或使用踝足矫形器（下床时）；可选用脱水、消肿、镇痛和神经营养药物（包括神经生长因子）；在无痛或少痛范围内，确保骨折稳定的前提下，进行受累下肢关节的主动或被动活动；物理因子治疗主要针对闭合性损伤后2～3天，以消肿镇痛为主，如冷疗、低频电刺激、调制中频电刺激、超短波治疗（选择无热量，无金属内固定）；中医传统疗法，如针刺（或电针）、外用中药等；对于开放性损伤清创术后的伤口不能闭合，在避免二次损伤的前提下，局部换药与紫外线照射结合进行。③恢复期继续药物对症治疗（包括镇痛、神经营养等），采用患侧踝足矫形器支持治疗，受累下肢胫前肌和腓骨长短肌肌力训练（肌力2级及以上），踝足关节僵硬或无主动活动可行被动活动或关节松动手法治疗，保持受累踝足关节活动度；物理因子治疗以改善局部血液循环、促进神经修复、防止肌肉萎缩为主，如低频电刺激（肌力2级及以下）、肌电生物反馈（肌力1～2级）、磁疗、红外线、湿热敷、蜡疗等；针灸、按摩、中药等中医康复治疗。④保守治疗3个月，效果不理想者可考虑手术探查。

六、肌肉骨骼系统疾病康复

（一）骨折康复

667. 骨折制动常致的功能障碍是什么？

骨折后制动通常会引起肌力下降、关节活动受限及关节不稳，影响骨折相关部位的运动功能。肌肉如果被制动一段时间，肌肉的大小、结构及生理特性、代谢特性、力学特性等都将发生改变。肌肉由于损伤、功能障碍及疼痛都可产生失用。对制动的肌肉研究显示由于缺乏中枢神经系统的兴奋冲动，制动的肌肉不能产生正常的收缩和改变，自身的长度表现为活动受限和收缩力丧失。

肌肉制动后出现的第一个表现就是肌肉萎缩，在制动的早期肌肉的重量下降最快。制动同时还会降低肌肉的耐力并增加肌肉的易疲劳特性。

肌肉制动后引起各方面的变化与制动时的初始长度有关，当肌肉处于被拉长位置固定时，肌肉的收缩力和横截面积虽有下降，但肌肉体积的改变却比较小。而处于短缩固定的肌肉，则使肌肉的张力更高，关节会产生更严重的挛缩。

制动还会影响到关节活动，关节创伤愈合过程中经常活动会产生疏松结缔组织，如果限制关节活动就会在关节囊、筋膜、肌肉、韧带等处出现疏松结缔组织的短缩，变成致密结缔组织，失去弹性和伸缩性，引起关节粘连，从而影响关节的活动范围，甚至导致关节挛缩。

根据Wolff定律，骨能够随着应力的作用水平而获得或丢失骨松质和/或骨皮质，说明适度的机械应力可以促进骨重建。

制动对于骨、关节及肌肉的影响，都可通过专业的康复治疗方法得到预防及改善。

668. 什么是异位骨化？

异位骨化（heterotopic ossification，HO）是指在正常情况下没有骨组织的组织内出现骨形成，根据成因可分为获得性及原发性两大类。其中获得性HO包括创伤性骨化性肌炎、创伤后神经源性HO、源于其他原因的HO。原发性HO则特指进行性骨化性肌炎等。

HO在康复临床中不算常见，但由于尚没有特效的治疗方法，一旦出现，处理起来十分棘手。据统计，约有10%的HO体积较大，可以导致严重的关节活动障碍或者关节僵直。创伤性骨化性肌炎与骨科临床康复最相关，好发于肘关节、膝关节及髋关节等部位，多见于肌肉的直接损伤，如股四头肌、肱肌、大腿内收肌的损伤等。有研究显示，暴力所致的关节及周围软组织损伤，明显影响了局部血液循环而致局部肿胀，可能是造成创伤性骨化性肌炎的重要因素。

康复评定包括根据X线片来确定骨化范围及程度、疼痛程度和关节活动度。

对于创伤性骨化性肌炎的处理，预防及治疗是密不可分的。正确的运动训练方法可以有效预防骨化性肌炎发生。推荐在无痛范围内进行渐进性活动度与肌力训练的运动方式。理疗中的冰敷、超短波、微波等是有效的预防和治疗方法。

669. 关节活动受限（关节僵直）是什么?

关节活动受限一般指人的各个关节因神经系统损害或肌肉骨骼系统损伤等导致活动弱于健康时的运动范围、幅度、频率等，日常生活需要他人帮助。

关节僵直指人体关节因炎症、骨折、出血、长期制动及滑膜切除等原因引起的内部粘连的病理状态，关节失去主动及被动活动导致关节屈伸不利，僵硬、发挺的一种状态。

关节活动受限通过关节主动运动、被动运动、肌肉牵伸、关节松动术、牵引，以及理疗中的蜡疗、超声波等康复治疗的介入可以得到明显改善。

670. 骨折后的物理因子应用是什么?

物理因子治疗包括电疗、光疗、超声波疗法、磁疗、水疗、生物反馈疗法、牵引、蜡疗、低温疗法、压力疗法。物理因子的主要治疗作用包括消炎、镇痛、抗菌、镇静与催眠、兴奋神经-肌肉、缓解痉挛、软化瘢痕、消散粘连、加速伤口愈合及加速骨痂形成。

671. 骨折后的运动治疗是什么?

运动治疗以功能训练为主要手段。功能训练范畴：改善关节活动的技术方法；增强肌肉力量的技术方法；牵伸软组织的技术方法；基于神经生理法则的治疗技术，如Bobath、Brunnstrom、Rood、PNF技术；基于运动控制理论的治疗技术，如运动再学习、强制性使用运动治疗；增强心肺功能的技术方法。

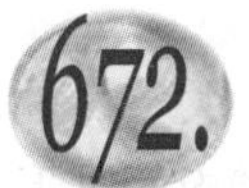

672. 骨折后的支具使用是什么?

支具归根结底是一种体外支撑装置，佩戴在躯干或四肢外部用来限制全部或部分的活动。因此，一个合格的支具一定是跨关节的。在此基础上如果可以特定向某一个方向施加压力的就被称之为“矫形支具”。支具佩戴时间因病情而各异。只要遵医嘱佩戴支具一般不会引起不良后果，但仍需注意避免固定过紧、固定时间过长。

对于肌肉骨骼系统疾病，支具的使用逐渐普及，国内应用的可调式膝关节支具、可调式颈椎固定牵引支具、可调性肘支具、足踝固定支具等，有力地促进骨与关节疾病、损伤的非手术治疗的开展和关节手术后运动功能的恢复，已在治疗中显示出其优越性。

673. 骨折不愈合、延迟愈合的处理方法是什么?

骨折不愈合、延迟愈合的康复治疗采用物理治疗和运动训练结合的方式。应用超声波、电刺激和电磁刺激、冲击波治疗促进骨折愈合；辅以运动训练，包括适度负重、关节活动度训练、肌力训练、减重步态训练。另外，高压氧的应用，可以改善骨折部位的氧分压，为骨痂生成创造条件，还具有抗感染作用。

对于骨不连，即骨折不愈合，首先手术治疗，将骨折复位固定，再辅以上述康复治疗方法。金葡素注射液、骨肽注射液注射用于术后辅助治疗。自体骨髓注射仍在研究中。

（二）关节疾病康复

674. 人体关节有哪些分类?

（1）按照关节运动形式及执行运动的程度，人体关节可分为不动关节、微动关节、可动关节及联合关节。其中可动关节（又称滑膜关节）的关节活动度大，主要提供上下肢各关节肢端肢体活动之所需。微动关节的活动度较小，主要提供身体脊椎的稳定结构。不动关节几乎无关节活动度，只在胎儿或婴儿期骨骼尚未完全成熟时具有少许活动度，成熟后其活动度则相当局限，主要是提供相关结构的稳定，并有保护内部器官的作用。

（2）按照关节运动轴的数目和关节面的形态可分为三类：①单轴关节，又分为屈戌关节和车轴关节两种形式，此类关节只能绕一个运动轴进行一组运动。②双轴关节，包括椭圆关节和鞍状关节，此类关节能绕两个相互垂直的运动轴进行两组运动，也可进行环转运动。③多轴关节，通常包括球窝关节和平面关节两种形式，此类关节具有两个以上的运动轴，可做多个平面的运动。

675. 关节由哪些结构组成?

关节的基本结构包括关节面、关节囊、关节腔。关节的辅助结构包括关节唇、关节内软骨、滑膜囊、滑膜襞、关节液、肌腱、韧带等。其中关节内软骨包括关节盘和半月板两种形式，主要发挥人体运动中肢体与地面或外力作用下的减震作用，以减少外力或反作用力造成关节结构的伤害；部分关节如膝关节内有半月板，可在关节活动时提供活动的正确轨迹，使关节活动更为顺畅并节省能量的消耗；滑膜囊位于肌腱与骨之间，减少活动时肌与骨面的摩擦，有保护肌腱的作用；滑膜襞可扩大滑膜的面积，有利于滑液的分泌和吸收，也可填充关节腔内空隙，有助于关节稳定；关节液可为关节活动提供润滑作用，以提高力学效应；韧带是关节囊纤维层局部增厚的部分，可进一步稳定关节的结构，限制关节过度活动；在相邻端的骨间由韧带互相连接，由肌肉收缩产生的力量经肌腱传导，完成关节屈伸活动。

676. 关节有哪些生理运动形式？

（1）屈和伸：关节围绕冠状轴进行的运动。运动时，组成关节的两骨之间的角度变小称为屈；反之角度增大则称为伸。一般关节的屈是指向腹侧面成角，而膝关节则相反，小腿向后贴近大腿的运动称为膝关节的屈，反之称为伸。在手部，由于拇指几乎与其他四指呈直角，拇指背面朝向外侧，故该关节的屈伸运动是围绕矢状轴进行，拇指与手掌面的角度减小称为屈，反之称为伸。在足部的屈伸则反映了胚胎早期的后肢旋转，足尖上抬，足背向小腿前面靠拢为踝关节的伸，称为背屈；足尖下垂为踝关节的屈，称为跖屈。

（2）内收和外展：关节围绕矢状轴进行的运动。运动时，骨向正中矢状面靠拢称为内收；反之，远离正中矢状面称为外展。手指和足趾的收展，是指以中指和第二趾为中轴的靠拢或散开的运动。拇指的收展指围绕冠状轴进行，拇指向示指靠拢称为内收，远离示指称为外展。

（3）旋转：关节远端绕垂直轴进行的运动。如肱骨围绕骨中心轴向前内侧旋转，称为旋内，而向后外侧旋转，则称为旋外。前臂桡骨对尺骨的旋前、旋后运动，是指围绕桡骨头中心到尺骨茎突基底部的轴线旋转，将手背转向前方的运动称旋前，将手掌恢复到向前而手背转向后方的运动称为旋后。

（4）环转：运动骨的远端绕某个基本轴做圆周运动，运动时全骨描绘出一个圆锥形轨迹。双轴或三轴关节均可做环转运动，如肩关节、髋关节和桡腕关节等。

677. 常见的关节疾病包括哪些？

包括退行性关节疾病（骨性关节炎）、类风湿关节炎、强直性关节疾病、代谢性关节病变、外伤性关节病变、感染性关节炎和血友病性关节炎等。

678. 关节疾病患者有哪些常见的功能障碍？

关节疾病患者常见的功能障碍包括疼痛、挛缩、肌肉无力及关节不稳定等。①疼痛往往是患者求医诊治的主要原因。关节疼痛的来源可能是关节滑膜、关节囊、骨、韧带、滑液囊、肌肉、肌腱或神经。疼痛通常在关节移动或承受重量时发生，此外，关节长时间的不动也会造成僵直感。确定疼痛的来源须经由详细的病史及身体检查才能获得，必要时还要借助影像及实验室检查。疼痛本身会影响患者的心理状态，反过来说不良的心理状态也会使疼痛加剧。②由于关节、肌肉或其他软组织的问题，导致主动或被动运动受到限制为挛缩。造成挛缩最常见的原因是制动。在关节急性炎症期，如长时间将关节固定在某特定位置，可导致关节囊、肌肉、肌腱与韧带的短缩及纤维化。③肌肉无力也是关节疾病常见的现象。受累关节临近的肌肉可因急性炎症期疼痛而受到抑制，导致肌力下降；此外，因疼痛导致活动受限，甚至长期卧床可造成失用性萎缩。④关节的稳定度与骨、软骨、关节囊、韧带、肌肉及肌腱等构造有关，关节疾病患者因骨与软骨被破坏，可导致关节两端的结合度变差，从而影响关节的稳定度；骨与软骨的破坏可使关节腔变小，而固定关节的韧带便相对变长，进一步失去其稳定关节的功能；肌肉无力也会影响关节的稳定度。关节不稳定时，不仅会产生各种变形，也会加速关节的破坏。

679. 退行性关节疾病的病因、常见症状和体征有哪些?

退行性关节疾病（又称骨性关节炎）主要的病因包括高龄、长期负重、外伤、遗传、肥胖、炎症、代谢等。年龄是关节退变造成失能的重要因素之一。绝经后女性发病率较高。主要症状表现为早期出现劳累后或受凉后及损伤后的关节酸胀与疼痛；随着疾病的进展，疼痛由间歇性转为持续性，并逐渐出现关节僵硬、关节交锁。常见的体征主要表现为早期关节局部压痛、肿胀、浮髌试验阳性、骨擦音（感）等。疾病逐渐发展可以出现关节活动障碍。临床上可分为下肢单一负重关节的骨性关节炎、侵犯脊柱为主的骨性关节炎及上肢多发性骨性关节炎。下肢单一负重关节的骨性关节炎主要累及膝关节与髋关节，髋关节发病率略低于膝关节。膝关节炎的关节软骨内侧部位受损多重于外侧，因而在患膝内侧韧带及滑囊附近可有局部压痛点，X线片可见内侧的关节间隙较外侧狭窄。侵犯脊柱为主的骨性关节炎主要表现为腰背部酸痛，常因长期负重或工作姿势不当所致。当发生椎间盘及椎间小关节退变加重或椎体滑脱，可压迫神经根造成坐骨神经痛或头颈、上肢放射性疼痛等症状。上肢多发性的骨性关节炎主要发生在拇指侧腕掌关节及各指的远端与近端关节，在远端及近端指节关节可形成特殊的结节变形，出现局部压痛及握力下降。

680. 类风湿关节炎的特点是什么?

类风湿关节炎是一种病因不明的自身免疫病，可能与自身免疫反应、感染、遗传等因素有关。以慢性、对称性、多滑膜关节炎和关节外病变为主要临床表现。类风湿关节疾病初期的典型症状为手腕、手指及足部的对称性滑膜关节炎，病情呈缓慢、进行性发展，常伴随疲倦、虚弱及晨间关节僵直等前驱症状。随着病程的进展，关节疼痛和肿胀反复发作呈进行性发展，侵犯的关节可能涉及肘、肩、膝及髋关节，甚至波及颈椎，最终可导致关节破坏、强直和畸形。

681. 强直性关节炎有哪些主要康复治疗手段?

主要包括物理治疗、作业治疗、康复辅具。物理因子治疗可予超短波疗法、微波疗法、低中频电疗法、紫外线疗法、蜡疗、水疗等。运动疗法是最重要的干预手段，颈椎、肩关节、髋关节每天应进行全范围的关节运动；加强胸、腰椎后伸运动，以防止佝偻变形；加强胸肌、背肌、髋关节屈肌、膝关节屈肌等肌群的牵伸运动，以避免挛缩；加强背肌、腹肌及股四头肌的肌力训练；呼吸训练可与胸肌的牵伸运动同步进行。若患者耐受情况良好，还应进行心肺耐力训练。本病晚期由于关节挛缩畸形，活动度受限，可影响日常生活，需进行ADL训练。脊柱强直或髋、膝关节功能障碍患者，可使用拾物器等辅助器具协助完成日常生活；支具的使用可使关节得到固定和休息，预防并矫正变形、限制异常运动，防止残疾发生。

682. 代谢性关节疾病的注意事项是什么？

因代谢问题所产生的关节病变在临床上主要为痛风性关节炎。血液中尿酸经由血液循环到达关节腔或腱鞘滑液中，在尿酸浓度及特异体质的影响下产生尿酸晶体沉积，晶体刺激关节内的滑膜产生急性炎症，反复发作后逐渐形成痛风石，影响关节功能。痛风性关节疾病患者发作期需及时消炎镇痛，以非甾体抗炎药或秋水仙碱为主。缓解期需根据尿酸升高原因使用抑制尿酸生成或促进尿酸排泄的药物，将血尿酸控制在357μmol/L以下，同时需多饮水和口服碳酸氢钠碱化尿液、严格低嘌呤饮食和戒酒、避免熬夜、定期监测血尿酸水平和尿液的PH、积极预防各种相关疾病。

683. 血友病性关节炎的治疗原则是什么？

血友病性关节疾病的治疗原则首先为预防关节在运动中再次出血。重复性的关节内出血将刺激关节内滑膜炎性反应加剧，使关节受损变形加重。出血初期时可将关节内积血抽出，并根据血友病分型进行替代治疗，同时给予康复治疗以重建关节功能，包括肌力强化运动、关节活动度改善，本体感觉及步行的训练。晚期患者则须进行人工关节置换。

684. 关节功能的评估包括哪些内容？

关节功能的评估包括疾病分期与功能分类、疼痛评定、关节活动度的测量、肌力评定、感觉评定、平衡功能评定、步态评定、ADL能力评定、生存质量评定、执业能力评估等方面。疾病分期与功能分类可说明患者目前疾病的进展程度。疼痛评定可采用VAS评分法（视觉分级评定法）来进行，疼痛评定注意治疗前后的对比。关节活动度的测量可反映关节挛缩、粘连、畸形的程度。肌力的评定一般采用徒手肌力测定法，手的肌力测定一般采用握力计法。感觉评定包括躯体感觉评定、体表节段感觉评定、感觉定量测定。下肢关节受累的患者可出现异常步态，包括疼痛步态、肌无力步态、关节挛缩步态。

 关节疾病的主要康复治疗内容有哪些？

（1）多发性关节疾病：①急性期：此期患者可能存在发热、全身倦怠、多处关节肿胀等现象。首先应保证关节充分的制动休息。为了防止关节挛缩，每日可在治疗师的协助下完成数次主动辅助性关节运动，以及等长收缩训练防止肌肉萎缩，同时辅以冷疗消肿镇痛、电刺激或低能量激光镇痛，也可在肿胀关节附近的肌肉上予按摩、热疗或冷疗缓解肌肉痉挛、疼痛。②亚急性期及慢性期：视患者病情，关节活动可由主动辅助性运动逐渐改为主动运动，对于已经挛缩或僵硬的关节，可在热疗之后加上关节或软组织牵伸，运动治疗后可给予冷疗；肌力强化运动可由等长收缩开始，后逐渐改为等张收缩训练；若患者情况良好，可逐渐加强心肺耐力训练，物理因子治疗也可逐渐改为热疗。同时应指导患者学习能量节约技术，以保护关节和节省体力，必要时可使用各种辅具。

（2）侵犯脊椎为主的关节疾病：此类患者除了颈痛、胸痛、背痛及其他多处关节疼痛之外，脊柱畸形会逐步加重，身体也会逐渐僵硬。因此康复治疗最主要的内容是运动治疗，颈椎、肩关节、髋关节每天需进行患者关节允许范围内的全范围关节运动；胸、腰椎需加强后伸运动，以防止脊柱佝偻变形；胸肌、背肌、髋关节屈肌、膝关节屈肌等需加强牵伸，以避免挛缩；背肌、腹肌及股四头肌需加强肌力训练。患者的疼痛部位可用热疗、电刺激、水疗或温泉浴等物理因子治疗。

（3）下肢单一负重关节的病变：常会造成患者行动困难。康复治疗在急性期宜先用冷疗或电刺激镇痛，也可用弹性护膝防止肿胀（关节腔积液量多者可先予以抽出）；受累关节附近肌肉可使用热疗或按摩，以减轻因肌肉痉挛引起的疼痛；其次予以适当的体位摆放及关节运动，以避免关节挛缩。肌力训练应从等长收缩开始，若患者情况良好可建议心肺耐力训练。对于慢性期患者，针对其关节挛缩现象可使用水疗、热疗、超声波治疗等，并辅以关节牵伸。下肢疼痛者可在健侧以手杖支撑减轻患侧负荷，若出现畸形可使用辅具矫形。

686. 关节疾病可选择哪些物理因子治疗方式？

物理因子治疗的目的主要是减轻患者肢体的疼痛，降低肌肉痉挛，改善软组织的延展性，促进血液循环，增进关节活动度及功能。常使用的物理治疗方式包括热疗、蜡疗、超声波、短波、冷疗、电刺激、冲击波等。热疗可分为浅层热疗（包括温泉疗法、水疗等）、深层热疗（如超声波、短波等）；热疗可缓解关节不适症状，但应注意关节疾病急性期时热疗不宜直接用于受累关节，可应用于关节附近的肌肉，以减少关节痉挛，常与运动治疗配合使用；冷疗包括浸泡法、冷（冰）敷法、冰块按摩法及喷雾法等，可以降低肌肉痉挛，减轻关节炎性反应及疼痛，适用于急性期或运动疗法后出现的疼痛、肿胀；电刺激对于关节疾病最主要的目的是镇痛，也有增强肌肉力量、延缓肌肉萎缩及减轻肌肉痉挛的作用。

687. 关节疾病患者应如何保护关节？

关节疾病患者日常生活中应注意以下事项。

（1）适时改变姿势或活动关节，使关节维持良好的新陈代谢，也可避免关节僵硬，建议维持同一姿势不宜超过1小时。

（2）维持正确的工作及生活姿势，使关节的负荷减至最低。

（3）关节情况良好时，应进行适当的运动训练，以增强肌力及改善关节活动度。

（4）必要时可使用矫形器具或辅具。

（5）当关节疼痛急性发作时应停止活动，使关节得到充分休息。

（6）使用能量节约技术，改变运动方式或工作状态，以减少关节的负荷。

（7）日常应尽可能使用较大（或较强壮）的关节完成负重动作。

688. 如何指导关节疾病患者进行运动方式选择？

对于关节疾病的患者，其运动的目的如下。①增进或维持关节活动度。②增强肌力。③增进肌肉耐力。④增强心肺耐力。⑤增进骨密度。⑥增进患者整体功能及精神功能。对于此类患者在开具运动处方前，首先需先了解患者的关节疾病是否处于急性发作期、有无红肿热痛、是否有关节腔积液、是否存在关节不稳定、关节旁肌肉是否有萎缩现象、患者的心肺功能情况等问题。其次，选择的运动方式需循序渐进，先以适当的方式减轻关节的疼痛，再逐步增进关节活动度，然后再进行肌力训练，最后加强耐力训练并进行适当的体力运动。被动运动方式通常适用于严重肌肉无力的患者，不建议用于急性关节疾病；主动运动可用于急性炎性反应消退、关节无明显疼痛时；等长收缩训练适用于大多数的慢性关节疾病患者，也可用于急性期持续时间较长需避免肌肉萎缩者；等张收缩训练可分为高强度（高阻抗）低频率及低强度（低阻抗）高频率两大类，对急性期患者常选择关节负荷较小的后者；一般推荐轻度关节疾病患者采用中等速度（120～180度/秒）的等速收缩训练；耐力训练应根据个人的需求做适当调整，可以选择水中运动、固定式脚踏车、有氧舞蹈或其他有氧运动、改良式太极拳、平地快走等。

689. 矫形辅具在关节疾病中的作用是什么？

①补偿已失去的功能，使患者重新独立自主生活，回归家庭或社会。②减轻关节的负荷及疼痛，避免或减缓关节变形。③可节省体力，避免疲劳。④增强关节稳定度，使其维持在生物力学上的最佳位置以发挥最大功能，并提供安全的维护。

690. 不同关节如何选择矫形辅具?

（1）上肢：①手腕及手部休息位夹板，适用于手腕及手指的急性关节炎、腕管综合征及手指伸肌肌腱炎等。②拇指功能位夹板，适用于骨性关节炎引起的拇指基底关节炎，或拇指外展肌腱、伸肌肌腱炎。③指环形夹板，适用于类风湿关节炎等引起的手指天鹅颈变形及纽扣孔变形。④动态性夹板，适用于掌指关节置换术或因桡神经病变造成手指伸肌无力或伸肌肌腱断裂。⑤肘关节夹板，适用于肘关节挛缩患者或某些幼年性类风湿关节炎患儿。

（2）下肢：①足踝关节，首先应选取合适的鞋子，鞋头须高、宽且深，鞋面须柔软，鞋跟不宜太高，尽量使用带有鞋带的鞋子，根据需求适当改良鞋底；其次详细评估患者足踝情况后制作适当的矫形鞋垫，对于患足的可逆性问题，鞋垫可把距下关节维持在正中位置，而不可逆性问题，鞋垫的功能主要是适应足部的变形。②膝关节，对于膝关节疼痛、不稳定、过伸或股四头肌无力时可使用矫形辅具。对膝关节内侧磨损较严重的患者，可使用外翻式功能性护膝；当膝关节疼痛严重，无法站立行走时，可使用长腿支架再加装坐骨负重垫。

（3）脊柱：对于脊柱疾患可使用脊柱矫形器，分为硬式和软式两种，当脊椎合并骨折时宜使用硬式脊柱矫形器，若为一般下背痛、腰椎间盘突出症等使用软式脊椎矫形器即可。

（4）颈椎：对于只有颈痛或神经根压迫症状时，可选用一般颈围限制颈椎的前屈后伸动作；若需进一步限制颈椎活动，可考虑费城式颈围或胸骨-枕骨-下颌固定器。

691. 转移类辅具包括哪些类型?

包括助行器、拐杖、手杖、轮椅。这些辅具常用于有下肢疼痛、无力或平衡不佳的患者，可以减轻患肢的负荷，因支撑点增多，故也增加了平衡性及安全性。就稳定性而言，助行器最稳，以下依次是拐杖、手杖，手杖又分为单脚、三脚及四脚手杖，支撑点越多越稳定。对较严重的患者，建议使用轻便轮椅或电动轮椅。

692. 保守治疗无效的关节疾病还有哪些治疗方法可供选择?

针对保守治疗无效的关节疾病可考虑手术治疗，包括关节清创术、滑膜切除术、关节固定术、截骨术、骨切开术、关节成形术等。其中关节清创术常用于骨化性肌炎或感染性关节炎；当关节疾病患者只存在滑膜增生，关节尚无严重破坏时，如类风湿关节炎的手、腕、肘及膝等关节，可考虑行滑膜切除术；而对于类风湿关节炎患者腕关节、踝关节或第一、第二颈椎间的固定，则可考虑关节固定术以增加关节稳定度，解除由此带来的疼痛症状；若关节疾病导致关节变形、脱臼造成疼痛，则可考虑行截骨术；对部分膝及髋的骨化性关节疾病患者，为矫正其变形，可行骨切开术；最后一种也是较常使用的治疗方式——人工关节置换术，术后须及时进行康复治疗才能有效改善关节功能。

693. 关节疾病患者应如何使用能量节约技术?

关节疾病患者由于关节疼痛、僵硬，肌力、肌耐力下降，且常伴心肺耐力不足，体力消耗大于正常人，许多患者还合并基础疾病，常存在疲劳、倦怠、体力不济的现象。指导患者掌握能量节约技术可有效帮助患者提高生存质量。①应提前妥善规划日常活动及工作内容。②空间的规划：居家环境或工作场所中相关设施应进行适当的分类、整理，便于使用和取放。③简化活动或工作内容：如使用易洗的餐具，穿着易于穿脱的衣服。④站着工作会比坐着时多消耗25%的体力，应尽量坐着工作，且选择合适的椅子。⑤使用适当的设施或辅具，且使该设施或辅具维持良好的状态。⑥养成工作中间歇性休息的习惯，定时放松各关节和肌群。

（三）截肢康复

694. 截肢的原因有哪些?

截肢（amputation）指肢体缺损的状态，分为先天性肢体缺损和后天性截肢。先天性肢体缺损主要缘于基因异常或突变，可为单侧或双侧、一肢或多肢、横向或纵向，一般上肢的发生率高于下肢。后天性截肢的原因主要为各种外伤与疾病，如糖尿病、周围血管病变、感染、恶性肿瘤等，一般下肢的发病率高于上肢，几乎均以四肢骨或关节的横向切除部位命名。上肢截肢以外伤为主要原因，最常见的为手指截肢；下肢截肢多与疾病相关，尤以糖尿病为著，糖尿病患者中糖尿病足的发病率高达25%，给个人和社会带来了沉重负担。

695. 计划性截肢的康复包括哪些内容?

对于非紧急手术的计划性截肢，康复治疗应包括术前康复和术后康复两部分。目标绝不仅仅是使用假肢，而应该是以提高截肢者日常生活独立能力为主。

（1）术前康复主要内容

1）康复评定：营养及生理状态、肌力、关节活动范围、疼痛，以及健侧肢体功能等。

2）术前康复治疗：介绍术后康复流程及内容、心理支持等。

（2）术后康复主要内容

1）康复评定：伤口情况、疼痛、肿胀、残肢形态、日常生活活动能力、社会参与能力等。

2）术后康复目标：急性期康复目标以加速伤口愈合、控制疼痛、减轻/预防肿胀、预防挛缩、改善活动为主；远期康复目标则应为回归家庭与社会、工作岗位。

3）术后康复治疗：以光疗等促进伤口愈合；以药物、运动、按摩、经皮神经电刺激等控制疼痛；以药物、光疗、弹力带加压等减轻/预防肿胀；以良肢位摆放，主、被动关节活动，软组织牵伸治疗等预防挛缩；关节活动度练习、肌力训练、耐力训练、平衡及本体感觉训练等为主的假肢使用前训练；装配假肢患者的假肢使用训练；利于转换患者的健侧手精细动作训练等。

696. 肘下假肢的基本组成包括什么？

肘下假肢的基本组成包括套筒、悬吊系统、末端装置和控制系统。

（1）套筒：是假肢与残肢的接触界面，目前主要为全接触式套筒，需要量身定做。

（2）悬吊系统：用于固定套筒，确保套筒不会从假肢上脱落，还可传导应力，最常用的方式为8字形悬吊带。

（3）末端装置：主要分为两种，第一种是手钩，由两根形似手指的金属钩组成，可以完成提、捏动作；第二种是义手，分为被动手和主动手，前者即美观手，无主动抓握功能，可完成不同程度的推、拉、提、撑动作，后者有外观仿真的五指形状，能完成三点抓握动作。

（4）控制系统：操控末端装置的动力来源包括被动系统、身体动力系统和外部动力系统。被动系统即美观手，被动执行推、拉、提、撑等动作；身体动力系统利用肩胛运动，通过控制索控制末端装置；外部动力系统由电力驱动末端装置。

697. 肘上假肢的基本组成包括什么？

肘上假肢的基本组成包括套筒、悬吊系统、末端装置、假肘和控制系统。

（1）套筒：是假肢与残肢的接触界面，目前主要为全接触式套筒，需要量身定做，根据残肢情况包裹至肩峰下或整个肩峰。

（2）悬吊系统：肘上假肢较重，须使用8字形带或者肩鞍胸带才能提供足够的悬吊支撑，近年来以吸附式悬吊设计最为常用。

（3）末端装置：根据身体动力系统的操控方式分为两种，即自主张开系统和自主闭合系统，前者平时由橡皮带绑住末端装置维持闭合，需要取物时利用肩臂的自主动作拉动控制索而打开末端装置，然后松开控制索释放拉力，借橡皮带本身弹力夹住物品，后者与之相反。

（4）假肘：肘上假肢须包括能够屈伸的假肘关节，以助恢复进食等自理活动。标准长度肘上截肢应用内部锁定假肘，肘上残肢过长或肘关节离断时则应用外部锁定假肘。

（5）控制系统：分为被动系统、身体动力系统和外部动力系统。有时会同时应用两种动力系统，如使用外部动力系统的肌电控制假肘关节，配合身体动力系统的控制索来操控末端装置，这样的控制方式称为混合控制系统。

698. 膝下假肢的基本组成包括什么？

膝下假肢的基本组成包括套筒、悬吊系统、中间部分与义足。

（1）套筒：是假肢与残肢的接触界面，最传统的为髌腱承重套筒（patellar tendon bearing，PTB），在此基础上有很多不同的改良设计。

（2）悬吊系统：用于固定套筒，传统方式包括上髁环带、护套悬吊、大腿束套、腰带等，目前更倾向于通过特殊设计进行力学固定，如套筒两侧边缘向上延伸至股骨内、外髁上缘，或同时将前方边缘向上延伸包覆住髌骨等，这样的力学固定减少了绑带悬吊的需求。

（3）中间部分：连接套筒和义足，分为外骨骼与内骨骼两种设计；前者多为木质或塑胶材质，优点是耐潮湿与侵蚀，缺点是定型后无法微调；后者使用金属管连接套筒与义足，优点是有模块化的选择搭配，可以进行后期微调，调整对线。

（4）义足：也称足踝组合，用于提供踝关节与足的功能。义足包括几种不同设计：无踝关节义足、有踝关节义足、动态反应义足和仿生义足。

699. 膝上假肢的基本组成包括什么？

膝上假肢的基本组成包括套筒、悬吊系统、义膝、中间部分与义足。

（1）套筒：是假肢与残肢的接触界面，主要包括坐骨包裹式套筒和坐骨下套筒。

（2）悬吊系统：用于确保套筒不会从残肢上脱落，主要包括全弹性悬吊带、西里西亚带、骨盆-髋关节绑带、吸附式悬吊带。

（3）义膝：包括单轴义膝及多轴义膝。前者只有单一机械轴，后者利用多联杆的设计让瞬时旋转中心能够随着膝关节的屈伸活动而移动，更符合运动学及美观需求。

（4）中间部分：连接套筒和义足，分为外骨骼与内骨骼两种设计；前者多为木质或塑胶材质，优点是耐潮湿与侵蚀，缺点是定型后无法微调；后者使用金属管连接套筒与义足，优点是有模块化的选择搭配，可以进行后期微调，调整对线。

（5）义足：也称足踝组合，用于提供踝关节与足的功能。义足包括几种不同设计：无踝关节义足、有踝关节义足、动态反应义足和仿生义足。

700. 装配假肢的相关评估包括哪些内容？

处方假肢前要了解截肢者的功能需求和使用要求；截肢者的认知功能、动作控制、心肺耐力、肌力、关节活动范围、软组织与瘢痕情况、体重、残肢长度等；截肢者的伴随疾病，如心血管疾病、周围神经病、骨性关节炎等。假肢装配完成后须进行验收，要求假肢符合舒适、美观及功能原则。开始使用假肢之后需要进行定期随访，重点评估残肢状态、假肢使用情况、步态及其他相关功能评定，以及是否达到或是否需要调整拟定的假肢使用目标。

（四）骨质疏松康复

701. 世界卫生组织对骨质疏松症的定义是什么？

世界卫生组织对骨质疏松症的定义是骨量减少，骨组织结构变差，进而造成骨骼脆弱、骨折发生率增加的一种全身骨骼疾病。

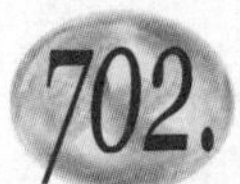

702. 骨质疏松症的分型有哪些？

临床上将骨质疏松症分为原发性骨质疏松症及继发性（其他病因造成）骨质疏松症。原发性又包括绝经后骨质疏松症（Ⅰ型）和老年性骨质疏松症（Ⅱ型）。绝经后骨质疏松症主要由于停经后女性雌激素水平下降，破骨细胞活性增加所致。而老年性骨质疏松症则由于高龄致成骨细胞活性降低，骨形成下降所致。继发性骨质疏松症较少见，其常见原因有服用类固醇激素、甲状腺与甲状旁腺疾病、类风湿关节炎、性腺功能低下、肾功能衰竭、肝衰竭、糖尿病等。

703. 骨质疏松症的诊断标准是什么？

WHO依照骨密度与骨折风险的关系，采用双光能X线检查，测定髋部、股骨颈或腰椎的T值。T值指与20～29岁正常年轻人骨密度平均值相比，有多少标准差。$T>-1$，为正常；$-2.5<T\leqslant-1.0$，为骨量低下；$T\leqslant-2.5$，为骨质疏松；$T\leqslant-2.5$且发生骨折，为严重骨质疏松。

704. 国际骨质疏松基金会所定义的骨质疏松症危险因素有哪些？

国际骨质疏松基金会所定义的骨质疏松症危险因素如下。年龄大于40岁；父母驼背或发生轻摔后骨折；本人曾因轻微碰撞或跌倒而骨折；身高变矮超过3cm；每日吸烟超过20支；每日饮酒超过两杯（相当于20ml酒精）；体重过轻（$BMI<19kg/m^2$）；甲状腺素或甲状旁腺激素过高；曾服用类固醇激素超过3个月；患有类风湿关节炎；女性在45岁以前停经；除怀孕期间外曾停经超过12个月；每天户外活动少于10分钟。

705. 骨质疏松症有哪些临床表现？

①疼痛，患者可出现腰背部或全身酸痛、疼痛在负荷增加时加重，严重时翻身、起坐及行走受限。②脊柱变形，严重者可出现身高变矮和驼背畸形。③骨折，轻度外伤或日常活动

后发生骨折（脆性骨折）。发生脆性骨折的常见部位为胸、腰椎，髋部，桡、尺骨远端和肱骨近端。其他部位亦可发生骨折。虽然以上症状是骨质疏松症最为常见的临床表现，但很多患者在疾病早期常无明显症状。

706. 治疗骨质疏松症的药物包括哪几类？

治疗骨质疏松症的药物包括以下几类。①抗骨吸收药物：包括双膦酸盐类药物、降钙素类药物、雌激素类药物、选择性雌激素受体调节剂、RANKL单株抗体。②促进骨形成类药物：包括甲状旁腺激素。③其他多种作用机制的药物：包括锶、活性维生素D及其类似物、维生素K_2等。

707. 针对不同人群，每日维生素D的摄入量分别是多少？

19～49岁健康人群补充400～800IU/d，50岁以上健康人群800～1000IU/d，对于肥胖、骨质疏松症、缺乏日照、吸收不良人群可补充至2000IU/d。

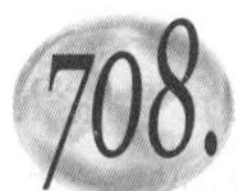

708. 跌倒的定义是什么？其高危人群有哪些？

跌倒的定义是身体的一部分非故意或意外跌落于较低水平面。跌倒的高危人群：年龄大于80岁，近3个月内有跌倒史，步态平衡失调（如脑卒中、帕金森病等），肢体功能障碍（如膝关节、腰椎退变等），认知障碍，睡眠障碍等。

709. 可以采取哪些措施来降低跌倒风险？

①保持健康生活方式，如作息正常，衣物鞋具合适安全，饮食均衡，戒烟酒，注意骨骼健康，摄入充足钙剂和维生素D。②疾病控制与服用药物，控制与改善基础病，改善身体和心理功能障碍，定期接受身体和眼睛检查，遵守服药规则，询问相关药物副作用。③运动，遵循医师或物理治疗师指导，进行平衡、姿势训练，活动调整等；改善平衡和协调功能，增强肌力；注意运动场所安全，减少跌倒风险。④改善环境，改善居家和公共场所环境，减少跌倒风险。

710. 骨质疏松患者可采取的运动方式有哪些？

可采用承重有氧运动及高速、高冲击、高强度阻力运动。例如，走路、慢跑、脚踏车、跳跃、踏步等。如患者属于易跌倒人群，则还可以增加平衡协调训练。

（五）肌病康复

711. 肌病的病因分几类？各包含哪些肌病？

肌病（myopathies）是各种衍生于肌肉的疾病的总称，有不同的原因及病程。

肌病的病因大致可以分为遗传性与后天性两大类。遗传性肌病包括：萎缩性肌病（dystrophic myopathy）、先天性肌病（congenital myopathy）、代谢性肌病（metabolic myopathy）、线粒体肌病（mitochondrial myopathy）、离子通道病变（channelopathy）等。后天性肌病包括：炎症性肌病（inflammatory myopathy）、内分泌性肌病（endocrine myopathy）、感染性肌病（infectious myopathy）、毒物或药物引起的肌病，以及全身性疾病相关肌病（myopathy associated with systemic disease）等。

712. 肌病好发的年龄段及各年龄段包含的疾病有哪些？

肌病好发的年龄段有3个，出生时、儿童期、成人期。出生时的肌病包括：肌强直性肌病、先天性肌病、先天性肌肉萎缩、肝糖储存疾病、脂肪储存疾病。儿童期的肌病包括：先天性肌病，内分泌性肌病（如低血钾、低血钙、高血钙），肝糖储存疾病，炎症性肌病（如皮肌炎、多肌炎），脂肪储存疾病，线粒体肌病，失养性肌病。成人期的肌病包括：远端型肌营养不良，内分泌性肌病（如甲状腺、副甲状腺、肾上腺、脑垂体之异常），炎症性肌病（如多肌炎、皮肌炎、内含体肌炎），病毒感染（如HIV病毒感染），代谢性肌病（如脂肪储存疾病），失养性肌病，线粒体肌病，病毒性肌病（如酒精性、秋水仙素、奎宁、类固醇等）。

713. 肌病的主要症状是什么？

肌病的主要症状是急性或慢性肌肉无力，大多数是以近端肌肉为主，伴随着容易疲劳及疲倦感。患者会有从坐位起立、蹲下或上下楼梯困难，容易跌倒的情况。上肢肌肉无力会影响日常生活，如穿衣、洗澡，特别是无法胜任双臂高举过头的活动。少数如遗传性远端肌病和内涵体肌病的患者会出现远端肌肉无力的症状，可能会出现垂足和足踝的无力。炎症性肌病常会有肌肉疼痛，如肌肉疼痛伴随疲倦与肌红蛋白尿，则要考虑代谢性的肌病。在儿童期包括出生时如有肌张力过低、颈部的控制无力、进食或呼吸障碍、运动发育迟缓等，也提示有肌病的可能。家族史可以提供遗传性肌病的重要信息，肌强直性肌病一型是由于染色体基因CTG三核苷酸的重复出现，会造成家族的代代相传，发病年龄会越来越早。

714. 肌病有哪些重要的体征？

肌病的体征主要表现为近端肌肉萎缩、裘馨肌肉萎缩症和贝克型肌肉萎缩症的小腿肌假性肥大，肌强直性肌病独特的特征是秃顶及长廋型脸部表现或其他皮疹、脊柱侧弯、关节变形等。肌病要评估它的近端和远端的肌力，脸部与颈部的肌肉也要评估，面肩肱型肌营养不良会有脸部的无力及颞肌的肌肉萎缩，最主要的一个特征可以看到翼状肩胛骨。肌强直性肌病会出现肌肉用力收缩后无法放松的肌强直现象，患者执行从蹲到站或双手高举过头的动作比较困难。观察肌肉萎缩症的患者，可以看到一个渐进性的异常步态，如髋伸肌无力而出现代偿性的腰椎前凸、膝伸肌无力而出现代偿性的垫脚尖，髋外展肌无力而出现的摇摆步态。至于少数以远端肌肉无力为主的肌病，则会出现足部拍击地面的马蹄步。高尔征患者会出现特异性的一个特点，患者的骨盆带近端肌肉无力，无法从躺卧位正常站起，必须先靠手脚撑住地面，四肢慢慢靠近，再伸直膝盖，用双手掌沿着小腿、大腿慢慢撑起站立。肌病患者的反射通常是正常的。关节活动度也是要检查的，会有关节活动度的减少和下降。有的患者还会合并心肺功能的异常或者智力障碍，因此要对全身器官进行系统性的检查。

715. 肌病的主要检查有哪些？实验室检查与影像检查在肌病诊断中的意义是什么？

肌病的检查主要包括实验室检查、神经肌肉电学检查、肌肉切片、分子基因分析、影像检查。实验室检查主要是肌酸激酶检查，急性炎症性肌病、早期的裘馨肌肉萎缩症和贝克型肌肉萎缩症，其肌酸激酶值极高，可高达正常人的50～100倍。代谢性肌病，肌酸激酶也会有中等程度上升。有些肌病肌酸激酶不一定会升高，如炎症性肌病及裘馨肌肉萎缩症的慢性或晚期病程，以及先天性肌病等肌酸激酶值往往会正常。因此，不能以肌酸激酶值的正常来排除肌病。影像检查主要包括超声、CT、磁共振，均可用于肌病的评估和诊断。超声波在诊断肌病时，主要的优点是简单便宜，无放射性，适合于儿童检查；缺点是对深层的肌肉不容易正确地评估，且整体检查的精确度较差。在进行肌肉切片检查时可以用超声来选取与定位。CT检查由于放射线暴露量大，不适于儿童检查。而磁共振影像检查因其对软组织有很高的解像力又无放射性，因此可以用来评估全身肌肉侵犯的部位与程度，帮助诊断各类型的肌病。

716. 如何分辨裘馨肌肉萎缩症与贝克型肌肉萎缩症的临床症状？

见表6-1。

表6-1 裘馨肌肉萎缩症与贝克型肌肉萎缩症的临床症状比较

	裘馨肌肉萎缩症	贝克型肌肉萎缩症
发病年龄	通常小于5岁（2～6岁）	儿童或青少年早期
肌缩蛋白量	＜5%正常值	20%～80%正常值
肌肉无力部位	对称性近端	对称性近端
丧失行走能力	7～13岁（无类固醇治疗） 9～15岁（类固醇治疗）	＞16岁
脊柱侧弯	严重或渐进式恶化	通常较轻微
小腿肌肉	假性肥大	假性肥大
肌酸激酶（CK）	非常高10 000～50 000	较低5000～20 000
对心脏的影响	显著，心肌病变较早出现	显著，30～40岁出现
对肺功能的影响	严重或渐进式恶化	通常较轻微
对认知功能的影响	常受影响	不常见

717. 后天性肌病常见哪几种类型？各型的特点是什么？

后天性肌病常见5种类型，即炎症性肌病、内分泌性肌病、毒物与药物引起的肌病、感染性肌病、全身性疾病伴随的肌病。

炎症性肌病通常与感染或免疫反应相关，可以在肌肉组织中发现炎症反应，这类疾病可以分类为多肌炎、皮肌炎、包涵体肌炎。多肌炎及皮肌炎常伴随出现心脏、肺脏的异常及恶性肿瘤，疾病发生常是急性或亚急性的，渐进性、对称的近端肌肉无力，其好发年龄有两个高峰分别是10～15岁及45～60岁，女性是男性的两倍。但包涵体肌炎好发于男性，常见血液中的肌酸激酶（CK）升高，并可以用其来判断疾病的活性及严重度，肌电图也可以有异常表现，对多肌炎及皮肌炎的早期正确诊断非常重要。这类疾病无法治愈，但是正确诊断后，类固醇及其他免疫抑制药的治疗效果非常好，但包涵体肌炎效果不佳，包涵体肌炎同时侵犯近端及远端肌肉，好发于50岁以上的男性，是这个年龄段最常见的肌病。

许多内分泌异常均会造成肌病，如甲状腺功能减退或甲状腺功能亢进。前者会有肌肉疼痛、抽筋、痉挛，但只有1/3的患者会有肌肉无力。后者会有近端肌肉无力萎缩的情形，但肌酸激酶通常正常，肌腱反射正常或亢进。两者经过针对甲状腺功能的治疗后均会改善。除此之外，副甲状腺功能异常，肾上腺功能异常，脑下垂体异常均可引起肌病。

许多药物及毒性物质都可能导致肌病。如秋水仙素、奎宁类药物、降血脂类药物、艾滋病治疗药物、化疗药物及类固醇等。这类药物引起的肌病，一旦停药肌肉症状可得到缓解。毒物性的肌病中最常见的就是酒精引起的。

感染性疾病也可能引起肌病，如艾滋病患者HIV感染后常会并发肌炎，临床上类似多发性肌炎，出现近端肌肉无力和肌酸激酶升高的症状。另外，寄生虫感染如旋毛虫感染是最常见的寄生虫肌炎。

全身性疾病也会伴随肌病，如重症病房经常接受高剂量类固醇激素合并或不合并神经肌肉阻断剂治疗的患者，另外电解质异常也可出现肌病，最常见的是低血钾症。

 类固醇药物治疗肌病的作用特点是什么？

对于裘馨肌肉萎缩症的患者建议早期开始使用类固醇药物治疗，治疗剂量为醋酸泼尼松片或强地松龙为0.75mg/（kg・d），或地夫可特0.9mg/（kg・d），对于延缓肌病的恶化有明显的效果，进而延缓患者的存活年龄。疗效作用于四肢骨骼肌（延长独立行走的时间）、呼吸肌（减轻脊柱侧弯及减少脊柱手术、延缓使用人工呼吸器的时间）及心肌（延缓心肌病变的速度）。但也要注意类固醇激素可能产生的副作用，包括体重增加、行为异常及骨质疏松等。对于炎症性肌病，类固醇和其他免疫抑制药一样可以控制疾病的进展，可以是治疗脂肪代谢异常的左卡尼丁的补充，是酸性麦芽糖酶缺乏症的酵素补充治疗，是少数肌病可使用的药物。

 可能影响肌病患者关节挛缩的因素是什么？如何预防？

许多慢性的肌病都会有关节挛缩的问题，这可能与肌肉、关节、软组织变短相关，在肌病中可能影响挛缩的因素如下。①肌肉纤维化以及被脂肪组织取代，导致肌肉缩短。②拮抗肌间肌力不平衡。③久坐或长久维持相同的姿势。④代偿性的姿势以维持站立时的稳定。⑤无法有效地伸展肌肉，特别是跨越两个关节的肌肉。

对于进程快速的肌病如裘馨肌肉萎缩症，关节挛缩是不可避免的，严重的关节挛缩治疗效果也不佳，因此应定期测量关节活动度，以早期发现并尽早开始治疗。关节挛缩的预防，包括每天定时站立及行走训练、每天被动关节伸展运动，下肢尽量避免屈曲姿势，使用辅具固定等。通常患者一旦开始依赖轮椅代步，肌肉无力加上长时间固定的姿势，关节挛缩会很快产生，因此下肢挛缩往往较上肢严重，这与患者在轮椅上的姿势有关。患者一旦行走能力下降到30米，定距行走时间大于12秒，就需要考虑穿上膝踝足固定支具（KAFO）并使用助行器帮助行走，以提高患者的行走功能。如果因为髂胫束及跟腱挛缩，而需先接受跟腱放松术后，才能穿戴膝踝足支具。所以一定在能够行走的时候，积极地坚持每天锻炼，延缓依赖轮椅的时间。

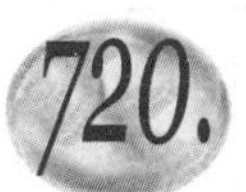 肌病儿童肺部并发症的主要原因是什么？有哪些症状？如何预防康复？

肺部的并发症常常是儿童神经肌病致死的主要原因，包括下列因素。①疾病本身导致呼吸肌无力、疲乏。②异常的呼吸结构如脊柱前弯及侧弯病变。③呼气肌无力，无法有效咳嗽及排痰。④中枢呼吸控制异常。

通常呼吸功能障碍是缓慢渐进性的恶化，肌无力导致限制性肺病变，进一步产生低血氧，高碳酸血症，这种情形一开始会出现于夜间，其症状包括做噩梦、晨间头疼、日间倦怠感及嗜睡等，在此阶段患者只有夜间才有换气不足的现象，要引起高度重视。早期肺功能测试，肺活量检测非常重要。如果患者有早期症状出现，尽早考虑给予夜间使用呼吸器，以改善呼吸功能。若患者有端坐呼吸，辅助呼吸肌的收缩及肋下内缩等呼吸困难的现象；肺功能测试肺活量＜45%预测值、最大吸气压力＜30%预测值，同时还有高碳酸血症，表示患者已临近呼吸衰竭，要考虑使用呼吸器。除了呼吸器使用外，还应进行辅助性咳嗽、排痰、姿势性引流等清除分泌物以减少肺部感染。至于患者是否合适给予吸气呼吸肌训练，目前仍有争议。对于快速进展或已到疾病晚期的患者并不适合呼吸肌训练，可能因此加速呼吸衰竭。对于进程缓慢的患者，应于疾病早期根据情况给予呼吸肌训练。其他的预防措施还包括接种流感疫苗及肺炎疫苗，足量、适当的营养支持等。

721. 如何预防和治疗裘馨肌肉萎缩症患者心脏并发症?

由于改善了针对裘馨肌肉萎缩症患者的肌肉无力及呼吸功能的康复训练之后，越来越多的患者可以存活到成年。裘馨肌肉萎缩症患者随着年龄的增长，心脏病变的比例也会因此增加，约20%的患者最后死于心脏相关并发症。因此，在裘馨肌肉萎缩症患者年轻的时候就应给予类固醇药物治疗，以延缓心肌病变的速度。避免使用诱发或加重心律失常或心力衰竭的药物，例如，有心力衰竭症状的患者避免使用非甾体抗炎药等。对于裘馨肌肉萎缩症的患者需要定期追踪心脏血管的功能，应于10岁前每1～2年检查心脏功能，包括身体检查、心电图检查、心脏的超声检查，或进一步行动态心电图检查，甚至磁共振等，一旦有心脏的病变就应开始治疗。

722. 肌病患者如何正确使用辅助具?

肌病患者会随着年龄的增长出现病变逐渐加重，逐渐地会出现肌无力及关节的挛缩等现象。辅具及辅助具可以矫正并预防其恶化，例如，对因步态代偿而出现的踝跖屈曲挛缩，可以在夜间使用踝足辅具（AFO）固定矫正。对于肌无力状况恶化，行走困难的患者可以使用膝踝足支具（KAFO）来延长行走功能，但也要特别注意防范跌倒。而患者一旦不能行走，被限制于轮椅上时，使用踝足支具，也可以减轻患者踝足变形与不适。至于因病情严重，心肺功能不适合手术的脊柱侧弯患者，使用脊柱支架可以帮助维持患者的坐姿、减轻不适，但并不能阻止侧弯持续恶化。给予患者拐杖、助行器等行动辅具时，需考量患者的上肢肌力，经过测试与训练，以确定其使用安全性。虽然行走功能的维持，可以有效地延缓关节挛缩和脊柱侧弯的恶化。但患者其他生活功能也应同时加以考量，避免因勉强维持行走能力而过度耗费能量，以致影响患者的学习、社交、人际关系等功能。应个别地评估，根据需要使用轮椅、定制的坐垫靠背及减压垫，以增加其行动生活的独立性。考虑电动轮椅的使用时，应同时考量患者的病程或未来的需要，例如是否需先预备电动式倾斜座椅等。除此之外，康复医生及职业治疗师也应依据患者生活上的需要，给予各样的生活辅具以及环境改造的建议，以确保患者在有限的生理功能下仍能拥有最佳生活品质。

723. 肌病患者心理康复的意义是什么?

肌病患者有相当的比例有疼痛的问题，而这种疼痛通常并非肌病本身造成的，治疗疼痛可以明显改善患者的生活品质。此外，增进患者生活的独立自主性也会提升其生活品质。还有通过家人的关怀或者病友等团体，也可以为患者提供心理支持及资源分享的途径。而患者的就业与否与疾病造成的肢体障碍无关，与所受的教育程度有关。因医疗的进步，许多裘馨肌肉萎缩症患者可以存活进入成年期，因此也会面临上学就业及社交生活的适应问题，伴随着患者多重生理上的疾病与障碍，也需要给予相关的心理咨询与心理康复训练。

（六）软组织疼痛康复

724. 什么是软组织疼痛?

软组织包括人体的皮肤、皮下组织、肌肉、肌腱、筋膜、韧带、关节囊、椎间盘、骨膜、周围神经、血管等，在日常生活和工作中软组织受到外力撞击、牵拉或压迫，或因长期姿势不良、疲劳过度，以及寒冷潮湿天气等各种因素影响引起疼痛，称为软组织疼痛。软组织疼痛是临床上常见的症状。软组织疼痛的原因很复杂，主要包括急性损伤和慢性劳损两大类。慢性劳损主要包括姿势性劳损、工作性劳损、继发性劳损、运动性劳损、寒冷潮湿及精神心理因素造成的劳损等，尤其是因为日常生活工作长期处于一种不良姿势，使某些肌群长时间超负荷活动，致使该部位肌肉、筋膜等软组织处于过度紧张痉挛状态而产生机械损伤，如工作时需要保持屈颈、弯腰、久坐或过度牵拉等姿势。其他患病因素还包括静态工作姿势、坐位工作姿势、频繁屈曲和旋转上提及拉和推运动、震动（尤其是坐位下）以及脊柱力量失衡等。

725. 病史采集在疼痛问诊中的意义是什么?

相互信任是患者与疼痛治疗专家关系中不可或缺的内容，而这种信任的建立则取决于医生在最初问病史时能否体现出关爱和周全的精神。如果医生仓促上阵，缩短询问病史时间，很容易导致医患关系紧张。一个古老的临床格言曾说：“治疗始于病史，”现在有很多高精尖技术，尽管非常重要，但它并不能取代病史采集和体格检查在疼痛患者中的突出地位。大多数疼痛学家都明白，花时间详细了解患者病史和进行有针对性的体格检查十分必要。倘若最初的接诊无法为寻找原因指出明确方向，就会使检查陷入盲目甚至造成误诊。获取病史需要技巧，作为起始点，医生应直接向自己提出两个问题：①疾病引起疼痛的部位在哪里?

大脑？脊髓？神经丛？肌肉？肌腱还是骨骼？②疾病的特点是什么？有经验的医生的标志就是可有效制定询问途径，能够同时处理这两个问题。有技巧地采集病史的奥秘就是做个好听众，要使患者感到随意，不能很匆忙。经验告诉我们，一旦医生强迫问诊，则很容易丢掉重要信息，丧失医患间的相互信任和理解。所以正确采集病史可以有针对性地收集病史的内容，不仅能系统地阐明疼痛问题，从而有益于疼痛的正确诊断、定位和病因分析，而且还可以帮助医师确定优先实施的紧急治疗内容。

726. 什么是疼痛连祷？

是一种公式化询问患者病史的方法，它能使医师根据患者常见的表现特征明确各种疼痛综合征的特性，疼痛连祷包括有以下形式。①发作形式。②部位。③急性或慢性病程。④发展速度（持续时间和频率）。⑤特点和严重性。⑥相关因素：先兆症状和预兆；曾经治疗经过；环境因素（职业）；家族史；发病年龄；怀孕史和月经史；性别；既往药物史和外科手术史；社会经济因素；精神病史；药物治疗、吸毒和饮酒史。疼痛发作形式和性质是早期问诊的一个重要内容，疼痛何时开始、疼痛的部位，有无放射、阵发性、持续性，电击样、针刺样、钝痛、搏动疼、烧灼样的性质、持续的时间和频率（阵发性）等。“医学是一门不确定的科学，也是一门概率艺术学”。我们通过从患者病史中获得的信息了解各种可能引发疼痛疾病的病程和特点，这也是我们最强有力的诊断工具。

727. 什么是肩肱节律？其对肩关节运动的影响是什么？

肩肱节律指在一个健康肩关节，有个自然运动学节律存在于盂肱关节外展与肩胛胸壁关节向上旋转之间。Inman用肩胛肱骨节律来形容这个运动学关系。肩胛肱骨节律指在肩外展大约30°之后，这个节律就维持在一定的数值上，即每3°的肩外展有2 ∶ 1的节律，其中2°发生在盂肱关节外展，剩下1°发生在肩胛胸壁关节的向上旋转。肩外展的第一个运动学原则是由120°的盂肱关节外展和60°的肩胛胸壁关节上旋同时发生完成的。这个比例让我们可以抓住肱骨和肩胛动作在进行180°的肩外展时的整体关系。在肩关节外展180°时的肩胛骨一起发生的上旋动作：①可以在外展运动中始终使肩盂朝向外上方以接纳肱骨头并为肱骨头提供一个结构性稳定基础。②可以使盂肱关节外展肌群有最佳长度–张力关系，使肌肉产生高效运动，如冈上肌、三角肌中部纤维。③有助于维持肩峰下间隙，避免外展外旋动作时肩峰下间隙减少从而造成肩峰下组织破坏性撞击和疼痛，产生冈上肌肌腱炎或撕裂（完全或不完全）、肱二头肌长头肌腱炎、肩峰下滑囊炎等问题。

728. 肩外展正常力学是什么？如何进行肩痛的病理力学分析？

（1）肩外展正常力学机制：①正常情况下，肩外展上举180°由盂肱关节完成120°，肩胛胸壁关节完成60°。②外展中肩袖肌群协同拮抗三角肌收缩带来的肱骨头向上滚动，使肱骨头在向上滚动同时向下滑动，以保持肱骨头在肩外展运动中，中心点不变情况下完成180°高举运动。③肱骨在外展同时产生外旋，使肱骨大结节能够在肩峰下间隙最高处通过，产生顺滑无痛的肩关节运动，这一切均依赖肩复合关节良好的对位对线关系及肩带肌群高度精细复杂的协调统一的运动能力，其中任何肌肉力量的变弱，肌张力的增高或肌肉短缩都可能破坏整个肩部的自然动力系统并产生肩峰下撞击引起肩袖肌群损伤、撕裂，肱二头肌长头肌腱、三角肌下囊等无菌性炎症、水肿、积液。

（2）肩痛患者异常力学表现：①肩胛骨静态位置异常，如下沉、后缩、前倾等，外展时不能同步上旋，导致肩峰下间隙变小。②肩袖肌群静态表现异常，如自然放于体侧可见肱骨内旋、外旋或盂肱轻度外展位。③肩关节外展过程中肩胛下肌不能协同抵抗三角肌，固定肱骨头中心点不变和冈下肌、小圆肌不能外旋肱骨，使肱骨头和肱骨大结节与肩峰撞击。一旦出现上述任何一种表现，都说明肩胛胸壁关节、盂肱关节静态和动态稳定性失衡。在对肩痛患者进行影像学检查同时应对肩复合关节运动力学进行评估，找出责任肌群以方便制定精准康复策略。

729. 如何进行肩痛力学异常责任肌分析及康复?

对于肩痛经超声或磁共振确诊的非创伤性的肩袖损伤、三角肌下滑囊炎、肱二头肌长头肌腱炎、肩锁关节退行性变、盂唇损伤等肩痛患者，首先应对肩复合关节的关节运动学及肩带肌群的肌肉运动学进行完整的生物力学评估，例如首先观察肩复合关节的静态位置，其次观察肩关节外展运动中肩胛胸壁关节、盂肱关节、肱骨动态运动表现，发现异常的病理生物力学并根据异常表现确定责任肌群。例如，一位右肩痛患者，力学评估发现静态右肩胛胸壁关节异常，后撤、下沉、下旋，右侧肱骨位于内旋、外展位，外展运动中肩胛骨不能充分上旋，肱骨无外旋动作，分析结果显示：右侧前锯肌上部和大菱形肌紧张缩短、前锯肌下部和小菱形肌延长无力、下斜方肌缩短、上斜方肌延长无力、肩胛下肌紧张缩短、三角肌中束、冈下肌、小圆肌牵长无力。对于只在运动中肩痛并存在肩部力学异常的患者，首先应通过手法调整和平衡关节周围软组织平衡，延长短缩肌群，恢复关节的正常对位对线，之后再对延长无力的肌群采用针灸或纠正性训练策略强化延长无力的肌群，从而达到长期良好的关节稳定性的目的。对持续剧烈疼痛、局部水肿明显的患者，首先消除水肿、减轻疼痛，可采用理疗、药物、注射等方法，其次调整异常力学关系，恢复关节对位对线，最后针对弱势肌群进行强化训练。

730. 什么是腹壁疼痛综合征?

腹壁疼痛综合征是指骨骼肌肉源性腹痛，常见的有腹壁前皮支神经卡压综合征和滑肋综合征，是夜间急诊就诊的常见原因，如不能充分认识，常误诊为阑尾炎、胆结石、心脏病等。

（1）腹壁前皮支神经卡压综合征的临床特点：①病因是肋间神经发出的前皮支从腹直肌

外侧缘穿出腹壁筋膜时通过一个坚硬的纤维环，此处容易卡压。②腹直肌收缩或腹压增高可牵拉神经，导致腹壁前皮支分布区突然发生剧烈刀割样疼痛，向内侧可放射于腹白线，但不会越过腹壁中线。③痛点位于受累肋间神经前皮支在腹直肌外侧缘穿过腹壁的筋膜处，多见于女性，通常能准确指出疼痛部位。④嘱患者做仰卧起坐动作或做Valsalva动作可诱发疼痛。⑤患者通过保持胸腰椎轻度屈曲以固定受累神经从而避免腹直肌的张力增加。⑥按压腹直肌外缘受累神经穿出部位可诱发疼痛出现。⑦仰卧起坐征（＋），检查方法为患者平卧，双膝关节屈曲，双足平放在检查床上，然后嘱患者深吸一口气保持屏气，再半坐起，如再现疼痛为（＋）可以确诊。

（2）滑肋综合征：指当低位肋软骨前端过度活动时出现持续性剧烈的刀割样疼痛，受累部位通常为第10肋，第8、9肋也可受累，这种疾病又称肋尖综合征，通常与低位肋软骨损伤有关，患者可自述受累肋骨活动时有弹响感，体格检查触压受累肋软骨可诱发疼痛，可以进行牵拉试验辅助诊断。检查方法：患者仰卧位腹肌放松，医生将手指弯曲置于肋弓下，轻轻牵拉，滑肋综合征患者可出现肋骨疼痛、弹响或断裂感等阳性反应。

731. 核心稳定机制与下背痛有何关系？

核心区域具体指肩关节以下、髋关节以上包括骨盆在内的区域，包括附着在它们周围的肌肉、肌腱及韧带系统。核心稳定机制包括静态稳定机制和动态稳定机制。

（1）静态稳定机制

1）指非收缩组织包括脊柱、韧带、筋膜与椎间盘，它们提供次要稳定来源，主要作用是限制关节终末活动范围。如果在关节活动的终末位置反复进行同一个动作就容易被牵拉紧张并产生疼痛，或者韧带松弛导致关节失稳。

2）相邻的两个椎骨和其间的一个椎间盘形成一个运动单位，椎间盘髓核能把负荷传到下面的椎体，同时利用自身变形允许脊柱弯曲，每个运动单位都有两个关节突关节，它们可以引导脊柱运动，如果脊柱在活动的终末位置反复弯曲扭转，这些小关节就会受到刺激产生疼痛，最终发展成关节炎。

（2）动态稳定机制

1）背侧核心肌群：①竖脊肌支撑脊柱避免向前弯曲，同时也能平衡部分剪切力。②腰方肌形成脊柱外侧的吊索结构，在行走时发挥作用。③多裂肌及椎旁小肌肉稳定椎体与椎体之间的连接。④腰大肌、背阔肌也发挥重要作用。

2）腹侧的腹内压：文献指出，脊柱前方的稳定必须通过良好的腹内压调控才能实现。正常的腹内压是建立在良好的呼吸模式基础上。其中膈肌、盆底肌、腹横肌的运动尤为重要，它们共同构成产生腹内压的圆形气缸，既是构成呼吸运动的关键肌，又是担负腹内压的形成和调控的肌群，其中任何一个肌群异常都将影响腹内压的正常调控，那么脊柱前方的稳定就无法实现。核心区域的静态和动态稳定系统以不同的方式来保证脊柱位于中立位并具有充分的稳定性，任何一方没有正常工作，脊柱的稳定性就会被打破，就会偏离中线，其结果就是输出效率降低、运动风险增加，哪怕是一个简单的伸手开门动作脊柱就会被迫弯曲扭转产生异常压力和剪切力，从而导致损伤、疼痛。

732. 腰椎功能解剖有何特点？其与下腰痛的关系是什么？

脊柱包含12块胸椎和5块腰椎，每个椎体可以看作一个圆桶状结构，桶的四壁为相对坚硬的皮质骨，桶的顶和底都是由更容易变形的软骨板（终板）构成，厚约0.6mm，中央区域最薄。终板具有渗透性，因此允许为椎间盘输送营养物质。椎体内部充满骨松质，骨小梁的排列与活动中的应力相一致。离开椎体的静脉是全身唯一缺少静脉瓣膜的静脉，它使得椎体在压力负荷下允许血液泵出进入椎静脉窦，所以椎静脉系统更像是椎体的液压出口，椎体的动静脉系统通常通过这种方式为椎体提供一个保护系统，最终形成椎体的液压减重系统。椎体的特殊结构和血供系统决定了它们如何承载压力负荷以及在过度负荷下如何损伤，椎体的壁在过度压力负荷下仍能保持刚性，但椎间盘的核心受压，会引起椎体的软骨终板向内膨出，从而挤压骨松质。实际上，在压力负荷下骨松质最先受损，因而它是脊柱失效耐量的决定因素，最新的功能解剖学指出，椎体是一个灵敏的压力缓冲和负重系统，这更多的是基于椎体的液体流动理论，而非终板膨胀理论，并指出椎间盘并不是最重要的脊柱缓冲器，因为髓核是不可被压缩的胶体。椎体的形态高度是由行走于终板之间的柱状骨小梁系统决定，它们被横向的骨小梁连在一起，在过度压力负荷下，弯曲的柱状骨小梁会随着横向骨小梁的骨折而进一步弯曲变形。当损伤愈合后，它可以恢复到原来的结构和功能状态。骨小梁的微断裂可在过度低负荷量重复负荷运动时缓慢塌陷，伴随柱状骨小梁的系列弯曲最终发展成典型的楔形变。长期过度压力负荷也可挤压椎间盘髓核超过终板的压力值，进而产生终板骨折裂缝，终板下骨小梁破裂骨折，使椎体高度降低，髓核可通过裂缝进入椎体，椎间盘高度下降导致椎间隙变窄，从而引起椎间孔、关节突关节、椎旁软组织等一系列变化引起下背痛。

733. 腰椎MRI显示Schmorl结节的意义是什么？

当脊柱受到压力负荷时，椎间盘和椎体都会出现变形，在过度压力负荷下，终板向椎体内的膨出引起终板的径向应力，足以引起星状骨折，这些终板内的骨折或裂缝有时足够大到可以允许髓核通过终板被挤入椎体内，并进一步形成Schmorl结节（有时被称为垂直椎间盘突出），这种受伤类型与脊柱所受到的压力相关，是一种非常常见的压力性损伤，也是一种最常误诊的骨折，常被误诊为椎间盘突出，因为在X线平片上可以看到椎间隙变窄，然而需要注意的是在终板骨折中，椎间盘纤维环仍然保持完整。在实验条件下，对脊柱进行挤压后在终板骨折的瞬间可以听到一声声响，与患者所描述的他们如何产生疼痛的情况吻合。如果椎间盘髓核的大量丢失（垂直方向的椎间盘突出）会即刻引起椎间盘高度的缺失以及随后的神经根受压，此时的终板骨折会出现类似真正椎间盘突出的症状，这也是经常将终板骨折误诊的另一个原因。

734. 腰椎MRI显示Modic改变的临床意义是什么？

有时腰痛患者进行MRI检查时，会报告Modic改变，主要是指沿着终板显示出椎体的信号改变。Modic改变代表的是骨内的水肿。水肿的形成有两个途径：①终板骨折使得髓核物质进入椎体，免疫系统及周围的血液循环对外来的髓核物质产生反应，进而导致椎体内产生大量炎性反应，这个机制表明软骨终板受损是其原因。②另一种引起水肿的途径与骨挫伤相一致。有学者观察到一例典型患者在MRI上显示有Schmorl结节的改变，在接下来的几年里他的椎间关节缓慢变平，椎间盘表现为失水信号，而后椎体前缘在屈曲运动时开始碰撞，在这些碰撞部位出现了Modic改变，这些表现应该是骨挫伤，因为该例患者出现的是脊柱中央的疼痛，这也是在屈曲运动时所损伤的区域，一旦出现Modic改变，有学者预测将会出现更持久的疼痛，持续时间通常在12～18个月，避免这种屈曲运动会减少患者对疼痛的敏感度。

735. 如何指导下腰痛患者在生活中正确运动？

在下腰痛患者康复过程中，指导并教会患者在日常生活中避免产生疼痛的动作诱因就可避免继续损伤，所以告诉患者不去做什么跟应该做什么同样重要。剔除那些激惹症状性动作，用健康的动作模式来替代它们，绝大多数日常活动都可以得到调整以便更好地适应患者工作和生活需要。①脊柱屈曲性疼痛：几乎全部见于椎间盘突出，对椎间盘向某一方向突出的患者，常由屈曲动作引发疼痛，寻找并通过屈髋代替弯腰来消除这种风险；对失去椎间盘高度的椎间盘垂直突出应避免增加脊柱压力负荷的活动，如抬重物、弯腰拿重物等。②后仰或扭转时疼痛：通常脊柱伸展配合扭转动作一起会加剧疼痛，如果单腿站立时疼痛减少，那么疼痛通常会与不稳有关，可能原因为椎间盘的病理性问题和小关节问题的结合，如椎体滑脱，通常情况下椎体后方椎弓发生骨折是导致滑脱的原因，背伸会导致更多的局部激惹痛，所以应避免脊柱在全关节范围的活动，尤其在负重情况下避免让脊柱产生剪切力的活动和姿势，如弓背、弯腰持重、游泳等。另外，椎间盘纤维环撕裂引起的椎间盘突出也常由过度扭转造成，因此，避免脊柱扭转才是关键，应指导患者学会用髋部进行旋转运动以避免激发疼痛。③动态负荷性疼痛：在上下楼梯或走在不平的路面时疼痛。可能是因为椎体终板的压缩性损伤，避免动态负荷运动，如跑步、坐或站时避免暴露于振动源，如在重型机械台操作、等待或工作。④压迫性疼痛：在身体前方持重时疼痛，比如开窗户时能使椎体或椎间盘的压缩性损伤加重。所以应指导患者尽量避免向前探身动作，尽量避免搬重物。

736. 怎样描述骨盆动作？

骨盆动作指股骨相对固定时骨盆在股骨上的移动。骨盆为一巨大而坚硬将躯干与下肢连接起来的盆状结构。骨盆姿势变化随腰椎与髋关节动作的改变而改变，对部分动作的命名理解会对临床分析提供有益帮助。

（1）腰椎骨盆韵律：中轴骨（脊柱）在尾端借骶髂关节牢牢连接在骨盆上，因此骨盆相对于股骨头的转动通常会改变腰椎排列，这一重要的运动学被称为腰椎骨盆韵律。骨盆在矢状面上动作有屈曲和伸展；冠状面上动作有外展与内收运动；水平面上动作有内转与外转运动。举例说明骨盆在屈曲运动时两个相反的腰椎骨盆韵律：①同向腰椎骨盆韵律，指腰椎和骨盆往同一方向转动，如屈曲弯腰取物，这个动作可以使整个躯干相对于下肢动作角度达到最大值，这是一个使上肢长度增加的有效策略。②反向腰椎骨盆韵律，骨盆旋转方向与腰椎旋转方向相反，即骨盆向前，腰椎向后，这个动作的重要性在于上部躯干（第一腰椎体以上躯干）可在骨盆相对于股骨转动时几乎保持不动。这种韵律通常使用在走路时，我们可以保持走路时上部躯干（包括头部和眼睛）维持空间位置不变而不受骨盆旋转的影响，此时腰椎扮演机械“去偶”功能，使腰部和上部躯干分开工作，因此，若一个人腰椎被固定在一起，它就无法只动骨盆而不动上半身躯干，这种不正常现象在走路时可以观察到。

（2）骨盆侧倾：骨盆侧倾是骨盆在额状面上依前后轴旋转，使一侧髂嵴降下，另一侧升起，倾斜的命名是根据降下的这一侧命名，因此骨盆向左侧倾斜表示左侧髂嵴降低，右侧髂嵴升高。

（3）骨盆旋转（侧向扭转）：骨盆在水平面上依垂直轴（纵向）旋转，动作的命名是依据骨盆前侧面旋转时所朝的方向而定。

737. 骨盆前倾能引起哪些力学变化和软组织疼痛？

骨盆支撑着中轴骨、头及上肢的重量，并传递这些力量到下肢，地面反作用力同样通过骨盆传递到脊柱，双向力量从骶髂关节通过，这个关节主要由骶髂韧带支撑，可以吸收冲击力。脊柱、骨盆及髋关节互相连结形成力量传递系统，只要活动一个便会影响其他两个。一些专家认为骨盆的位置是所有姿势的基础，可以引起身体其他部位姿势的改变，故评估及矫正骨盆姿势非常必要。骨盆前倾和骨盆后倾二者与屈肌、伸肌失衡有关，当下肢固定时骨盆前倾会造成髋部屈曲，腰椎前凸角度增加。骶骨的位置跟骶髂关节面一样均和脊柱角度相关，研究发现骶髂关节的关节面会因为不同的脊柱形状而有所差异。当骨盆前倾时，骶骨向相反方向运动，被称为后点头，以防止连接第一骶骨的第五腰椎以上椎体向前倾倒并远离铅垂线。当长期处于骨盆前倾而且逐渐加重时会引起骶髂关节功能紊乱，导致下背痛。骶韧带非常强壮，能同时抵抗骶骨前点头和后点头两个动作，但持续的骨盆前倾导致持续的骶骨后点头会对负责控制这个运动的韧带产生较大压力，甚至影响连接这些韧带有关的肌肉。骨盆前倾会让髋臼相对于股骨头往前移动，改变这两个骨面之间的接触，另外增加髋屈曲会增加髋关节内收肌群力矩和降低髋外转肌力矩，也影响股骨头在髋臼里的位置，并改变身体重力及地面反作用力的传递位置，久之使髋关节退化、功能减退。骨盆前倾带来的脊柱前凸增加也会分担这个姿势带来的后果，腰椎后侧软组织会被挤压，椎间盘后侧比前侧会承受更大压力，导致椎间盘营养供应减少，腰椎小关节面也会承受更多的压力产生损伤，腰椎前纵、后纵韧带失衡影响腰椎稳定，所以骨盆前倾会让患者更容易有小关节退化性关节炎、椎间盘退化及下背痛。

738. 如何进行髋周围滑膜炎鉴别?

髋周围滑膜炎主要是指坐骨滑膜炎、臀肌滑膜炎、髂腰肌滑膜炎、大转子滑膜炎，它们的临床表现相似，都不能患侧卧位入睡，当屈伸髋关节，尤其是刚睡醒时，髋关节会有尖锐的难以描述的疼痛，但可以根据以下疼痛特点、体格检查及疼痛诱发试验进行鉴别。①坐骨滑膜炎，主诉走路时臀底部疼痛，集中在坐骨结节区，体检可发现坐骨结节处压痛，被动直腿抬高患侧会诱发疼痛，髋关节伸展抵抗试验（+），取俯卧位让患者用力伸展髋关节以抵抗检查者的力量，如臀底部诱发试验为（+），突然解除抵抗疼痛加剧。②臀肌滑膜炎位于臀大肌、臀中肌、臀小肌之间，疼痛出现在臀部外上1/4象限区域，坐骨切迹也可出现牵扯疼，体检会发现臀外上1/4象限区域触痛点。被动屈曲内收患侧下肢能诱发疼痛，髋关节外展抵抗试验（+），患者取健侧卧位或坐位，检查者紧握患侧大腿，让患者外展髋关节以抵抗检查者力量，如臀肌诱发出疼痛为（+），突然解除抵抗疼痛增加。③髂腰肌滑膜炎常表现为腹股沟区疼痛，局限在腹股沟皱褶下方，有触痛点，被动屈曲、内收或外展患侧下肢及主动抵抗患肢屈曲时诱发疼痛，髋关节内收抵抗试验（+），检查方法：患者取坐位，双腿紧贴床边缘，膝关节轻微分开，检查者紧握患侧大腿内侧，让患者用力内收髋关节以抵抗检查者力量，患侧前方腹股沟区诱发疼痛为（+），突然放松抵抗疼痛明显加重，如果腹股沟内侧疼痛可考虑内收肌滑膜炎可能。④大转子滑膜炎常出现髋关节外侧疼痛，可放射至小腿，类似坐骨神经痛，体检可在大腿侧面大转子上有压痛，被动内收或外展患侧下肢及主动抵抗外展会诱发疼痛，解除外展抵抗试验（+），检查方法：取健侧卧位患侧在上，检查者用力握住患侧大腿侧面，让患者用力外展髋关节以抵抗检查者力量，这时检查者突然解除抵抗可诱发大转子上方疼痛为（+）。

739. 髂胫束综合征的病理力学机制是什么?

髂胫束综合征（iliotibial band syndrome，ITBS）是髂胫束穿过外侧股骨髁部位的炎症和疼痛，由于过度使用和生物力学因素（跑步、骑自行车）造成的。有报道ITBS是膝关节外侧疼的首要原因。疼痛范围包括膝关节外侧正上方，膝关节外侧沿着髂胫束整个长度的刺痛感，有时患者可能无法指出一个压痛的特定区域，但可以用手掌表示在膝关节整个外侧面，随膝关节弯曲也可能会有弹响或爆裂声的感觉。有研究表明ITBS大多数原因来自足部或腿部生物力学异常，例如，足部旋前、高弓足或低弓足、下肢不等长或膝内翻（O形腿）。足旋前是与髂胫束关系密切的异常力学特征，它会导致胫骨内旋，因此使髂胫束绷紧，导致髂胫束对股骨的磨擦力增加，产生疼痛和肿胀。高弓足或低弓足减少了人体自然减震作用，从而将地面反作用力传至膝关节，足部冲击力是身体重量的3倍，膝关节受力使膝关节周围的软组织结构绷紧而容易损伤。下肢不等长会造成两方面问题：①短肢的足部将过度跖屈以触及地面，这将导致髂胫束绷紧对股骨造成摩擦阻力和疼痛。②短肢能导致足旋后，因此使足处于内翻对齐位置并减少踝关节周围的减震作用。运动链中的肌肉组织无力也可能会导致

ITBS的进展。髋关节外展肌无力，如臀中肌无力可能会导致髂胫束和阔筋膜张肌承受更多的力。Noble压迫检查被用于确诊ITBS，患者仰卧位，屈髋屈膝90°，在外侧股骨上髁近侧1～2cm处施加压力，在保持压力的同时使膝关节被动伸展，患者将在大约30°屈曲处报告剧烈疼痛。在ITBS治疗方面，除了物理治疗、髋部肌群训练外，还应注意异常力学的分析评估并加以纠正，方能取得良好且持久的效果。

740. 什么是膝关节滑膜炎综合征?

膝关节是下肢重要的稳定性关节，因为该区域独特的解剖学结构，膝关节滑囊极易受到损伤，包括急性或慢性微损伤。急性损伤由跌倒或其他直接外伤所致，以及使用过度引起的微损伤，常见于在松软或不平坦的地面奔跑，或进行膝关节跪地爬行动作，如铺地毯等，此外，任何改变膝关节正常生物力学功能的事件都可以导致膝关节周围滑膜炎。当炎症发生时不仅髌上囊还有其相关的肌腱和膝关节其他滑囊也可能发生炎症，临床表现不易区分，诊断极易混淆，必须仔细评估加以鉴别。膝关节滑膜炎综合征包括髌上滑膜炎、髌下滑膜炎、髌前滑膜炎、鹅趾滑膜炎（其中髌上滑囊最大也最容易受损，髌上、髌下、髌前滑囊可以单独发炎，也可以同时发炎）。4种滑膜炎的临床表现极其相似，均表现为膝关节前方疼痛，不能下跪和下楼梯，当由坐位起立时患者主诉膝关节有一种急剧扩散的痛感。髌前滑膜炎、髌上滑膜炎和髌下滑膜炎体检时，膝关节前面、髌上方或下方有压痛，被动屈曲膝关节和主动抵抗膝关节伸展时会诱发疼痛。鹅趾滑膜炎在膝关节前面内侧鹅趾肌腱结合处有压痛，膝关节主动抵抗屈曲动作会再现疼痛。超声和MRI对诊断滑膜炎敏感，当常规方法治疗效果不好，可在超声引导下进行滑膜内注射，效果显著。

741. 髌股疼痛综合征力学成因是什么?

髌股疼痛综合征（patellofemoral pain syndrome，PFPS）被定义为在没有其他病理原因（包括髌腱病、韧带功能不全）时髌后或髌周疼痛，增加髌股关节负荷的各项活动通常造成疼痛加剧，如跑步、下蹲和上楼梯等。有报道称PFPS占膝关节损伤的14%～25%，在积极运动的女性中发病率增加近50%。PFPS也可以作为髌骨软化、髌股关节及髌骨或股骨髁骨质磨损和撕裂的先兆。髌骨软化通常是病理力学的晚期结果而不是髌骨疾病过程中的早期阶段。过度负荷发生在膝关节屈曲大于50°，有研究表明在下蹲过程中随着膝关节屈曲角度增加，在健康受试者中髌骨表现为逐渐向内侧位移，而PFPS患者在下蹲中表现为更大角度的侧向移动。由于髌骨位于股四头肌肌腱内部，它具有增加股四头肌装置的机械增益功能，髌骨不仅通过加大股四头肌肌肉杠杆臂50%的膝关节伸展力，而且为髌腱提供稳定性，引导股四头肌肌腱并分散位于股骨髁上的压缩力。PFPS的疼痛被认为有两个来源，首先是髌股关节相关的各种软组织损伤，其次来源于髌股关节面与股骨髁之间的压力、异常的髌骨运动轨迹，尤其是侧向运动轨迹，可增加髌股关节接触压力，并通过激活髌股关节面下方的疼痛纤维触发疼痛，所以任何生物力学因素或关节周围力量失衡均可增加髌股关节外侧压缩力引起症状。关节位置异常也可引发PFPS，如股骨过多前倾、膝外翻、胫骨外旋，以及足部过度旋前等都可能引起动态Q角增加，导致髌骨运动轨迹异常。以受力分析为基础的动力学表明，治疗应注重肌力训练，这也被认为能为髌骨提供更多的可控运动，训练包括足部、膝关节和髋关节肌肉组织之间的关节耦合作用，特别强调髋关节外部回旋肌、臀中肌、阔筋膜张肌及臀大肌，这些肌肉组织对膝关节在横向平面的控制表现出重要意义。

742. 什么是长短腿?

当肢体长短不齐出现在下肢，临床上称为长短腿。长短腿可以分为功能性长短腿和结构性长短腿。功能性长短腿被描述为软组织不对称导致的差异使看起来很像长短腿，这种不对称的原因可能是影响下肢动力链的肌肉或关节紧张、肌肉无力，普遍原因更多的是力量或灵活性不对称和距下关节旋前/旋后的不对称，分别导致受影响肢体回转扭力增加或减少引起。结构性长短腿被定义为下肢的股骨和/或胫骨畸形导致的差异，与遗传或创伤有关，其病因被认为但不限于臀部先天性错位、后天骨折、股骨头缺血性坏死、感染、肿瘤和外科手术，如髋关节置换术等。长短腿影响到25%～70%的人群，这种普遍性使很多医生感到棘手，尤其是缺乏治疗所必需的差异量的一致性意见。一些专家大胆建议长短腿无须治疗，而另一些专家得出结论，较小的长度差异（3mm）就需要治疗。Friberg（1983）指出相差5mm就可导致下背痛。多数专家认为结构性长短腿及与之相关的生物力学功能改变可能是很多慢性疼痛的共病，也可能是很多难治性疼痛的影响因素之一，如颈肩痛，下背痛，髋、膝、足踝关节痛等。测量和确认是否存在结构性或功能性双下肢不等长的方法有Allis试验，这是一种定性测试，只能提示医生长短腿存在的可能。定性测量方法是X线片和CT扫描。结构性长短腿治疗包括：①配制矫形鞋垫垫高短腿。②使用物理疗法纠正力量和灵活性均衡。③深部组织松解治疗。功能性长短腿患者应针对导致功能性长短腿的构成因素，以物理疗法和深部组织松解为主，鞋垫有可能带来医源性问题应十分谨慎。

743. 什么是胫骨后肌腱功能障碍?

胫骨后肌腱功能障碍（posterior tibial tendon dysfunction，PTTD）是中年人常见的足部疾病，老年患者发病率为10%左右，中年妇女中常见，可能由于退行性改变、肌腱炎或胫后肌腱的重复轻微创伤。PTTD发展分为四个阶段：Ⅰ期为胫后肌腱炎；Ⅱ期胫后肌腱拉长；Ⅲ期固定性后足外翻、前足外展畸形；Ⅳ期出现足踝外翻畸形或关节炎。患者表现为胫后肌腱肿胀和疼痛（足内部），行走距离缩短或功能下降，鞋内侧足跟异常磨损，外后足疼痛（跟骨撞击腓骨）。胫后肌腱的作用是支撑并稳定内侧纵弓，并在行走推进阶段稳定中跗关节，为腓肠肌、比目鱼肌提供刚性杠杆。如果胫后肌腱无法提供相应支撑就会失去稳定中跗关节的能力，小腿三头肌在行进中的收缩就会产生扭力，导致足部内侧压力过大，引起距下关节外翻和内侧纵弓塌陷，长期压力会导致足部继发扁平足。该病如果不能早期发现，可能由胫后肌肌腱拉长无力变为完全断裂。在胫后肌肌腱功能完全丧失的情况下，弹性韧带、跗骨窦及足底筋膜承担过大压力均会产生炎症和变性。当PTTD继续恶化时患者常常无法踮脚并感到不稳、无力和疼痛。了解PTTD对预防误诊十分重要，病史和测试是诊断PTTD的主要方法，MRI是评估PTTD的金标准，超声检查也是评估PTTD的有效方法，此外，胫后肌/肌腱强度测试和测量内侧纵弓高度有助于该病的早期发现、早期治疗，从而避免误诊或延误治疗导致PTTD的畸形和相关手术。PTTD分为保守治疗和手术治疗，PTTD的分阶段可用作指导治疗，有证据显示踝足矫形器（Ankel-Foot Orthosis，AFO）是保守治疗中应用矫形器治疗最成功的治疗方法。矫形器可以支撑内侧纵弓并矫正第一和第二阶段的后足外翻，在较晚期矫形器的作用是适应畸形以防止症状恶化，而手术疗法会为80%的患者带来长达5年的良好效果。

744. 什么是慢性踝关节不稳？如何进行评估？

慢性踝关节不稳（chronic ankle instability，CAI）被描述为在踝关节内或外侧打软腿的感觉，在经历先前踝关节扭伤之后可能导致持续疼痛、肿胀、运动受限或运动增加。踝关节扭伤在所有踝关节损伤中约占75%，它包含外翻扭伤、高位踝关节扭伤，以及最常见的内翻扭伤。内翻扭伤约占所有踝关节扭伤的85%，且再次扭伤率高达70%。CAI是机械性（韧带松弛）和神经肌肉（本体感觉减退）因素的结果，脚型也可能是不稳定的危险因素。慢性踝关节疼痛的常见原因是隐匿性骨折、肌腱断裂或踝关节软组织撞击，通常疼痛位于踝关节前外侧和腓骨后侧。在踝关节外侧扭伤患者，撕裂距腓前韧带和关节囊的伤疤可能导致距骨、胫骨和腓骨之间缩紧的组织发炎，造成前外侧撞击。慢性疼痛也可能是副腓骨肌腱造成的，这将导致踝关节后外侧疼痛。CAI不仅会造成疼痛，而且随着时间推移会对关节产生毁灭性的影响。慢性踝外侧不稳是踝关节疾病，距骨头的骨软骨损伤，腓骨肌腱裂隙或前述的前侧或后侧撞击的发生因素。对CAI临床检查时，应注意左右两侧踝关节之间的比较，进行标准关节活动度评估时应注意内翻、外翻、背屈、跖屈活动度。记录后足移动性和是否存在腓骨肌腱错位，在距腓前韧带周围（外侧沟），内踝前上缘（内侧沟）沿着胫骨后肌腱和腓骨肌腱触诊可能有压痛，也可进行关节松弛程度评估：①前抽屉试验常用于评估距腓前韧带的完整性。②内翻压力试验可用于确定踝关节外侧韧带的完整性。③不对称的后足外翻和旋前均为踝关节内侧不稳的症状，评估时只需要在负重姿势下观察患者足跟不对称的放置情况。如有扁平足应对胫后肌进行评估以便排除其功能障碍。④外翻压力试验可用于评估内侧三角韧带的完整性。⑤挤压试验可以评估胫腓联合韧带的稳定性。⑥超声、MRI和应力X线摄片常用于确诊韧带和肌腱损伤，也有研究证明，关节造影计算机断层成像能提供更精确的评估效果。

745. 踇外翻的力学表现是什么？哪些患者适合康复治疗？

踇外翻（hallux valgus，HV）定义为踇趾向外侧偏移，通常会伴发踇囊肿。踇囊肿被定义为第一跖骨头内侧骨凸出。踇趾和第一跖趾关节对行走推进十分重要，有助于保持前足稳定和身体向前推进。HV最重要的病因为蹬趾生物力学性能不佳，不合脚的鞋子只会加重症状，任何妨碍第一序列、第一跖趾关节和/或距下关节正常功能的因素都会引起HV，其中第一序列过度活动以及跖屈是引起HV的直接原因。过度活动的第一序列无法承受地面反作用力导致距下关节旋前。如果出现跟骨外翻，距下关节旋前范围更大，导致第一跖骨头呈背屈和内翻的姿势。由于近节趾骨的半脱位，这会使HV进入第三阶段，在步态周期的站立中期，当迫使第一跖骨头向上运动时，第一序列跖屈会产生明显剪切力，该剪切力会加重HV和蹬囊肿，进而刺激第一跖趾关节的滑膜囊，诱发滑膜炎症。蹬外翻严重程度通过X线片测量蹬外翻角和跖骨间角确定。蹬外翻角是第一跖骨头与第一趾近节趾骨纵轴线夹角。跖骨间角是指第一、二跖骨夹角，一般认为9°～13°为轻微，13°～20°为中度，20°以上为严重。临床上蹬外翻有三个发展阶段，每一个阶段的矫形及康复治疗均可以防止蹬外翻恶化到下一阶段。Ⅰ期：第一跖骨头轻微凸出。Ⅱ期：通常出现第一跖骨头内收，蹬趾外展，导致对第二趾产生压力。Ⅲ期：如果没有在第Ⅱ期前进行矫形控制和康复训练，那么蹬外翻将会发展到Ⅲ期，这一期第二趾上方或下方出现蹬趾重叠，患脚很难穿进鞋子，也很难找到能够容纳歪斜蹬趾的合适鞋子，患者处于极度痛苦之中，通常需要骨科手术治疗。因此，Ⅰ期和Ⅱ期是适合康复治疗和矫形处方治疗的合适时期。

746. 足底筋膜炎力学成因、评估与康复策略是什么？

足底筋膜炎（plantar fasciitis，PF）是一种局部疼痛综合征，是源于下跟骨的跖筋膜产生重复微创导致的一种退行性改变，主要表现为内侧跟骨下疼痛，肥胖和/或突然增加的机械应力与微创、长期负重活动、扁平足、弓形足和与小腿三头肌短缩相关的踝背屈减少都被认为是PF综合征相关的最危险因素。公认的次要因素是下肢不等长、胫骨外旋、过度股骨前倾角和个体过度训练，在老年人中常由于足内肌力量减弱和后天扁平足引起。多年来跟骨骨刺被认为是PF的一个危险因素，但骨刺患者中大约有50%诊断为PF。以下生物力学测试与评估可为康复治疗提供依据：①超声和MRI对确诊和发现微损伤可靠。②在无承重下被动背屈足趾使跖腱膜产生张力，沿着足底筋膜内侧、中间、外侧带做远端触诊可帮助临床诊断，也可在跟骨内侧结节周围触诊找到痛点。③开链被动踝关节背屈必须在距下关节正中位进行评估，以减少假阳性，踝背屈小于10°有临床意义。④小腿三头肌触诊可发现肌肉短缩。⑤评估闭链生物力学和步态：非对称性步态提示可能有潜在的双下肢不等长，特别是PF单侧发生时，应完成下肢长度评估。⑥记录步态运动中前足过度旋前或过度旋后。根据评估选择康复策略：①对距下关节过度旋前或旋后的患者建议配制矫形处方鞋垫，以减少对足底筋膜和前内侧跟骨的机械应力。②有跟骨骨刺的患者应考虑使用足跟垫。③结构性下肢不等长应配制矫形鞋垫垫高短肢。④小腿三头肌短缩的患者可使用夜间背屈固定夹来保证小腿三头肌在一段时间内保持在延长的位置，以改善踝关节背屈功能。⑤加强足底筋膜和足内在肌的训练，以及小腿三头肌的牵伸等康复治疗。⑥对疼痛剧烈患者可行局部注射治疗。

747. 扁平足常见原因是什么？会引起哪些力学变化？

扁平足分原发性和继发性。原发性扁平足常见的原因：跗骨联合，垂直距骨，副舟骨，全身韧带松弛。继发性又称获得性扁平足，常见原因：胫后肌腱功能不全、神经肌肉性平足、Charcot神经性平足、创伤后或骨性关节炎畸形等。扁平足严重程度分类：①轻型，足纵弓降低。②中型，足纵弓消失。③重型，纵弓消失并有足内侧缘突出，距骨头移向内踝前下方，跟腱短缩，后跟外翻。临床表现分为姿势性平足和痉挛性平足。姿势性平足多为发病初期，非负重下足弓外观正常，负重时纵弓降低，行走和长时间站立感足部疲劳和疼痛，休息可以缓解。痉挛性平足好发于青壮年，部分由姿势性平足发展而来，纵弓消失，站立或行走时疼痛明显，休息后症状也难以消失。扁平足可呈八字步态，腓骨长肌呈强直性痉挛，足内、外翻及外展活动受限，足跗骨出现排列异常，足跟外翻，前足外展，足内侧缘凸出，距骨头移位至内踝前下方，严重者足部僵硬，部分患者可继发腰、膝、髋疼痛。其力学机制如下：①足弓消失导致功能性短腿，短腿侧骨盆下移，对侧升高，继发腰椎凸向患侧，造成凸侧椎旁软组织张力增加，凹侧椎体关节突关节挤压从而损伤产生腰背痛。②跟骨外翻，距骨向内倾斜，带动胫骨内旋，引发膝关节外翻，内侧副韧带拉长产生疼痛，并引起外侧半月板挤压损伤。③胫骨内旋可以引起股骨内旋骨盆前倾，使阔筋膜张肌、髂胫束张力增加、骶髂关节不适，同时继发大转子滑膜炎等一系列改变引发髋关节周围疼痛。扁平足治疗以矫形鞋垫配合康复训练的保守治疗为主，但对于10岁以上僵硬性平足和重型患者经矫形治疗效果不佳，且疼痛严重、跗骨排列不佳或僵硬的患者应采取手术治疗。

（七）肌筋膜疼痛综合征康复

748. 肌筋膜疼痛综合征的临床诊断特征是什么？

肌筋膜疼痛综合征是一种影响局部或身体某些特定区域的慢性疼痛，肩颈部的肌筋膜疼痛为最常见的疼痛之一。这类疼痛常伴随疲劳、睡眠品质变差、肌肉僵硬无力、交感神经异常等症状，疼痛程度可能会随患者身体、精神、情绪状况而改变。

诊断特征：肌肉内常可摸到带状或条状的硬结，也就是紧束带，当中有些过度敏感称为激痛点，当按压或刺激到此点时，患者会有不自主的退缩反应，好像要跳起来一般，称为跳跃现象。另外，当按压或针刺疼痛的紧束带时，会在不同的地方产生各种程度的转位痛（referred pain）。

749. 激痛点与压痛点的诊断步骤与条件是什么？

激痛点定义为触诊疼痛的肌肉区域，其特征是存在紧束带和产生疼痛的转位痛模式。压痛点是发生在肌肉、肌腱连接处、滑囊或脂肪垫中的压痛区域。当压痛点广泛出现时，它们通常被认为是纤维肌痛的特征。激痛点通常出现在更受限制的区域模式中，称为肌筋膜疼痛综合征。在一些患者中，这两种现象可能并存，并可能出现重迭综合征。尽管经验丰富的检查者通常可识别相同的压痛点，但在大多数研究中发现，不同检查者诊断出同一激痛点的概率较低。

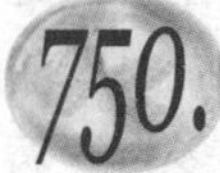

750. 以区分压痛点与肌肉收缩的有效的触诊技术包括什么？

（1）请患者摆位好，以方便接触检查区域。

（2）当触摸检查区域时，请患者收缩肌肉让检查者可辨识。

（3）要求患者小力收缩检查肌肉的拮抗肌肉，此种方式可即刻放松受检肌肉并可完整触诊。将手指垂直于肌肉纤维的方向横向移动，便可检查出肌肉内紧束带与激痛点。

751. 激痛点的常用分类是什么？

压痛点与激痛点可经由位置来分类。肌肉激痛点被认为位于肌筋膜，而压痛点可位于韧带、关节囊周围、骨膜。急性激痛点表示是最近发生的，慢性则表示为长期性如几周数月数年等。活化激痛点（active trigger point）表示易受激扰的点，引起休息时疼痛。而迟发激痛点（latent trigger point）表示一个易受激扰的点临床上相当静默也不会自发疼痛，只有按压才会显出如活化激痛点的疼痛症状。而在特定肌肉最大压痛处，产生在别处感受到的疼痛称之为转位痛或引传痛。

752. 引起肌筋膜疼痛综合征的加剧因子有哪些？

包括代谢、营养、生物力学、过度使用、内分泌异常与心理压力等。如果没有移除这些加剧因子，激痛点可能会再发。因此，为了长期结果，消除激痛点必须合并消除病因与加剧因子。

应力性压力、营养不足、代谢与内分泌疾患、心理因素与慢性感染都会加剧激痛点。最常见的应力性压力就是骨骼不对称与比例错误，姿态不良，肌肉过度使用，限制性压力在肌肉上，以及长期不动等。营养不足包括低于正常值的维生素B_1、维生素B_6、维生素B_{12}与叶酸。维生素C缺乏也会导致运动后僵硬与注射部位的出血。足够的钙、钠、铁与微量元素也与正常肌肉功能有关。边缘性贫血也是个很重要的因子。经常加重激痛点的代谢与内分泌疾患包括甲状腺功能不足造成代谢低下、高尿酸与低血糖。心理因素会抑制恢复，包括忧郁、焦虑引起的张力、病态行为等。来自病毒或细菌的慢性感染和某些寄生虫感染也会影响肌筋膜疼痛综合征的恢复。其他因子如过敏、睡眠不足、神经根病变、慢性内脏疾病也会有加剧的效果。

 纤维肌痛综合征的临床诊断特征是什么？

纤维肌痛综合征是一种中枢神经敏感化的慢性广泛性疼痛疾病。如遗传、环境因子及周边神经等病因，也有可能参与致病机制，造成中枢及周边神经敏感化。纤维肌痛综合征特征为慢性广泛性疼痛，并常伴随有疲劳、认知能力下降及睡眠障碍等症状。近年来，临床医学已建立一套评估及诊断纤维肌痛综合征的流程，即使患者的实验室检验结果通常为正常也可帮助明确诊断。2016年美国风湿病学会（ACR）的纤维肌痛综合征诊断标准须符合以下3项条件。

（1）弥漫疼痛指数（WPI）＞7且症状严重程度评分（SSS）＞5，或是弥漫疼痛指数（WPI）介于4～6且症状严重程度评分（SSS）＞9。

（2）有全身性疼痛症状，在身体的5个区域中至少有4个区域发生疼痛症状。

（3）症状程度相当，维持3个月以上。

 肌筋膜疼痛综合征与纤维肌痛综合征的差异是什么？

肌筋膜疼痛综合征是指因肌肉激痛点所引起的一种局部肌肉疼痛的综合征。所谓激痛点是指骨骼肌紧绷肌肉带上最敏感的一点，按压此点会诱发局部疼痛及转位痛，也会造成局部肌肉抽动反应。造成肌筋膜疼痛综合征的原因很多，包括外伤、肌肉拉伤、感染、神经压迫、运动伤害、长期反复工作（长期使用计算机）及营养不良等。

纤维肌痛综合征是指一种慢性、全身性的肌肉疼痛综合征。此综合征除了肌肉疼痛之外还会伴随头痛、焦虑、忧郁、疲倦、手脚麻木、感觉异常、长期便秘、腹泻、尿频、尿急及膀胱炎等症状。纤维肌痛综合征又可分为原发性与次发性两种。原发性是指未伴随其他疾病的纤维肌痛综合征，而次发性则指伴随类风湿关节炎、全身性红斑狼疮及甲状腺功能减退症等疾病。纤维肌痛综合征以女性居多，占85%～90%，且多发生于40～60岁。

 肌筋膜疼痛综合征的电学诊断特征是什么？

人类和实验动物（兔）激痛点的针极肌电图（EMG）研究显示出高压尖峰活动和自发性的低压终板噪声（spontaneous electrical activity，SEA），目前被认为是具特征性的，但不是病理性的。体表肌电图现已被用于实验研究中以监测激痛点中的肌肉活动。

 什么是脊椎节段敏感化？

相应脊柱节段的敏感在身体特定部位持续疼痛的形成中起到主要作用。Andrew A. Fischer教授将这种现象称为脊髓节段性敏感（spinal segmental sensitization，SSS）。SSS是一种脊髓过活跃状态，由刺激性病灶将伤害性冲动从敏感受损组织传送到背角神经元所引起。背角致敏的临床表现包括皮节的痛觉过敏、骨节压痛敏感性和肌节内的肌筋膜激痛点（MTrP），由致敏的脊髓节段所支配。P物质、降钙素基因相关肽（CGRP）、缓激肽、肿瘤坏死因子-α（TNF-α）和白细胞介素-1β（IL-1β）、血清素、去甲肾上腺素在活动的肌筋膜激痛点附近聚集。总体而言，活性激痛点的pH显著降低。该机制包括在敏感区域产生的伤害性刺激大量冲击脊髓背角。这导致中枢神经系统致敏，导致皮节和骨节痛觉过敏，并从脊髓节段的感觉成分扩散到前角细胞，前角细胞控制SSS范围内的肌节。MTrPs的发展或活性增强是SSS的临床表现之一。节段脱敏治疗包括在受累的皮区注射局部麻醉药，以沿着受累的椎旁肌肉阻断背脊神经的后支。此外，使用针刺和浸润技术，在局部软组织的受刺激灶附近，直接注射到紧束带与激痛点中。伸展运动、局部热敷和额外的经皮神经电刺激（TENS）治疗可帮助完成注射后的肌肉放松。体外冲击波疗法（ESWT）和高强度激光（HTL）也可起到脱敏作用。预防复发应着重于患者日常活动中常见的适当的人体工学变化，以避免对受伤肌肉造成重复性压力。总之，肌筋膜疼痛综合征是一种常见的疼痛综合征，由局部病理和SSS组成。因此，治疗手段需要一系列的技巧来消除激痛点和减敏整个相关脊髓节段。

757. 什么是周围敏感化?

周围敏感化指感觉神经纤维对刺激的过活跃状态。神经纤维敏感化的临床表现包括痛觉过敏（对搔抓或轻触的反应增加为疼痛感觉刺激）和轻触痛（对正常碰触也感觉到疼痛）。这些致敏机制通常包含了局部组织损伤，造成致敏、炎症、刺激物质产生如前列腺素、缓激肽等。在受损病灶和脊椎节段敏感化的恶性循环都会增加相关部位的致敏化。

758. 脊椎节段敏感化的治疗方法是什么?

一种特殊的注射技巧，称为脊旁阻断（paraspinous block）可以有效减少SSS并且缓解此节段的疼痛。脊旁阻断包括了将1%利多卡因局部麻醉药注射在脊突和它们连接到上脊突/脊突间韧带的部位。脊旁阻断可以有效减敏化敏感节段，从而减轻疼痛。可以经由观察到对搔刮、电刺激与轻刺会痛觉过敏的皮节正常化，以及压痛点/激痛点的运动功能检查变得较为不痛，相关肌节的痉挛也缓解。脊旁阻断达到此效果是经由阻断扭伤脊间韧带所产生的伤害感受性讯号，而扭伤的脊间韧带通常为致痛源，可产生SSS。此治疗方法步骤简单，而且不会发生并发症。

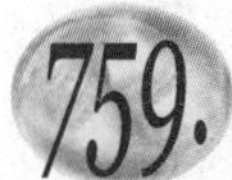

759. 什么是激痛点注射?

激痛点注射（TPI）是一种用于治疗包含激痛点的肌肉疼痛区或肌肉不放松时形成的结节或紧束带的技术。很多时候，可在皮肤下感觉到这种结节。激痛点可能会刺激周围的神经并引起转位痛或身体其他部位的疼痛。在TPI过程中，医疗人员将一根小针插入患者的激痛点。注射液含有局部麻醉药或生理盐水，可能包括皮质类固醇。注射后，激痛点去活化，疼痛减轻。短暂的治疗过程会带来持续的缓解。注射可在诊室进行，通常只需几分钟，一次治疗可以注射多个部位。TPI用于治疗许多肌群，尤其是手臂、腿部、下背部和颈部的肌群。此外，TPI可用于治疗纤维肌痛和紧张性头痛。该技术还用于缓解对其他治疗没有反应的肌筋膜疼痛综合征（涉及肌肉周围组织的慢性疼痛）。

760. 什么是干针疗法?

在肌筋膜疼痛综合征的治疗中，最有效的方法就是去活化或消除激痛点。激痛点的针刺治疗泛指所有使用针具的方法。干针疗法是指不施打任何药物，单纯使用中空的针头或针灸针反复刺入与抽出一个部位来对疼痛的肌肉进行治疗。

761. 注射前阻断是什么? 如何使用?

注射前阻断（preinjection block）是在干针或注射前，阻断紧束带和激痛点的神经信号传入，从而在无痛觉情况下进行这两种治疗。注射前阻断将1%利多卡因注射在沿着紧束带的神经进入处。注射前阻断的其他优点包括避免在干针或注射致敏区时产生中央致敏化的反应，如晕针，另外也舒缓紧束带的神经成分，减少至原尺寸的约20%。在紧束带中的纤维核心就会被显现，使治疗者可针对更紧致的紧束带进行干针或注射治疗，使治疗变得更有效率而且得到更好结果。

762. 常用来治疗肌筋膜疼痛综合征的运动有哪些?

个性化的运动处方，矫正不良姿态，以及生活形态改变通常是建议重点。以肌筋疼痛综合征来说，运动处方包含柔软操与放松运动，双盲研究证实只要患者系统地进行此类运动对治疗和预防下背痛有效。等长收缩后放松也被证实对肌筋疼痛综合征有效。然而笔者的经验却显示当患者主动收缩拮抗肌时，最有效的治疗方法应包括抑制疼痛肌肉的抽搐。使用冷凝喷雾可以去活化激痛点，并且让受累肌肉的放松运动和被动牵拉变得更有效率。

763. 物理因子治疗在激痛点与压痛点的治疗角色是什么?

物理因子治疗在处理任何激痛或压痛点时都有重要角色。可以单独使用，也可在注射或针刺激痛点之后进行。它可以促进注射区域的愈合和避免疼痛复发。每次激痛点注射应该至少伴随3次的物理因子治疗，包括湿热敷垫20分钟，正弦波电刺激15分钟。这可在很大程度上减轻间歇性收缩和放松受治疗的肌肉。收缩可减轻肌肉内的水肿，在注射点的附近部位形成炎症，因此肌肉收缩可以避免受伤后引起的发炎。如果收缩状况出现，则改为致强直电流，继之以正弦波电流导入定期收缩10分钟。通常建议每周3次物理因子治疗。

（八）颞下颌关节紊乱综合征康复

764. 什么是颞下颌关节紊乱综合征？

颞下颌关节紊乱综合征（TMD）是一组与颞下颌关节、咀嚼肌、头颈部相关肌肉、骨骼相关的疾病，其主要症状为疼痛、下颌运动受限、杂音等，病因复杂，目前认为是与精神心理因素、免疫、关节创伤、解剖等因素相关的多因素疾病。

至今没有特效的快速疗法，其相关治疗方法有很多，例如，各种药物治疗、物理治疗、𬌗治疗、注射治疗、关节内镜外科治疗、正畸治疗（牙齿矫正）、修复治疗、肌肉训练治疗、心理疗法以及开放性手术治疗等。原则是以保守治疗为主，采取对症治疗和消除、减弱致病因素相结合的综合治疗。

765. 颞下颌关节紊乱综合征的病因及主要致病因素是什么？

目前研究发现引起该病临床症状众多的原因主要见于以下几个方面。

（1）咬合因素：颌关系的改变会引起颞下颌关节出现适应性或病理性的形态和结构变化。当改变在人体可承受范围内时，是对新的颌关系的适应性改变，超出这个范围就可能出现病理性改变。在对颞下颌关节紊乱综合征的患者进行检查时，常可以发现患者存在不同程度的颌关系紊乱，一旦消除这些咬合因素，疾病症状常减轻或者消失。

（2）精神心理因素：颞下颌关节疾病患者常有情绪焦急、精神紧张及失眠等精神症状，部分患者可存在明显的精神心理因素与发病之间的因果关系，在慢性迁延性患者中也可以发现精神心理因素对症状发复发作的影响。

（3）免疫因素：近年来免疫学研究表明关节软骨的主要成分如胶原蛋白多糖和软骨细胞都具有抗原性。由于关节软骨表面是致密的胶原纤维网状结构，从胚胎到成人都和血管系统隔绝，不能被自身免疫系统识别。颞下颌关节表面为关节软骨所覆盖，当外伤、感染或关节负重过度导致关节软骨损伤后，这些封闭抗原暴露于免疫系统后可能会引起自身免疫反应。

（4）关节负荷过重：颞下颌关节是一个负重关节，适度的负重对维持关节的正常结构、功能和生理改建是必需的。但是过度的负重超出生理限度，则可造成关节的退行性改变，甚至关节器官的破坏。造成关节负荷过重的因素，如创伤颌、单侧咀嚼、夜磨牙和白天紧咬牙、关节手术或两侧下颌发育不对称引起两侧关节不平衡等。此外，如经常吃过硬食物，长时间嗑瓜子，长时间不停地嚼口香糖等都可使关节负荷增加。

（5）解剖因素：随着人类的演化，食物变得精细，以及颅脑体积的增加，使颞下颌关节及颌骨解剖结构发生明显改变。现代人的上下颌较小，下颌活动更为轻便和灵活。人类关节结节明显降低，使声突向前滑动运动的幅度增大，关节窝对于声突相对地明显变大，从而使得声突不仅可以向前自由滑动，也可做侧方、后退活动。因此，颞下颌关节可以适应更为复杂的语言和表情等运动。但是，从解剖结构来看，现代人颞下颌关节的肌肉、韧带变弱，关节的承重能力降低。颞下颌关节运动的灵活性对于解剖结构变弱的颞下颌关节来说是一种潜在威胁。

766. 颞下颌关节紊乱综合征有哪些类型?

颞下颌关节疾病分为三大类，颞下颌关节紊乱综合征、颞下颌关节强直、颞下颌关节脱臼。颞下颌关节紊乱综合征又分为4个亚类。

（1）咀嚼肌紊乱疾病：包括肌筋膜痛、肌炎、肌痉挛、肌纤维变性挛缩及未分类的局限性肌痛。

（2）结构紊乱性疾病：关节正常有机结构关系的改变，各种关节盘移位（可复性盘前移位、不可复性盘前移位、关节盘旋转移位及关节盘内外移位等），关节囊扩张及关节盘各附着松弛或撕脱等。

（3）关节炎症性疾病：滑膜炎和/或关节囊炎，可分为急性和慢性两种。

（4）骨关节病：可分为原发性骨关节病和继发性骨关节病两种。在国外的分类里颞下颌关节疾病还包括创伤、肿瘤等，颞下颌关节紊乱综合征分类范围相对较广。

767. 各型颞下颌关节紊乱综合征治疗有何区别?

鉴别各型颞下颌关节紊乱综合征是临床及康复医师进行治疗的主要依据。

（1）咀嚼肌紊乱疾病

1）翼外肌功能亢进（弹响及开口过大）：调节肌肉功能为主，普鲁卡因做翼外肌封闭。

2）翼外肌痉挛（疼痛及开口受限）：以解除肌肉痉挛为主，其次配合理疗、封闭、按摩等治疗手段。

（2）关节结构紊乱疾病

1）可复性关节盘移位（开闭口弹响）：进行关节保护，避免进食硬物，局部湿热敷，口戴复位殆板（类似于夜磨牙患者夜间上颌或下颌牙齿佩戴的磨牙殆垫）。

2）不可复性关节盘移位（关节弹响→绞锁→开口受限→下颌偏斜、疼痛）：手法复位、关节镜外科手术或开放性手术治疗。

（3）炎症疾病（非细菌性炎症）：口服非甾体抗炎镇痛药（如双氯芬酸钠），再辅以理疗、关节封闭、关节腔冲洗等。

（4）骨关节病

1）关节盘穿孔、破裂：以保守治疗为主，反复发作可行手术修补或摘除。

2）髁突关节骨质退行性变（开闭口连续摩擦音）：以保守治疗为主，反复发作可行手术摘除髁突。

 颞下颌关节紊乱综合征有哪些临床表现？

颞下颌关节紊乱综合征患者临床表现多样，常见的临床表现如下。

（1）弹响和杂音：正常颞下颌关节在运动时无明显弹响和杂音。常见的异常声音有弹响音、破碎音、摩擦音。弹响音即开口运动或咀嚼运动中有“咔、咔”的声音，多为单声，有时为双声，患者自己可感到，钟式听诊器放在关节区可听到。破碎音在关节运动中出现“咔叭、咔叭”的破碎声音，多为双声或多声，患者自己可感到，听诊器可听到，但他人不能耳闻。摩擦音在关节运动中有连续的似揉玻璃纸样的摩擦音，患者可感到，听诊器可听到，但他人不能耳闻。

（2）关节区疼痛：主要表现在开口或咀嚼运动时，关节区或关节周围咀嚼肌群的疼痛，一般不会出现自发痛，但在有关节器质性病变时，也可出现自发性疼痛。

（3）下颌运动异常：下颌运动包括转动和滑动，基本方式有开闭口、前伸、后退及侧向运动。颞下颌关节紊乱综合征患者的下颌运动异常包括：开口型异常可以偏斜或歪曲，有时则表现为扭曲状，如一侧的翼外肌痉挛或发生不可复性关节盘前移位，开口型偏向患侧。开口度异常表现为开口过大或过小甚至开口困难，如两侧翼外肌功能亢进，会表现为开口过大。如发生慢性滑膜炎则表现为开口过小。关节绞锁，即开闭口运动中出现停顿，表现为开闭口过程中突然出现障碍而停顿，此时患者通过做一个特殊动作，或用手压迫关节区可解除绞锁，可明显地观察到患者开口困难和开口运动的时间延长。

（4）其他症状：如头痛、耳部疾症，以及吞咽困难等。

 颞下颌关节紊乱综合征有哪些伴随症状？

（1）耳鸣伴听力下降：颞下颌关节紊乱综合征能导致耳鸣伴听力下降，还能导致其他耳部疾病。如果耳鸣由颞下颌关节紊乱综合征导致，治疗原发病耳鸣有可能消失或减轻。

（2）炎性疾病：颞下颌关节紊乱综合征还可导致炎性疾病，包括急、慢性滑膜炎，关节囊炎，通常伴有颞下颌关节盘移位、骨关节病及关节炎等。

（3）吞咽困难、言语困难：颞下颌关节紊乱综合征患者由于张口困难，还可出现吞咽困难及言语困难。

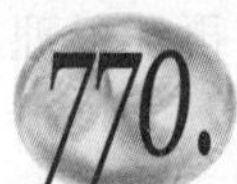 颞下颌关节紊乱综合征有哪些体征？

（1）下颌运动异常：包括开口度异常（过大或过小）、开口型异常（偏斜或歪曲）、开闭运动出现关节绞锁等。由于关节盘的不对称磨耗，导致髁突不能及时回到关节窝内，从而会限制下颌运动。

（2）弹响和杂音。

（3）张口受限：关节腔内产生渗出物造成炎性粘连时，会使张口度为小于6mm，严重时可发生关节强直，出现张口困难。

（4）其他症状：本病可伴发各种耳部疾病、各种眼病，以及吞咽困难、言语困难、慢性全身疲劳等。

771. 明确颞下颌关节紊乱综合征需完善哪些相关检查？

X线检查可了解患者骨与关节的结构和特点，为医生临床诊疗提供依据。CT、MRI可了解骨与软组织的结构特点和变化，其显示比较直观，对疾病诊断具有重要意义。牙颌模型通过模型分析有利于直观的了解患者的咬合功能状态。

772. 颞下颌关节紊乱综合征需与哪些疾病相鉴别？

颞下颌关节紊乱综合征需要与耳源性疾病相鉴别，如中耳炎、听神经瘤等，但耳源性疾病可有耳部症状，如耳鸣、耳痛等，可通过体格检查及相关耳鼻喉检查进行确诊。颈椎病患者也会出现肩背、面部疼痛等症状，通过X线、CT等影像学检查可诊断。影像学检查结果对于颈椎病诊断比较直观。此疾病可引起颈、肩、背、耳后区及面侧部疼痛，但疼痛与颈部活动和头部姿势有关，与开口、咀嚼运动无关。颞下颌关节紊乱综合征的面侧肌肉疼痛明显与开口、咀嚼运动相关。部分恶性肿瘤，如颞下颌关节良性或恶性肿瘤，特别是髁状突软骨肉瘤、颞下窝肿瘤、上颌窦后壁癌、腮腺恶性肿瘤等，也可引起与颞下颌关节紊乱综合征症状相类似的张口困难。但是通过相关影像学检查、病理穿刺等可对恶性肿瘤确诊。一般恶性肿瘤影像学检查可显示占位病变，但该病影像学无肿瘤占位病变。

773. 颞下颌关节脱位与颞下颌关节紊乱综合征的区别是什么？

颞下颌关节脱位是指下颌骨的髁状突滑出关节窝，不能回到正常的位置，因而无法闭口。分为单侧脱位和双侧脱位。单侧脱位伴下颌中线向健侧偏位，患侧耳前凹陷。双侧脱位则下颌前伸，面下1/3变长，前牙开骀。治疗为尽早复位并限制下颌活动。

774. 颞下颌关节紊乱综合征的康复评定包括哪些内容？

（1）主观资料（S）：包括患者的主诉、现病史、功能史、既往史、系统回顾、个人史、社会史、职业史、家族史等。

（2）客观资料（O）：体格检查、辅助检查。

（3）功能评定（A）：视诊和触诊包括口内（静态咬合、动态咬合、牙齿磨损、齿痕舌、面颊嘬吸、牙龈、牙齿倾斜）和口外（咀嚼肌、二腹肌、胸锁乳突肌、斜方肌等肌肉的张力，下颌髁状突关节的位置及有无肿胀疼痛，耳内和耳前的触诊）；主动活动测试包括张嘴（50～60mm）、下颌前移（约5mm）、下颌后移（3～4mm）、下颌侧移（每边

10～12mm）；被动活动测试包括下颌打开（仰卧位，在关节活动范围末端施加压力，使之向下进一步张开）、下颌前移（仰卧位，施加压力使之向前伸）、下颌后缩（仰卧位，施加压力使下颌回缩）、下颌侧移（仰卧位，施加压力使下颌侧移）；关节附属运动测试包括上下分离（右手拇指伸入口腔，放在下牙左边）、横向滑动、内向滑动、背侧滑动、腹侧滑动；抗阻测试，手指有规律地向各个方向施加压力，压力慢慢提高降低，患者有规律地进行对抗，同时保持下颌位置不变。

（4）制订康复治疗计划（P）：包括设定康复治疗的目标、制订康复治疗计划和训练方案、质量控制等。

775. 颞下颌关节紊乱综合征常用药物有哪几类？

颞下颌关节紊乱综合征的治疗原则是早发现、早治疗，以尽早缓解症状，提高患者生存质量，常用的药物有以下几类。

（1）非甾体抗炎药：如布洛芬等，可通过抑制环氧合酶发挥镇痛和抗炎的作用。

（2）肌肉松弛药：如硫酸氨基葡萄糖，可消除骨关节炎炎症，进而改善疼痛。

（3）激素类药物：一般局部注射使用，可发挥抗炎镇痛的作用。

（4）抗抑郁药：如地西泮（安定）、卡马西平等，可用于颞下颌关节紊乱伴发抑郁的患者。

776. 颞下颌关节紊乱综合征需要手术治疗吗？应怎样选择？

颞下颌关节紊乱综合征治疗手段以保守治疗为主，对于存在关节结构异常的患者，可进行手术治疗，常用的手术术式包括关节镜手术、关节腔冲洗术等。一些关节损伤较严重的患者，可选择复杂的开放手术进行治疗，如关节置换手术、骨修整等。

777. 关于颞下颌关节紊乱综合征，多学科综合治疗模式是怎样的？

颞下颌关节紊乱综合征是一类拥有相同或相似发病因素及临床特征的疾病总称，致病因素又有若干种，因此其治疗也应是多学科共同努力的。目前，颞下颌关节紊乱综合征的多学科综合治疗所涉及的学科有口腔修复科、口腔正畸科、口腔颌面外科（正颌外科）、心理精神科、疼痛科，以及理疗科、中医推拿、按摩等相关专业。

778. 颞下颌关节紊乱综合征的物理治疗策略是怎样的？有哪些优势？

康复医学目前对于颞下颌关节紊乱综合征物理治疗的方法有很多，常用的有物理因子疗法、手法治疗、运动疗法等。根据疾病发病机制、类型、病情阶段可采取不同的手段联合治疗，具有副作用少、灵活性高、针对性强等诸多优点。

其他可用于颞下颌关节紊乱综合征的物理治疗方法还包括传统医学中的针灸、拔罐、按摩等，尽管针灸疗法的确切机制尚不清楚，但一些临床实践表明针灸治疗颞下颌关节紊乱综合征慢性疼痛是有效的。常用的施针穴位包括下关、上关、颊车、合谷、听宫、翳风、耳门等。

779. 物理因子治疗颞下颌关节紊乱综合征有哪些措施?

物理因子治疗作为一种简单、保守和几乎没有副作用的疼痛控制方法，可以减少或代替药物治疗，常用的物理因子疗法如下。

（1）低频电疗法：直流电药物导入疗法适用于翼外肌痉挛、颞下颌关节后区损伤、滑膜炎以及各种肌源性疼痛；低频脉冲电治疗适用于失用性肌肉萎缩、肌张力低下及软组织粘连，对于颞下颌关节纤维或骨性粘连，颞下颌关节紊乱综合征术后肌肉功能训练有良好的效果。超短波、微波电疗法适用于颞下颌关节后区损伤、翼外肌痉挛、各种咀嚼肌痉挛、关节结构紊乱和骨关节病。

（2）磁疗：适用于颞下颌关节后区损伤、滑膜炎、骨关节炎、肌肉痉挛性疼痛、关节后区神经性疼痛。

（3）光疗法：适用于关节后区损伤、各种咀嚼肌痉挛、肌源性疼痛、手术创伤、关节镜术后、滑膜炎、骨关节病及慢性炎症。

（4）激光疗法：适用于各种类型的颞下颌关节紊乱综合征，均可应用氦氖激光治疗，以咀嚼肌紊乱疾病及炎性疾病效果较好，关节结构紊乱疾病和骨关节病需配合其他方法治疗。

（5）超声波治疗：适用于颞下颌关节纤维结缔组织瘢痕、粘连或挛缩，具有软化和消散作用，促进关节区感觉或运动神经末稍的康复再生。对于颞下颌关节紊乱综合征的各类疼痛，运动受限、骨关节病、骨质损伤或骨折或手术后损伤的康复与预后有明显的疗效。

（6）热疗：适用于慢性颞下颌关节炎症或骨关节病、颞下颌关节后区损伤、滑膜炎、关节纤维性强直、创伤性肿胀、瘢痕、肌肉挛缩等。

（7）其他：如冷疗、冲击波疗法等亦是临床常用的物理因子治疗手段，且取得了良好的效果，已为广大患者所接受。

780. 颞下颌关节紊乱综合征的手法治疗策略是什么?

手法治疗包括现代医学中的关节松动术及传统医学中的部分手法，针对该病的发病机制，临床主要以关节松动术、软组织松动术、肌肉本体感觉训练等为主要治疗手法。近年来临床研究发现运用手法治疗该病，介入越早，效果越好，已成为保守治疗不可或缺的治疗手段。

软组织松动术主要目的是增强咬合稳定核心力量练习，治疗以额肌、颞肌、咬肌、颈前部舌骨上肌群及颈后肌群为主，治疗师根据患者面部肌筋膜触诊情况，采用轻柔的手法对上述相关肌肉及肌群进行放松。需注意手法垂直于肌肉纤维的走行方向。关节松动术主要目的是缓解疼痛、增大关节活动范围、增加本体反馈等，须在颞下颌关节活动允许的范围内根据关节其生理运动和附属运动进行治疗，治疗师佩戴手套将拇指伸入患者口腔内，置于患侧后磨牙上，其余四指固定于下颌，另一手稳定颧骨，通过放在下颌骨髁突上的中指或示指感受关节松动的程度及髁突的运动，对颞下颌关节进行长轴方向牵引、前向滑动及侧向滑动。需注意的是，治疗该病时不能单纯治疗颞下颌关节，而需根据发病原因及查体结果对颈肩部多关节同时进行治疗，方能最大限度地恢复患者的关节功能和生活质量。

781. 颞下颌关节紊乱综合征的运动疗法治疗策略是什么?

运动疗法以功能训练为主要手段，以手法和器具为载体，着眼于改善颞下颌关节动态稳定、重建本体感觉、改善咀嚼肌肌力、改善TMD患者的疼痛，治疗策略以主动运动再学习、被动运动为主，主动运动是运动疗法中最有效的一种疗法，在TMD中以持续被动运动训练最为常用，可以利用一些器具进行，多用于颞下颌关节术后、关节挛缩粘连、感染或软组织挫伤等情况引起的张口受限，对于减轻术后疼痛，防止术后囊内粘连和关节外挛缩的发生和复发，最大限度恢复张口度有重要意义，常见的对TMD患者进行颈椎和颞下颌关节稳定性训练常常会达到良好的效果。

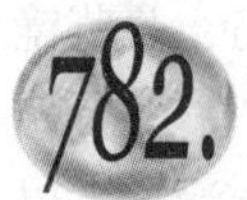

782. 颞下颌关节紊乱综合征的心理社会和行为治疗是怎样的?

依据心身医学的观点，在治疗诸如颞下颌关节疼痛等症时，单纯给予一般的躯体治疗，其治疗效果往往是短暂和不完全的，还可能掩盖精神神经症状，因此，应同时结合精神心理治疗。对于TMD患者的心理社会和行为治疗，最重要的是应认识到大部分患者需要心理支持治疗，然后医师应帮助患者建立起对治疗的现实的期望，以这样的方式减轻或消除情绪障碍，达到治疗目的。尤其对于TMD病程较长者，通常常规治疗手段不能一举成功，使患者对自己的疾病有正确的认识，有一定的思想准备，对情绪障碍的患者给予对症治疗或者安慰剂，通过这些方法，使患者树立信心，告知患者不要在社会或家庭生活中用言语倾诉或肢体表现其疾患痛苦来寻求安慰或逃避工作等。总之，心理社会和行为治疗应参与疾病发展的每一阶段，明确患者的心理学发病因素，选择合适的心理行为治疗，对终止疾病的发展是有利的。

783. 日常生活中如何预防颞下颌关节紊乱综合征?

首先一定要注意避免进食硬物或者难以嚼烂的食物，避免偏侧咀嚼的习惯，保持良好的心情，避免情绪急躁、焦虑、紧张、熬夜、失眠，注意休息，注意睡眠的质量。另外，如果牙齿不太整齐，有咬合关系紊乱的情况，建议进行正畸治疗，这样长期效果会更有利于颞下颌关节的健康与稳定。

颞下颌关节紊乱综合征的预防措施包括积极治疗已有或潜在的牙科疾病，重视口腔卫生保健，注意关节区保暖，调整个人心理状态，保证舒适、适时的睡眠，避免进食过硬食物及颌面部创伤，改正不良姿势；避免打哈欠、大笑的时候过度张口；避免长时间食用过硬的食物，如煎饼、锅巴等；长时间说话、唱歌后要注意适当放松休息；保持良好的心态，该病可由精神因素与其他因素相互作用引起，因此，患者保持良好的心态有助于预防疾病。

七、运动医学康复

（一）运动生理学

784. 什么是运动生理学?

运动生理学（exercise physiology）是研究身体在运动状态，即破坏恒定（homeostasis）的状况下，人体结构与功能相关的变化、反应以及长期运动训练而产生适应现象，并以科学方法分析的一门科学。

785. 无氧三磷酸腺苷生成的生化途径是什么?

无氧三磷酸腺苷（ATP）的无氧生成指在缺氧条件下产生ATP的过程。无氧条件下，细胞无法依赖氧气进行有氧呼吸，因此，需要其他途径来产生ATP。主要的无氧ATP生成途径是通过糖酵解。糖酵解是一种糖类分解代谢途径，将葡萄糖分解为乳酸或乙醇，并在过程中产生少量的ATP。葡萄糖分子在细胞质中经过一系列酶催化反应，可产生2分子ATP、2分子NADH及2分子丙酮酸。

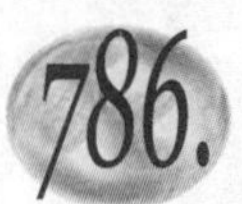

786. 有氧ATP生成的生化途径是什么?

ATP的有氧生成主要通过糖酵解、三羧酸循环和氧化磷酸化过程进行，将葡萄糖完全氧化为二氧化碳和水，并产生大量的ATP。这是一种高效的能量供应途径，在氧气充足的条件下广泛存在于细胞中。与无氧情况下类似，葡萄糖在细胞质中经过糖酵解分解为丙酮酸。这个过程产生一小部分ATP和NADH。进而开始第二步，即三羧酸循环（TCA循环）：丙酮酸进入线粒体，在三羧酸循环中被完全氧化为二氧化碳。在这个过程中，产生大量的还原辅酶NADH和FADH2，它们将在下一步骤中参与进一步的ATP产生。ATP有氧生成的第三步为呼吸链和氧化磷酸化：NADH和FADH2通过呼吸链中的电子传递过程释放出能量，并最终与氧气结合生成水。这个过程产生的能量被用于将ADP与磷酸结合形成ATP。这个过程称为氧化磷酸化，是产生大部分细胞内ATP的关键过程。

787. 运动中有氧及无氧ATP生成如何交互作用?

对于低强度、长时间的运动，细胞主要依赖有氧代谢来产生ATP。在这种情况下，氧气供应充足，葡萄糖通过有氧呼吸完全氧化，产生大量的ATP。有氧代谢效率高，每个葡萄糖分子能够产生较多的ATP，同时产生的代谢产物为二氧化碳和水。然而，对于高强度、短时间的运动，有氧代谢无法满足细胞迅速需要的能量。这时，细胞会转向无氧代谢途径来产生ATP。无氧代谢通过糖酵解产生ATP，虽然每个葡萄糖分子产生的ATP较少，但是糖酵解反应速率快，能够快速产生能量。然而，无氧代谢会产生乳酸作为代谢产物，导致肌肉酸痛和疲劳感。在实际运动中，无氧和有氧ATP生成并不是互相排斥的，而是同时进行的。在运动开始时，短时间内无氧代谢提供迅速的能量，使肌肉能够迅速发力。随着运动的继续，肌肉需求的能量超过了无氧代谢的能力，细胞逐渐转向有氧代谢，通过氧化磷酸化产生更多的ATP，并维持持久的能量供应。在持续高强度运动的情况下，乳酸积累会逐渐增加，肌肉酸痛感增强。当运动强度降低或休息时，乳酸会被氧化成为二氧化碳和水，从而减少酸痛感。因此，无氧和有氧ATP生成在运动中交互作用，根据运动强度和持续时间的不同，细胞会在两种代谢途径之间进行切换，以满足能量需求并维持肌肉功能。

788. 如何计算一分子葡萄糖有氧分解所得的ATP总量?

糖酵解过程中，一分子葡萄糖通过糖酵解产生2个分子的丙酮酸（pyruvate）。在这个过程中，每个葡萄糖分子可以产生2个ATP分子。三羧酸循环过程中，每个丙酮酸进入线粒体后，通过三羧酸循环完全氧化为二氧化碳。在这个过程中，每个葡萄糖分子可以产生6个NADH和2个$FADH_2$。在氧化磷酸化过程中，NADH和$FADH_2$通过呼吸链中的电子传递过程释放出能量，并最终与氧气结合生成水。每个NADH产生约2.5个ATP，而每个$FADH_2$产生约1.5个ATP。因此，计算一分子葡萄糖有氧分解所得的ATP总量可以按照以下方式进行近似计算：ATP=（2 ATP）+（6 NADH×2.5 ATP/NADH）+（2 $FADH_2$×1.5 ATP/$FADH_2$）。需要注意的是，这个计算过程是一个近似值，实际产生的ATP总量可能会有些差异。此外，这个计算不考虑其他因素和调节机制，如糖酵解和三羧酸循环中的其他代谢产物的利用、ATP运输过程中的能量损失等。总的来说，一分子葡萄糖的有氧分解大致可以产生30～32个ATP分子。

789. 不同类型运动供给ATP的主要能量系统有何区别?

不同类型的运动会导致不同的ATP需求和ATP产生途径。以下是几种常见类型的运动以及它们与ATP的关系：①耐力运动（有氧运动）：耐力运动，如长跑、游泳和骑自行车，通常需要持续较长时间的低至中等强度运动。在这种情况下，肌肉主要依靠有氧代谢来产生ATP，通过葡萄糖和脂肪的氧化磷酸化来提供持久的能量供应。因此，耐力运动中的ATP主要通过有氧代谢产生。②爆发力运动（无氧运动）：爆发力运动，如短跑、举重和冲刺，通常是高强度、短时间的运动。在这种情况下，肌肉需要迅速产生高能量输出，超过了有氧代谢的能力。因此，爆发力运动主要依赖无氧代谢来产生ATP，通过糖酵解过程提供快速能量。然而，无氧代谢产生的ATP相对较少，有限的能量储备可能导致疲劳。③中等强度间歇运动：中等强度间歇运动，如足球、篮球和网球，包含了交替进行高强度和低强度活动的阶段。在高强度阶段，肌肉主要依赖无氧代谢产生快速能量，而在低强度阶段，有氧代谢提供持久的能量供应。这种运动类型涉及到有氧和无氧代谢的交互作用，根据阶段的不同，肌肉能够根据需求快速切换ATP产生途径。

需要注意的是，不同类型运动的ATP产生是一个动态的过程，并且可以根据个体的训练水平、营养状况和其他因素而有所变化。此外，肌肉中的其他能量储备物质如肌酸磷酸酯（creatine phosphate）也可能在短时间内提供额外的能量。因此，不同类型的运动会在不同程度上利用有氧和无氧代谢途径来满足ATP需求。

790. 运动强度如何影响肌肉燃料的选择?

运动强度对肌肉燃料选择有着显著影响。以下是运动强度对肌肉燃料选择的主要影响。①低强度运动：在低强度运动中，如轻松步行或慢跑，肌肉主要利用脂肪作为燃料。脂肪代谢是一种高效的能量供应方式，因为脂肪储备丰富，并且能够产生较多的ATP。在低强度运动中，有氧代谢是主要的能量来源，通过脂肪氧化来提供持久的能量。②中等强度运动：在中等强度运动中，如慢跑或骑自行车，肌肉开始逐渐增加对碳水化合物（葡萄糖）的利用。随着运动强度的增加，肌肉对葡萄糖的需求也增加。葡萄糖的氧化磷酸化能够更快地产生ATP，因此在中等强度运动中，肌肉燃料选择向葡萄糖倾斜。③高强度运动：在高强度运动中，如冲刺或举重，肌肉燃料选择更加依赖碳水化合物（葡萄糖）。高强度运动需要迅速产生高能量输出，而葡萄糖的糖酵解能够快速产生ATP。无氧代谢途径（糖酵解）成为主要的能量来源，能够迅速满足能量需求。

总的来说，运动强度的增加会导致肌肉燃料选择从脂肪向碳水化合物（葡萄糖）转变。低强度运动主要依赖脂肪氧化，中等强度运动脂肪和葡萄糖的利用逐渐平衡，而高强度运动则主要依赖葡萄糖的糖酵解。这种燃料选择的变化是为了满足不同强度运动对能量的需求，并且受到个体的训练水平、饮食和其他因素的影响。

791. 运动持续时间如何影响肌肉燃料的选择?

运动持续时间对肌肉燃料选择也有一定的影响。以下是运动持续时间对肌肉燃料选择的主要影响。①短时间运动（几秒至几分钟）：在短时间的高强度运动中，肌肉主要依赖无氧代谢途径（糖酵解）来产生能量。这种情况下，肌肉主要利用肌酸磷酸酯和肌糖原（肌肉内储存的葡萄糖）来迅速产生ATP。由于短时间运动的能量需求较高且持续时间较短，肌肉没有足够的时间来调动有氧代谢途径。②中等时间运动（几分钟至1小时）：在中等时间的运动中，肌肉开始逐渐转向有氧代谢途径。一开始，肌肉主要依赖肌糖原来提供能量，但随着时间的推移，脂肪的利用逐渐增加。随着运动持续时间的增加，肌肉燃料选择逐渐向脂肪倾斜，以保持持久的能量供应。③长时间运动（1小时以上）：在长时间的有氧运动中，肌肉主要依赖脂肪作为主要燃料来源。肌糖原的储备是有限的，随着运动持续时间的增加，肌糖原逐渐耗尽，脂肪氧化成为主要的能量来源。脂肪氧化磷酸化产生的ATP相对较慢，但由于脂肪储备丰富，能够提供持久的能量供应。

792. 运动训练对免疫系统和感染风险的影响是什么?

运动训练对免疫系统和感染风险有着复杂的影响。适度的运动训练可以对免疫系统产生积极影响，提高免疫功能，降低感染的风险。然而，过度的运动训练或过度疲劳可能对免疫系统产生负面影响，增加感染的风险。运动训练对免疫系统和感染风险的影响的主要方面包括如下。①免疫功能提升：适度的运动训练可以增强免疫系统的功能。运动可以增加免疫细胞的循环和活性，并促进免疫细胞的交流。这可以增强身体对病原体的防御能力，提高免疫系统的效率。②炎症和抗炎效应：适度的运动训练有助于维持身体的炎症和抗炎平衡。适度的运动可以促进炎症反应的适当调节，并促进抗炎效应。这有助于保持免疫系统的平衡和健康。③应激反应和免疫抑制：过度的运动训练或过度疲劳可能导致身体的应激反应，产生过多的应激激素。这些应激激素可能对免疫系统产生抑制作用，削弱免疫功能，使身体更容易感染。④上呼吸道感染风险：长时间、高强度的运动训练可能增加上呼吸道感染的风险。过度运动训练可以导致免疫系统的暂时性抑制，使身体更容易受到病原体的侵袭。

793. 感冒时从事运动是否明智?如何决定是否适合运动?

当感冒的症状是在颈部上方时，通常从事运动是可以的。有限的流鼻涕、鼻塞和轻微的喉咙痛可减轻训练强度及持续时间。感冒的症状是在颈部以下时，如胸闷、咳嗽或胃痛，或出现发烧、全身疲劳、广泛的肌肉酸痛时，则不适合进行运动。

794. 什么是膜电位与动作电位?

膜电位是指细胞膜内外之间的电势差，也可以被称为细胞膜电位。细胞膜是由脂质双层组成的，其中包含了离子通道和离子泵等调节离子流动的蛋白质。这些离子通道和离子泵使得细胞膜内外的离子分布不同，导致了膜电位的存在。在静息状态下，细胞膜通常具有负向的膜电位。这是由于细胞内存在较高浓度的负离子（如蛋白质阴离子）以及外部存在较高浓度的正离子（如钠离子）。由于这种离子分布差异，细胞膜内部负电荷相对较多，形成了静息膜电位。

动作电位是指细胞膜在兴奋状态下产生的电信号。当细胞受到足够的刺激，膜电位会发生快速的、临时性的变化。在动作电位的发生过程中，细胞膜的膜电位会迅速升高，从负值变为正值，然后再迅速恢复到负值。这一过程可以通过离子通道的开闭来实现。动作电位通常包括以下几个阶段。①极化阶段（静息态）：细胞膜处于静息膜电位，内部负电荷较多，外部正电荷较多。②除极阶段：当细胞受到兴奋刺激时，特定离子通道（如钠离子通道）打开，使得钠离子迅速流入细胞内部。这导致细胞膜电位从负值迅速升高，达到一个临界值（称为阈值）。③复极阶段：在达到阈值后，钠离子通道关闭，钾离子通道打开。这使得钾离子从细胞内部流出，导致细胞膜电位快速降低，恢复到负值。④超极化阶段：在复极阶段结束后，细胞膜的膜电位会稍微超过静息膜电位，此时细胞膜对于再次产生动作电位的刺激较为不敏感。动作电位的产生和传导在神经细胞和肌肉细胞中起着重要的作用，它是神经信号和肌肉收缩的基础。

795. 运动如何维持神经的健康？

（1）运动可以促进神经发育和再生：运动可以促进神经细胞的发育和再生。有研究表明，运动可以增加神经营养因子的产生，这些因子有助于神经细胞的生长和连接形成，从而改善神经网络的功能。

（2）运动能提高脑血流和氧供：运动可以增加心血管系统的健康，改善血液循环，增加脑血流量和氧供。这有助于提供足够的氧气和营养物质给脑部，促进神经细胞的正常功能。

减少炎症反应：适度的运动可以抑制炎症反应。长期慢性炎症与神经退行性疾病（如阿尔茨海默病、帕金森病）有关。运动通过调节炎症因子的分泌，减少炎症反应，有助于降低神经炎症疾病的风险。

（3）运动改善心理健康：运动可以改善心理健康状态，减轻焦虑和抑郁等情绪问题。心理健康问题与神经系统紧密相关，良好的心理健康有助于维持神经的正常功能。

（4）运动能够促进神经传导和学习记忆：运动可以增强神经传导效率和神经元之间的连接。适度的有氧运动被发现可以增加海马区的体积，并提高学习和记忆能力。

796. 卫星细胞的概念是什么？肌肉损伤后修复过程中卫星细胞的作用是什么？

卫星细胞是存在于骨骼肌组织中的一种特殊类型的干细胞。它们位于肌肉纤维外围，包围在肌纤维的外膜下。卫星细胞在正常情况下处于静止状态，但在肌肉损伤、刺激或炎症等条件下可以被激活。在肌肉损伤后的修复过程中，卫星细胞起着重要的作用。卫星细胞在肌肉损伤修复中的功能包括以下几点。

（1）激活和增殖：卫星细胞在损伤发生后会被激活，从静止状态转变为活跃状态。它们开始增殖，通过细胞分裂形成肌原细胞群。

（2）分化为肌肉细胞：部分肌原细胞会进一步分化为肌肉细胞。这些肌肉细胞与已损伤的肌纤维连接，并通过合成和排列肌纤维蛋白来修复受损的肌肉纤维。

（3）融合与修复：分化为肌肉细胞的卫星细胞会融合到已损伤的肌纤维上，增加肌纤维的大小和强度。这个融合过程被称为肌肉纤维的再生。

（4）提供生长因子和信号分子：卫星细胞可以分泌生长因子和其他信号分子，如肌肉生长因子（IGF-1）和转化生长因子β（TGF-β）。这些分子促进损伤部位的血管生成、炎症调节和组织修复过程。

（5）维持肌肉干细胞库：在修复过程中，一部分卫星细胞不分化为肌肉细胞，而是保持其干细胞特性，回归为未激活的卫星细胞，并进入肌肉干细胞库中。这些卫星细胞可以在需要时再次被激活，参与肌肉的进一步修复和再生。总的来说，卫星细胞在肌肉损伤修复过程中起着多重作用。它们激活、增殖、分化为肌肉细胞，与已损伤的肌纤维融合并修复受损组织，同时分泌生长因子和信号分子促进修复过程。卫星细胞的存在和功能对于肌肉的恢复和再生至关重要。

797. 肌肉收缩的步骤和过程是什么？

肌肉收缩是一个复杂的过程，涉及多个步骤和分子机制。以下是肌肉收缩的基本步骤和过程。

（1）神经冲动传导：运动指令由中枢神经系统发送到肌肉。神经冲动通过神经元的轴突传导，到达肌肉纤维所在的神经肌接头。

（2）神经肌接头传递：神经冲动到达神经肌接头后，促使神经肌接头释放乙酰胆碱（acetylcholine，ACh）。ACh在神经肌接头与肌肉纤维的接触点（神经肌接头突起）释放，并与肌肉纤维上的乙酰胆碱受体结合。

（3）横纹肌丝动力学：ACh与乙酰胆碱受体的结合激活肌肉纤维上的横纹肌丝动力学。横纹肌丝由肌球蛋白和肌动蛋白组成，它们通过横纹桥连接。

（4）横纹桥的形成：横纹肌丝动力学的激活导致肌动蛋白上的横纹桥头部与肌球蛋白上的结合位点相互作用，形成横纹桥。横纹桥的形成使肌动蛋白与肌球蛋白结合，形成交叉桥。

（5）肌肉纤维收缩：当横纹桥形成后，肌肉纤维开始收缩。交叉桥不断形成和解离，拉动肌球蛋白和肌动蛋白之间的连接点，使肌肉纤维缩短。

（6）钙离子释放：肌肉收缩的关键是钙离子的释放。当神经冲动到达神经肌接头时，它引起肌肉纤维内的肌钙蛋白释放钙离子。钙离子结合到肌动蛋白上的肌钙蛋白结合位点，促使横纹桥形成和解离。

（7）肌肉放松：当神经冲动停止传导和钙离子释放停止时，肌肉纤维进入放松状态。肌钙蛋白重新封闭结合位点，钙离子被收回到肌质网（肌肉细胞内的钙离子储存器）中。这些步骤和过程共同参与肌肉的收缩和放松，从而产生运动。肌肉收缩的过程是高度调控的，涉及多种细胞内信号传导和蛋白质相互作用。

798. 肌肉在收缩时决定力量产生大小的因素是什么？

（1）肌肉横截面积：肌肉的横截面积是决定力量产生的重要因素。较大的横截面积意味着更多的肌肉纤维参与收缩，从而产生更大的力量。因此，肌肉的体积和肌肉质量对力量产生具有重要影响。

（2）肌纤维类型：肌肉纤维分为两种主要类型：慢肌纤维（Type Ⅰ纤维）和快肌纤维（Type Ⅱ纤维）。慢肌纤维富含线粒体和氧化酶，适合进行长时间的低强度运动；而快肌纤维具有较高的收缩速度和力量输出，适合进行短时间、高强度的爆发性运动。个体的肌肉组成比例以及各种肌纤维类型的比例会对力量产生产生影响。

（3）肌肉神经激活：肌肉的神经激活是力量产生的关键。神经冲动通过神经元传导到肌肉，触发肌肉收缩。神经激活的频率和强度可以调节肌肉纤维的收缩力度和速度。更高的神经激活频率会导致更多肌肉纤维同时收缩，产生更大的力量。

（4）协调和技巧：运动技巧和协调能力对力量产生也具有重要影响。通过合理的姿势、动作技巧和协调配合，可以使肌肉纤维的收缩更加有效和协调，从而最大限度地发挥力量。

（5）肌肉长度-张力关系：肌肉的长度-张力关系也会影响力量产生。肌肉在不同长度时，对力量产生的效率不同。在适当的肌肉长度范围内，肌肉纤维可以产生较大的力量输出。综上所述，肌肉横截面积、肌纤维类型、肌肉神经激活、协调和技巧以及肌肉长度-张力关系是决定肌肉收缩力量大小的关键因素。这些因素的综合作用决定了个体在特定运动和训练中的力量表现。

799. 人体骨骼肌中三种不同肌纤维的生化与力学特性是什么？

人体骨骼肌主要由3种不同类型的肌纤维组成，分别是慢肌纤维（Type Ⅰ纤维）、快肌纤维A型（Type Ⅱa纤维）和快肌纤维B型（Type Ⅱb或Ⅱx纤维）。这些肌纤维在生化和力学特性上有所不同。

（1）慢肌纤维（Type Ⅰ纤维）

1）生化特性：慢肌纤维富含线粒体和氧化酶，适应氧气供应充足的有氧代谢。它们具有较高的氧化能力和抗疲劳性。

2）力学特性：慢肌纤维收缩速度较慢，但具有较高的耐力和持久力。它们适合进行长时间低强度的运动，如耐力训练和长跑。

（2）快肌纤维A型（Type Ⅱa纤维）

1）生化特性：快肌纤维A型具有较高的肌酸激酶（CK）和糖原储存量，能够同时进行氧化和糖酵解代谢。

2）力学特性：快肌纤维A型具有较快的收缩速度和较高的力量输出能力。它们适合进行中等强度和中等持续时间的运动，如中长跑和游泳。

（3）快肌纤维B型（Type Ⅱ b或Ⅱ x纤维）

1）生化特性：快肌纤维B型富含肌酸激酶（CK）和糖原，主要依赖糖酵解代谢产生能量。

2）力学特性：快肌纤维B型具有最快的收缩速度和最大的力量输出能力。然而，它们疲劳程度较快，适用于高强度、短时间的爆发性运动，如举重和短跑。

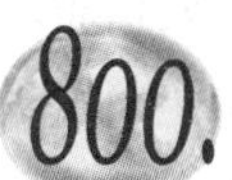

800. 骨胳肌纤维如何影响运动员的运动表现?

骨骼肌纤维类型对运动员的运动表现有重要影响，包括以下几个方面：动作类型适应性：不同肌纤维类型对不同类型的运动有不同的适应性。慢肌纤维适合进行耐力型运动，如长跑和自行车骑行，因为它们具有较高的氧化能力和抗疲劳性。快肌纤维A型和B型适合进行爆发力型运动，如短跑和举重，因为它们具有较快的收缩速度和较高的力量输出能力。动作能力表现：慢肌纤维具有较高的耐力和持久力，使运动员能够持续进行长时间的运动。快肌纤维A型和B型具有较高的力量输出能力和收缩速度，使运动员能够快速爆发力量和执行高强度动作。肌肉稳定性和控制：快肌纤维具有更快的收缩速度和较高的力量输出能力，有助于提供更强的肌肉稳定性和控制，尤其在需要精细动作调节和快速反应的运动中，如体操和击剑。运动表现多样性：运动员的肌纤维类型组成决定了其运动表现的多样性。运动员具有较高比例的慢肌纤维，更适合长时间的持久性运动；而具有较高比例的快肌纤维A型和B型，更适合进行爆发力和瞬间爆发的运动。

需要指出的是，一个优秀的运动员通常具有多种肌纤维类型的平衡和适应性，以便在不同类型的运动中发挥出色的表现。此外，训练和运动的特定要求也可以引起肌纤维类型的适应性改变。运动员通常通过训练和专门的力量训练来优化肌纤维类型的组成，以提高他们在特定运动中的表现。

801. 运动时血流再分配的模式是什么?

在运动过程中，血流再分配是指体内血液分配的变化模式，以满足不同组织和器官的需求。以下是运动时血流再分配的一般模式：肌肉血流增加：运动时，大部分血流会重定向到活动的肌肉组织，以提供氧气和营养物质供给。肌肉血流量的增加与运动强度和需要肌肉的需求成正比。这是通过扩张活动肌肉的血管（如小动脉和毛细血管）来实现的。内脏器官血流减少：为了将血液供应重点放在活动的肌肉上，运动时内脏器官的血流量会相应减少。这包括肠道、肝脏和肾脏等器官。这种血流再分配可能导致暂时性的消化系统功能减退和尿液产量减少。皮肤血流增加：运动时，皮肤的血流量会增加，这有助于调节体温。血液通过皮肤表面的血管扩张，促进了散热和体温调节。这也是运动时出汗的原因之一。心脏血流增加：运动时，心脏本身的血流量也会增加，以满足心肌的需求。这是通过心脏内部冠状动脉的扩张和增加心脏收缩来实现的。运动训练可以提高心肌的血液供应能力。

总体而言，运动时的血流再分配是一种复杂的机制，以确保运动肌肉组织获得足够的血液供应。这种再分配模式有助于提供氧气、营养物质和废物的运输，以支持运动的能量需求和代谢过程。

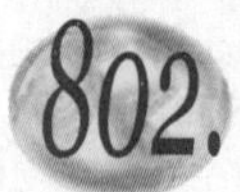 802. 运动中心输出量如何调节？

运动过程中心脏输出量是通过多个生理机制来调节的，以满足身体对氧气和营养物质的需求。以下是一些影响运动过程中心脏输出量调节的主要因素：心率调节：运动时，中枢神经系统通过交感神经系统的刺激，提高心率以增加心脏每分钟的搏动次数。这增加了心脏每分钟所排出的血液量。心脏肌肉收缩力量调节：运动过程中，心脏收缩力量也可以被调节以增加心脏输出量。这是通过交感神经系统的刺激，引起心脏肌肉收缩力量增加的反应来实现的。血管扩张：运动时，活动肌肉的血流需求增加。为了满足需求，血管会扩张，降低外周血管阻力，从而减少对心脏的负担，使心脏更容易将血液推送到需要的组织和器官。血容量调节：运动训练可以增加血容量，即血液的总量。这可以提高心脏输出量，因为心脏每次搏动可以推送更多的血液。神经内分泌调节：在运动过程中，神经内分泌系统（如儿茶酚胺和肾上腺素）的激活会对心脏输出量产生调节作用。这些激素的释放可以增加心脏的收缩力和心率，从而增加心脏输出量。呼吸调节：运动时，呼吸系统的活动也会影响心脏输出量。通过深度和频率的调节，运动时的呼吸可以增加氧气的摄入量，以满足心脏和肌肉的需求。

这些调节机制相互作用，以确保心脏能够适应运动所需的血液输送和氧气供应。通过适应性的生理调节，心脏能够在运动中提供足够的血液和氧气，以满足肌肉和其他组织的能量需求。

 803. 什么是最大摄氧量和无氧阈值？

最大摄氧量（maximum oxygen consumption，VO_2max）是一种衡量个体最大氧耗能力的指标。它表示个体在最大努力下，单位时间内摄取和利用氧气的最大能力。VO_2max通常以单位时间内摄取的氧气量［通常以升/分钟或毫升/（千克·分钟）表示］来表达。VO_2max是运动耐力和心肺健康的重要指标。它受到多个因素的影响，包括心脏功能、肺功能、血液循环、血红蛋白水平、肌肉氧气提取能力等。VO_2max可以通过呼吸气体分析系统和最大负荷测试来测定。

无氧阈值（anaerobic threshold，AT）是指在运动中，人体无氧代谢开始显著增加的运动强度或心率。它表示人体在运动中由有氧代谢向无氧代谢过渡的点。在低强度运动时，身体主要通过有氧代谢（氧气供应充足）来提供能量。随着运动强度的增加，有氧代谢逐渐达到极限，无氧代谢（氧气供应不足）开始发挥更大作用。无氧阈值是指达到这种转变的运动强度或心率。无氧阈值的实际值因个体而异，受训练水平和运动类型的影响。训练状态良好的运动员往往具有更高的无氧阈值，能够在更高的运动强度下保持相对较高的有氧代谢水平。无氧阈值对于长时间持续运动的表现具有重要意义。在无氧阈值以下，人体可以较好地维持持久力，而在无氧阈值以上，疲劳发生的速度加快。因此，训练中延迟无氧阈值的出现，提高无氧阈值的强度，可以改善运动员的耐力表现。

（二）运动伤害学

为描述运动伤害，哪些临床信息是必要的？

（1）运动伤害的机制。

（2）是再次受伤或者是急性微小创伤事件？

（3）患者是否还有别的部位受伤（动力链分析常可找出受伤部位远端或近端的其他问题）

（4）患者先前是否接受过其他治疗

（5）患者是否有任何其他的内科医疗问题，不要因为患者是运动员就假设他健康，有许多运动员有气喘、心脏、代谢或激素问题，治疗时需考虑这些疾病。

805. 在运动中为何内翻型扭伤很常见？

踝关节在跖屈时稳定度最低，而此时的稳定度主要来自韧带，而且是外侧的韧带。跖屈通常合并内翻，这样更会加重外侧韧带组织的压力，使它们变得更易受伤，例如篮球、足球、网球等运动，需要很多的跑跳和侧向运动，运动员常会在足踝跖屈时施力在踝关节上。外翻型扭伤较为少见，因为内侧三角韧带较外侧更为坚韧，且踝外翻常合并背屈，此动作在力学上是较稳定的。

806. 半月软骨损伤后，需要手术吗？

通常不用。半月软骨损伤若合并有应力性闭锁，活动度减少以及持续疼痛影响日常生活则可能需要手术治疗。然而由于半月软骨周围约30%有血流供应，是有可能愈合的。许多半月软骨损伤在开始几周甚少影响日常生活，因此可以谨慎观察症状是否改善或缓解。若症状持续6～8周，且诊断确定（磁共振或关节摄影），则需就诊外科医师考虑是否需手术。

807. 什么是急性运动伤害处理步骤POLICE？

急性运动伤害疼痛的自我处理有个简单口诀PRICE，就是保护（protection）、休息（rest）、冰敷（ice）、压迫（compression）、抬高（elevation），对于运动伤害产生的疼痛很有帮助。2012年起，有学者开始呼吁照护原则可改为POLICE，其中OL就是适度负荷（optimal loading）来取代原先的R休息。因为休息字眼可能会过度鼓励保守照护而疏于注意经由运动达到早期组织负荷的受益。早期负荷经研究可对肌力、修复组织的形态学和功能以及对神经肌肉骨骼系统更好。如外侧踝扭伤的早期活动已证实可改善主观功能、患者满意度、水肿与重返活动或运动。而肌肉受伤后早期活动可促进微血管生成与肌肉纤维再生，促进肌纤维往平行方向再生。

 什么是软组织损伤处理原则PEACE&LOVE策略?

2019年8月,《英国运动医学杂志》有学者提出了一组简单易懂、治疗软组织损伤的新原则，用PEACE&LOVE策略面对疼痛。具体介绍如下。

（1）损伤刚发生后，不要再伤害组织，用PEACE策略作为治疗指引。

1）Protect（保护）：停止或限制运动1～3天以尽量减少出血，防止受损肌纤维的萎缩，并降低加重伤害的风险。应尽量减少休息，因为长时间休息可能会损害组织的强度和质量。将疼痛作为停止信号以保护组织。

2）Elevate（抬高）：将肢体抬起到高于心脏处以促进间质液从组织中流出。抬高是低风险、低成本率的处理方法，有证据支持其使用。

3）Avoid Anti-inflammatory Modalities（避免抗炎方式）：软组织修复四阶段（血液稳定、发炎、增生、修复）中包含发炎过程，因此使用药物抑制炎症可能会对组织修复愈合产生负面影响，在更高剂量时影响可能更明显。软组织损伤的照护中应避免抗炎药物（这里应指非固醇类抗炎药（non-steroid anti-inflammatory drugs，NSAID），而对乙酰氨基酚（acetaminophen）可以使用。然而有感染还是应该使用适当的抗生素。此论文作者也提到，使用冰治疗软组织损伤的有效性的高质量证据仍然不足，虽然主要是镇痛效果，冰也可能影响炎症、血管生成和血供重建，推迟中性粒细胞和巨噬细胞浸润，并增加不成熟的肌纤维，而可能导致组织修复受损和多余的胶原蛋白合成。

4）Compress（压迫）：使用胶带或绷带包扎后产生的外部压力，有助于限制关节内水肿和组织出血。脚踝扭伤后使用局部压迫可减轻肿胀和提高生活质量。

5）Educate（宣教）：要告知患者积极恢复的好处。被动仪器治疗如电疗、手法治疗或针刺和积极处理相比效果并不显著，且长期执行可能有害，应避免过度治疗。如此可减少不必要的注射或手术，并减少医疗资源浪费。

（2）受伤几天后，软组织恢复策略：LOVE策略。

1）Load（负荷）：以活动和运动的主动介入对肌肉骨骼损伤患者最有帮助。应力性压力应尽早加入早期与正常的活动中。不加重疼痛的适当负荷可以促进修复、重组，并通过应力性传导以建立肌腱、肌肉、韧带的强度和容量。

2）Optimism（乐观）：乐观的患者期望与更好的预后和恢复结果相关。而灾难感，抑郁和恐惧等心理因素可能成为康复的障碍。信念和情绪的影响也可用来解释踝关节扭伤后症状的变化，而不只是病理生理学上的损伤。

3）Vascularisation（血管形成）：心血管活性是处理肌肉骨骼损伤的基础。虽然剂量多少还有待研究厘清，但建议在伤后几天就开始无痛下的有氧运动，以提高动机并增加受伤结构的血流。早期活动和有氧运动可改善身体机能、恢复工作、减少肌肉骨骼疾病患者的疼痛治疗需求。

4）Exercise（运动）：有大量证据支持用运动来治疗踝关节扭伤和减少复发。运动有助于受伤后早期恢复活动力、力量和本体感觉。以避免疼痛为原则，确保在亚急性期进行最佳修复。

处理软组织损伤不仅是短期控制损伤，与其他伤害类似，临床医师应该以有利的长期结果为目标，并且要做治疗伤害的人而不是造成伤害的人。

809. 最常见的影响运动的颈部解剖结构异常是什么？

颈椎椎体融合（fused cervical vertebrae，FCV）为邻近两个颈椎椎体融合（骨性愈合），通常可分为先天性颈椎椎体融合（congenital fused cervical vertebrae，CFCV）与后天性颈椎椎体（acquired fused cervical vertebrae，AFCV）。CFCV有时会与Klippel-Feil综合征有关（短颈、低后发线、颈部活动度受限、耳聋、发展迟缓等），而AFCV可能与创伤、感染、肺外结核病、青少年型风湿关节炎等有关。此类FCV异常有时会引起运动时或运动后的颈部活动度受限、不定程度的肌肉萎缩与上肢感觉缺损。严重者可能会有脊髓病变。年老与过度使用者则容易造成融合处相邻颈椎的早期退行性变化，为邻椎病（adjacent segment disorder，ASD）的一种表现。

810. 什么是运动性脑震荡？成因症状是什么？

脑震荡因撞击力直接或间接的传送至头部，造成大脑正常功能的损害，为脑伤的一个类型，临床上依症状分为轻微、轻度、中度和严重。该影响可能持续数秒到数天。有时会有功能失调或脑震荡后症状（如头痛、头晕、耳鸣、易怒、记忆障碍、恶心/呕吐、乏力等），可持续数月到数年。

脑震荡症状包括失忆（逆行/顺行），意识丧失（loss of consciousness，LOC）、头痛、头晕、恶心、注意力减损和视物模糊等，其他包括混乱/迷失方向感、头昏、耳鸣感、无法记起比赛细节（时间、对手、得分等）、看到闪光、注意力不集中、耳鸣、复视、言语不清、不恰当行为（突然笑/哭）、烦躁不安、味觉或嗅觉改变、平衡差、运动能力下降等。

811. 运动性脑震荡的临床分类是什么？

脑震荡的分级基于严重度分为三级，主要根据患者的临床表现区分如下。

一般轻度头部外伤定义为没有LOC，且创伤后失忆（posttraumatic amnesia）不到1小时，格拉斯哥昏迷量表指数（Glasgow coma scale，GCS）15分，此程度的脑震荡人数比例最多（轻微的脑外伤）。评估此类轻微脑外伤时GCS不够敏感，且LOC也过于不敏感，失忆症状最近受到较多关注。中度脑外伤定义为通常没有或不到5分钟的LOC，且创伤后失忆1～24小时，而重度脑外伤为LOC超过5分钟，且创伤后失忆大于24小时。

812. 什么是脑震荡后症状？

脑震荡后症状（post-concussion syndromes）包括头痛、恶心、呕吐、嗜睡、肢体麻木或刺痛、平衡障碍、眩晕、睡眠障碍、对光线或噪声敏感、注意力难以集中或记忆影响、悲伤、焦虑、头晕、烦躁不安或疲劳。虽然脑震荡后症状仍有争议，但它们被认为不会产生直接的脑损伤或对脑损伤产生精神反应。

脑震荡在实时伤害产生时就应注意。若运动员没有完全康复就重返竞赛，可能产生更严重的二次伤害。Schneider在1973年首先描述此类症状，Saunders和Harbaugh在1984年并称之为继发性撞击综合征（second impact syndrome），因前次脑震荡症状消失前又受到第二次脑损伤，此种第二次创伤相对的严重性较小且可能不影响头部。其发病机制，据认为是脑血管自动调节功能受损，导致头骨内的肿胀，随之而来的颅内压增高，导致内侧颞叶通过小脑天幕或小脑扁桃体通过枕骨大孔的位置产生疝脱。

临床上，运动员遭受第二次头部损伤后会变得茫茫然，在15秒内到一两分钟后状况会迅速变差，会昏倒或变成半昏迷状态，并有依序发生瞳孔放大，眼球运动丧失和呼吸衰竭。

精确的继发性撞击综合征的发病率目前是未知的。但1980—1993年，美国灾难性运动损伤研究中心只有35例报道，这些案件中的17例得到证实，死亡率为50%，致病率是100%。

撞击后癫痫（impact seizures）是一种少见的轻度头部外伤所造成的疾病。它发作于受伤后数秒，且没有任何结构性的脑损伤或长期风险。此类癫痫发作并不需要治疗，运动员也不一定会因此在运动竞赛中被淘汰。

813. 运动性脑震荡重返竞赛原则是什么？

运动性脑震荡重返竞赛原则，可参考2016年柏林会议后的第五版共识声明（Consensus statement on concussion in sport，CISG-5）。当运动员被初步诊断为脑震荡时，他不该返回当前的练习或比赛，且应该间歇性监测症状有无继续恶化。如果脑震荡是由医师以外的人诊断，仍应接受医师的医疗性评估。重返赛场应该是循序渐进，且如果有疑虑，运动员应当停止竞赛。

柏林专家小组修改了先前的定义，主要重点有：运动性脑震荡（sports related concussion，SRC）是由生物机械力引起的脑外伤，临床上用于定义的几种常见特征为。

SRC可能是由直接冲击头部、脸部、颈部或身体其他部位并通过传递至头部的冲击力所引起的。

SRC通常会导致神经功能的短暂损伤迅速发作并自发消退。但在某些情况下，体征和症状会在数分钟至数小时内改变。

SRC可能导致神经病理学变化，但是急性临床体征和症状在很大程度上反映功能障碍而非结构性损伤，因此在标准神经结构影像学检查中未必能发现异常。

SRC导致一系列临床体征和症状，可能会导致意识丧失。临床和认知影响的恢复通常遵循顺序。但是某些情况下，症状持续时间可能会延长。

临床的体征和症状不能用药物、酒精，其他伤害（如颈部损伤、前庭功能障碍）或其他合并症（如心理因素或先前有内科问题）来解释。

颈椎疾病患者重返运动的原则是什么？

颈椎疾病患者是否可重返运动应考虑有无颈椎的正常关节活动，或经由影像评估。受伤后运动员是否可无限制的重返运动场，要看受伤程度、复原、治疗情况等。寰椎不稳定（atlantoaxial instability）、计算机断层扫描（CT）下的旋转固定、C_1/C_2节段融合，或急性脊柱骨折为重返赛事的绝对禁忌证。Jefferson骨折、齿状突骨折（Ⅰ型和Ⅱ型）也是绝对禁忌。愈合的非脱位性Jefferson骨折，侧面椎块的C_2骨折且关节活动时无痛和无神经学症状则为相对禁忌。

若侧面屈伸位显示相邻椎体水平偏移大于3.5mm，或与相邻的颈椎弯角大于11°，为重返赛场之绝对禁忌证。稳定的脱位性椎体压迫性骨折而无影响前后矢状结构，或影响后神经环的稳定性骨折则是相对禁忌。若检查异常，或有额外的韧带松弛，则是绝对禁忌。

急性椎间盘损伤是绝对禁忌，但若症状缓解且检查结果正常，运动员可能可以重返赛场。异常的神经学体征、失去活动度、先前存在的固定性异常上有急性突出与有/无先天性狭窄，以及丧失正常的颈椎生理曲度都是绝对禁忌。

一节脊椎的融合合并正常姿势，通常不会限制运动和影响检查结果。两到三节的融合脊椎与正常检查为相对禁忌，而超过三节的融合代表绝对禁忌参赛。

815. 什么是肩关节撞击综合征？

肩关节撞击综合征（shoulder impingement syndrome，SIS）可能是最常见的肩部疼痛原因，占肩部疾病的30%～35%。SIS是一系列临床症状，而不是特定结构的损伤。常高举过肩或抬臂过头的反复活动或运动都是SIS的主要危险因素，如棒球、网球、标枪、铅球等投掷运动，游泳、举重、高尔夫、排球和体操等抬肩运动，或油漆工、堆高货物与维修工人等重复头顶或抬肩活动。姿态不良（如前头姿、前圆肩）、盂肱关节不稳定、肩锁关节疾病等也会导致肩关节撞击综合征。肩关节撞击综合征过久会导致肩旋转肌袖肌腱和滑囊的磨损发炎，若置之不理或处理不当，可能会造成旋转肌腱的撕裂或断裂。

成因与症状：上臂的肱骨头在肩关节盂内可做多平面的活动（即屈曲、伸展、内旋、外旋、外展、内收）。由于盂肱关节表面积小，关节本身相对不稳定，稳定度很大部分取决于附近包覆的韧带、关节囊、肌腱和肌肉筋膜等软组织。若这些软组织因为受伤导致萎缩或弹性延展性改变，就可能导致盂肱关节运动轴心偏移，造成肱骨头平移增加、肩峰与肱骨头间距离减小、肩锁关节内产生骨刺，最终导致肩关节内结构受到压挤，包括四个肩旋转肌（即棘上肌、棘下肌、小圆肌和肩胛下肌），肩峰滑囊，肩关节唇和二头肌肌腱（长头端）。临床上常听到患者抱怨难以伸手到背后，或抬高手臂伸懒腰时会引起急性疼痛和无力。有如肩膀抬到一半，突然被人用力夹住或狠狠地打击一下而变得酸软无力，所以称为撞击综合征，当然反复动作也会越来越有紧绷感，所以也有人称为夹击综合征。如果肌腱长时间损伤修复不足，可能会导致肩旋转肌的撕裂，而造成严重无力，使人更难以举起手臂。若夹击持续下去，可能也会使得前方的二头肌断裂，患者会觉得肩膀无法抬高，活动很久之后突然听到啪的一声，好像关节可稍微放松，但却也举不起手臂了。

816. 肩部运动伤的康复原则是什么？

第一阶段：初期要控制疼痛和减少发炎来促进愈合并开始积极康复。开始治疗可用相对静止、冰敷（20分钟每天3～4次）、电刺激，使用对乙酰氨基酚或非甾体抗炎药。若患者疼痛改善，可进入下一阶段的治疗。如果效果不佳，可考虑更积极地介入如类固醇注射。单独被动式的仪器治疗从未被证明是有益的。

第二阶段：当疼痛处理后可恢复运动，特别是在肩膀上应注重内旋功能，因大多数患者缺乏此功能。不良的内旋活动角度常来自紧绷的后囊或旋转肌的功能障碍，而导致肱骨头向前平移。在重复性动作时可能会在肩前关节唇造成很大的剪切力，最后导致撕裂或退化。

第三阶段：治疗为无痛范围内的肌力强化。首先应注意肩胛胸的稳定肌群，因肩盂是手臂在其上活动的平台。强化运动可再进展至旋转肌肌肉然后到主要的动肩肌群。

第四阶段：本体感觉训练，以重获强化后肌肉的神经控制。此点很重要，因为这类训练可改进肩膀与上臂的动态互动及和谐的运动。

第五阶段：重返特定任务或运动。这是一种进阶的肌肉本体训练以重新学习先前的活动模式。这点很重要且应有医疗监督以确认任务有正确执行，并消除重复伤害或不当技术的动力链造成损伤的可能。复健开始于认知阶段，但必须实行过渡到无意识的运动计划当中。

所有肌肉骨骼复健运动都必须考虑整个身体。动力链的异常也可影响肩膀。如果有任何关节活动度或强度的限制，力量将被传送到动力链的其他部分，可能导致这些组织过度负荷或伤害。

817. 运动相关肩部附近常见的神经损伤有哪些？

在运动员中可见数种周边神经损伤。腋窝、上肩胛、长胸神经的神经病变可能为原发性Parsonage-Turner综合征的结果。也可因外伤导致这三处神经受损。腋神经（axillary nerve）支配三角肌和小圆肌，是前肩关节脱臼时最常受损的神经。上肩胛神经（suprascapular nerve）支配棘上肌及棘下肌，很少与肩盂肱关节脱位有关，但可因重复的创伤或牵拉而受伤。压陷（entrapment）也可发生在肩胛上切迹处，影响棘上肌和棘下肌，神经压陷可因腱鞘囊肿或韧带肥大而发生。据报道排球运动员的上肩胛神经压陷病变最常发生于spinoglenoid缺口水平。其他运动如网球、棒球和举重也常见相关的上肩胛神经病变。长胸神经（long thoracic nerve）病变虽在医学期刊中常见，但多为病例报告。这些神经损伤不但会引起前锯肌无力而导致翼状肩胛（winging scapula），也可能导致肩外展时肩胛骨的旋转不足。这常见于在棘上撞击综合征（supraspinatus impingement syndrome）。

818. 运动相关的肘损伤有哪些?

最常和外侧上髁炎有关的肌肉（依频率降序排列）为桡侧伸腕短肌和总伸指肌；而与内侧上髁炎有关的肌肉是旋前圆肌、桡侧屈腕肌、掌长肌、尺侧屈腕肌和屈指浅肌。后肘肌腱炎常见于肱三头肌。肘部肌腱炎来自肌腱的过度使用和过度负荷。Pettrone和Nirschl指出外侧上髁炎的组织学有“类似间叶纤维组织的增生”，首次指出这是一种退化性的过程而非炎症，事实上在此处未发现炎性细胞这些情况主要是退化过程。他们指出，在内侧和后外上髁炎有同样的变化。

在外侧上髁炎（俗称网球肘），触诊后可发现距伸肌起源1～2cm处会有压痛。在做阻抗伸腕、旋后和被动屈腕动作时也会产生疼痛。一旦明确诊断，最重要的是找出造成损伤的行为（如挥拍发力错误，重复性的工作或休闲活动等）并尝试修正。复健的重点在恢复活动度和力量。

内侧上髁炎是发生于总屈肌肌腱的微小撕裂，而后续的愈合反应不良，会改变正常肌腱的生物力学特性。初期可能为炎症反应，但后来可发展成如上述的退化过程。这在投掷运动员身上常见，也可发生在高尔夫球选手。慢性内侧肘的外翻应力会导致肘关节尺侧副韧带的松弛和不稳定。

患者的病史评估应包括肘的关节活动（包括旋前和旋后）、内翻和外翻应力测试、上肢神经系统检查。屈腕和伸腕肌以及手腕的灵活性强度测试有助于厘清病因。关于此症可使用软组织超声检查，可发现在病灶处有韧带周边低回声成像合并有声影现象（acoustic shadow）。治疗则可使用超声，口服抗炎药物以及注射治疗软组织修复增生等。

819. 什么是三角纤维软骨复合体损伤?

三角纤维软骨复合体损伤为手腕尺侧疼痛的原因，另外肌腱炎、骨折或撞击都是可能的原因。纤维软骨开始于桡骨远端，与在月骨凹窝的透明软骨相融合后往尺骨方向缩小，有深层纤维接到尺骨茎突中心凹。软骨在背部和掌部变厚，形成了尺桡韧带。有个类似半月板的结构物从尺骨远端到三角骨，介于尺三角韧带之间的间隔称为茎突前（prestyloid）凹陷。对于这些撕裂伤的自然恢复预后研究不多，且是否手术治疗效果均不理想。对于无症状者有多少三角纤维软骨的撕裂目前也仍未知。在做手腕尺侧侧弯及前臂的旋前或旋后时，会因剪切力影响撕裂处而引起疼痛。测试阳性定义为同时出现一个“啪啪”或“咔嗒”的声音而非单独的尺侧手腕疼痛，但此测试的灵敏度和特异性仍未知。

820. 什么是骶髂关节功能障碍?

骶髂关节为介于骶骨和髂骨关节面间的承重关节，为部分滑膜关节和部分骨性联合组合而成，前下1/3为滑膜关节。有透明软骨于骶骨侧和纤维软骨在髂骨侧。无肌肉可直接控制骶髂关节的运动，但许多会间接影响其运动。骶髂关节的运动主要是被动地响应周围的肌肉活动。腰大肌（psoas）和梨状肌（piriformis）从骶髂关节前穿过，这些肌肉的不平衡会影响骶髂关节功能。梨状肌长度和力量的失衡会强烈影响骶骨的运动。骶髂关节功能障碍常发生于髂骨和骶骨间的相对位置或结构的改变。骶髂关节对腰背和臀部疼痛发病率影响仍未有明确医学统计数据，然而依笔者临床经验仍应列入常见鉴别诊断之一。在精英越野滑雪、赛艇、体操等选手都有发生骶髂关节功能障碍的报道。骶髂关节为真正的滑膜关节，且有来自腰骶区广泛的神经支配，因此使得区分骶髂关节失调和周围结构的问题需要专科医师做详细的检查。各种内科问题如风湿性疾病、感染和肿瘤也可能造成影响，且必须考虑骶骨应力性骨折。Johnson等人曾报道五名大学运动员在骶髂关节区疼痛合并有骶骨应力性骨折，因此对于有应力性骨折病史或其他危险因素（如对保守治疗反应不良的患者），必须更谨慎地做进一步的检查。此症治疗包括运动前适当的热身运动与伸展，适当的腰部护具与贴扎，以及发炎疼痛时由超声波导引对发炎部位施行神经阻断术、类固醇或修复增生药物的注射等。

什么是髂胫束综合征?

髂胫束（iliotibial band，ITB）是一个强韧的筋膜带，从侧面大转子近端沿大腿到侧面胫骨外侧。ITB近端运动主要是由臀大肌（gluteus maximus）和阔筋膜张肌（tensor fasciae lata）两组肌肉控制。ITB远端连接在胫骨外侧突起，称为Gerdy结节。ITB因此可在髋关节和膝关节施加力量。各种下肢力学的变化如扁平足或高足弓、膝内外翻和胫骨内外旋转也可影响ITB的张力。有三个重要滑囊和ITB有关：近端滑囊位于ITB和股骨大转子之间；第二个滑囊是ITB在股骨外上髁附近；第三个滑囊位于ITB远端与胫骨接着处。

滑囊可由直接创伤引起发炎，但更常见是由于训练技术不当或生物力学异常而导致滑囊逐渐发炎。这些情况下，滑囊发炎不是主要过程，而是继发于臀腰部周边肌肉不平衡或动力链上的其他异常。滑囊可让软组织在骨突上做低摩擦滑动。任何髋关节的失调或肌肉不平衡都可能导致异常的ITB运动与大转子滑囊炎。大转子滑囊炎患者通常有髋关节外侧的疼痛。有时会感到疼痛沿ITB大腿外侧向下传。触诊检查中有大转子或膝盖外侧的上部或下部的压痛。徒手阻抗测试时会同时发现臀中肌和髋外展肌的无力。骶髂关节综合征有时和大转子滑囊炎共存，同时还可合并阔筋膜张肌（tensor fasciae latae）的紧绷和臀大肌的无力。修正的Thomas测试是评估髋关节周围僵化的有效检查。应经常检查深髋关节外展肌的功能和从核心区域到脚踝的整个动力链功能。髋关节外展肌群可做静态和动态测试。跑步和骑自行车的运动员应进行跑步或骑自行车时的生物力学评估。有时可听见大转子磨过时的弹响声，故也被称为弹响髋（snapping hip）。有时会感觉声音来自更深部位，即所谓的内部弹响髋，这是髂腰肌在髂耻隆起的肌腱或股骨头上摩擦所致。同样的动力链异常，可能会导致ITB在髋关节外侧疼痛，也可引起在股骨外上髁的疼痛和压痛，或传递到Gerdy结节处。重复活动如跑步、骑自行车会加剧症状。

无论ITB相关症状的位置为何，治疗原则都相同。患者应减少或停止使症状加剧的活动。冰敷有助减轻疼痛和炎症，并且要伸展。运动处方应根据患者生物力学的问题，可由体格检查和活动时的功能检查所决定。若提供标准化运动处方或非特异性复健步骤可导致非特异性的复健成果。一个常见的例子为处方非特异性ITB运动为牵拉ITB，但主要问题其实是髋外展肌无力。另一个常见的错误是把重点放在髋关节外展肌强化运动，但相关生物力学问题却是髋关节外展旋转肌的离心控制力欠佳。因为所有臀周肌肉均起源于骨盆，核心肌肉必须要能充分稳定骨盆，以利臀带肌肉在动态活动时执行其功能。其他介入措施，如ITB按摩和肌筋膜释放术、超声、局部注射类固醇可以加速患者的恢复。客制化的足部矫正器，可减少冲击与改善距骨下的定位和胫骨的旋转度。如果觉得训练技巧有误而导致症状发生，应与患者讨论以修正训练方法。

822. 什么是运动相关的髌股骨疼痛综合征？

欧斯古－许莱特症（Osgood-Schlatter disease，OSD）是胫骨上端骨骺的舌状下垂部分的骨骺炎。胫骨前突的生长，依序分为软骨期、骨突期（apophyseal）、骨骺期（epiphyseal）和硬骨期（bony stages）。软骨期通常在出生至8～10岁完成，骨突期则产生骨化中心而逐渐硬化，OSD的形成就是在前二期时，由于反复性施予张力在膝骨肌腱附着胫骨前突处，造成此处二级骨化中心与其下的软骨层的反复微小撕裂伤所导致。OSD常见于11～15岁的跳跃式跑步型运动员，且与胫骨扭转有关。此症在男性较常见，约25%个案是双侧发生，而症状通常不对称。据统计OSD的发生率在成年运动员约为21%，非运动员成人则只有4.5%。

体格检查可发现在胫骨突起处有肿痛突起，局部有局限性压痛点，任何施予髌骨肌腱的力量都会引起疼痛。跑步、跳跃、蹲跪及用力伸展膝盖也会引起疼痛。较严重个案会形成骨痂，造成胫骨前突有特殊突起物。MRI检查也可早期发现，早期X线检查通常正常，但超声可发现局部软组织有低回音及高血流等现象，可作为早期诊断参考。

此症的治疗常需基于症状严重程度，无症状的OSD通常为自限性疾病。有症状的OSD处理需要适度休息，可使用冰敷。大腿后方与侧面的牵拉与柔软度运动（股四头肌及腿后肌），强化运动（如股四头肌内侧、髋外侧旋转肌）可直接或间接使髌骨内移而减轻压力，伸展性运动可以维持膝关节活动度与加速复原。另可使用贴扎转移此处的压力，或使用修复增生药物注射，如玻尿酸、高浓度右旋葡萄糖溶液或富含高浓度血小板血浆（PRP）等。约90%个案在接受12～24个月的内科治疗后恢复。

对于未缓解的OSD的手术治疗，在一项对178位接受手术后追踪10年的研究显示，87%的患者没有日常生活或工作时的限制，75%可以恢复运动，而有38%的患者在屈膝时疼痛消失。在术后3个月内，包括股后肌群（hamstrings）及腿内收肌群（adductors）的强化运动，可减少疼痛及预防膑韧带接合处的过度负荷与损伤。

823. 什么是腔室综合征？如何处理？

在封闭的筋膜空间内因压力提高，导致局部微血管灌流降低与神经肌肉功能损伤。有急慢性之分，运动相关的急性腔室症侯群最常由胫骨骨折与小腿肌肉断裂所造成；慢性运动后腔室综合征常由于运动后肌肉内压力增高影响小腿循环，常见于跑者。有时会合并浅与深腓神经的压陷性病变（entrapment neuropathy）。早期症状包括被动牵拉小腿肌肉的疼痛与压痛及附近腔室区的紧绷，晚期症状则包括受累小腿腔室区的感觉异常与肌肉无力。另外，运动后小腿持久性肿胀与疼痛则常导致间歇性跛行（intermittent claudication），临床上需与内胫压力综合征相鉴别诊断。除临床症状诊断外，也可用Wick导管测试法来检查有无腔室综合征（Wick-Catheter technique）。

（1）急性腔室综合征发生的处理原则

1）移除紧束的衣物。

2）将小腿放在跟心脏等高的地方。

3）若发生6～8小时后症状无适当缓解，则需考虑手术减压（筋膜切开术，fasciotomy）。

（2）慢性腔室综合征的诊断条件（正常休息状态下肌肉内腔室压力为0～10mmHg）

1）运动后压力＞15mmHg。

2）1分钟运动后压力＞30mmHg。

3）5分钟运动后压力＞20mmHg。

4）药物治疗可使用NSAID、利尿药（需考虑选手禁药问题）。

（3）腔室综合征的康复原则

1）选择适当鞋具或足底垫以符合个人生物力学状况（如扁平足、前足内翻等）。

2）执行胫前肌与其拮抗肌的牵拉运动以保持足够的柔软度与关节活动度。

3）强化无力的肌肉群。

4）有需要时使用暂时性的辅具。

5）制订对运动员合理且可达成的训练计划。

824. 什么是小联盟肘？

小联盟肘（little league elbow）是指反复外翻负荷发生在骨骼不成熟的青少年手肘，当投球动作进入转动晚期和加速期，肘部内侧结构被牵伸而外侧结构被压迫，在内侧的牵拉力量会导致内侧上髁的肿大或剥离或者产生分离软骨炎，而外侧压迫力量会影响桡骨头导致生长板损伤，骨折或关节软骨的破坏。

825. 什么是草皮趾？

跖趾关节（metatarsophalangeal joint）的损伤一般发生于过度伸展的运动，如美式与英式足球的大脚趾受伤。它因僵硬的表面也被称为草皮趾（turf toe），致病原因除了过度伸展外，往往添加其他外力，如截击员或其他球员跌坐在受伤运动员身上。可发现在跖趾关节负重时会疼痛，特别是跑步时脚掌有推离（push off）动作时。检查可发现患处肿胀疼痛、ROM减少、局部压痛等。在经常性受伤者，可能会减少ROM和发生关节的退行性变化。治疗包括

PRICE原则，贴扎以限制关节活动。长型硬式辅具可有助于减少穿过关节的力量，以便暂时回到赛场。此症可以是致残的伤害，通常需要休息数周才可返回赛场。治疗可用甾体抗炎药或软组织修复增生药物注射以控制炎症和关节疼痛与促进修复，同时也可协助执行促进渐进性的康复计划。

826. 什么是应力性骨折？如何处理？

应力性骨折被认为是骨头累积过度伤害所致。人体骨骼具有动态平衡，在应对骨骼的压力负荷时，有成骨细胞不断更新骨骼进行自我修复，也有破骨细胞破坏原有骨质。当骨骼长期承受压力产生微小骨折，破骨细胞受刺激吸收骨，受伤部位则越来越弱。当累积一段时间后，没有足够成骨细胞修补受伤部位，这些累积的微小骨折连接在一起就会形成骨骼的压力断裂。可能局部只有肿胀疼痛，以及患处的明显压痛。

可能原因包括以下几个方面。

（1）骨质生长不足，如骨质疏松，糖尿病与持续慢性发炎会使骨质流失更严重。

（2）骨折后过早过多运动：发现应力性骨折没有足够休息又重新开始训练经常是愈合不良的原因。

（3）动力链不良：如脚底水疱、胼胝、滑囊炎、肌腱炎会使原来踩踏方式改变，造成足底某些部位压力过大。

（4）地面改变或不平：如网球场地从草地换成硬地，跑步机换成室外跑步等都会让脚掌骨额外承受过多压力。

（5）吸震力不足：如有扁平足、高弓足或穿着薄鞋子或不适当不合脚的辅具，脚掌承受额外的震动力。应力性骨折通常发生在脚掌骨（跖骨），小腿骨（胫骨、腓骨）、大腿骨（股骨、股骨颈）、骨盆（耻骨支、骶骨）、腰椎（椎弓峡部）等。X线检查有时正常，超声可见受伤处可能有血流增加。

以笔者经验，脚部运动后有慢性局部压痛，休息后改善，不管有无肿胀淤青都该考虑应力性骨折。虽然通常发生在第一或第五脚掌骨，但有时第二、三脚掌骨也会出现，由脚底往脚背按压或手抓脚挤压时有异常疼痛也需注意。之后形成的骨痂红土，训练地板从木质改为水泥地、可能会影响趾间肌收缩的协调度，造成足部抓力不稳，造成足部运动轴心与动力链改变，而影响到踝、膝、髋、臀、腰，因此同一条动力链上产生的疼痛与功能异常，都必须追溯检查到最远端的足部。此症的急性期治疗还是遵循PRICE原则，另外可使用非甾体抗炎药，高剂量维生素D和副甲状腺素也都可帮助骨折修复。愈合不良者可使用震波促进修复，或使用增生治疗注射高浓度葡萄糖溶液协助促进修复。

（三）运动员的运动禁忌药物

827. 什么是运动禁药?

有别于一般的违禁药品或管制药品，专指运动员使用特别的物质或方法，对运动员的健康可能造成危害，和/或可以增加运动员表现的药物。

828. 什么是运动禁药清单?

世界反兴奋剂机构（World Anti-Doping Agency，WADA）每年的1月1日，会公告新一年度的运动禁药清单（prohibited list）。内容包括：所有时间（包含赛内及赛外）都禁用的物质或方法、比赛期间禁用的物质，以及特殊运动项目禁用的物质。

829. 什么是世界反兴奋剂机构?

世界反兴奋剂机构（WADA）成立于1999年，是一个独立的国际组织。该组织的任务主要是促进、协调和监管全球体育运动中的反兴奋剂工作，并负责《世界反兴奋剂条例》的制定和修改。

830. 什么是随时禁用的物质与方法?

指比赛期间和比赛期间以外都禁用的物质及方法。包括未经批准的药物、同化性药物、肽类激素、生长因子及相关药物、模拟物、β_2受体阻滞剂、激素和代谢调节药物、利尿剂和掩蔽剂、血液改造和血液成分物、化学和物理操作、基因和细胞兴奋剂。

831. 什么是比赛期间禁用的物质? 如何定义比赛期间?

比赛期间指从运动员预定参加之赛事开始前12小时起至该赛事结束及相关药检采样程序结束为止。比赛期间，禁用物质包括兴奋剂、毒品、大麻素类、糖皮质激素。

832. 什么是特定运动种类禁用物质?

β受体阻断剂（Beta-blockers）仅在以下运动中被禁止在赛内使用，并且在标有*的情况下也被禁止在赛外使用。包括射箭*、赛车、台球、飞镖、高尔夫、射击*、跳台滑雪、水下运动。

833. 静脉输液是否为禁用方法?

12小时内静脉输液总量超过100ml以上是被禁止的。但在医院治疗、外科手术或临床诊断过程中接受静脉输液则是合法的。

834. 高压氧治疗是否为禁用方法?

根据2021年的运动禁药规范，人为地增强氧气的摄取、运输或输送是被禁止的。但不包括通过吸入补充氧气。所以高压氧应该不在禁用的范围之内。但因为禁药规范，每年都会更改，所以必须以当年的运动禁药规范为准。

835. 皮质类固醇在比赛期间禁用的途径有哪些?

皮质类固醇在比赛期间禁止经由肌肉注射、静脉注射、口服以及肛门塞剂的方式使用。所以局部的肌腱或是关节内注射是可以被允许的。

836. 什么是治疗用药豁免?

运动员也和一般人一样会生病，或因身体状况需要治疗。若因治疗使用到禁用清单上的禁用物质或方法时，治疗用药豁免（therapeutic use exemption，TUE）能授权该运动员使用禁用物质或方法而不受到违反运动禁药管制规定之处分。申请之TUE将由治疗用药豁免审议委员会进行审查并核发。

837. 治疗用药豁免如何申请?

（1）参加国际综合性运动赛会（如奥亚运、残运）之选手。

1）尚未取得TUE：向该国际综合性运动赛会之筹备会申请。

2）如已取得其他单位（如本赛会）核发之TUE：则向国际综合性运动赛会之筹备会确认该TUE是否适用。

3）申请时间：依赛会规定。

（2）国际级选手、参加国际比赛的选手、被国际总会列入（药检名册/药检登录名册）之选手。

1）尚未取得TUE：向该国际单项运动总会申请。

2）如已取得其他单位（如本赛会）核发之TUE：向国际单项运动总会确认该TUE是否适用。

3）申请时间：依国际单项运动总会规定。

（3）国家级选手。

1）向国家反禁药组织（National Anti-Doping Organizations，NADO）申请。

2）申请时间：参赛选手（依赛会公告，若无公告则于比赛日30日前为申请截止日）。

838. 为什么有些运动员必须进行个人行踪登录？

依据世界反兴奋剂机构（WADA）规定，各国际单项运动总会及各国家药管组织须订定年度药检登录名册，列入总会或国家药检登录名册之选手须依WADA规定于运动禁药管制行政管理系统提报行踪数据。选手需依实际行程随时更新行踪数据，未于截止日期前填报、行踪填报不实或信息不完整，导致填报不实（filing failure）或错失药检（missed test），依据WADA规定自第1次起算12个月内累计达3次行踪不实（whereabouts failure）视同违反运动禁药管制规定，将被处以国内外禁赛1～2年。

839. 什么是运动禁药的赛外检测？

运动禁药的采样程序分为赛内检测与赛外检测。赛外检测为不定期、不定时抽查，因此为了得知运动员在平时的行踪下落，国际等级的职业运动员需要固定时间回报身处何处，以便WADA追踪。赛外检测均为无预警药检，检测类型包括尿液和/或血液检测。

840. 如何避免开立运动禁药给运动员？

开立药物的时候，如果没有把握使用药物是不是属于运动禁药，可以通过以下的工具查询运动禁药清单。如WADA的网站https：//www.wada-ama.org/，或是Global Drug Reference Online（Global DRO）https：//globaldro.com/都可以查询到运动禁药的清单。

（四）残障运动竞技和分级分类

841. 适应性运动分级的内容是什么？

国际残疾人奥林匹克委员会（IPC）是全球残疾人奥林匹克运动与组织夏季和冬季残奥会的主管部门。它于1989年9月22日在德国成立，前身是世界残疾人运动组织国际协调委员会。在9类运动，包括田径、滑雪运动（阿尔卑斯式、北欧式、冬季两项）及雪橇曲棍球运动中，IPC起到国际联合会的作用。有残损的运动员属于在运动能力方面有着高度变异性的内在异质性群体，其取决于残疾的类型、部位及严重度。类似于举重和摔跤运动中按体重分等级，在拥有相似及不同残损的运动员间比赛时已建立了等级分类系统以保持公平性。在Stoke-Mandeville运动会上使用了最初的等级分类系统，以避免比赛发生在由于残疾类型而缺陷不同的运动员之间，如截瘫个体与四肢瘫个体比赛。这些等级分类系统已经得到IPC及其会员联合会和国家管理机构的确认，并且不断修订以反映运动与医学方面的进步。尽管存在许多等级分类系统且其使用是由IPC、参赛人数与现有资源而定，但通常的目的是确定参赛资格及确保运动员不因他们的残疾而被排除在比赛获胜之外。

基于运动员残疾类别和功能性能力来指定他们的特定等级。例如，会根据运动员功能性力量的不同组合、躯干稳定性、手臂与腿部的关节活动度、轮椅使用、行走与平衡的质量、肌肉在擎的分布与严重程度来定等级。在运动过程中及参与活动时，对运动员进行直接的观察，同样，经常涉及一些能够使用更客观方法的类别，这对于在视觉障碍的类别中评估视觉及视野特别重要。

因为不同运动有着显著差异，所以运动赛事对于分类过程也有很大影响。每项运动中残疾的不同类型和严重程度使得运动表现的变化很大。在更大范围的残疾基础上，可能根据运动项目的记要把指定等级压缩至更少。此外，有些运动项目的比赛可能发生在来自不同的残疾类别而有着相似功能水平的运动员之间。像轮椅篮球这样的团体运动项目，经常通过积分系统来整合直接参与比赛的大范围的各类残疾，残疾导致的不便水平较低的运动员被分配到较高的分值，并且在比赛中整个团队队员们的总分值不允许超过一个给定的数值。

由于疾病进程可能渐进性地恶化或改善，而且运动员有能力适应和克服残损，运动员的残疾等级总是在不断演变的。因此等级制定后并非永久不变的。

 842. 参加残奥委会运动的运动员残损有哪些?

运动员必须有10种残损之一才能有资格参加残奥会运动。共济失调、手足徐动症、肌张力过高、腿长不等、肢体残缺、肌肉无力、移动范围丧失、身材矮小、视力低下或智力缺陷。更普遍的做法是把运动员置于6个主要的残疾类别之中：截肢者、轮椅使用者、脑瘫、视觉障碍、智力残疾或者“Ies autres”（法语术语，意为“其他”，指那些不适合任何其他类别的情况）。

 843. 适应性运动医学中受伤模式有哪些?

残疾运动员的受伤率与非残疾运动员相似，但受伤部位取决于不同的残疾和运动种类。下肢受伤较常见于能行走的运动员（视力障碍、截肢者、脑瘫），而上肢受伤在轮椅运动员中较常见。下肢残缺的运动员健全侧下肢与残肢都存在受伤的风险。假肢造成的皮肤损伤常位于残肢远端。为改善摆动相假肢的廓清及提高推进力和行动距离，需要增加一侧的髋部肌力、骨盆旋转和倾斜及脊柱侧屈、后伸，从而导致一侧的髋部、骨盆及腰椎不对称。这些不对称可能导致下肢残缺的运动员髋部、骶髂关节及腰椎疼痛。而由于运动员顺应性提高，健全的一侧下肢与残肢相比承受了明显增加的外力。这增加健侧下肢发生肌腱病和应力性骨折等过度使用性损伤及骨关节炎等长期退变性改变的风险。

同样，上肢残缺运动员健侧肢体的使用模式和负荷的明显改变可造成肢体或轴向结构的疼痛和损伤。上肢截肢者的健全侧肢体过度使用损伤很常见，如肩部撞击症、肩袖撕裂、上骨架炎及周围神经卡压。两侧上肢重量与摆动距离的差异及肩部对远端关节功能丧失的代偿，可能导致颈胸段脊椎与椎旁肌肉组织及肩胛骨周围稳定性肌肉组织需求的不对称，最终引起疼痛和功能障碍。

 什么是残损运动员的自主神经反射异常？如何处理？

自主神经反射异常（autonomic dysreflexia，AD）是脊髓损伤后，神经通路中断导致的交感神经输出对有害刺激的响应失调。T6及以上脊髓损伤可能发生AD，其症状包括阵发性高血压、心动过缓、面部潮红及头痛。当有脊髓损伤运动员发生AD导致的高血压，若血压持续升高而未得到治疗，可能发生卒中或死亡。其可含服硝苯地平片或外用硝酸甘油贴片控制急性高血压。立即评估有害刺激至关重要，最常见导致AD的有害刺激包括衣服过紧、大小便滞留、肾或膀胱结石、压疮、感染或腹腔内病变（如阑尾炎）。外理方法包括让患者坐直、放松衣物，目的是在识别有害刺激后减轻AD的刺激。“激发”是练习在T6及以上脊髓损伤的运动员中故意诱发AD，以提升运动表现。数据证明“激发”可使赛跑成绩最高提升9.7%。在这种危险的神经反射异常状态下比赛，无论是有意还是无意，都会给健康带来极大风险，这种危险的做法可能危及生命，应该被劝阻。由于这些原因，国际残奥委会（IPC）严格禁止进行“激发”练习，并且已经建立了一套流程来检测。IPC还一直在研究用于判断运动员是否进行“激发”训练的生物标志物。Blauwet等综述了当前用于三大国际残奥会赛事的测试原则和做法，关键参数包括运动员的人口学资料、等级分类和血压测量，大幅升高的血压被认为是AD的替代指标，＞180mmHg的收缩压被认为是阳性测试结果。三大赛事期间共做了78次AD测试，不过到目前为止，这项测试中还没有运动员被判定为阳性。

 什么是残损运动员的异位骨化？如何处理？

包括主要关节的软组织异位骨形成、异位骨化（heterotopic ossification，HO），可继发于创伤性颅脑损伤、脊髓损伤、烧伤、全关节置换，甚至发生于创伤后截肢的残肢。脊髓损伤后HO主要发生在髋部，但膝、肘、肩也可能受影响，这取决于损伤平面。相反的截肢后HO发生在残肢受伤的组织中，可能并不在关节附近。对脊髓损伤的轮椅运动员而言，HO最初的表现可能类似于深静脉血栓或关节感染，通常需要诊断性测试来排除其他诊断，可通过X线、骨扫描或碱性磷酸酶水平的变化趋势来诊断HO。残肢中的HO可导致皮肤破损的风险增加，或导致负重疼痛、水肿、发热、运动幅度受限、活动受限等。

HO通常在截肢后6～12个月，患者做假肢训练时发生。HO的预防涉及频繁的ROM练习。因为HO通常都会发生，而且在其发生时，大多数截肢者还在学习如何使用假肢，所以大多数HO患者实际上是在知道发生HO的情况下参与竞技比赛。比赛期间通常不会发生新的HO，识别残肢中的HO后，便可以对假体套筒做出针对性修改，使之更好地适应异位骨。此外，对患有HO的运动员应加强皮肤破损的监测。运动员HO的治疗与非运动员HO相同。

 什么是残损运动员的直立性低血压？如何处理？

直立性低血压是许多脊髓损伤患者的常见并发症，原因是脊髓损伤平面以下脉管的交感输出活动降低，以及反射性血管收缩减少，导致改变体位时，相应区域（下肢和腹部）发生静脉血瘀积。症状包括头晕和眩晕，如未加以处理可能发生晕厥。预防手段包括下肢压力袜和束腹带，保持体内水分和补盐。如果这些措施还不够，使用米多君、氢化可的松或麻黄碱等药物治疗可能有帮助。不过这些药物被认为是刺激剂，目前WADA和美国反兴奋剂机构认为是提高成绩的药物而禁用（www.globaldro.com）。因此，在处理发生直立性低血压的脊髓损伤运动员时，应该先尝试非药物方法，然后再考虑使用药物。

 什么是残损运动员的骨质疏松症？如何处理？

骨质疏松症几乎是脊髓损伤的一个普遍性并发症。患者的应力刺激将会减少，这使得这一群体易于发生骨质疏松，然而许多危险因素是独立于应力改变之外的，包括损伤的严重程度、痉挛及损伤以来的时间。骨质疏松导致脊髓损伤运动员的骨折风险增加。由于损伤平面以下的感觉障碍，脊髓损伤运动员骨折后可能不会立即主诉疼痛，因此医师必须察觉到其他可能的警示体征，包括痉挛加重或AD。预防骨质疏松症的方法应该包括为所有脊髓损伤的运动员补充钙和维生素D，双磷酸盐也可以用作预防。

 截肢运动员的皮肤缺损有哪些？如何照护？

截肢及随后的假肢装配后，残肢远端的皮肤将成为新承重表面，导致其发生皮肤破裂和其他皮肤问题的风险升高。相关常见皮肤问题包括溃疡、包涵囊肿、老茧、接触性皮炎、多汗症、疣状增生、苔藓样病变和感染等。皮疹在假肢使用者中很普遍，在截肢运动员中更常见，因为他们出汗更多，细菌、真菌、过敏反应或化学品均可引起皮疹，治疗原则包括更频繁清洁残肢皮肤、使用低致敏肥皂，并在皮疹消退前减少假肢的使用，通常需要使用抗细菌和抗真菌药物来治疗。皮疹也可能由过敏反应引起，使用温和的皮质类固醇乳膏可改善，发现这样的皮疹时，应检查内衬材料，考虑更换刺激性更小或更吸汗的材料，并清洁残肢和假肢。运动员会因比赛中出汗增加更容易发生皮肤破损，一些运动员会预防性地使用止汗剂处理残肢以减少排汗。环境因素也会起一定作用，尤其是水上运动（游泳、皮划艇和赛艇）及在炎热的天气参赛。对截肢运动员而言，训练和比赛导致的应力刺激频率和强度的增加也会导致皮肤破损的风险增加。总体而言，对皮肤问题最好的处理方法是预防，其手段包括教育、密切监测假肢是否合身、穿戴假肢的时机选择，策略、适时脱下假肢和内衬及对环境因素做出应对。

849. 截肢运动员的神经瘤如何诊断与评估？

神经瘤发生于截肢者残肢中被截断神经的远端。神经瘤在受到压力时，会引起被截断神经虚幻支配区域的感觉异常、触物感痛和放射痛。如果神经瘤发生在承重结构处或其附近，它可能在行走和负重时造成严重疼痛，限制运动员的训练和比赛。治疗方法包括修改假肢以减轻对神经瘤的压力，口服抗癫痫药和三环类抗抑郁药，神经瘤处局部注射皮质类固醉和局部麻醉剂，以及射频消融等。需要注意的是，许多常用于治疗神经瘤的药物可能被WADA限制在比赛中使用，所以运动医学医师有必要了解被限制的药品清单，该清单每年都会增减。

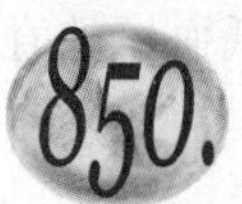

850. 下肢截肢运动员的假肢使用有哪些注意事项？

当康复医师在为肢体残缺的运动员进行适应性装备的评估时需要考虑几个方面。与每天日常使用的假肢相比，专门用途的假肢应该考虑多方面的修改。假肢的重量特别重要，尤其在那些重量增加可能影响速度的运动项目中，而且当医师在给出适应性假肢的处方时，应该考虑动力链、假肢的动力学、减震性及可能的水平旋转需求。

（五）运动员的健康管理

851. 什么是参赛前评估？

参赛前评估的首要目标包括识别威胁生命的情况；识别限制比赛的情况；确定使运动员易于受伤的因素；符合协会和所在地的法律要求。其他目标还包括告知相关健康与高危的日常行为和运动员建立密切和谐的关系，为潜在服务不足群体评估整体健康状况。参赛前评估（preparticipation evaluation，PPE）是由各主要运动医学协会发表的共识，是队医工作的指南。它鼓励安全比赛，据统计PPE取消最多不超过1%的高中运动员和0.2%的大学运动员的比赛资格。然而，有14%的运动员被发现需要进一步评估。PPE的实施应该预留足够的提前期以允许在赛季开始前进行随后的适宜检查。

参赛前评估不能取代第一线保健医师的系统诊察，因为通常参赛前评估后没有可用来做个人教育的时间，但却为运动医学医师提供了机会去确定与未来的损伤相关的因素。如果有合适的时间，运动员应该接受完整的骨骼肌肉系统体检来评估柔韧性、肌力、技术动作及神经肌肉控制等。如果发现异常，运动员应该被转介至治疗部门接受预康复程序。

参赛前评估是最常见的设置在医师办公室内的个人体检、基于测站的检查及更衣室集体检查。尽管个人体检是最常进行的，但基于测站的检查可能会更有效地识别出肌肉骨骼问题。个人体检在隐私保护方面有优势，并且有更多机会讨论其他一般健康和安全性问题。近期的系统回顾、既往病史、手术史、外伤史、孕产史、家族史及疫苗接种史被记录在案。关于使用提高成绩的药物（包括非处方药与添加剂）、营养品、毒品、乙醇的筛查也要进行。

 参赛前评估包括哪些项目?

包括两部分：体力活动的自我筛查和专业指导筛查。前者是使用体力活动准备问卷（PAR-Q）或其他自我筛查问卷，后者则由经受训认证的专业人员执行。包括身高、体重、生命体征、听力及视力检查，检查者应该能获取青少年与儿童血压的正常值。体检可由不同的检查者完成，但必须包括头部、耳、眼、鼻、喉、心血管系统、肺部听诊，腹部、外生殖器（仅限于男性）触诊，皮肤及神经和骨骼肌肉系统。

 什么是体力活动、运动与体适能?

体力活动（physical activity）和运动（exercise）经常交替出现，但这两个术语并非同义词。体力活动是骨骼肌收缩引起增加高于静息能量消耗的任何身体运动。运动是一种有计划的、有组织的、可重复的，促进或维持一项或多项体适能的体力活动。而体适能（physical fitness）被定义为人们拥有或获得的、与完成体力活动能力相关的一组要素或特征。这些要素通常分为健康相关或竞技相关两个组成部分。有多种定义方法，最普遍被接受的是人们能够精力充沛又机敏警觉的执行日常工作，不会过度疲劳并充分享受闲暇，并且能够应对不可预见紧急情况的能力。

 体适能包括哪些项目?

体适能包括11种要素，通常分为健康相关和竞技相关两个部分。为更详细地定义体力活动、运动和体适能，体力活动的强度范围便十分重要。常用的生理数值有：最大摄氧量（maximal oxygen uptake，VO_2max）、耗氧量储备值（oxygen consumption reserve，VO_2R）、心率储备（heart rate reserve，HRR）、最大心率（maximal heartrate，HRmax）或代谢当量（metabolic equivalent，MET）。用以描述体力活动强度的这些数值有各自优缺点，而代谢当量是最常被使用的单位。根据美国运动医学会（ACSM）与美国疾病控制与预防中心（CDC）的定义，轻度体力活动是指能量需求＜3 METs，中度体力活动为3～6 METs，剧烈体力活动＞6 METs。最大有氧能力（maximal aerobic capacity）常随年龄增长而下降，因此，当老年人和年轻人在同一代谢当量水平运动时，相对运动强度如最大摄氧量VO_2max是不同的，也就是年长者比年轻人相对运动强度更高。

 运动员生理适应的正常心电图表现是什么?

无氧训练跟有氧训练都会提高每搏输出量、总心输出量及输往动作肌群的血流，而短期阻力训练可以降低安静时心率，长期阻力训练的运动员安静时心率与一般人相比略低或大致相同，有氧训练也可以降低安静时心率。阻力跟有氧训练会增加心室厚度，但有研究提出如果相对于体表面积的角度来看，增加的幅度并不显著。有氧训练因为副交感神经作用提高、每搏输出量的提高，所以降低了运动与平时的心跳，甚至会出现比一般人心跳更慢的状况，某些运动员的安静时心率可能每分钟40～60次。研究也确定，持续参加剧烈的运动训练会导致心肌结构和功能的显著变化。运动员的心脏肥厚是指如果每周进行5～6小时的高强度运动就可能产生代偿性的心脏肥大，如果是进行耐力运动，例如马拉松、游泳、脚踏车等项目，运动适应后的代偿性心脏肥厚属于离心性，如果是进行阻力训练，属于同心性肥厚，相对于离心性的代偿状况，同心性肥厚的状况会比较明显。类似心脏重塑的肥厚代偿状况并不是每个人都会发生，主要与性别、年龄、种族有关，成人、男性、黑人等因素比较容易发生。代偿后可能产生心肌细胞的肥厚、心脏电传导系统异常而导致心律失常、心脏结构改变而使得收缩与舒张末期容积等改变。运动员的心脏肥厚（Athlete’s heart）与病理性的肥厚型心肌病（hypertrophic cardiomyopathy，HCM）之间有个灰色地带，需要进一步检查，如心电图、生化血液检验、心脏超声、心肺功能检测，甚至核磁共振或基因检测，或者停止训练6～8周，检测心脏功能是否恢复。

856. 什么是运动心因性猝死?

年轻运动员的主要死因是心跳骤停（SCA），通常是心脏结构性异常的结果。在一项涉及387名年轻运动员的队列研究中，肥厚型心肌病是心搏骤停的最常见原因，占所有死亡的26%，心脏震荡是第2死因占20%，冠状动脉畸形是第3死因占14%。冠状动脉畸形是年轻女运动员中心搏骤停的最常见原因。35岁以上运动员中，到目前为止冠状动脉疾病是心搏骤停的最常见原因占比75%。非结构性病因如遗传性心律失常综合征和离子通道疾病，是年轻运动员中心搏骤停较不常见的原因，在此队列研究中仅占死亡的2%。

大多数心搏骤停患者被发现时处于心脏停搏或无脉性电活动（PEA），都是不可电击的心律，另一个最常见的心律失常是心室纤颤（VF）和室性心动过速（VT），都是可电击心律。在昏倒刚发生时，大部分受害者的心律很可能是VF或快速VT，但在第一次心律分析前心律已经恶化为心脏停搏或无脉性电活动。随时间推移，对VF除颤的成功概率快速降低，除颤每拖延1分钟生存率降低7%～10%。

其重点在于AED除颤器的重要性和反复演练的紧急应变计划（EAP）。

857. 什么是开放与闭锁动力链运动?

开放式动力链运动：执行动作时，距离身体最远的部位，通常指手或脚，并不是固定在某处，而是在空中移动，没有碰触到所运动的平面。

闭锁式动力链运动：距离身体最远的手或脚，是接触着所运动的平面，是固定于某处的。

858. 什么是训练周期理论？

在训练周期理论中，训练被分为明确的周期从而逐渐形成训练负荷、休息时间、训练适应及持续不断的体适能提升。这些训练周期包括数个大循环（通常持续1年），又被分为若干个中循环（通常持续1个月），又进一步被分为若干的微循环（通常持续1周）。微循环一般都是以周为单位的训练项目。中循环可以由4个为期1周的微循环组成，前3周训练频率、强度逐渐增强随后在第4周轻微地减少以促进后续的代谢性训练适应。随后运动员便准备进入下一个为期4周的中循环，并在其再一次的4个单用微循环中取得进步。每个中循环中运动总盘和强度取决于运动员所处的训练周期与赛季的关系，训练大循环也是基于赛季而制定的。

一个典型的1年期的训练项目有3个大循环：赛季前期或形成期，赛季期或维持期或微调期，以及最后的1个赛季后期或恢复期。季前大循环赛通常是最长的，发生在赛季期前。它被设计以发展体适能，为随后更高强度的专项训练做准备。在季前大循环赛中运动员通常集中于低强度、大运动量的运动。紧接着赛季前期的是竞技型的大循环赛。在这期的重点是高强度训练及运动专项技术的训练以发展并保持巅峰体适能，因为训练强度的增加，训练总量也必须显著减少。最后，在季后大循环赛中，运动员需要时间从1年的训练中恢复过来，并在身体和心理上为下1年的训练和比赛做准备。这一期的最初部分必须是主动休息，运动员通常参加一些松散的、非运动专项的娱乐性活动，以从赛季的压力中恢复过来，这一周期的重要性在于运动员能从受伤中恢复、预防过度训练及在赛季后获得心理上的休息，在比赛季，一个典型的微循环包括在正式比赛前的一个逐渐调整期。逐渐调整期是在一项重要比赛前的短暂训练减量期，目标是达到最好的运动表现，虽然已经普遍认识到在比赛前减少训练可以提升比赛表现，但并不明确最理想的逐渐调整策略是调整训练总量、训练强度，还是训练频率。最近一项荟萃分析证明获得最大运动表现提升的最有效策略是一个为期2周的逐渐调整期，其间的训练量呈指数方式下降41%～61%，这项研究发现对于耐力型运动员，理想的逐渐调整期是保持训练强度、频率的稳定，只是逐步减少训练量。

859. 什么是过度训练综合征？

当延长极限训练时，一般都会伴随着恢复不足，运动员可能会出现无法解释的表现退步，导致慢性适应不良，从而产生过度训练综合征。除了无法解释的表现退步以外，包括整体上的疲乏、情绪紊乱、睡眠差及伤病率上升。显然，即使休息2周以上，这些症状仍然存在。治疗方案则是保证休息并逐步恢复训练，时间从数周到数月不等。然而，预防才是最好的治疗，按照分期训练项目进行是一种能在一系列更高强度训练后确保足够休息的方法。

860. 什么是运动链？

运动链的模型基于一种概念，那就是每个复杂运动的动作都是它的全部构成部分的总和。例如一个橄榄球四分卫的投掷动作由在运动平面上的足部动作产生，需要下肢支撑、腿部和腹部肌肉的旋转、背阔肌的激活、肩胛带肌肉保持肩胛盂关节的稳定、三角肌和肱二头肌支撑投掷动作负荷，以及最后上肢仰肘和屈腕的动作。上肢的作用就做一个“漏斗”，传递由核心和下肢产生的能量。运动链上的每个连接必须功能完好，以使运动表现最优化并且把潜在的组织损伤概率降到最低。

861. 什么是运动员的运动相关衰竭？

运动员的运动相关衰竭（exercise-associated collapse，EAC）包括了良性运动相关衰竭，心搏骤停、急性发热性疾病、热射病、低血糖症、低钠血症、低体温、肌肉痉挛等。一般来说，当运动员在终点线前仍在跑步时晕倒，诊断更不明确。评估衰竭的运动员从反应水平、检查气道、呼吸及循环开始（ABC），基于表现的严重程度、特定的症状和生命体征，诊断性的附加检查可包括评估心律、直肠体温、血糖及血钠水平。马拉松运动员跨过终点线后晕倒的常见原因是良性EAC，通常被认为是一种直立性低血压。奔跑时，腿部肌肉起到静脉泵的作用以促进血液回流中央循环，当运动员停止奔跑，腿部静脉会发生血液淤积，导致血压下降和晕倒。在温暖环境中，因为血液从中心向皮肤分流以利于降温，所以这效应被放大。让运动员越过终点线后继续行走很重要，能维持肌肉静脉泵作用。治疗EAC须首要处理的晕倒原因和提供支持性照顾。如果晕倒的基础病因确定是良性EAC，口服补液及让运动员躺在担架上抬高腿部和骨盆高于心脏平面是标准措施。如果运动员15～30分钟不好转，应该做检查寻找头晕严重的原因，包括直立性晕厥，如果条件允许，应该做电解质化验及可能的静脉输液管理，但一般跑完马拉松的运动员很少需要静脉输液。

862. 什么是活动相关性低钠血症？

活动相关性低钠血症（exercise associated hyponatremia，EAH）的成因为最初高溶盐性低钠血症导致头晕、恶心感，随后发展为头痛、呕吐、意识模糊，最后出现昏迷、抽搐及死亡。病理生理机制是血液中的低渗透压引起的液体转移导致的脑水肿及之后的神经源性肺水肿。进一步的研究证明这种情况类似抗利尿激素分泌失调综合征（SIADH），这对于理解EAH潜在病理生理机制有一定影响。EAH早期症状是非特异性的，对此医疗人员必须对任何比赛后感觉不适的马拉松运动员保持一定的怀疑。EAH危险因素包括比赛中的体重增加、马拉松赛的时间大于4小时及极端的体重指数。赛程中摄入过多液体继而体重增加的运动员风险较大，跑得慢的选手更有可能饮水过量，而个子小的选手通常需要更少的液体便可稀释他们的血清钠水平。一旦诊断确立，治疗视病情严重程度及血清钠水平而定。对那些血清钠低而液体超负荷但症状却很轻的运动员，会有多尿症状，需要密切观察和限制液体摄入。若血清钠一直低或无法矫正，可能需要住院观察。如果运动员有进展性的脑病症状，治疗要包括高流量吸氧、静脉注射大剂量高渗盐水（3%NaCl），并快速转送至急诊机构。对于任何如马拉松这样耐力型运动项目的医疗总监来说，预防EAH应该是终极目标，预防开始于教育运动员关于赛场上过度饮水的风险，以及教他们利用赛前数月训练来决定自己个体化的液体需求量。应强调个体化差异与提醒运动员补充他们所需（汗水流失），且未必越多就合适。对于速度慢且处于风险中的运动员，“口渴时喝水”的准则一般是安全的。如果运动员出汗太多或比赛持续超过6小时时，应该补充钠和电解质。沿着马拉松赛跑道迫使每个供水站及救护站间隔1.5英里是另一种限制过度饮水及预防潜在EAH的方法。

863. 什么是运动诱发支气管痉挛?

运动诱发支气管痉挛（EIB）指与运动有关的气道狭窄。ElB可表现为慢性哮喘，但通常是独立问题。运动员中EIB的患病率要显著高于普通人群，仅仅基于临床症状的诊断经常是不准确的，且肺功能测试和胸腔专科医师的咨询对于明确诊断和EIB的最优化治疗很重要。

EIB症状包括伴或不伴咳嗽的呼吸急促，气喘或者仅仅在剧烈耐力训练或比赛时模糊的成绩下降。最经常有EIB表现的是越野滑雪运动员及其他冬季运动项目运动员，但是跑步运动员的发生率也并未落后太远，游泳运动员中更少见。干、冷的空气比湿、暖的空气更可能促发症状。

EIB发病机制还未完全清楚，但可肯定的是与慢性哮喘不同，它是由于气道对于吸人的刺激物高反应性导致的炎症。EIB被认为是在过度通气时导致的水分丢失和气道降温继而触发了支气管收缩，当病史怀疑有EIB但体格检查正常时，有几个诊断性测试可供选择，如呼吸盘测定法、正规肺功能测试、激发测试、最佳血碳酸自主过度通气测试（EVH）、实验室运动激发测试、醋甲胆碱激发等。一旦做出EIB的诊断，治疗是多个层面的，已有充分证明热身可减轻EIB的严重程度。某些学者建议在耐力型赛事前利用15～20分钟的短暂、剧烈的运动促发暂时的症状来诱发不反应期。主要药物是治疗运动前15分钟给予短效的β受体激动剂。如果无效可首先增加色氨酸（一种肥大细胞稳定剂），然后吸入糖皮质激素作为最后增加的运动前治疗。如果依然无效，用药方案中应增加慢性哮喘疗法，包括首先吸入糖皮质激素，然后应用长效β受体激动剂，并且可以加用白三烯受体拮抗剂。

864. 运动员的贫血最常见的类型有哪些?

运动员中贫血最常见的三个类型是缺铁性贫血（IDA）、生理性贫血（假贫血）、足击打性溶血。IDA在经期的女性中最常见，而且女性运动员更易于发生。病因是失血或铁摄入不佳，许多运动员进食的限制饮食含铁太少，不能够满足每天的需要。然而完整的病史采集和体格检查对于评估“非运动性”原因依然很重要，诸如胃肠道或泌尿生殖系统失血。通常血清学检查包括全血细胞计数（CBC）、血清铁蛋白及血清总铁结合力（TIBC）。CBC会提示小细胞性贫血，运动员中血清铁蛋白小于30ng/ml提示IDA。在缺铁性贫血中TIBC会升高，如果诊断IDA，就要开始尝试口服补充铁添加剂（通常是硫酸亚铁或葡萄糖酸亚铁，每次325mg，每日3次）。铁在酸性环境中吸收最佳，所以一般与维生素C同时服用，通常1个疗程为期2～3个月。生理性贫血被认为是一种耐力型运动员中常见的假性贫血，因为扩容的稀释效应，耐力型运动员相对普通人群有较低的血红蛋白浓度，这是一种对运动的适应，而且通常不会抑制运动员的表现，通常训练终止3～5天后就会恢复正常，若贫血消除就不需治疗。足击打性溶血是指由于跑步的影响导致足部血液中红细胞的破坏。在游泳运动员、自行车运动员和跑步运动员中都可见到血管内溶血，但血液中红细胞损伤是否为确切机制还值得探讨，可能原因是激活的白细胞释放自由基导致的肌肉内部破坏、渗透性压力与膜脂过氧化作用。运动员血管内溶血甚至可被看作一种生理方式，为肌肉生长提供血红素和蛋白质，通常溶血很轻微且很少需要治疗。

（六）特殊人群的运动处方

865. 什么是女运动员三联征?

女运动员三联征是出现的条件包括能量可用性、月经功能与骨密度。骨疏松和前十字韧带损伤多见于女性，前者是受女性荷尔蒙影响，后者是因为大腿相较小腿的外展角度比男性大，并有女性特有因素促成其发病。女运动员三联征主要是可动用能量、月经周期、骨密度间的关系，可能有饮食紊乱、下丘脑引起的功能性停经和骨质疏松等症状。可动用能量是指饮食中摄取的能量减去运动消耗的能量，在营养条件合理时，这三者关系又可促进身体强健。患三联征时，可动用能量不足会导致生育功能和骨骼健康受损，当可动用能量低于每天30大卡/公斤时，就会出现上述不良影响，特别是追求苗条而运动、限制饮食者，以上问题会更加严重。

866. 女运动员的月经周期和运动表现的关系是什么?

有些运动员感觉在经前或月经期间对运动表现有影响，医学研究结果显示因人而异。对于痛经等症状可使用药物、热敷、针刺等方式缓解。气喘的女运动员在经前或月经期间可能容易发作，因为有研究发现此时支气管平滑肌收缩，会降低30%～40%最大呼气流速。有研究显示雌激素对认知、警觉性有帮助，而认知表现可能依照月经周期影响运动成绩。另外，肌肉力量、有氧及无氧运动能力，以及有氧耐力在整个月经周其中并无显著差异。十字韧带损伤概率和经期荷尔蒙之间的研究并无结论，目前较倾向于运动特性，例如骨盆较男性宽、动力的运作方式不同等因素。精英运动选手应该详细记录自己的月经周期，以及相关运动表现，已调整自己的训练计划。

867. 儿童与青少年运动员运动注意事项有哪些?

儿童与青少年生理调控系统仍在生长和不成熟状态，运动时应特别注意。如青少年出现的心血管疾病危险因子，如肥胖、高血压等影响会持续到未来成年，应该及早建立规律运动习惯并维持到青少年、成人阶段。成人运动测试标准虽适用于儿童和青少年，但运动生理反应与成人不同，相对摄氧量、心率与呼吸频率较高，其他像绝对摄氧量、心搏与血压都较低，因此需注意以下事项。

（1）运动测试是为了临床或健康检查，除非有健康问题，一般青少年没必要进行。

（2）运动测试计划应需依照测试理由及儿童、青少年的能力和身型调整，如儿童高度的跑步机、脚踏车以及防滑跌倒的测试场地等。

（3）考虑理解学习力，测试中需有经验测试者给予额外的鼓励和支持，并反复叮嘱，使之熟悉测试程序，期待在无压力下完成测试。

868. 老年人的运动获益有哪些？

老年人运动具有不少好处，除了延长寿命，还可减缓因老化而来的运动能力减弱，优化与年龄有关的身体组成改变，促进心理和认知能力健全，控制慢性疾病，以及减少身体失能的风险。除减缓许多与年龄相关的生理变化，体力活动和运动训练可预防许多常见老年疾病，如冠状动脉疾病，高血压，血脂异常，肥胖症，脑血管疾病，癌症（包括结肠癌、乳腺癌、前列腺癌和肺癌），2型糖尿病，骨质疏松症，忧郁症和焦虑。其他运动相关的好处包括降低全因死亡率、改善姿势稳定性、提高认识，延误功能障碍、增强自我形象、改善外观、改善睡眠习惯、增强心理健康、加强其他健康生活方式（如更好的饮食习惯与戒烟）。

869. 儿童与青少年运动员的运动处方重点有哪些？

儿童和青少年在适当指导监督下可参加阻抗力训练活动，也适用成人指导方针。每个动作应重复8～15次达中度疲劳程度。当儿童可维持良好力学形态完成预定次数时才可增加阻抗力。

运动中也应注意过度训练的影响，任何关节疼痛都应该想到生长板软骨损伤，而且单次检查未发现不代表没有损伤，需持续追踪。相较于成人，儿童和青少年感冒发烧后易有滑囊炎，需特别注意。

由于体温调节系统还在发育，比起成人对于干湿冷热（如中暑、失温）程度更为敏感。应当在适宜温度、湿度下运动，对口渴的感知程度也较成人慢，因此运动前补充水分、运动时定时饮水（每20分钟喝多少毫升）应严格执行。过重或不灵活的儿童和青少年可能无法每天运动60分钟，所以要增加活动的频率和时间。

对于疾病或生理缺陷的儿童、青少年，如气喘、糖尿病、肥胖与脑性瘫痪者，应根据身体特殊状况提供运动建议，减少静坐、少动活动（如看电视、上网、玩平板等），并推荐有益于终生活动和体适能的运动（如散步、骑自行车）。

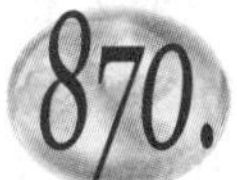

870. 糖尿病患者运动重要原则有哪些？

需要铭记在心的运动原则有以下6项。

（1）视给药种类和时间后决定运动时机。

（2）相同时间的规律运动最重要。

（3）运动重点：节奏、持续、大肌群（大肌群有氧运动包括跑步、游泳、骑自行车、有氧舞蹈等项目）。

（4）运动时的强度降低是未来趋势。

（5）运动的肢体不要注射胰岛素，改为腹部注射胰岛素可减少运动诱发低血糖的风险。

（6）运动要结伴，要在医师指导下运动。

 1型与2型糖尿病患者运动受益有何不同？

1型和2型糖尿病患者运动受益的重点不同。1型糖尿病患者运动的主要目标是促进心血管健康与体适能，而2型糖尿病患者运动的主要目标是健康地控制体重和改善高血糖。2型糖尿病患者规律运动的好处包括：改善葡萄糖耐受性、提高胰岛素敏感性、降低糖化血红蛋白、减少胰岛素的需要量。

运动时要先考虑患者是否注射胰岛素或口服降血糖药物。胰岛素作用峰值时不建议运动，因为可能发生低血糖，短效、速效、中效、长效胰岛素的作用峰值时间点不同，睡前也不建议运动（因可能发生运动后延迟性低血糖）。所以注射胰岛素患者，晚饭后运动要注意上列重点。关于口服降血糖药时的运动强度研究目前较少。笔者建议内分泌科医师诊治时，先绘制运动时间表来明确哪些时间点需要注意。如须傍晚运动，要增加糖类摄取以降低夜间低血糖风险。相同时间规律运动也可以减少。

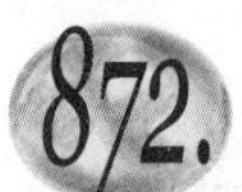 什么是运动性高血压？

血压的高低依照性别、年龄、身高、体型大小有各自标准，而最常用的成人高血压的定义是收缩压（SBP）≥140mmHg和舒张压（DBP）≥90mmHg、现状有服用降血压药、被医师至少两次告知血压升高者。高血压容易导致心血管疾病、脑血管疾病、周围动脉疾病和慢性肾脏病。收缩压每增加20mmHg或舒张压每增加10mmHg，心血管疾病风险就加倍。正常健康者运动时收缩压会随着运动量增加而逐渐增加，然而舒张压可能轻微改变甚至轻微降低。运动性高血压指在运动测试中等强度时，就出现血压异常变高（男性＞210mmHg，女性＞190mmHg），目前已被证实是心血管疾病与致死的独立危险因子。

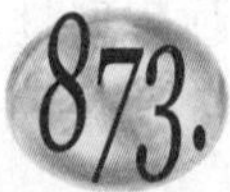 高血压患者的运动处方有哪些重点？

高血压仍是运动选手最常见的心血管问题，诊断、处理、非药物治疗方法与一般人相同。应评估完并服用高血压药物之后才能开始运动训练，用药需注意需遵照WADA的规范。减重仍是肥胖相关高血压的最主要疗法，在儿童与青少年期的饮食调整对改善高血压前期与控制高血压很有益处。年轻运动员不要过度诊断高血压，应该使用正确的压脉带在三天三个不同时间点量测，且要依照年龄、性别与身高区分。使用抗炎药物、同化性增补剂、喝酒、睡眠呼吸暂停都有可能是高血压原因。若休息时收缩压大于200mmHg和/或舒张压大于110mmHg，则不能运动。要控制运动中收缩压小于220mmHg和/或舒张压小于105mmHg。有氧运动会产生即刻降血压效果，称为运动后低血压（postexercise hypotension）。对于突然减轻或增强运动强度的选手应预先告知此效应，在阻抗力训练中应该避免憋气。

874. 慢性阻塞性肺疾病运动员的运动处方重点是什么？

肺部疾病如慢性阻塞性肺疾病（慢性支气管炎、肺气肿、哮喘等）会导致呼吸困难或呼吸短促，造成活动受限和体能不良，导致肺病患者在较少用力下就感到呼吸困难，这类恶性循环会导致严重身体功能受损和失能。运动证明可有效防止功能损害和失能，主要可改善肌肉骨骼和心血管系统适应度，以减少运动时肺部的压力。轻度的慢性阻塞性肺疾病和控制良好的哮喘患者，可按照先前建议的一般运动测试和运动处方（FIIT原则）进行运动。哮喘患者，特别是运动性哮喘（exercise-induced asthma，EIA），应特别注意避免环境诱发因素，如寒冷、干燥、粉尘和吸入性的污染物质。肺病急性期应限制运动至症状缓解。肺病及其治疗不仅会影响肺，也会影响骨骼肌，因此阻抗力训练应该纳入。而增加上肢活动量时会加重呼吸困难，因此重点可放在肩部的肌肉群。吸气肌虚弱也是对运动耐受度不佳和呼吸困难的主因，因此也可加强呼吸肌训练。

为减少运动诱发的支气管收缩，哮喘患者运动开始前15分钟应使用吸入式支气管扩张剂治疗（即吸2～4次），并且在增加运动强度前要先做5分钟左右低强度的缓慢热身运动。

875. 运动时补充水分的原则是什么？

美国运动医学会建议，补充水分的目的在于保持活动下有充足水分与维持正常血浆电解质浓度。除正常膳食和液体摄入量外，要另外补充饮料，且至少在运动前几小时就要喝水，以便使身体水分恢复到正常水平并且有尿液排出。运动时喝水目的是防止过度脱水（脱水量超过2%体重）和电解质平衡过度变化，避免身体受损。每个人的出汗率和各人的汗水电解质含量有较大差异，建议要有个人化的补充水分计划。个人出汗率可测量运动前后体重来估算。运动过程中补充运动饮料可同时补充消耗的水分、电解质和碳水化合物。

八、儿童疾病康复

（一）早期疗育

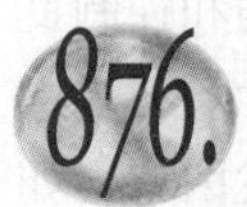

876. 什么是儿童发育？儿童发育包含哪些方面？

儿童发育即指一个婴幼儿随着年龄增长表现在器官功能及智力等各方面的变化、成熟，这是一种具阶段性及连续性的历程，发育的速率具有个体差异。儿童的发育是基因、环境、后天学习等因素相互作用下的结果，包含了动作、认知、语言、社会情绪等生理、心理的改变。

（1）动作发育方面，依循由中央到边缘、以简单到复杂的模式，先发育粗大动作（四肢躯干动作），再学习精细动作（双手细部动作），是儿童探索世界的重要基础。

（2）儿童的认知发育，则受到环境的影响，经由与照护者的互动及环境中的探索而产生，包含记忆、注意力、空间关系、逻辑思考等方面的能力，环境中的刺激是影响儿童认知发育的重要因素。

（3）语言的发育包含说话、聆听、理解及沟通等方面，婴儿早期的哭闹、微笑等皆是沟通的行为，经由沟通经验的累积渐渐发育出口语及更高层次的语言使用及理解。

（4）社会情绪的发育由初生婴儿寻求关爱的本能开始展现，照顾者与儿童之间的互动，是儿童社会情绪发育的基础。儿童随着互动经验的累积、生活范围的扩大逐渐掌握分享、轮流、合作等重要的社会能力。

877. 儿童发育里程碑包含哪些方面？

儿童发育里程碑提供了具代表性的行为表征来观察儿童在现阶段的发育程度，且儿童发育多数遵循着这个里程碑前进，包含了以下几个方面的发育指标。

（1）粗大动作：例如儿童7个月大时能够不依赖支撑物坐着、9个月大时学会爬、1岁时能够走几步、1岁半时能够扶着栏杆上楼梯等。

（2）精细动作：例如儿童6个月大时可以双手互握在一起握着物品、9个月大时可以将手中的物品送入嘴巴、1岁时可以用拇指和示指捏起物品、2岁时会一页一页地翻书等。

（3）认知理解：例如儿童于2岁时可以指认身体部位、3岁时会主动询问"这是什么？"、4岁时能够正确地辨认颜色等。

（4）语言表达：例如儿童于1岁时会挥手向人表示再见、2岁时可以至少说出10个单字、4岁时能够正确辨认颜色等。

（5）社会性：例如儿童于4个月大时会主动对着人笑、9个月大时看到陌生人会哭、3岁时会与同伴进行游戏等。

（6）生活自理：例如儿童于9个月大时可以自己拿饼干吃、1岁半时可以自己双手端着杯子喝水、2～3岁时会使用汤匙、3～4岁时白天不需要包尿布等。

878. 儿童发育理论包含哪些？

儿童发育理论包含了精神分析理论、学习理论、认知发育理论、人本主义理论、社会学习理论。

（1）发育心理分析理论

1）精神分析论：由佛洛伊德（Freud）提出。重视人格发育中浅意识的内驱力。佛洛伊德将人格结构分为不受约束、追求满足欲望的本我、理性且依循现实的自我与合乎社会道德与价值观的超我。

2）心理社会发育论：由艾瑞克森（Erikson）提出。强调社会文化对于发育的影响及自我发育的重要性。艾瑞克森认为个体经由与外在环境互动成长。若适应过程中个体的内在需求无法被满足，便会产生发育危机。

（2）行为学习理论

1）古典制约理论：由巴夫洛夫（Pavlov）提出。强调儿童的发育受情绪影响。早期的生活经历进一步影响童年，甚至成年的情感经历。

2）操作制约理论：由史金纳（Skinner）提出。强调行为受到该行为的后果所控制。行为反应后若提供奖赏则为正增强。若表现某行为后负向事物被移除，则为负增强。两者都能够使得目标行为表现增加，并可应用于行为改变之上。

（3）认知发育理论

1）认知发育理论：由皮亚杰（Piaget）提出。强调儿童是主动的学习者，将学习的历程视为新知识与旧经验链接的互动过程。基模是认知的基本单位，透过组织与适应的过程提高认知功能，而影响的因素包含生理成熟、社会经验、生活活动和自动调节等。

2）社会发育理论：由维高斯基（Vygotsky）提出。提出近侧发育区（ZPD）与鹰架的概念，认为经由成人的引导，儿童可以达到独自所不能完成的学习目标。

（4）人本主义理论：由马斯洛（Maslow）提出。强调需求满足是一种动态的历程，认为个体需要透过生理、安全、爱与归属、尊重、自我实现等需求的满足达到自我实现。

（5）社会学习理论：由班杜拉（Bandura）提出，将学习视为观察环境中人事物进而模仿所衍伸的结果。提出直接增强、替代性增强、自我增强相互作用、影响的观念。

879. 什么是皮亚杰认知发育理论?

皮亚杰认为儿童是主动的学习者。皮亚杰将认知基模视为儿童吸收知识的基本架构，而认知发育即建立于基模适应及组织的历程。适应是由同化及调适两个状态中取得平衡的结果。当个体利用现有的基模去理解外在世界、将新的知识纳入旧有的基模中，此过程称为同化。而调适则指将既有基模修改成新架构以适应新情境的历程。认知能力在基模与外界环境的互动中产生改变、渐渐提升。认知的发育过程是不稳定的，当基模被接纳并开始建构新的认知后，就成为新的经验恢复平衡。

皮亚杰视认知发育为一种具阶段性的动态过程。各个阶段的出现具有固定的顺序，并且有普遍性。皮亚杰将认知发育分为4个阶段，分别为0～2岁的感觉动作期、2～7岁的前运思期、7～11岁的具体运思期以及11岁至成年的形式运思期。每个阶段中，思考模式的转变不仅会表现出量的差异，更重要的是具有质的改变。

（1）感觉动作期（0～2岁）：以感觉动作认识外在世界。在此阶段中，儿童从与生俱来的反射性动作渐渐发育出具目的性的行为。

（2）前运思期（2～7岁）：此阶段的儿童能够以符号作为表征吸收知识。儿童的思维尚无逻辑性、缺乏质量守恒的概念，并且具有自我中心的特点。

（3）具体运思期（7～11岁）：具体运思期的儿童对抽象事物的理解尚未成熟，但是已经发育出透过具体的经验或是事物进行逻辑思考的能力，能够掌握事件的因果关系以及事物的规则。

（4）形式运思期（11岁以后）：形式运思期的特点在于抽象的推理及理解能力。此时的儿童能够经由抽象的思考理解假设性的问题，并且透过假设及演绎的方法解决问题，寻求答案。

880. 儿童中枢神经反射层级包含哪些? 出现及消失年龄是几岁?

儿童的反射层级包含脊髓反射、脑干反射、中脑反射以及皮质反应。脊髓和脑干反射通常出现于出生，消失于婴儿6个月大时。儿童发育过程中重要的反射如下：

（1）巴宾斯基反射（Babinski reflex）：触摸新生儿的脚掌心，新生儿的脚趾会向外张开，然后向内缩起。此反射会在出生后的8～12个月内消失。

（2）抓握反射（palmar reflex）：触碰新生儿的手掌时，新生儿的手指会抓握住碰触的物体。此反射会在出生后的3～4个月内消失，由自主性的抓握取代。

（3）莫罗反射（Moro reflex）：婴儿瞬间失去平衡时（例如自被抱着坠落时），婴儿的双臂外伸、手掌随之张开并且躯干伸展。通常于出生半年后消失。

（4）非对称性紧张性颈反射（asymmetrical tonic neck reflex，ATNR）：将仰卧婴儿的头转向一侧，婴儿同侧的手脚伸直、对侧的手脚会弯曲，形成如拉弓射箭的姿势。此反射约始于出生1个月后，大约在8个月大时会自行消失。

（5）迷宫正姿反射（labyrinthine reflex）：此为婴儿保持身体平衡的重要反射。婴儿坐直时，如果身体向一边倾斜，头部会往倾斜的相反方向偏。此反射出现于新生儿出生后第2个月，至1岁后变得更强。

（6）爬行反射（crawling reflex）： 若让婴儿俯卧，再以手指轻压婴儿的其中一脚的脚背，会引发婴儿做出爬行的动作。这个反射通常在4个月左右消失，待儿童7个月左右出现自主性的爬行。

（7）踏步反射（stepping reflex）： 扶着婴儿的腋下，使其以站姿双脚着地，婴儿的脚底碰到平面时，双脚会协调地向前踏步。踏步反射通常在婴儿7个月后消失。

881. 什么是发育迟缓？儿童常见的发育迟缓包含哪些方面？

发育迟缓儿童指学龄前儿童在器官功能、认知学习、语言沟通表达、粗动作、精细动作、人际互动与情绪发育等方面，至少有一项的表现与一般同年龄的儿童相比，有落后（低于其生理年龄20%以上或小于平均1～2个标准偏差）或是异常的现象。

儿童常见的发育迟缓包含了以下几种：

（1）动作发育迟缓：包含了粗大动作发育迟缓、精细动作发育迟缓以及动作协调障碍。

（2）语言发育迟缓：包含说话发育迟缓及发育性语言迟缓。儿童可能因构音器官异常、中枢神经发育障碍或是听力障碍等原因造成构音、语顺或语用等方面的障碍。

（3）社会情绪发育迟缓：儿童可能长期出现持续性的情绪调节、行为控制及人际互动上的困难。

（4）认知发育迟缓：指儿童在思考、推理、问题解决等表现上落后于同龄孩子或是在认知领域间能力表现差距过大。

（5）非特定性发育迟缓：包含视觉障碍、听觉障碍、感觉统合障碍所影响的发育迟缓。

882. 哪些儿童为发育迟缓的高危险群？

常见的发育迟缓高危险群依照发生时间不同，分为以下3个阶段。

（1）出生前：染色体异常的胎儿（如唐氏综合征）、遗传性疾病（如甲状腺功能减退症、半乳糖血症）、孕期营养不良、胎儿先天畸形（可能受化学药剂、放射线等因素引起）、孕期感染（如麻疹、巨噬细胞病毒）、药物毒品影响（如孕期饮用酒精过量所导致的胎儿酒精综合征）、脑部或是神经肌肉系统疾病（如先天性脑积水、癫痫）、家族智力障碍史等。

（2）生产过程中：生产中缺氧、生产外伤、早产儿、出生体重过低（未满2500g）、高黄疸等问题。

（3）出生后：疾病或受伤导致中枢神经缺损：如头部外伤、颅内出血、癫痫、中枢神经系统感染（如脑炎、脑膜炎）、中耳炎、中毒、视力缺损、听力缺损；营养缺乏；环境因素如受虐儿、照护者疏于照顾以致严重缺乏环境刺激者等。

883. 发育迟缓常见的遗传疾病有哪些?

常见的导致发育迟缓的遗传性疾病可以分为以下三类。

(1)单一基因缺陷的遗传疾病:如脆性X染色体综合征(fragile X syndrome，FXS)、进行性假肥大性肌营养不良(duchenne muscular dystrophy，DMD)、埃利伟综合征(Ellis-van Creveld syndrome，EVC)、软骨发育不全综合征(achondroplasia)、亨廷顿舞蹈症(Huntington's disease，HD)等。

(2)染色体变异所引起的遗传疾病:如唐氏症(down syndrome)、普拉德-威利综合征(Prader-Willi syndrome，PWS)、安格尔曼综合征(Angelman syndrome)等。

(3)多重基因共同影响所造成的遗传疾病:如智力障碍、情绪障碍等。

884. 什么是早期疗育?早期疗育的意义及目的是什么?

早期疗育为针对未满六岁的发育迟缓或特殊需求儿童及其家庭所提供的服务及支持。其目的在于及早发现特殊需求的婴幼儿，把握儿童快速发育的关键期，经由持续并且系统化的支持与介入改善因生理、疾病、心理、遗传等因素所导致的发育迟缓或障碍。来自医疗、教育、社会福利等领域的专业人员组成专业团队，提供个别化的医疗、教育及社会福利等服务，增进儿童在语言、动作、认知、社会情绪等方面的发育并预防发育迟缓的可能性，协助儿童尽可能地达到各年龄阶段的发育目标、降低儿童的障碍程度并且提升儿童的生活适应、社会参与及自理能力。早期疗育之意义及目的:旨在帮助儿童拓展出最大的潜能与优势，减少日后更严重的发育及学习困难的可能，以达到预防的效果、降低家庭及社会的照护成本及医疗支出。

885. 儿童发育迟缓的临床评估包含哪些?

儿童发育迟缓评估包含以下内容。

(1)病史:经由医师问诊了解儿童的病史、个案的发育状况和家庭背景，填写个案数据表及发育检核表(问诊内容包含母亲怀孕过程的状况、出生过程、疾病史以及家族史、就诊原因、家中经济状况等)。

(2)临床观察:观察儿童外在特征、了解是否有遗传性疾病、唐氏综合征或神经纤维瘤。并根据观察儿童与陌生人互动的情况及对环境的反应以了解其社会心理状况。依据初步评估个案发育状况决定后续的转介及相关评量表的填写。

(3)体格检查与神经学检查:项目包含发育评估、身高体重、头围、肌肉张力、肌力的大小、肌腱反射的强弱、原始反射等。

(4)专业评估:由其他如神经科、心理科医师或治疗师执行物理、心理、语言、职能等专业评估，以掌握个案更明确的发育状况。

886. 儿童发育的临床评估工具包含哪些种类?

评估工具可以依其使用目的及阶段的不同大致分为4大类。分别为筛检评估工具、诊断评估工具、介入评估工具及婴幼儿发育评估工具。

（1）筛检评估工具：透过较快速、简易的方式检视儿童的发育是否有落后的倾向，以此评估是否需要进一步的诊断及鉴定。常见的量表如婴幼儿综合发育筛检测验、丹佛发育筛检测验第Ⅱ版、学龄前儿童行为发育量表等。

（2）诊断评估工具：用于筛检评估工具之后，将测验结果与同年龄儿童之常模进行比较，更全面地了解儿童的发育状况及落后程度，找出造成发育障碍的因素后，决定儿童是否需要早期疗育服务的介入。常见的量表如婴幼儿综合发育测验、贝利婴儿发育量表、皮巴迪动作发育量表第二版、韦氏儿童智力量表等。

（3）介入评估工具：由施测者透过观察并与照顾者讨论的方式了解儿童的能力起点，并依据评估的结果制订个别化的介入计划，如早期介入发育量表。

（4）婴幼儿发育评估：多为动作评估测验，较常被使用的婴幼儿发育评估工具为阿尔伯塔儿童运动量表以及国际儿童神经量表。

887. 认知和语言发育迟缓的临床评估工具包含哪些?

分别包含以下工具。

（1）认知发育迟缓的临床评估工具

1）贝利婴儿发育量表（Bayley scale of infant developmental，BSID）：包含认知、语言、动作、社会情绪、适应行为等领域。适用于1个月至3岁半的婴幼儿。

2）韦氏儿童智力量表（WPPSI-IV）：测验依儿童年龄分为两个年龄段，分别为2岁6个月至3岁11个月组，以及4岁至7岁11个月组。可用于资优、智力障碍及认知发育迟缓等特殊儿童的鉴定并提供后续安置之参考。

3）托尼非语文智力测验（test of nonverbal intelligence，TONI）：以抽象图形来评量问题解决的能力，可以做为智力评量的工具、预估认知功能并作为转介及安置的参考依据。测验依照儿童年龄分为儿童版（48题，适合4岁至7岁11个月）及普及版（60题，适合7岁6个月至15岁11个月）。

（2）语言发育迟缓的临床评估工具

1）修订皮博迪图片词汇测验（PPVT-R）：通过测量儿童之听读词汇能力，评估其语文能力。适用于3岁～12岁的儿童。

2）修订学前儿童语言障碍评量表（preschool language scale，PLS）：此量表分为两个分测验，分别为听觉理解测验及口语表达测验。通过文法语汇、构音、推理思考等方面的测验评估儿童的语言发育状况。适用于2岁至5岁11个月的儿童。

3）华语儿童理解与表达词汇测验（REVT）：测验内容分成理解与表达两部分。适用于

3～6岁儿童。

888. 动作发育迟缓的临床评估工具包含哪些？

（1）皮巴迪动作发育量表第二版（PDMS-2）：被视为诊断的黄金标准，可用来诊断儿童是否有发育迟缓。粗动作的评估包含反射、平衡、移位动作以及物品传接技巧四个项目。精细动作方面包含手部的抓握、视动整合以及操作的灵活性等向度。适用于0～6岁的儿童。

（2）儿童动作ABC评量表第二版（MABC-2）：可用来诊断儿童是否有动作协调障碍。测验包含手部精细操作、球类技巧、静态与动态平衡。测验依年龄分为不同的部分，适用于3～17岁的儿童。

（3）布鲁茵克斯—欧西瑞斯基动作精练度评量工具第二版（BOT2）：可用来诊断儿童是否有动作协调障碍。强调粗动作的跑步速度与敏捷度、平衡、双边协调、肌力以及精细动作的上肢协调性、反应速度、视动控制、上肢速度与灵敏度等的技巧发育，并订定动作治疗计划。适用于4～21岁。

（4）拜瑞-布坦尼卡视觉-动作统整发育测验第五版（Beery VMI）：统整或协调视知觉与精细动作能力有困难的儿童，预测未来儿童的书写能力及了解适当的教育、医疗或其他介入方式。适用对象为3岁儿童至成人。

（5）阿尔伯塔婴儿运动量表（AIMS）：内容包含趴姿、躺姿、坐姿及站姿。适用0～1.5岁操作表现迟缓或不成熟的婴幼儿。

889. 社会行为发育迟缓的临床评估工具包含哪些？

（1）婴幼儿综合发育测验（comprehensive developmental interventory for infant and toddlers、diagnosis test，CDIIT）：包含认知、语言、社会、动作、自理五个领域，适用于3～71个月大的儿童。

（2）贝利婴儿发育量表（Bayley Scale of infant developmental；BSID）：包含认知、语言、动作、社会情绪、适应行为等领域，适用于1个月至三岁半的婴幼儿。

（3）丹佛儿童发育筛选测验第Ⅱ版（Denver developmental screening test、Denver Ⅱ，DDST）：测验内容包含粗动作、精细动作与适应性、身边处理与社会性及语言四个领域。适用于0～6岁的婴幼儿。

（4）学龄前儿童行为发育量表（chinese child developmental inventory；CCDI）：包含粗大动作、精细动作、沟通表达、概念理解、环境理解、身边处理、人际社会及一般发育。适用于6个月至6岁半的婴幼儿。

（5）其他用于评估自闭症的量表如儿童自闭症筛查量表（CHAT）、孤独症儿童筛查评估工具（screening tool for antism in toddlers and yound children，STAT）、婴幼儿自闭症特质筛查问卷、Gilliam自闭症量表（GARS）、克氏行为量表（Clancy behavior scale）、儿童孤独症评定量表（CARS）等。

890. 发育迟缓儿童的治疗原则和时机是什么?

早期发现、早期治疗是发育迟缓儿童治疗最重要的原则之一。6岁以前是婴幼儿发育的关键期。过去的研究证实，大脑在6岁以前的可塑性最高，其中又以0～3岁为婴儿脑神经发育的重要时期。在这个阶段，儿童的脑部以及各方面的能力与经验都不断地快速累积、扩展，许多研究都指出，若此时期能有早期疗育服务的介入，不仅仅能够帮助儿童提升能力、降低障碍程度，更能够协助发育迟缓儿童的家人减少教养压力、提升亲职效能进而促进健康家庭关系的建立，以减少后续可能在医疗、教育、家庭及社会上延伸出的问题。除了早期介入之外，发育迟缓儿童的治疗也应遵循个性化的原则，依据不同的服务对象拟定最合适的治疗计划，并且尊重每位儿童及其家庭的特殊性，提供多样性的服务与安置选择。

891. 发育迟缓儿童的预后是怎样的?

发育迟缓儿童的预后受到以下几点的影响。

（1）引起发育迟缓的因素类型：例如，因基因变异或是脑部损伤引起的发育迟缓可能日后的进步空间有限，因为环境因素如缺乏刺激造成的发育迟缓则通常能够经由治疗得到较大幅度的改善。

（2）严重度：发育迟缓程度较轻微的儿童相较于程度较严重的儿童通常有更好的预后。

（3）治疗的时间点：6岁以前是大脑可塑性最高的时期，其中又以3岁以前最为关键。3岁以前的介入及刺激，能够更有效地促进儿童各方面能力的发育，因此越早开始的治疗往往越有效。

（4）治疗的品质：治疗师介入策略的使用、专业团队的合作质量以及治疗的频率和维持时间长度都是影响发育迟缓儿童预后的重要因素。

（5）家庭环境的支持

家长的参与、家庭环境的资源及家长与治疗师的良好合作关系都对治疗的成效有正向的影响。

我们往往无法精确地预估预后情形，需通过持续的追踪、治疗计划的不断调整，以及与照护者良好的沟通与合作，方能使每位儿童达到最佳的预后。

892. 关于发育迟缓，以家庭为中心的治疗策略包括什么?

以家庭为中心的治疗模式强调家庭完整参与早期疗育的介入、尊重家庭的文化、价值观与决定，强调家庭是服务系统的成员之一且为最终决策者，而家长则扮演长期性的关键角色。以家庭为中心的服务策略奠基于家长与医疗专业人员们良好的合作关系之上，强调家庭与专业人员之间应保持互助的伙伴关系，并且将家长对服务的满意度、态度以及执行力视为影响治疗效果的重要因素。家长与专业人员一同参与评估，并且经由讨论依据家庭的需求、儿童的状况制定适当的治疗目标与治疗计划。这样的模式能够提高家庭功能、促进成长能力，着重家庭本位的需求，强化家庭的社会网络，而不是把重点放在治疗儿童问题上。以家庭为中心的治疗策略好处在于，家长与专业人员共享信息，通过将家庭本身的资源、作息等融入治疗策略中达到最有效的治疗效果。更重要的是让家长充分了解自己孩子的优势与弱点以及其预后的同时，强化家长的自我效能、提升家长参与，使得儿童能够在健康的家庭环境中成长。

893. 新生儿常见的臂神经丛损伤有哪些类型?

臂神经丛损伤依受伤部位可分为以下3种。

（1）厄尔布麻痹（Erb paralysis）：多数患者属于此类。上臂颈椎第5、6节神经损伤，影响肩膀和上臂，患儿上臂无法外展或外旋，患侧惊吓反射消失。

（2）克隆普克麻痹（Klumpke palsy）：下臂颈椎第8节和胸椎第1节神经损伤，影响手和手指，患儿无法握物。

（3）全臂神经损伤：上臂颈椎第5节至第1胸椎，手上臂和前臂皆受影响，可能合并霍纳综合征（Horner syndrome），包含眼睑下垂、无汗症、瞳孔缩小。

894. 如何评估早产儿？早产儿的介入治疗有哪些?

评估早产儿的发育时，在2岁前须以矫正年龄来看。矫正年龄是指将早产儿原预产期当日当作出生的第一天，即不论宝宝何时出生，以现在日期减去预产日期（例如：宝宝出生日期为5月1日，妈妈的预产期是7月1日，则至8月1日时，宝宝的矫正年龄为1个月。）并且通过每个月的评估了解其发育状况。

临床研究显示早产儿容易在心智、语言、神经动作等方面有发育迟缓的问题，在出院后仍须维持长期持续性的追踪，主要分成四大类：生长发育评估、眼科追踪、听力评估及心智发育评估。

（1）生长发育评估：以矫正年龄对照体重、身高、头围的生长曲线表。

（2）眼科追踪：包括视网膜及视力检查，建议于矫正年龄1～3岁前做视力检查评估。早产儿常见视网膜病变，建议追踪至眼底发育成熟为止；部分早产儿在日后仍有机会发生斜视、近视、远视、散光及视力障碍等。

（3）听力评估：听力对语言发育的影响极大，早产儿建议于矫正年龄3～6个月内接受听力筛检，并适时选择合适助听器及进行听能复健。

（4）心智发育评估：建议定期于矫正年龄6、12、18个月及24个月进行追踪。目前出生体重小于1500 g的早产儿建议使用贝利婴儿发育量表评估，内容包含认知、语言、粗大动作、精细动作发育及人际互动。

早产儿出院后到6岁以前应定期让专业团队追踪其发育状况，以期及时发现问题，并早期介入处理，适时接受治疗与特殊教育安置，让儿童发育及家庭都能维持在最佳的状态。

895. 唐氏综合征的诊断、症状、临床评估、治疗及预后为何?

（1）诊断：唐氏综合征为最常见的染色体异常疾病，病因为第21对染色体比正常人多一条，为21三体综合征，800～1000个新生儿中就有一位，且发生率随着孕妇年龄升高而增加。唐氏综合征的诊断可以通过产前的筛检或婴儿出生后的血液检查分析来确认染色体是否异常。

（2）症状

1）外观特征：唐氏综合征患儿具有明显的外观特征，包含脸型五官（后脑勺扁平、眼距较宽、脸较扁平且眼睛向上倾斜、耳朵小位置低、颈部较短）。

2）合并症：可能合并有先天性心脏病、智力障碍、甲状腺功能异常、肠胃道畸形、泌尿道异常、听力视力异常、白血病等。

3）发育发育迟缓：身高体重较正常儿童小、发育较慢、发育迟缓、肌肉张力低。

（3）临床评估

1）病史：通常由问诊开始，初步了解患者就诊原因、怀孕过程、既往史、家族史等基本背景。

2）体格检查：①外观特征。经由临床观察，观察患者的外在特征以了解是否患有遗传性疾病。②人体测量数据。③生长（身高、体重、头围）情形。④其他身体体格检查。

3）神经学检查

4）专业评估：最后进行各领域的专业评估，以进一步掌握患者在视力、听力、认知、语言、动作、社会情绪等方面的发育状况，并以此做为治疗计划制订的参考依据。

（4）治疗：早期介入患者的儿童发育，通过医疗协助、物理治疗、职能治疗及语言治疗，并借由特殊教育班级或校园教育，能有效改善生活质量。

（5）预后：唐氏综合征患者若早期未因先天性疾病死亡，寿命可至50～60岁，较正常人少10～20岁。主要死因为肺炎、先天性心脏病、其他传染病、恶性肿瘤、血管疾病。

896. 脆性X染色体综合征的诊断、症状、临床评估、治疗及预后是什么?

（1）诊断：脆性X染色体综合征（fragile X syndrome）可通过血液DNA来做诊断，是一种性染色体遗传性疾病。病因为FMR1基因内CGG发生重复次数异常增加，导致无法生成一种名为FMRP的脑部物质，造成智力发育异常。此疾病男性发生率较高，且男性患者大多数有智力障碍，女性比例则为1/3。

（2）症状

1）外观特征：共同外表特征常到青春期后开始明显，包含长窄脸、耳朵较大及额头突出、扁平足、睾丸肿大。

2）合并症：合并焦虑、癫痫等问题。儿童时期可能有反复性中耳炎及鼻窦炎等。

3）发育发育迟缓：发育迟缓、肌肉张力低。患者在两岁时会有语言迟缓，且可能同时有专注力不足过动症、自闭症等问题。行为异常如刻板动作、社交行为异常，严重者可能有自闭症。

（3）临床评估

1）病史：通常由问诊开始，初步了解患者就诊原因、怀孕过程、既往史、家族史等基本背景。

2）体格检查：①外观特征。经由临床观察，观察患者的外在特征以了解是否患有遗传性疾病。②人体测量数据。③生长（身高、体重、头围）情形。④其他身体体格检查。

3）神经学检查。

4）专业评估：最后进行各领域的专业评估，以进一步掌握患者在视力、听力、认知、语言、动作、社会情绪等方面的发育状况，并以此做为治疗计划制订的参考依据。

（4）治疗：在治疗上，针对注意力不足和多动症，除了进行语言治疗及相关特殊教育外，对4岁以上的儿童，常选用大脑兴奋剂如哌甲酯。其他药物如抗抑郁及抗焦虑药物等也有助于改善患儿多动、情绪不稳定和攻击性行为等。若能早期降低疾病发育速率，对患儿的发育有一定帮助。

（5）预后：脆性X染色综合征所影响的层面非常广泛，受到发现以及介入时间点的影响，每位患者的预后具有差异。一般而言，女性患者的预后往往优于男性患者，此疾病患者死亡平均年龄低于正常人12年，而死因与常人无异。

897. 威廉姆斯综合征的诊断、症状、临床评估、治疗及预后是什么？

（1）诊断：威廉姆斯综合征（Williams syndrome）为染色体显性遗传疾病，其第七对长臂近端（7q11-q23）的区段发生缺失，导致一个或多个基因功能异常。基因缺失的范围越大，临床表现会越严重。

（2）症状

1）外观特征：患者外观上表现为眼皮肿、鼻尖朝上、人中长、嘴宽、厚唇、下巴小等。

2）合并症：此疾病因弹性蛋白（elastin）基因缺失造成结缔组织出现问题，血管会产生狭窄的现象，容易出现先天性心脏病，如典型的主动脉瓣狭窄等。婴儿期可能出现吸吮力弱、吞咽不协调、喂食困难、呕吐、便秘及腹绞痛且血钙较高等表现，随年龄增长可改善。其他合并症包括牙齿排列不整齐且咬合不良，腹股沟或脐疝气，肾脏结构异常，眼睛问题如斜视、远视、星状虹膜，对某些频率的声音敏感等。

3）发育发育迟缓：发育迟缓、肌肉张力低。大部分患者出生体重较轻，体重与身高发育较为缓慢。患者也较可能有肌肉张力低，关节僵硬。大部分患者的智力与学习会出现障碍，包括注意力不集中、多动、心智及运动发育迟缓等，但语言能力尚可。

（3）临床评估

1）病史：通常由问诊开始，初步了解患者就诊原因、怀孕过程、既往史、家族史等基本背景。

2）体格检查：①外观特征。经由临床观察，观察患者的外在特征以了解是否患有遗传性疾病。②人体测量数据。③生长（身高、体重、头围）情形。④其他身体体格检查。

3）神经学检查。

4）专业评估：最后进行各领域的专业评估，以进一步掌握患者在视力、听力、认知、语言、动作、社会情绪等方面的发育状况，并以此做为治疗计划制订的参考依据。

（4）治疗：早期介入患者的儿童发育，通过医疗协助、物理治疗、职能治疗及语言治疗，并借由特殊教育班级或校园教育，能有效改善生活质量。患者应接受早期疗育与特殊教育，且须针对身体各个器官进行不同治疗，定期至小儿心脏科门诊就诊，适时接受心导管检查与治疗。另外，为预防高血钙须避免食用钙片与维生素D。

（5）预后：此疾病患者大部分可完成初中级的学业，足以自我照护，甚至从事简单的工作。生命期则由各器官的严重程度影响，若不严重可能与正常人无异。

898. 皮埃尔·罗班综合征的诊断、症状、临床评估、治疗及预后是什么?

（1）诊断：皮埃尔·罗班综合征（Pierre Robin syndrome）可通过出生后临床症状诊断。在临床上，需与21三体综合征、迪格奥尔格综合征做鉴别诊断。有一种理论是第一孕期因物理性因素使脖子异常弯曲，下颔骨及胸锁关节彼此压缩影响发育，造成小颌畸形，而生长空间的异常也造成舌下垂。此疾病亦可受新生变异（de-novo mutation）影响，在染色体2（可能为GAD1基因），染色体4、11（可能为PVRL1基因），或染色体17（可能为SOX9或KCNJ2基因）的变异。有证据显示SOX9基因或KCNJ2基因的缺陷会影响脸部结构发育。

（2）症状

1）外观特征：先天性小颌畸形、舌下垂、腭裂等现象。

2）合并症：患者出生时出现吸气性呼吸道阻塞（仰卧时明显）、合并听力异常等。

3）发育发育迟缓：发育迟缓、肌肉张力低、有时伴随听力损伤及语言障碍。

（3）临床评估

1）病史：通常由问诊开始，初步了解患者就诊原因、怀孕过程、既往史、家族史等基本背景。

2）体格检查：①外观特征。经由临床观察，观察患者的外在特征以了解是否患有遗传性疾病。②人体测量数据。③生长（身高、体重、头围）情形。④其他身体体格检查。

3）神经学检查。

4）专业评估：最后进行各领域的专业评估，以进一步掌握患者在视力、听力、认知、语言、动作、社会情绪等方面的发育状况，并以此做为治疗计划制订的参考依据。

（4）治疗：早期介入患者的儿童发育，通过医疗协助、物理治疗、职能治疗及语言治疗，并借由特殊教育班级或校园教育，能有效改善生活质量。在治疗上，以治疗呼吸困难及营养摄取为重点。呼吸困难症状较轻微者可通过侧俯卧位，减轻舌根下垂程度减少气道阻塞；严重者则可采取手术治疗，将舌体前移固定，术后可增加高能营养。患者须加强营养摄取，适时使用鼻胃管或胃管改善小颌畸形的程度，并预防胃食管反流、窒息及下呼吸道感染。患者可能因中耳发育异常造成听力不良，加之上唇颚裂严重影响语言发育，因此可针对唇颚裂进行手术治疗。另外，牵引成骨术（distraction osteogenesis）也可治疗下颌畸形。

（5）预后：此疾病患者在生长发育时若能摄取足够的营养，多数可达到正常范围，预后良好。患者可能因呼吸窘迫、喂养困难、营养不良、肺部感染和心血管畸形而早期死亡，因此足够的营养摄取及适时的手术治疗对病情极有帮助。

899. 先天性挛缩蜘蛛指畸形的诊断、症状、临床评估、治疗及预后是什么？

（1）诊断：先天性挛缩蜘蛛指畸形（CCA或BHS）是一种罕见的常染色体显性遗传的结缔组织疾病，基因检测可发现FBN2基因有变异。

（2）症状

1）外观特征：患者多为瘦长体型，手指及足趾细长；脊柱后凸且有多处关节挛缩畸形；四肢肌肉发育不良；在身体检查上常见外耳郭呈现异常褶皱，头部畸形不常见。

2）合并症：眼部有20%出现白内障、晶状体裂、青光眼、睫状体发育不良、蓝色巩膜或轴性近视等现象。患者亦可能有心脏疾病，通常表现为室间隔缺损，主动脉发育异常和单脐动脉等。

3）发育发育迟缓：发育迟缓、肌肉张力低、部分患者合并胸部畸形及脊柱畸形，易引发呼吸窘迫。

（3）临床评估

1）病史：通常由问诊开始，初步了解患者就诊原因、怀孕过程、既往史、家族史等基本背景。

2）体格检查：①外观特征。经由临床观察，观察患者的外在特征以了解是否患有遗传性疾病。②人体测量数据。③生长（身高、体重、头围）情形。④其他身体体格检查。

3）神经学检查。

4）专业评估：最后进行各领域的专业评估，以进一步掌握患者在视力、听力、认知、语言、动作、社会情绪等方面的发育状况，并以此做为治疗计划制订的参考依据。

（4）治疗：早期介入患者的儿童发育，通过医疗协助、物理治疗、职能治疗及语言治疗，并借由特殊教育班级或校园教育，能有效改善生活质量。在治疗上，大关节的挛缩可能随着生长发育改善，但手指的挛缩不会，因此关节挛缩的部分则需通过物理治疗改善；脊柱后凸者通常症状会恶化且可能需以背架或手术治疗；心脏疾病的患者需定期追踪，严重者须早期手术治疗。

（5）预后：患者的预期寿命主要受症状严重程度影响，生活的适应质量则受到介入时间点以及治疗质量的影响而可能有不同的预后。

900. 普拉德-威利综合征的诊断、症状及临床评估方法是什么？

（1）诊断：普拉德-威利综合征（Prader-Willis syndrome）属于复杂、多系统的遗传性疾病，目前仍无明确的危险因子。主因为父源的15q11-q13基因未表现（约占74%）。传统上可由临床表现来诊断此疾病，但现今主要以基因测试诊断。一般情况下，新生儿出现低张力的状况时会建议进行测试。

（2）症状

1）外观特征：在身体检查上，患者倾向有突出的鼻梁、高而窄的前额、手脚小且手指逐渐变细、薄唇、嘴角向下、杏仁眼、缺乏色素（肤色或发色较淡）。

2）合并症：肥胖且易有糖尿病，成年后则出现肌肉松弛且张力不足、肥胖、不孕、性腺发育不全、极易患糖尿病、呼吸障碍、近视或斜视问题等。

3）发育发育问题：发育迟缓、肌肉张力低、新生儿患者出生时有低张力、喂食困难及发育速度较慢，儿童时易饥饿且肥胖，且发育迟缓、身材短小、行为问题、智力中等程度障碍、睡眠量太大，患者同时也易有情绪或行为问题（例如：无法控制的饮食过度、强迫行为、注意力不集中等）。

（3）临床评估

1）病史：通常由问诊开始，初步了解患者就诊原因、怀孕过程、既往史、家族史等基本背景。

2）体格检查：①外观特征。经由临床观察，观察患者的外在特征以了解是否患有遗传性疾病。②人体测量数据。③生长（身高、体重、头围）情形。④其他身体体格检查。

3）神经学检查。

4）专业评估：最后进行各领域的专业评估，以进一步掌握患者在视力、听力、认知、语言、动作、社会情绪等方面的发育状况，并以此做为治疗计划制订的参考依据。

901. 普拉德－威利综合征的治疗及预后是什么？

（1）治疗：早期介入患者的儿童发育，通过医疗协助、物理治疗、职能治疗及语言治疗，并借由特殊教育班级或校园教育，能有效改善生活质量。目前没有完全治愈普拉德－威利综合征的方式，疾病的治疗多以减缓症状的发生为主，早期介入治疗能使结果更进步。

1）婴幼儿时期：训练肌肉力量、增加语言及职能治疗。

2）学龄期：通过结构性的学习环境善加学习。对于发育中儿童，可使用贺尔蒙疗法让生长过程更顺利的同时减少食物的摄取、加强体重控制。在行为或心理问题方面，若能早期发现并在成长的过程中给予适当的教育及训练，能有效的降低问题的严重度。

3）由于患者常过度肥胖，无论是何种年龄的患者，皆须严格限制饮食。可以通过物理治疗增加肌肉力量及改善生活型态。睡眠呼吸暂停也因肥胖问题成为并发症，因此患者时常需要正压呼吸器。

4）适时的给予血清素：减少患者的冲动性，降低发脾气频率。

（2）预后：患者的预后除了受到自身症状的严重度影响之外，介入的时间点及治疗的质量也是影响预后的重要因素。

902. 脊髓性肌萎缩的诊断、症状及临床评估是什么?

（1）诊断：脊髓性肌萎缩（spinal muscular atrophy）是常染色体隐性遗传，由父母两人第5号染色体长臂上都有的运动神经元存活基因（survival motor neuron，SMN gene 5q）突变所导致。SMN基因可分为SMN1（telomeric copy）及SMN2（centromeric copy），SMN2主要影响splicing of exon 7。两种基因患者都有，且越多SMN2的患者严重度越低。此疾病由临床症状评估后，由基因检测诊断，肌肉切片则不是诊断的必要项目。

（2）症状：此疾病脊髓的前角细胞（运动神经元）及不影响锥体路径的脑干运动神经核（brainstem motor nuclei）渐进性退化，造成肌肉麻痹、萎缩无力，但智力完全正常。

依发病年龄和严重度可分为以下三型。

1）脊髓性肌萎缩Ⅰ型（spinal muscular atrophy type1，SMA type Ⅰ），又称韦尔德尼希-霍夫曼病（Werdnig-Hoffmann disease）：SMN2＜3 copies。最常见，出生后至6个月内发病，约两万名婴儿中就有一位，常在2岁前死亡。身体检查呈现全身性低张力及对称性无力的状况，且近端肌肉较远程严重。仰卧位时，下肢因外展及外旋呈现青蛙脚（frog-leg）的姿势，上肢则呈现肩膀外展及外旋、手肘被屈曲的现象。因肋间肌肉无力，胸部较平坦，可能出现漏斗胸（pectus excavatum）的情形，呼吸时腹部凸出、肋间肌后收。颈部肌肉的无力则造成头部姿势需靠支撑维持。四肢的肌腱反射减少或消失。婴儿松弛综合征是最严重者的一种，出生1个月内就发病者，出现四肢无力、哭声无力及呼吸困难等症状。患者无法自主端坐。

2）脊髓性肌萎缩Ⅱ型（spinal muscular atrophy type 2，SMA type Ⅱ）：SMN2＝3 copies。出生后6～18个月发病。患者下肢呈现对称性无力，近端较远程严重，导致患儿虽然可独立坐着，却无法走路与站立、肌腱反射减退、舌或手部偶尔会颤抖。患者多因持续肌肉无力造成脊椎侧弯，影响肺部功能而导致呼吸困难，需要支持性呼吸治疗以维持生命。

3）脊髓性肌萎缩Ⅲ型（spinal muscular atrophy type 3，SMA type 3），又称库格尔贝格-韦兰德病（Kugelberg-Welander disease）：SMN2＝4～8copies。出生后18个月到青少年、成人期都有可能。症状是轻度对称的肢体近端肌肉无力，上下楼、行走跑步不便，走路时呈现摇摆步态（waddling gait），若患者足踝力量足够，可能因代偿膝盖的无力，造成类似迪谢内营养不良的走路姿势及高尔现象，需依赖辅具行动。肌键反射减退，此型患者呼吸道受影响较小。

（3）临床评估：此疾病通常可在婴幼儿时期被诊断，若未经治疗极可能在婴儿时期死亡。若出生前即发病者有胎动减少的现象，且出生后只能存活数周（SMA type 0）。常见特征为渐进式的肌肉无力，四肢及呼吸肌最先被影响。患者对头部稳定的控制、吞咽上都有障碍，也会出现脊髓侧弯和关节挛缩的现象。

1）病史：通常由问诊开始，初步了解患者就诊原因、怀孕过程、既往史、家族史等基本背景。

2）体格检查：①外观特征。经由临床观察，观察患者的外在特征以了解是否患有遗传性疾病。②人体测量数据。③生长（身高、体重、头围）情形。④其他身体体格检查。

3）神经学检查。

4）专业评估：最后进行各领域的专业评估，以进一步掌握患者在视力、听力、认知、语言、动作、社会情绪等方面的发育状况，并以此做为治疗计划制订的参考依据。

903. 脊髓性肌萎缩的治疗及预后是什么?

（1）治疗：早期介入患者的儿童发育，通过医疗协助、物理治疗及职能治疗，并借由特殊教育班级或校园教育，能有效改善生活质量。过去对此类病症并无积极有效的疗法，但在2016年针对基因SMN2的药物出现后，在治疗上有了明显的进展，例如诺西那生钠通过直接注射在中枢神经系统的反股核甘酸达成疗效，索伐瑞韦为针对2岁以下患儿的基因疗法；利司扑兰则为口服药物，这些药物可以增加患儿的动作神经元的存活率。如今的治疗方式以药物搭配物理治疗、职能治疗、支持性呼吸治疗及充足的营养支持，对行动上的治疗康复科和骨科共同协助患者，例如，8～10岁的SMA type 2患者可适时进行脊椎融合术减少脊椎弯曲对肺部的影响。

（2）预后：若不治疗，SMA type 1的儿童易感染呼吸道疾病，如未积极给予支持性呼吸治疗，便可能在2岁前死于肺炎，但若给予恰当的呼吸器支持，症状较不严重者约8%可存活至10岁左右，成年者概率极低。通过适当的照护，较轻微的SMA type 1患者约有10%可成年。SMA type 2预期寿命则可达20岁，type 3则与常人近乎无异。

904. 进行性假肥大性肌营养不良的诊断、症状及临床评估方法是什么?

（1）诊断：进行性假肥大性肌营养不良（Duchenne muscular dystrophy，DMD）是一种相当严重的性联遗传肌肉失养症，位于X染色体上的DMD基因上，负责肌养蛋白（dystrophin）的转译能力失效，影响肌肉细胞膜的维持。一般而言，杜氏肌营养不良症的患者血液肌肉酵素浓度比正常人高出许多，而肌电图通常可发现肌病，若将受影响肌肉的活组织化验，会见到肌肉细胞体积大小不一、不正常肌肉和硬化等病理变化。遗传学上则可通过产前的羊水细胞检查和胎毛细胞检查侦测某些常见的基因缺失，对产前胎儿的诊断给予很大的帮助。

（2）症状

1）男性患儿出生后的各种动作的发育大部分正常，部分动作发育比一般儿童稍慢，如较晚会坐。

2）通常3～5岁，患儿主要症状为步态异常、经常垫脚尖、容易跌倒，可见额头及双膝伤痕累累，且跑步时会摇晃，上、下楼梯吃力等。

3）通常骨盆近端的大肌肉最先开始萎缩，因此会先出现下肢无力。

4）腰部脊椎旁的肌肉被影响后，患儿的脊椎呈现前后异常弯曲，走路时小腹前凸。

5）患者行动困难会随时间加剧。患者大约在13岁以前已无法行走。患者亦常见脊椎侧弯或轻度智力障碍。

6）高尔现象（Gowers'sign）。

7）假性肥（calf pseudohypertrophy）。

8）半数患者在18岁时会有肥厚型心肌病，而在疾病末期时，容易出现呼吸及吞咽问题，容易感染肺炎。

（3）临床评估

1）病史：通常由问诊开始，初步了解患者就诊原因、怀孕过程、既往史、家族史等基本背景。

2）体格检查

①外观特征：主要包括两个方面。高尔现象（Gowers' Sign）指在体格检查上，患儿转向侧面或腹部时，膝部会弯曲造成跪下姿势，且因为这些肌肉的无力，患童跌倒时无法自然地站起，需利用双手支撑在膝部慢慢推动身体成直立姿势，即特征性之登攀性起立。假性肥（calf pseudohypertrophy）是由于肌肉的不正常活动能力，很多关节也有不同程度的畸形变化，例如，因阿基里斯腱变短且为了代偿膝盖无力的现象，患者倾向于使用脚尖走路，导致小腿肌肉异常肿大，但肌力甚差且触感较硬，肌腱反射减弱，即所谓的假性肥。②人体测量数据。③生长（身高、体重、头围）情形。④其他身体体格检查。

3）神经学检查。

4）专业评估：最后进行各领域的专业评估，以进一步掌握患者在视力、听力、认知、语言、动作、社会情绪等方面的发育状况，并以此做为治疗计划制订的参考依据。

905. 进行性假肥大性肌营养不良的治疗及预后是什么？

（1）治疗：早期介入患者的儿童发育，通过医疗协助、物理治疗、职能治疗及语言治疗，并借由特殊教育班级或校园教育，能有效改善生活质量。该病尚无有效的治疗，目前治疗方法多以减缓症状发育速度为主。

1）药物：药物治疗可减缓症状，如皮质类固醇可减缓2岁以前患儿肌肉退化，但效果不长久；β2肾上腺素受体激动剂可增加肌肉力量，但无法减缓病情的发育；抗抽搐药物可控制癫痫发作及肌肉不正常运动；免疫抑制剂则能推迟肌细胞的死亡。遗传工程上，针对外显子变异、吗林基核酸合成（Morpholino antisense oligo）的药物目前合法的有：阿塔鲁伦（Translarna）在美国及欧洲都已合法上市；Eteplirsen（针对dystrophin exon 51 skipping）在美国已通过但仍具争议性，欧洲尚未合法；针对skipping exon 53的药物（占患者的8%）：如Golodirsen（Vyondys 53）在2019年于美国合法上市，Viltolarsen（Viltepso）亦于2020年8月在美国合法上市。目前药物仍持续研发中，为患者的一线曙光。

2）物理、职能治疗：在病情早期开始时建议进行强度适当的运动（如游泳），应给予物理、职能治疗以强化并防止挛缩的出现。

3）呼吸治疗：患者呼吸肌随着年龄退化，在10～20岁时呈线性退步，20～30岁时多数需搭配呼吸辅助器，且为避免呼吸衰竭，FVC小于40%以前可评估是否能进行手术治疗，心脏则可放置节律器。

4）辅具：适当的辅具可以帮助关节强化并预防畸形。

5）手术：而当肢体出现畸形状况时，可透过手术矫正帮助舒缓症状。

（2）预后：女性患者可能表现为轻微症状。造成患者死亡的主要原因为呼吸衰竭，次要原因为肥厚型心肌病。患者平均预期寿命约为26岁，若接受良好治疗，患者亦可能存活至30～40岁。

（二）儿童脑性瘫痪康复

906. 什么是儿童脑性瘫痪？危险因子包含哪些？

儿童脑性瘫痪指脑部在发育成熟前受到伤害，为非进行性、永久性脑部病变，造成以动作障碍为主的多重性障碍。表现为持续存在的异常运动模式和姿势控制障碍，功能性动作及活动受限，往往伴随感知觉、发展障碍，癫痫和继发性肌肉骨骼等问题。因此，除了运动功能受损之外，也常伴随其他发展上的障碍，如语言沟通、智力、学习、视觉、听觉、情绪行为等。常见儿童脑性瘫痪的危险因素依发生的时间点可分为产前、产中、出生后早期（表8-1）。

表8-1　儿童脑性瘫痪的危险因素

时间点	危险因素
产前	先天脑部发育不良，孕期受感染，子宫或胎盘功能不良，接触畸胎源如药物、烟酒毒品、辐射线等
产中	产中缺氧、使用产钳或真空吸引、胎儿窘迫、早产儿（尤其GA＜32周）、低出生体重、多胞胎等
出生后早期	严重黄疸、脑炎或脑膜炎、脑部外伤、新生儿癫痫、呼吸窘迫症群、代谢或内分泌异常等

907. 儿童脑性瘫痪的脑影像学发现有哪些？

最常用来检查脑性瘫痪儿童的脑部影像包含了计算机断层扫描及核磁共振，其中核磁共振又以较少的辐射线暴露较适合做为长期追踪的工具。在计算机断层扫描中最常见的表现为脑部发育不全，如脑室扩大、脑室周围白质软化及脑沟变宽等情形，也可见脑发育畸形、基底核病变和脑软化等病灶。核磁共振则是用来诊断脑部结构异常的利器，相较于计算机断层扫描可以将脑部组织及病灶显示得更清楚，对于髓鞘发育迟缓、大脑导水管狭窄和脑室周围白质软化等脑部病灶都有极高的诊断价值。

908. 儿童脑性瘫痪分类是什么？

儿童脑性瘫痪可以依据其运动功能损伤状态、受影响肢体部位以及受影响的严重程度分为不同类型（表8-2～表8-4），分类如下：

表8-2　儿童脑性瘫痪依运动功能损伤状态分类

运动功能损伤状态	表现
痉挛型（spastic subtype）	最常见的类型，为大脑中掌管自主运动的区域受伤导致，肢体呈现张力
不随意运动型（dyskinetic subtype）	以锥体外系受损为主，主要包括舞蹈徐动症（chroeo athetoid）和肌张力障碍（dystonic），次常见的类型，为基底核受伤导致，因不停变化的肌肉张力而出现不规则且无法控制的不自主性运动
运动失调型（ataxic subtype）	最少见的类型，以小脑受损为主，丧失肌肉控制及协调功能，肌张力偏低，因而无法维持身体平衡，常出现不协调的动作
混合型	合并两种以上形态，通常会以其中一种的症状表现为主

表8-3　儿童脑性瘫痪依受影响肢体的部位分类

受影响肢体的部位	表现
单侧	
单肢麻痹	任一上肢或下肢受影响，较为少见
半侧麻痹	单侧的上下肢同时受影响
双侧	
双侧麻痹	通常四肢皆会受影响，下肢比上肢严重较为常见
四肢麻痹	全身皆受影响，包含头部、躯干及肢体

表8-4　儿童脑性瘫痪依影响严重程度分类

影响严重程度	表现
轻度	可自理一般日常生活、不需使用助行器行走，无须特别照护
中度	轻度语言障碍，需要使用助行器并且以辅具辅助日常生活需求
重度	几乎无法自理日常生活，行走及沟通能力很差，预后较差

909. 儿童脑性瘫痪的征兆有哪些？

脑瘫主要是依据临床表现诊断，儿童的成长过程中以功能上的变化为主，在不同的年龄层中都有其在各方面应达到的发展里程碑，而不同方面的发展亦会相互影响。在脑瘫儿童中，最常见的发展迟缓是以动作方面为主，若儿童出现异常动作、肌张力过高/低、原始反射未随年纪增长消失等情形，也须持续追踪或再做进一步的评估。

在明显脑瘫症状出现前，可能出现的早期异常运动功能包括以下几方面。

（1）早期运动异常：运用全身运动（general movements，GMs）进行评估时，在早产和足月龄期间出现痉挛-同步性全身运动（cramped-synchronized GMs），在矫正年龄3个月时缺乏不安运动（fidgety movements），这两个表现对脑瘫的预测具有较高价值。

（2）早期的运动功能障碍：异常动作（如不对称的肢体运动、持续性踮脚尖行走），肌张力异常（如肌张力低下、痉挛或肌张力障碍）。

（3）发展里程碑延迟：最常见的发展迟缓是以动作方面为主，例如，8个月大时还不会坐、18个月大时还不能走、在1岁之前就出现优势手等。

（4）反射异常：原始反射消失延迟，如不对称颈反射、躯干弯曲反射、握持反射等。

910. 儿童脑性瘫痪伴随的相关障碍有哪些?

脑瘫儿童常合并多重障碍，除了运动障碍之外，时常伴随智力不足、语言障碍、学习障碍、情绪障碍、行为障碍、视觉障碍、听觉障碍、知觉障碍、心理障碍及其他健康问题等。除了上述伴随脑瘫的障碍之外，脑瘫儿童也常因脑部损伤导致的种种异常产生其他共病，常见的共病包含癫痫、吞咽困难、营养失调、骨密度不足、疼痛、便秘、睡眠障碍等。

（1）癫痫：25%的脑瘫儿童患有癫痫，由于局部脑损伤继发的脑部异常放电，在痉挛型四肢瘫类型更多见，且更常合并智力障碍。

（2）智力障碍：50%的脑瘫儿童存在智力障碍，脑瘫儿童的认知能力缺损的严重程度与其运动障碍程度相关，在各种类型里，痉挛型四肢瘫儿童通常智力受损最严重，而不随意运动型相对较轻。

（3）语言障碍：30%～60%的脑瘫儿童存在语言及言语障碍，造成障碍的原因可能是口咽部的肌肉功能障碍、听力障碍或智力障碍等。

（4）精神行为障碍：25%的脑瘫儿童有精神行为障碍，如注意力缺陷多动障碍、情绪或精神障碍、孤独症等。

（5）步行困难：30%的脑瘫儿童不能行走，尤其是痉挛型四肢瘫类型状况更加严重，且合并智力障碍、癫痫和视力受损。

（6）疼痛：脑瘫儿童中有75%存在疼痛，疼痛多由髋关节脱位/半脱位、异常肌张力、挛缩、胃食管反流和便秘等引起。

（7）视力障碍：30%～50%的脑瘫儿童存在视力问题，包括斜视、屈光不正、弱视、视野缺损等。

（8）流涎：20%的脑瘫儿童有流涎，一般是由于吞咽困难、头部控制欠佳或面瘫导致分泌物处理困难。

（9）膀胱控制障碍：25%的脑瘫儿童存在膀胱控制问题，障碍产生多由于尿动力学异常

（膀胱高张力、逼尿肌括约肌协同失调、膀胱反射亢进）造成遗尿、尿频或尿失禁等情形。

（10）睡眠障碍：20%的脑瘫儿童有睡眠障碍，可能由于昼夜节律异常、疼痛、喉软骨软化等所引起。

911. 儿童脑性瘫痪之运动功能障碍的特性是什么？

脑部损伤为造成儿童脑性瘫痪之运动功能障碍的主因，受损的范围包含大脑运动皮质和皮质下的神经传导通路，因而产生上运动神经元综合征。常见的临床症状包括肌肉痉挛、张力异常、神经反射异常、选择性运动控制降低等。肌肉痉挛是影响儿童脑性瘫痪运动功能的主因，导致患儿出现异常的运动模式，例如不流畅的主动运动、高阻力的被动运动、异常步态等。适度的痉挛可作为肌肉无力的代偿，然而过强的痉挛反而会造成疼痛甚至肢体挛缩变形，连带影响患儿的躯干控制及日常生活功能。

上运动神经元综合征可分为阳性和阴性障碍体征。

（1）阳性运动障碍体征指不自主的肌肉活动亢进或肌张力异常：包括痉挛（spasticity）、肌张力失调（dystonia）、强直（rigidity）、舞蹈症（chorea）、手足徐动症（athetosis）、肌阵挛（myoclonus）。

（2）阴性运动障碍体征指肌肉活动不足或动作控制不佳：包括肌无力（weakness）、选择性的运动控制降低（reduced selective motor control）、共济失调（ataxia）、失用症（apraxia）。

912. 如何评估儿童脑性瘫痪？

儿童脑性瘫痪的评估通常包含以下的程序。

（1）病史询问：儿童脑性瘫痪的评估可以从病史询问开始，详尽的病史应包含产前筛检、生产过程、产后体检、生长过程中的疾病及受伤史，疾病的进展模式、家族史等。完成病史询问后，进行体格检查。

（2）体格检查：应做一套完整的体格检查，包括头围的测量、观察皮肤、外型、发育情形、营养状况、各方面（动作、语言、认知、情绪等）的发展里程碑、神经学检查等。神经学检查应包含肌肉张力、神经反射、动作（不自主动作、不对称动作等）及步态等。

（3）检验及检查：同时应安排血液、尿液、影像学等检验及检查，排除其他疾病。

（4）专科检查：在确诊脑瘫后，应进一步安排专科检查，包含听力、视力及智力等测验，作为未来治疗计划的参考。

（5）活动与参与障碍评估：患儿由于运动功能障碍导致活动与参与障碍，可使用如下常用的评估方式及量表（如下使用ICF-CY编码）。

1）沟通交流能力（d3）：格塞尔发育诊断量表（Gesell development diagnosis schedules，GDDS）、贝利婴儿发展量表（Bayley scales of infant development，BSID）、S-S语言发育迟缓评定、构音障碍评定法。

2）移动（d4）：①粗大运动功能评定，Alberta测试量表（Alberta infant motor scale，AIMS）、粗大运动功能测试量表（gross motor function measure，GMFM）、Peabody运动发育评定量表的粗大运动部分，评定患儿改变和保持身体姿势、移动运动功能、步行移动的能力等。②精细运动功能评定，Peabody运动发育评定量表的精细运动部分、手功能分级系统（manual ability classification system，MACS）、精细运动功能评定量表（fine motor function measure scale，FMFM）、上肢技能品质评定量表（quality of upper extremity skills test，QUEST）、墨尔本单侧上肢功能评定量表（Melbourne assessment of unilateral upper limb function，MA）、箱块试验（Box and Block Test，BBT）、九孔插板测验（nine hole peg test，NHPT），判断脑瘫儿童活动受限的程度和双手操作物品的能力。

3）自我照顾（d5）：儿童功能独立性评定量表（functional independence measure，WeeFIM）、残疾儿童能力评定量表-中文版（Chinese version of pediatric evaluation of disability inventory，PEDI）、婴儿-初中生社会生活能力量表（SM），对患儿的自我照护及生活能力进行评估。

913. 影响儿童脑性瘫痪的预后因素有哪些？

脑瘫儿童的预后和病因、严重程度及照护质量等因素皆有关连，因此在评估预后时，需考虑多方面的因素。随着脑瘫儿童的身体功能、健康状况及认知缺损的程度越严重，患儿的行走及语言能力就越差，因此发展里程碑可作为预测未来身体能力的依据。患儿的功能损伤程度越严重，越可能导致长期的营养不良、骨密度的流失等，而有较短的预期寿命。评估工具也可以作为评估预后的指标，例如粗大动作功能分类系统除了区分严重度外，也可用来预测患儿的粗大动作功能，因大部分脑瘫儿童的功能分级不会随着年龄改变。不同领域的评估工具如粗大运动功能分级系统、手功能分级系统及沟通能力分级系统之间是具有相关性的，因此综合各领域的评估工具可以更全面地评估生活功能的预后。

（1）影响步行预后的因素：如果患儿的身体、功能或认知障碍越严重，独立步行的可能性就越小；一般儿童在2岁前可以独坐，基本上6岁前就能独走；如果儿童能在2岁前学会翻身，则可能6岁时可以独自行走；但如果在2岁时不能独坐或翻身，则后续基本丧失独自行走能力。

（2）影响言语发展预后的因素：1/3的患儿存在言语和语言上的困难；不能控制的癫痫会加重各种形式的交流沟通困难；躯体、功能和认知损害越重，其言语语言障碍的发生率也越高且程度越重；与患有单侧痉挛性脑瘫的儿童相比，患有双侧痉挛、不随意运动型或运动失调型的儿童更容易出现言语和语言障碍。

（3）影响生存周期预后的因素：孩子的躯体，功能或认知障碍越严重，预期寿命缩短的可能性就越大；预期寿命的降低与经胃管摄入饮食之间密切关联，但这提示了吞咽困难的严重程度，而非胃管干预直接导致的。

914. 儿童脑性瘫痪的粗大动作、精细动作、沟通能力分级系统是什么？

（1）粗大运动功能分级系统（gross motor function classification system，GMFCS）：根据移位能力及对于移动设备的需求，分为五级，提供患者功能限制的严重程度（表8-5）。GMFCS是评估患者在平时而非在最佳状态下的能力，因此除了专业评估人员外，患儿及照护者也会共同决定评估结果。

表8-5 GMFCS分级与表现

分级	表现
Ⅰ	可独立行走，步行未受限制
Ⅱ	可独立行走，步行受限制
Ⅲ	使用掌上型移位辅具行走，例如手杖或拐杖
Ⅳ	自我移动能力受限制，可采用电动式移位元方式
Ⅴ	须完全依赖他人协助移动

（2）手功能分级系统（manual abilities classification system，MACS）：评估日常生活中双手而非单手操纵物件的能力，共分为五级（表8-6）。评估受试者平时的表现，而非在最佳状态下能达到的能力，评估时所操纵的物体应符合受试者的年龄层。

表8-6 MACS分级与表现

分级	表现
Ⅰ	能够轻易且成功地操纵对象
Ⅱ	能操纵多数对象，但伴随些许的速度和/或质量下降
Ⅲ	操纵对象有困难，需他人帮助或调整
Ⅳ	可以操纵筛选过的特定简易对象
Ⅴ	无法操纵对象

（3）沟通能力分级系统（communication function classification system，CFCS）：评估受试者对熟悉和不熟悉的对象传递和接收信息的表现及沟通的速度，将日常沟通表现分为五级（表8-7）。评估时应考虑各种沟通形式，包括语言、手势、表情和辅助沟通系统等，且沟通的有效性应以受试者平时而非最佳状态下的表现为主。

表8-7 CFCS分级与表现

分级	表现
Ⅰ	对熟悉和不熟悉的对象，都有效地传递和/或接收信息
Ⅱ	对熟悉和不熟悉的对象，都有效但缓慢地传递和/或接收信息
Ⅲ	只对熟悉的对象，有效地传递和/或接收信息
Ⅳ	只对熟悉的对象，以不连贯的有效传递和/或接收信息
Ⅴ	即使对熟悉的对象，也很少有效地传递和/或接收信息

915. 儿童脑性瘫痪康复的基本原则是什么？治疗方法有哪些？

儿童脑性瘫痪康复的基本原则为早期诊断、早期疗育，一旦发现婴幼儿出现异常动作、神经反射异常、发展迟缓等情形，就应早期介入治疗，除了刺激功能恢复之外，亦可预防肢体挛缩变形。年龄越小的患儿，相对可塑性越高，尽早给予外部刺激可以诱导其功能发展，同时也能在异常姿势及步态定型前，及早予以调整及矫正。此外，脑瘫儿童的早期疗育计划应根据动作发展的顺序制定，例如婴幼儿应先学会头部控制后，再教导其正确的坐姿、站姿及步态。早期疗育的目标是让脑瘫儿童具备打理自己日常生活的能力，因此也应将日常生活功能的训练带入治疗计划中，训练项目包含穿脱衣物、进食、盥洗等。

（1）早期发现、早期评估及早期治疗：对于存在高危因素儿童，需要定期、规范的发展评估，目的在于早期发现异常表现及发展里程碑延迟，多项研究指出早期的康复训练能促进脑功能损伤的恢复，并减轻脑瘫儿童伤残程度。

（2）多学科联合治疗：脑瘫儿童除运动控制异常外，常伴发骨骼、神经及精神等多种障碍，需要一个多学科团队共同诊疗，该团队应了解这种状况的不同表现，可能包括整形外科医生、儿童神经科医生、神经外科医生、康复科医生、物理治疗师、职业治疗师、言语和语言病理学家、矫形师、营养师和社会工作者等。

（3）与日常生活功能相结合：基于ICF-CY的建议，疾病治疗应针对活动和参与的层面进行规划，因此治疗目标及内容应由传统上减轻运动障碍转变为以不同的治疗方法或环境调整来改善日常生活功能，以发挥儿童在运动、认知和社交领域的最大潜能。

（4）以家庭为中心（family-centered）、从专业指导到平等伙伴关系：每个家庭及儿童都是独一无二的，家庭与专业采取协力模式，专业人士引导家长主动参与及讨论介入的决策及执行过程，设定符合生活情境需求的目标，制订能尊重家庭需求及选择的治疗计划。

治疗方法主要包括以下5种。

（1）药物：控制癫痫发作，减轻疼痛或缓解肌肉痉挛的药物。

（2）康复计划：物理治疗、职能治疗和语言治疗等。常见的治疗项目包含双手训练、约束性运动疗法、针对环境的疗法、体能训练、目标定向训练、水疗法等。

（3）肉毒杆菌毒素注射。

（4）手术：脑瘫儿童的外科手术干预主要包括骨科手术和神经外科手术，如选择性背脊神经切开术。

（5）支架辅具（orthoses）：例如踝足支架、鞋垫、矫正鞋、上肢支架、助行器。

916. 儿童脑性瘫痪常用的辅具有哪些？

儿童脑性瘫痪常用的辅具根据其功能又可分为三大类，分别为摆位辅具、行动辅具以及生活学习辅具。

（1）摆位辅具：如站立架、踝足支架及摆位椅等，为脑瘫儿童因过高的肌张力而扭曲的肢体提供一个良好的摆位及支撑。

（2）行动辅具：用以协助患儿移位，依据患儿的能力给予不同的行动辅具。例如，拐杖可以帮助具备行走能力但平衡不佳的脑瘫儿童；助行器则是帮助刚开始练习行走的患儿；轮椅用在无法自行行走的儿童。

（3）生活学习辅具：用来辅助日常生活功能及在校学习，包含进食辅具、扩大性沟通辅具、阅读辅具以及书写辅具等。

917. 儿童脑性瘫痪常用的运动疗法是什么？

儿童脑性瘫痪常用的运动疗法包含以下4种。

（1）神经发育疗法（Bobaths）：Bobath疗法主要用于中枢神经系统受损的患者，Bobath疗法在1940年被提出，Bobath认为异常的肌肉张力和神经反射抑制了患者正常的动作。使用手法包括关键点控制、反射抑制模式（RIP）和肢位的恰当摆放。因此Bobath疗法借由反射性抑制姿势模式抑制患者的异常反射及肌肉张力后，再进一步诱发正确的姿势及动作型态，同时也可以降低肌肉张力并改善运动控制。

（2）Vojta疗法：在1966年被发表，Vojta认为与生俱来的动作型态是可以被重复诱发出来的，且被诱发出的反射性动作具有移位所需的能力，因此可以在特定姿势下刺激特定部位的诱发带，诱发出非自发性的反射性动作，同时反复的诱发刺激可以加强儿童对于正常动作型态的记忆。

（3）感觉运动疗法（rood）：给予适当的感觉刺激，诱发和改善运动控制，而正确的动作型态又提供更进一步的感觉回馈，如此反复使得原始反射被不断修正，大脑皮质获得高级控制，产生运动记忆、加强正确动作的建立。

（4）感觉整合疗法（ayres）：利用某一感觉系统的感觉刺激来影响另一感觉系统，支持儿童在挑战另一个感觉系统的活动中产生适应反应，随着儿童在难度逐渐增加的活动中做出成功的反应，经过反复感觉统合过程，神经系统的各个部分得以协调整体工作，作出适应性反应的能力。

 儿童脑性瘫痪的常见异常步态是什么？

脑瘫儿童常见的异常步态包含曲膝步、跳跃步、僵直步、内外八字步等，其中又可根据被影响的肢体粗略分为偏瘫步态和双瘫步态。

（1）偏瘫步态：由Winters、Gage和Hicks提出，根据骨盆、髋关节、膝关节及脚踝在矢状面的动力学将偏瘫步态分为五大类（表8-8）。

表8-8 偏瘫步态分类

分类	表现
垂足	摆荡期出现垂足，站立期位于正常背屈范围
马蹄足	脚踝在摆荡期及站立期皆出现过度跖屈
马蹄足/反屈步	膝关节活动范围在摆荡期和站立期受限
马蹄足/跳跃步	髋关节活动范围在摆荡期和站立期受限
马蹄足/跳跃膝	马蹄足合并弯曲且僵硬的膝盖及弯曲、内转且内收的髋合并骨盆前倾

（2）双瘫步态：具体分类见表8-9。

表8-9 双瘫步态分类

分类	表现
马蹄足	站立期维持脚踝跖屈合并髋关节及膝盖伸直
跳跃步	脚踝过度跖屈、髋关节和膝关节屈曲、骨盆前倾合并腰椎前凸增大
伪马蹄足	站立期脚踝皆位于正常背屈范围，但髋关节和膝关节过度屈曲
蹲伏步态（crouch Gait）	脚踝过度背屈合并过度髋关节与膝盖弯曲
剪刀步态（scissoring Gait）	由于股骨前倾、内侧腘绳肌痉挛、髋内收肌痉挛表现为下肢过度屈曲、内收、内旋，伸出的双腿有交叉或形成“剪刀状”的倾向，导致行走困难，并使髋关节有容易脱臼的倾向。可与跳跃步态及蹲伏步态共存
膝僵步态（stiff knee Gait）	摆动期股直肌过于活跃，表现为步态过程中，膝关节活动范围下降
不对称步态	合并上述任两种以上的型态

 儿童脑性瘫痪的常见异常步态应如何处理？

造成脑瘫儿童异常步态的原因包含了肌肉痉挛、肌肉挛缩、运动控制能力不佳，甚至是骨骼变形等。随着脑瘫儿童的生长发育，所需要的治疗方式会有所改变，一般对于小龄患儿的步态异常，我们可以先通过物理治疗、矫形支具等来防止肌张力过高而产生的关节挛缩及下肢长骨畸形的问题，但随着年纪增长出现不同类型的异常步态，有时需要搭配手术治疗。

（1）保守的治疗：在脑瘫儿童出现异常步态的初期，应先以较为保守的治疗为主，包含物理治疗、穿戴支架及副木等，以防止痉挛肌肉挛缩并维持关节活动度。

（2）肉毒杆菌：在肌张力过强的患儿身上，肉毒杆菌占有一定的角色，透过降低肌张力，可以暂时改善患儿的异常步态并有效推迟患儿接受手术的时间。

（3）手术：当保守治疗遇到瓶颈时，应考虑接受骨科手术，包含肌腱延长术、肌肉肌腱转移手术、切骨矫正术、扁平足手术等。以下为常见异常步态的手术治疗方式。

1）剪刀步态（scissoring Gait）：主要由于内侧腘绳肌及髋内收肌痉挛表现为下肢过度屈曲、内收、内旋的步态，因此在手术治疗方面会以软组织处理为主，包括内收肌/肌腱切断术、腘绳肌延长术。

2）跳跃步态及蹲伏步态：一般涉及软组织及骨性畸形（腘绳肌、髋屈曲肌和腓肠肌痉挛或无力、下肢长骨旋转畸形），在手术治疗方面可能包括股骨截骨术、髌腱韧带重建和腰大肌的延长术。

3）马蹄足步态（equinus）：主要与腓肠肌痉挛相关，手术处理包括腓肠肌放松，对于偏瘫患儿可执行延长手术。

920. 儿童脑性瘫痪常见的肌肉骨骼问题，其评估和治疗是什么？

（1）肌肉骨骼问题：脑瘫儿童常见的肌肉骨骼问题包含肌肉张力异常、肌力不足、关节活动度受限及骨骼变形等。高肌张力为脑瘫儿童最常见的肌肉异常，其中又包含了肌肉痉挛、肌张力不全及僵硬等。肌肉和骨骼的问题常常是环环相扣的，例如关节周围的肌肉长期痉挛可能会导致骨骼变形甚至是脱臼、肌力不足使得骨头在长期未载重的状况下骨质流失等。

（2）评估：最简单评估肌肉骨骼的方式是通过徒手肌力测试和关节活动范围的测试，若有异常时，可以进一步通过超声、X线、计算机断层扫描及核磁共振等影像学评估软组织及骨骼相关的问题。

（3）治疗：轻微的肌肉骨骼问题可以通过复健、药物等保守治疗减轻症状并推迟恶化，然而当保守治疗成效不彰时，就须进一步评估是否需要接受手术治疗。

921. 儿童脑性瘫痪脊柱侧弯的危险因素，其评估和治疗是什么？

脑瘫儿童常因肌张力过强和运动控制不佳等情形，产生两侧肌肉的不平衡，使得躯体易偏向其中一侧，若身体可以在平躺放松或是肌张力降低时恢复至正中的位置，则仅算是姿态性脊柱侧弯。然而脑麻儿童常在快速生长时期，脊椎的生长被背部肌肉痉挛所局限，产生结构性脊柱侧弯，为不可逆的脊柱变形。

（1）危险因素：脊柱侧弯在CP患者中很常见，中度至重度脊柱侧弯的发生率与GMFCS水平直接相关，GMFCS Ⅳ～Ⅴ级发生率达30%。

（2）评估：包括脊柱侧弯筛查、全脊柱X线检查以明确Cobb角及发育潜能、骨盆倾斜度、髋关节活动度、心肺功能、营养状况和神经系统状况等评估。

（3）治疗：神经肌肉性脊柱侧弯的管理很复杂，建议采用多学科团队方法来完成。严重的脊椎侧弯会进一步影响上肢、消化及心肺功能等。主要包括以下两方面。①非手术管理，当脊柱侧弯的角度小于25°时，就应定期追踪；角度介于25°～40°时，应开始穿戴背架矫正和特制化轮椅，以改善坐姿平衡并优化舒适度和摆位。②脊柱手术：已经大于40°时，则需考虑接受手术。

922. 儿童脑性瘫痪髋关节发育不良或脱位之危险因素，其评估和治疗是什么？

（1）危险因素：髋关节疾病是痉挛性脑瘫的常见并发症，在不具自主移动能力的脑瘫儿童（无法步行的四肢瘫患儿）有最高的风险。脑瘫儿童因髂腰肌群及内收肌群等肌肉痉挛，髋关节长期处于内收、屈曲及内转等姿势，使得髋关节逐渐因周围肌肉挛缩而脱位变形，又因长期无负重刺激，容易发生髋关节脱臼。

（2）评估：筛查是对所有CP患儿进行骨盆的前后X线检查以监测髋关节发育情况，特别是无法步行的患儿，筛查的间隔取决于孩子的运动功能和其他危险因素（一般每6～12个月复查）。髋关节发育不良及脱位的评估除了通过评估髋关节外展的角度及是否有长短脚之外，也可以依据影像检查做进一步的评估，例如X线可以计算移位元比率、超声可以提供关节附近软组织的结构等。

（3）治疗：尚未出现脱臼情形时，可以使用伸展拉筋、配戴髋关节外展支架等方法作为预防。若移位比率已大于30%～40%且并有内收肌群挛缩但无髋关节发育不良时，会建议行内收肌肌腱切断术治疗。但若移位比率达到50%以上且并有髋关节发育不良时，则须同时接受截骨术及肌腱切断术等。

923. 儿童脑性瘫痪吞咽问题的危险因素，其评估和治疗是什么？

脑瘫儿童因口部神经肌肉的损伤，导致口腔动作协调不良、吞咽机能损伤，进而影响患儿饮食及饮水的能力，甚至造成吞咽困难。脑瘫儿童的吞咽问题也会间接引起其他的健康问题，比如增加吸入性肺炎的风险、长期营养不良影响生长发育、用餐时间增加使得生活质量下降、增加照护者的负担等。

（1）危险因素：吞咽问题的具体性质和严重性与感觉运动障碍、粗大和精细运动受限以及认知/沟通缺陷有关；患有广泛性严重运动障碍的儿童（例如痉挛性四肢瘫）比单纯下肢瘫患儿吞咽障碍的可能性更大，但即使在轻度脑瘫儿童中，吞咽困难也很普遍。

（2）评估

1）营养、发育、进食情况：吞咽问题的评估包含营养、发育、进食情况。每餐的进食时间、是否有增加足够的体重、吃饭时有无呛咳或湿啰音、进食时食物是否会从嘴巴掉出，进食时的舌部运动等。

2）口腔感觉运动功能：包含唇齿舌的力量、功能及灵活性，口腔的触觉敏感度，咬殆反射和呕吐反射的情况，有无吞咽启动延迟，喉上抬及会厌闭合情况。

3）荧光吞咽透视检查：也可以使用电视荧光吞咽录像检查观察吞咽时的动态影像。

（3）治疗：治疗介入的选择需考虑多种因素，应根据患儿的吞咽能力和造成误吸及食物残留的生理机制给予不同的治疗方案。吞咽问题的治疗包含了改变食物质地、喂养技巧、调整喂食辅具、摆位、口腔动作技巧训练以及电刺激等。

924. 儿童脑性瘫痪听力和言语问题的危险因素，其评估和治疗是什么？

（1）危险因素：大约1/2的脑瘫儿童和青少年会出现沟通困难，任何功能水平或脑瘫亚型都可能出现沟通障碍，但在不随意运动型（dyskinetic）或严重双侧痉挛型（severe bilateral spastic）脑瘫的儿童和年轻人中更常见。约20%的脑瘫儿童有听力障碍，常见导致听力障碍的原因包含核黄疸、先天性感染如毒浆体原虫病、风疹、巨细胞病毒及疱疹。在听力障碍的脑瘫儿童中有50%～75%同时患有语言障碍。在脑瘫儿童中约有50%有语言发育障碍，语言障碍常见的原因包含口部肌肉控制异常、听力障碍、自闭、智力障碍等。

（2）评估：脑瘫儿童因神经肌肉控制障碍，造成呼吸形态、发声质量的异常，脑伤本身也可能造成听力障碍、认知能力差及因动作障碍造成学习经验不足、认知学习欠缺，这些都会影响到语言发育，评估除了听力、语言、构音功能外，应包括认知、动作、姿势及呼吸等。语言障碍的评估可以使用沟通能力分级系统。

（3）治疗：若发现婴幼儿有听力问题，应及早评估及治疗，其中50%～75%的患儿在接受语言治疗后可以获得改善，因此在确立诊断后应及早接受治疗。语言障碍的治疗则可以通过多重感官的刺激、认知语言训练、口腔动作训练、非口语表达的沟通训练如手势及表情等方式来加强认知发展及对语言的理解等，让患儿能够达到有效沟通。

925. 儿童脑性瘫痪认知问题的危险因素，其评估和治疗是什么？

（1）危险因素：50%～75%的脑瘫儿童根据脑伤的位置和时间点会有不等程度的认知问题，一般而言，患有认知问题的脑瘫儿童会面临较多的健康问题和较高的死亡率。

（2）评估：认知功能评估包含了注意力、理解力、决策能力、处理情感的能力、语言能力、学习力及记忆力等。

（3）治疗：认知障碍是无法治愈的，但通过早期疗育如物理治疗、职能治疗、心理治疗及语言治疗等方式，可以让脑瘫儿童在他们的能力范围内扩展认知功能。

926. 儿童脑性瘫痪疼痛的评估和干预是什么？

无论是轻度或是重度失能的脑瘫儿童，大部分都曾经历过疼痛，其中过强的肌肉张力为造成患者疼痛的主因。此外，导致疼痛的原因还包含了肌肉骨骼问题如髋关节脱位和脊柱侧弯、胃痛、头痛、牙痛及神经痛等。50% ~ 75%的脑瘫儿童有疼痛问题，髋关节脱位/半脱位、肌张力障碍、胃食管反流和便秘是最常见的疼痛原因，且疼痛与不良生存质量高度相关。

（1）疼痛评估：因脑瘫儿童可能无法精确地描述出疼痛的位置及程度，因此在评估脑瘫儿童的疼痛时，可以请他们在脸谱疼痛量表中指出和当下疼痛程度最接近的脸谱，以评估主观的疼痛程度。基于脑瘫儿童疼痛原因，可通过身体检查及神经系统检查方法进行评定，另儿童疼痛行为量表（the face，legs，activity，cry，consolability behavioral tool，FLACC）进行评定，主要依据小儿哭闹和体态动作等判断疼痛的存在，适用于2个月至7岁儿童。

（2）疼痛干预：除了评估疼痛的程度外，也应找出造成患者疼痛的原因，才能准确地给予相对应的治疗方案。明确疼痛原因进行治疗，对于可导致急性疼痛的脑瘫治疗常用干预措施，如物理疗法、肉毒素注射和手术；对于没有可识别的疼痛，需考虑到焦虑、抑郁或其他可能的心理健康问题的影响，可进行简单镇痛（如对乙酰氨基酚和/或布洛芬）的阶梯式疼痛管理，以减轻轻度至中度疼痛。

927. 儿童脑性瘫痪的青少年问题和干预是什么？

（1）青少年问题：脑瘫患者在青春期前后，可能会经历身体快速成长的时期，若肌肉生长的速度慢于骨骼生长的速度，可能会进一步造成关节挛缩。此外，因为脑瘫儿童的脑部在尚未发育成熟时即受到伤害，中枢神经的病变可能会影响到患者内分泌的调控，使得脑瘫患者有比一般青少年高20倍的概率出现性早熟的情形。

（2）干预：主要为关节挛缩干预和性早熟治疗，治疗性早熟的原则为早期发现，早期治疗，一旦发现患者出现性早熟的征兆，应及早施打抑制性荷尔蒙制剂，推迟患者第二性征的进展。

928. 儿童脑性瘫痪肌肉痉挛的评估方法有哪些？

常见评估肌肉痉挛的方法包含下列两种。

（1）改良阿什沃斯量表（modified Ashworth scale）：测量肌肉在放松的状态下对于被动运动的抗力，无法评估速度增加对肌肉张力的影响（表8-10）。

表8-10 修正版艾许沃斯氏量表

等级	表现
0	肌张力无增加
1	肌张力轻微增加，被动伸直/屈曲时，在关节活动度的末端产生轻微阻力
1＋	肌张力轻微增加，被动伸直/屈曲时，在关节活动度小于一半时产生轻微阻力
2	在大部分的角度产生阻力，但患肢仍可被轻易移动
3	明显增加的肌张力，患肢无法被轻易移动
4	患肢僵直在特定角度

（2）改良塔尔迪厄量表（modified Tardieu scale）：测量在特定速度下出现肌张力的角度（表8-11）。

表8-11 改良塔尔迪厄量表

		表现
速度	V1	比肢体在重力下自然掉落的速度慢
	V2	肢体在重力下自然掉落的速度
	V3	比肢体在重力下自然掉落的速度快
关节角度	R1	速度在V3时，肌肉的抓握感觉出现的角度
	R2	速度在V1时，关节被动活动的角度
分数	0	整个被动动作过程中皆无阻力
	1	整个被动动作过程中出现轻微阻力；在特定角度没有明显抓握的感觉
	2	在被动动作过程中特定角度有明显抓握的感觉，放掉就中断

929. 儿童脑性瘫痪肌肉痉挛的处理方法有哪些？

随着脑瘫儿童的生长发育，对于肌肉痉挛所需要的治疗方式会有所改变。一般大龄患儿的肌肉痉挛，随着年龄增长有时需要药物治疗或手术处理。不论使用药物或手术治疗降低肌肉痉挛，后续都建议搭配肌力和肌耐力的强化训练、石膏或矫形器等装置，改善动作控制、调整异常步态、肌腱挛缩等问题。

（1）摆位、运动：脑瘫儿童开始产生肌肉痉挛时，可以进行适当的摆位、牵拉伸展、培养正确的运动方式、训练肌力及副木的使用等以推迟痉挛的恶化，此外，局部的治疗包含冰敷、水疗、神经肌肉电刺激等，也能有效抑制痉挛的出现。

（2）口服抗痉挛药物：在处理全身性痉挛时，可以使用口服药物包含巴氯芬（Baclofen）、替扎尼定（Tizanidine）及苯二氮䓬类药物（Diazepam）等，但在使用这些药物时应注意其产生的副作用，如嗜睡等。

（3）肉毒素注射或苯酚阻滞剂注射：除口服药物外，针对痉挛较强的肌肉也可用局部注射的方式，较推荐在动作分析及肌张力评估后，使用肌电图、超声或电刺激对目标肌肉行肉毒素注射或苯酚阻滞剂注射。

（4）侵入性治疗：当保守性治疗都不足以控制肌肉痉挛时，可以考虑侵入性治疗包含选择性脊神经后根切断术、肌腱延长术、肌腱转移术及脊髓内注射巴氯芬等。

1）选择性脊神经后根切断术：患有轻度至中度运动障碍（GMFCS Ⅱ～Ⅲ级），没有明显的关节限制且能够参与术后康复的患者，选择性脊神经后根切断术可以作为抗痉挛的方案或作为改善功能的干预措施。

2）脊髓内注射巴氯芬：对于严重痉挛的儿童（GMFCS Ⅳ～Ⅴ级）在口服抗痉挛药物

有明显副作用或尽管最大剂量仍未获得足够的缓解，脊髓内注射巴氯芬可能会更好地控制痉挛。

930. 肉毒杆菌毒素在儿童脑性瘫痪的应用是什么？

肉毒杆菌毒素是用于治疗出现肌肉痉挛的脑瘫儿童，是一种可逆的治疗方式，通常为局部注射，不会影响到非注射的部位。肉毒杆菌毒素注射于肌肉即可，并发症相对酚剂注射较少。

（1）肉毒杆菌毒素作用机制：一种神经毒素，靠阻断神经肌肉接头处的乙烯胆碱受体发挥作用，阻碍神经与目标肌肉之间的信息传递，以减低其过度痉挛的情况，松弛肌肉，从而改善肢体僵硬及不良姿势、肌腱挛缩。

（2）适应证：包含肌肉张力过强而引起的动作障碍、不正常步态、高概率关节变形及照护困难等情形。

（3）治疗部位：若是深层的肌肉需要治疗，可以搭配肌电图、超声或电刺激定位，会有较佳的疗效。常见的治疗部位包含了二头肌、旋前肌、屈髋肌、髋内收肌、腘绳肌、腓肠肌及后胫骨肌等。

（4）治疗剂量：肉毒杆菌毒素的使用剂量取决于所注射的肌肉、患儿体重、肌肉体积、同时被注射的肌肉数量以及患者对先前治疗的反应。

（5）肉毒杆菌毒素的疗效：不是永久性的，注射后须搭配复健，通常在注射后的两周肌肉痉挛出现明显改善，在4～6周效果达到高峰，一般效果可维持3～6个月。

931. 选择性脊神经后根切断术在儿童脑性瘫痪的应用是什么？

在肌肉痉挛保守治疗失败后，若患者具有一定肌力且无严重关节挛缩、躯干控制不良等问题，可以考虑以选择性脊神经后根切断术治疗肌肉痉挛，是一种具长期疗效但有破坏性且不可逆的治疗方式。接受手术的脑瘫儿童在观察期过后，应接受密集的物理治疗，例如加强床上运动、关节活动及训练肌力等。因为部分活跃的脊神经后根于手术中被切除，术后初期可能出现下肢乏力的情况，必须于术后接受密集的物理治疗，增强肌肉力量，以改善步行能力及提高日常生活能力。

（1）作用机制：在电生理监测的协助下，通过电学诊断的方式找出输入反射异常强的感觉神经根予以切除，切断部分干扰正常运动的感觉神经根，保留相对正常的感觉神经根，以维持正常的运动模式。目的是在中断反射弧中传入感觉神经的输入，从而降低过高的肌肉张力，改善下肢整体肌肉痉挛、减低骨畸形发生率。

（2）适用

1）功能水平相对较高的儿童：3～8岁双瘫型脑瘫儿童（GMFCS Ⅰ～Ⅲ级），有足够的潜在力量、较好运动控制能力及最小限度的挛缩。

2）功能水平低的儿童：严重痉挛和挛缩导致照护问题的患儿，且多合并智力障碍，癫痫发作等，在这种情况下，手术的目标是改善舒适度，改善坐姿稳定性并缓解护理难题，如洗澡、摆姿势、上厕所。

932. 脊髓内输注巴氯芬泵疗法在儿童脑性瘫痪的应用是什么？

巴氯芬常被用来治疗脑瘫儿童的肌肉痉挛，但有部分患者需要用到高剂量的药物才能有效缓解肌肉痉挛，而高剂量的巴氯芬可能会产生无力、恶心、嗜睡等副作用，甚至有部分患者即使已服用高剂量药物仍未能有效控制痉挛。这些患者可考虑接受脊髓内输注巴氯芬泵疗法，透过手术将可以体外监控并控制的巴氯芬泵及导管置入脊髓内，可以通过连续输注的方式直接让药物进入脊髓内作用，能有效减低口服药物所产生的全身性副作用。接受脊髓内输注巴氯芬泵疗法的患者应随时注意自己的临床变化，脊髓内输注也可能导致过高或过低的剂量，尤其是若突然停止输注巴氯芬可能会产生较严重的症状，包含高烧、意识变化、痉挛恶化较术前更严重等。

（1）巴氯芬作用机制：巴氯芬适用因脑部及脊髓受损所引致的痉挛的治疗，但巴氯芬因为对血脑屏障的通透性非常低，因此，精确地将微量巴氯芬注入脊髓腔内可提高中枢药物浓度，减低外周组织浓度。巴氯芬泵是通过体内植入的药物微泵实现巴氯芬鞘内持续给药，一般置于腹壁筋膜下，定期将巴氯芬释放至脊髓腔内，该装置可使巴氯芬在鞘内释放较小的剂量，减轻口服巴氯芬的副作用。

（2）适用：该装置适用于GMFCS分级在Ⅳ～Ⅴ级的患者，广泛性痉挛或广泛性的中重度肌张力障碍，Ashworth评分大于3分，干扰照护功能或能力的肌张力增高，有明确减低痉挛的目标。

933. 儿童脑性瘫痪常见的骨科手术包含哪些？

脑瘫儿童因长期无法根治的肌肉骨骼问题常引起肢体变形、关节挛缩及功能性动作受影响等，当上列所述的症状出现时，若无法以保守治疗减缓患者的不适，就应寻求骨科医师的协助。

常见的骨科手术包括以下3类。

（1）肌腱及软组织手术：如肌腱延长术、肌腱转移术等。

（2）骨性手术：骺骨干固定术（epiphysiodesis）、截骨矫形术、关节融合手术、髋关节脱位手术、脊椎侧弯手术。

（3）其他手术：脑瘫儿童因骨头长期缺乏负重、营养不良及药物影响等因素，易有骨密度较低的情形，较常因骨质疏松产生骨折，再加上组织愈合速度较慢，痉挛肌肉持续产生的拉力，脑瘫儿童也时常在骨折后接受石膏或钢钉固定或开刀复位等手术。

934. 儿童脑性瘫痪的照护需求包含哪些？

脑瘫儿童受影响的方面广泛，照护需求较为复杂，应由各科医师、物理治疗师、职能治疗师、语言治疗师、护理人员、营养师、药师、心理师、社工及学校老师等各领域的专业人员共同合作，提供更全面的照护。以家庭为中心的照护模式是最为理想的，除了注意到患者本身的需求外，也扩及其家庭成员，强化家庭支持，将照护范围从医疗院所拓展到家庭、学校甚至小区。以家庭为中心的照护模式包含以下几点原则，家庭应被尊重并共同决定参与制定治疗计划的程度、家庭负有最终的照顾责任、决策前应考虑全部家庭成员的需求并鼓励参与。稳定的家庭支持，能够提升患儿的心理适应力，提供有效的照顾。

935. 儿童脑性瘫痪的新兴疗法有哪些?

随着科技的进步，越来越多的新兴疗法被用来治疗脑瘫儿童的动作障碍，常见的新兴疗法包含了非侵入性脑刺激、机器人辅助治疗以及虚拟现实等。非侵入性脑刺激主要包括了经颅电刺激和经颅磁刺激两大类，利用大脑的神经可塑性，透过电流刺激的方式调节大脑皮质的活性，进而改善患者的运动功能。机器人辅助治疗通过分析患者的运动功能，在复健训练时给予相对应的辅助，并且能够全程记录和患者相关的生物力学数据。虚拟现实提供脑瘫儿童沉浸式的体验，使患者能够更专注于复健训练并提升复健的意愿。

（1）重复性经颅磁刺激（rTMS）：重复性经颅磁刺激（rTMS）是通过磁场在脑部诱发出微电流刺激，使得相关的大脑区域血流量增加及调控回路活性，进而产生治疗效果，通过电场调节大脑神经元，以体外磁场诱发脑部特定区域活动的技术。其可以通过改变刺激的频率，进而促进或抑制大脑神经活性。

（2）经颅电刺激（tDCS）：经颅电刺激（tDCS）作用于大脑皮质，给予持续的弱电流刺激，调节大脑神经活性。作用方式为将电极频道或电极片置于头部，分为阳极及阴极，形成电流回路。阳极会促进神经元活动，而阴极会抑制神经元活动。

（3）机器人：复健机器人是一种生物医学工程，能够辨识患者的功能程度，并协助其他治疗，增益复健疗效，其优点是可以重复多次、患者易适应、稳定，并能在结束治疗后，得到患者进步或退步的精确数据。亦能提供单侧或双侧的手臂治疗，提供患者在训练时的辅助力，以及进行手臂动作的三度空间立体追踪，能够协助患者改善上、下肢动作功能，或是搭配其他疗法，增益疗效。研究显示对于有运动障碍的患者，如卒中患者或脑性麻痹儿童，机器人能够有效地协助其治疗。通过机器人辅助治疗，患者的动作、认知、语言功能有所改善，增进其参与度及生活质量。

（三）脊柱裂康复

936. 神经管缺陷有哪些类型?

神经管缺陷（neural tube defects，NTDs），又称神经管畸形，是由于胚胎发育早期神经管闭合不全所引起的一类先天缺陷，主要临床类型包括：①无脑症：为神经管的头端愈合不良而导致大部分脑、颅骨以及头皮的缺损，常引起死胎、死产，少数虽可活产，但存活时间很短；②脊柱裂与颅裂：由于后中线颅骨或椎体柱的骨骼未能按时融合致骨裂，脑膜及不等量的脑或脊髓组织通过该裂口疝出产生脊髓脊膜膨出或脑膨出畸形，所膨出囊中充满脑脊液。颅裂发病率显著低于脊柱裂。脊柱裂分为隐性脊柱裂、脊膜膨出和脊髓脊膜膨出，其中隐性脊柱裂、脊膜膨出通常不影响神经功能，而脊髓脊膜膨出因其囊性膨出内含有脊髓及神经根等，必定会不同程度地影响神经功能。

937. 脊髓脊膜膨出的发病率、病因及危险因素是什么？

目前，在全世界范围内NTDs发生率为1‰～5‰，会因国家或种族的不同而产生一定波动。在中国，NTDs的发生率明显高于西方国家，约为2.74%，占全部出生缺陷的1/3，其中5%～10%的NTDs为脊柱裂及颅裂。脊髓脊膜膨出是由环境因素和遗传因素交互作用所致的复杂多基因疾病或寡基因病，但其发生的确切分子机制仍不清楚。与其发生相关的环境因素主要包括：围孕期孕妇营养因素（如叶酸、肌醇、甲硫氨酸摄入不足等）、负性生活事件、糖尿病、肥胖、高热、感染、服药史（丙戊酸和酰胺咪嗪等）和放射线等。与NTDs发生相关的遗传因素十分复杂，因为神经管形成是一个极其复杂的发育生物学过程，涉及大量基因在精确的时空表达上协调一致。如果这些基因中的某个或某些基因发生突变，或者其上游调控基因发生突变，均会导致NTDs的发生。

938. 脊髓脊膜膨出有哪些临床表现？

脊髓脊膜膨出最多见的为腰骶段膨出，主要临床症状为：①肢体萎缩无力：影响行动功能及生活自理能力，因肌肉无力及肌张力异常，容易出现脊柱侧弯、髋关节脱位、关节挛缩及变形等，临床的严重程度与病灶位置高低相关，需要矫形支具辅助行动。②脑积水及Arnold-Chiari畸形：90%的腰骶脊髓脊膜膨出伴有脑积水及Arnold-Chiari畸形，部分患儿脑室扩大而头围正常者有正常压力脑积水；进行性脑积水表现为头围逐步增加，前囟饱满，颅缝扩张，头皮静脉扩张，落日眼，情绪不安等。MRI矢状位可见脑干因受牵拉而向下移位，在延髓及颈髓间形成扭结，小脑蚓部下疝，脑脊液往往在枕骨大孔水平受阻，并可发生颈或胸段脊髓积水。临床上会出现进食及吞咽困难、吸气性喘鸣、呼吸暂停、肺炎等。③神经源性膀胱及肠道问题：90%～95%的患者合并神经源性膀胱及肠道问题，出现尿便失禁，反复泌尿系统感染，若处理不当，会影响肾功能，严重者致肾衰竭。④脊髓栓系综合征：在成长过程中，部分患者会合并脊髓栓系综合征，多由手术部位的瘢痕牵拉脊髓或神经根造成的，临床上可能出现新的肌肉的无力及痉挛，步态以及大小便功能的改变。⑤其他表现：患儿常有感觉丧失，再加上需长期佩戴矫形器，增加褥疮发生率。因行动不便，肢体承重能力机会减少，容易合并骨质疏松，导致病理性骨折。还可能会出现肥胖、性早熟及身材矮小、性功能障碍、心理行为问题等。

 如何对脊髓脊膜膨出进行定位诊断？

95%的脊髓脊膜膨出会伴有相应的神经系统功能受累，最多见的腰骶区膨出可产生多种脊髓圆锥与马尾综合征。①L3以上：完全性双下肢瘫，双下肢对应的皮节区感觉丧失，尿便失禁，不能行走。②L4及L4以下：同上，但可以保留髋屈曲及内收肌、伸膝肌；骨科手术后应用支具辅助下可行走。③S1及以下：同上，保留足背屈，部分保留髋伸展肌及屈膝肌，稍借助外力即可行走。④S3及以下：下肢运动功能正常，鞍区感觉丧失，不同程度的尿便失禁。

 脊髓脊膜膨出的临床功能评估包括哪些？

①通过临床查体进行神经功能损伤的定位诊断，比如徒手肌力测试、关节活动度检查、感觉层面测试，以及膝腱反射、腹壁反射、肛门反射等，并且辅以体感诱发电位、神经电图、肌电图等检查明确定位。②步态分析：会行走的患儿要观察其行走的稳定度及平衡状况，并配合步态分析检查，从而通过明确异常步态类型准确定位需要针对训练的肌群。③肌肉骨骼系统检查：通过影像学检查明确患儿脊椎侧弯、髋关节脱位等骨骼关节的变形，从而明确所需矫形器的类型。④膀胱功能检测：合并神经源性膀胱的患儿需定期行肾功能、泌尿系彩超、残余尿B超、膀胱压力测定等检测，及时明确有无泌尿系损伤。⑤发育商及智力评估：合并脑积水的患儿，常有不同程度的精神发育迟缓，需定期行发育商评估，并提供适当的治疗以改善他们的发育及学习情况。⑥注意皮肤的检查与护理，防止褥疮的发生。

 脊髓脊膜膨出的整体治疗原则和康复治疗目的是什么？

患儿出生后一经确诊脊髓脊膜膨出，应尽早手术治疗，将伤口闭合，以免并发症的发生；有合并脑积水的患儿，也要及时进行手术，比如脑室腹腔引流术等，以免影响患儿长期智力发育。在患儿成长过程中，除了要进行运动训练、佩戴矫形器等康复治疗外，也要定期神经外科随诊，追踪引流管的功能及神经状况是否有变化，如此可以及时发现病情变化并及时以手术介入，进而改善功能或至少避免功能持续变坏。定期行尿流动力学评估、尿常规及肾功能检查，了解排尿功能失调问题及肾脏功能。严密观察患儿脊椎及关节是否存在变形，必要时进行矫形器具辅助治疗以改善功能。整体而完善的医疗照顾可有效减轻继发性功能及结构障碍，改善生活品质。

942. 从出生到开始学走路之前阶段的康复目标和康复治疗的内容是什么？

这个阶段的主要目标是避免出现关节变形、促进患儿正常的运动及感觉发育。康复治疗的内容主要为维持正常的关节姿势，促进感觉运动功能发育。对于下肢活动受限的患儿而言，完全瘫痪的患儿应避免过度承重而导致的关节变形，肌力减退的患儿应注意肌力不平衡所致关节畸形可能。足踝部力量减弱可出现足下垂、足踝部畸形（如高弓足、外翻足、马蹄内翻足等），需佩戴踝足矫形器来维持正常的关节姿势。在这一阶段往往需要早发现、早诊断、早预防，避免日后手术治疗的风险。站立辅助支架可让下肢适度承重，预防骨质疏松，同时可以训练平衡能力及力量转移，为学习走路奠定基础。在运动训练的同时应注意患儿因运动受限而导致的认知发育落后，可以利用声光刺激来锻炼患儿追视追听能力，改善手眼协调性，借用地面行动辅具使患儿通过双手便可感知周围环境，促进认知功能发育。

943. 从开始学走路到学龄前阶段的康复目标和康复治疗的内容是什么？

这个阶段的康复目标是改善行走的稳定性、加强肢体平衡及协调性。进行步态分析评估行走功能，通过ADL量表（Barthel指数）评估日常生活能力，然后通过物理因子治疗及功能训练矫治异常步态，提高日常生活能力。根据病灶位置及患儿下肢肌力情况选择合适的步行器来辅助站立行走能力训练。对于下肢可负重的患儿，可配合跑台训练来提高患者行走的速度及耐力，效果往往比较显著。在运动康复训练的同时也要关注患儿认知功能发育及社会心理情况，定期接受学前教育及发展评估。

944. 从学龄期到青少年期阶段的康复目标和康复治疗的内容是什么？

在这一时期患儿的身高体重持续性的增长，可能会导致原有行动能力的倒退，所以每天要进行相对固定的运动训练维持目前的整体运动功能并定期评估患者的行动能力，以及时更改治疗方案。患儿出现足下垂或踝关节变形者需要佩戴踝足矫形器矫正异常姿势，防治关节畸形；独走不稳的患儿可通过腋下拐杖或行走器来提高行走稳定度；长距离行走时可以使用轮椅助步，以便更好融入集体，不影响社交活动；部分患儿可能为缓解腰骶部、臀部或下肢疼痛而采取强迫体位，长时间可能导致脊柱力线改变而出现脊柱侧凸，必要时需配置支具。二便障碍的患者要学会自我护理，比如自行导尿及灌肠，腰骶部皮肤出现隆起或肿块，同时伴有分泌物或感染的患者应进行日常皮肤护理避免压疮形成；穿衣、盥洗、进食等活动的自理能力也要进行训练，提高整体的日常生活能力。同时要关注青春期时因疾病而产生的各种心理行为问题，必要时介入心理咨询及心理疏导。

945. 胸椎病灶的临床特点与康复要点是什么？

胸椎病灶的患者容易发生脊柱侧弯及后凸，下肢肌张力异常者可出现双侧髋关节脱位、髋关节外展外旋、伸膝受限及足下垂等情况，应尽早进行下肢关节松动训练，预防关节挛缩变形，同时使用矫形器矫正异常姿势。对于脊柱侧弯及后凸者应完善X线检查确定畸形的部位、节段、脊柱柔韧度及脊柱发育成熟度，以判断严重程度，合理选择治疗方法。可通过姿势训练来减少腰椎和颈椎前凸程度来伸长脊柱，同时有意识地加强锻炼凸侧肌肉，减轻凹侧肌肉产生的拮抗肌收缩。佩戴脊柱矫形器对侧凸畸形提供主动或被动的矫形力，使其得到最大限度矫正。影响呼吸者可行呼吸训练改善呼吸运动。双下肢活动障碍患者应配合助步器完成行走，同时佩戴踝足矫形器防止踝足部关节变形。

946. 腰椎病灶的临床特点与康复要点是什么?

腰椎高位病灶（$L_1 \sim L_3$）患者易发生关节变形的部位与胸椎病灶者相似，由于肌力不平衡，更易发生髋关节脱位，宜早期穿戴髋外展支具避免髋关节脱位发生。可行走者早期可配置站立称动矫形器（parapodium）或旋进助行器（swivel walker），待年龄稍大则视肌力及稳定性情况佩戴髋膝踝足矫形器（HKAFO）配合助步器完成行走，长距离行走者需以轮椅代步或拐杖助行。不完全瘫者可配踝足支具及前臂拐杖以四点式步态行走。

腰椎低位病灶（L_4、L_5）：易发生脊柱侧弯及前凸、伸膝受限、钩状外翻足及内翻足等。患者可佩戴踝足矫形器或高筒鞋配合前臂拐以四点式步态行走，长距离仍需轮椅。脊柱侧弯畸形者应积极进行姿势训练，同时佩戴脊柱矫形器对侧凸畸形提供矫形力；钩状外翻足及内翻足者则宜通过佩戴踝足矫形器和关节运动预防。

947. 骶椎病灶的临床特点与康复要点是什么?

骶椎病灶的临床特点：病变区皮肤可正常，也可有色素沉着、皮肤凹陷，多伴毛发改变；还可出现排尿、排便障碍，以及不同程度的弓形足、爪状趾畸形等。康复要点包括：①物理治疗，利用运动训练、水疗、光疗、生物反馈等有针对性促进康复，改善全身各个关节活动。②作业治疗，日常生活能力训练，以利患儿可顺利完成家庭生活动作。③康复工程，在早期出现轻微足部畸形，需要选用矫形鞋、矫形鞋垫或改制普通鞋，以减轻畸形的发展，分散局部压力。④临床康复，通过护理和药物等手段，预防各种合并症的发生，包括通过变化体位，改善营养等预防压疮，通过间歇清洁导尿，辅助排便等康复手段管理括约肌功能障碍；痉挛的治疗可应用物理疗法以及巴氯芬、A型肉毒毒素等药物。

948. 如何对脊髓脊膜膨出所致排便障碍进行评估和康复管理?

排便障碍的评估包括询问病史、查体、直肠肛门压力检查及肌电图检查。排便的病史询问包括大便的方式（可自行排便或需要任何形式的辅助）、排便的频率、大便的形状及质地、是否接受过排便训练、大便失禁的频繁程度、是否同时有排尿的问题等。查体包括观察肛门的外观及以肛门指检测试肛门括约肌的张力，是否能触摸到大便，以及海绵体反射及肛门皮肤反射等。直肠肛门压力测定也称肛管直肠测压，是将压力测定仪器置入直肠，令肛门收缩与放松，检查内外括约肌、盆底、直肠功能与协调情况，评估和量化直肠肛门自制和排便功能的一种方法。肌电图检查是评估括约肌的生理活动，了解神经和肌肉损伤部位与程度的客观依据。

康复管理包括：①定时的排便习惯。②补充充足水分及高纤饮食，必要时辅以药物治疗。③人工辅助通便（开塞露、栓剂，肛门按摩等）。④肛门括约肌训练（生物反馈训练）。⑤骶神经电刺激及骶神经磁刺激。

949. 如何对脊髓脊膜膨出所致膀胱功能障碍进行评估和康复管理？

膀胱功能障碍评估包括询问病史、体格检查、实验室检查及影像学检查等。询问病史：肛门周围是否有感觉存在，是否常在下腹部可触摸到膀胱充盈，是否常有腹部疼痛，是否在哭闹、咳嗽或用力等引起腹压升高后就会出现尿失禁等。体格检查：患者的一般情况包括精神及意识状态、生命体征等；腹部、腰部、骨盆、生殖器官等有关泌尿及生殖系统的检查；神经系统检查非常重要，包括感觉和运动功能状态，受损区域的感觉和反射等。实验室检查包括肾功能、尿流动力学检查，尿常规等；影像学检查包括泌尿系B超，影像膀胱测压等。通过尿流动力学检测可根据膀胱和尿道括约肌功能将膀胱功能障碍分为：膀胱功能亢进、膀胱功能低下、尿道括约肌功能亢进、尿道括约肌功能低下、膀胱和尿道功能异常同时存在5种分型。根据尿流动力学分型，选择相应的康复管理方法，包括：①行为疗法（盆底肌训练等）。②辅助排尿（手法排尿、反射性触发排尿等）。③辅助导尿器具（间歇清洁导尿、经尿道留置支架术等）。④电、磁刺激治疗（骶神经前根电刺激、阴部神经电刺激、盆底肌电刺激、膀胱内电刺激、骶神经调节术、功能性磁刺激等）。

950. 清洁间歇导尿的方法是什么？

清洁间歇导尿（clean intermittent catheterization，CIC）是一种安全的膀胱引流方法，适用于不能自主排尿，残余尿持续增多的患儿，简便易行，能有效治疗逼尿肌无收缩患儿的排尿困难和尿失禁，随着导管材质和润滑剂的改善而日益普及。CIC经尿道插管排出尿液，无年龄限制，可根据年龄选用不同型号的尿管。通常间隔4～5小时导尿一次，每天导尿4～6次。应为患儿制订适宜的饮水计划，导尿时机的选择应与喂养时间相关联。刚开始接受CIC的患儿可联合抗胆碱能药物治疗，以降低膀胱压力和上尿路受损风险。CIC应根据尿流动力学检查，膀胱安全容量来要求每次的导尿量。应嘱家长记录导尿日记，如果每次导尿量超过安全容量，需增加导尿次数。

学龄前由照护者代为导尿，一般男孩于5～6岁后、女孩于10岁左右可开始训练自行导尿。为保证患儿的依从性，可行定期心理辅导。学龄儿童在学校自行导尿需要学校配合，提供干净且隐私的空间比如保健室，校医亦应提供一些协助。

951. 膀胱功能障碍的药物辅助治疗包括什么？

对于膀胱功能障碍患儿应进行尿流动力学检测，根据尿流动力改变判断患儿排尿功能障碍的原因，进而选择辅助治疗的药物。储尿期膀胱功能亢进者，针对逼尿肌过度活动，临床上较为常用的约物为抗胆碱能药（奥西布宁、普鲁本辛等）抑制逼尿肌收缩，降低膀胱内压，增加膀胱容量及其稳定性，避免尿路回流。但仍有部分患者在使用最大推荐剂量抗胆碱能药后达不到满意效果，且会产生难以忍受的不良反应，可选择在全身麻醉下通过膀胱内窥镜对逼尿肌行A型肉毒毒素注射。对于排尿期尿道括约肌功能亢进或存在逼尿肌-括约肌协同失调者，α受体拮抗剂（如阿夫唑嗪）可松弛膀胱颈平滑肌，降低尿道内口阻力，缓解排尿困难，但此类药物尚未用于儿童。有报道使用尿道注射硬化剂如泰弗隆（聚四氟乙烯），可改善尿道阻力问题。对于尿道外括约肌痉挛引起排尿困难的年龄较大儿童，可选择A型肉毒毒素尿道外括约肌注射术。

（四）孤独症康复

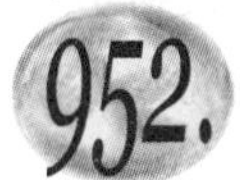

952. 什么是孤独症谱系障碍?

（1）孤独症谱系障碍是一种复杂的神经受损而引起的发展障碍，一般来说障碍程度跨距谱系很大，因此以孤独症谱系障碍（autism spectrum disorder，ASD）来统称。

（2）孤独症并不是精神或心理疾病，而是一种长期的发展障碍。受到脑部神经障碍的影响，患者看到、听到和感觉到的事物会与一般人的感受不同。

（3）孤独症对于脑部发展的影响可能会显现于社会互动、沟通、兴趣和固着行为上。例如，患者可能在与他人互动、对话以及情绪表达时出现困难；对于特定事物特别执着或异常敏感；语言发展迟缓等情况。

（4）孤独症的变异程度很高，因个人而有极大的差距，从轻微到极严重的症状都可能发生。

（5）患者的外在表现往往非常不同，有些患者可能有学习上的困难，而其他的却在某一特定领域上拥有特殊的天赋。

953. 根据美国精神医学诊断手册，孤独症谱系障碍的诊断准则是什么?

根据美国《精神障碍诊断与统计手册》DSM-5诊断标准，孤独症包含以下两大特征：

（1）社交沟通障碍

1）在社交、情绪的互动功能上有缺损，如无法维持双向的对谈、较少响应及兴趣与情感的分享等。

2）非语言沟通行为的缺损，如眼神注视及身体语言或手势异常、缺乏脸部表情等。

3）发展及维持人际关系的困难，如对他人缺乏兴趣、在想象性游戏参与以及交友上有困难等。

（2）局限的、重复的行为、兴趣与活动模式。

1）固着或重复的动作、言语及物品使用。

2）过度坚持常规，对于生活例行活动缺乏弹性、抗拒改变。

3）兴趣局限、固定或异常地专注。

4）对于感官输入的活动过于反应或无反应。如对于光线、声音、碰触异常敏感等。

（3）症状需于发展早期出现。

（4）症状会造成在社会、职能或其他重要领域上显著的缺陷。

954. 孤独症谱系障碍儿童的临床症状有哪些？

孤独症谱系障碍儿童的临床症状可能包含以下的行为。

（1）人际互动方面：极度缺乏和他人的情感接触。对于他人的呼唤不理不睬、眼睛不看人、自得其乐、不合群、情绪表达不佳、乱发脾气、对于不符合预期的事物时常出现异常激动的反应等行为是孤独症谱系障碍主要的特征。

（2）语言和沟通的特征：孤独症谱系障碍儿童常伴随语言沟通障碍。可能没有语言，或虽有语言，但其语言难懂或目的不在与人沟通或时常出现语法错误、语言特殊用法等。

（3）日常活动中的特征：喜欢独自玩耍、不会玩如扮家家酒的想象游戏、对某些物品有特殊偏好，另外也可能出现活动量太高或太低、注意力不集中、对某些事物异常地恐惧或极度喜欢、对日常活动或环境强烈地要求一致性、没达到要求时有攻击性或者伤害自己的行为。

955. 孤独症谱系障碍儿童社交互动障碍的特征是什么？

（1）社交应对能力：孤独症谱系障碍的儿童普遍缺乏沟通互动、情绪理解、表达等基本的社交应对能力。不寻常的社交表现在婴儿发展早期就可能出现，因此父母通常在婴幼儿时期经由与孩子互动的情形发现异样。

（2）眼神接触：婴幼儿时期孤独症谱系障碍的孩子便可能表现出极少的眼神接触（不看人）不理人、对人缺少反应、不怕陌生人、不常笑、对于他人呼唤自己的名字缺少反应等情形。

（3）依附关系：多数孤独症谱系障碍的儿童不容易和他人建立依附关系。

（4）模仿学习和假装游戏：孤独症谱系障碍的儿童也可能缺少一般儿童的模仿学习和假装游戏。

（5）情绪反应：可能因为难以体会别人的情绪与感受、不擅表达自己的情感、在遇到不顺心的事情时表现出过于激动的情绪反应、出现攻击行为甚至自伤等。

（6）互动障碍：体现在和同伴一起玩耍或维持友谊上出现多方面的困难。

956. 孤独症谱系障碍儿童的言语障碍特征是什么？

孤独症谱系障碍的儿童在语言和沟通障碍方面的不同于发展早期即会显现。约有1/3至一半的孤独症谱系障碍儿童没有沟通性的语言，主要表现为以下方面。

（1）口语发展的迟缓：孤独症谱系障碍的儿童会表现出口语发展的迟缓，例如相较于一般幼儿发出较少的咿呀声、始语期较慢、较少的词汇、极少的口语响应、呆板的语调或是难以理解的语言表达。

（2）语言理解、表达困难：孤独症谱系障碍的儿童在了解他人的口语和肢体语言，或在以语言、手势及表情来表达意思等方面亦有程度不同的困难。

（3）手势或表情表达困难：不同于因为生理上或听力障碍而没有口语的儿童，孤独症谱系障碍的儿童极少以手势或表情去帮助他人了解自己的意思。

（4）其他：有言语的孤独症谱系障碍儿童，常表现出鹦鹉式仿说、对于隐喻式语言了解困难、人称代名词反转、答非所问、声调缺乏变化等特征。

957. 孤独症谱系障碍儿童怪异行为的特征是什么？

在行为表现方面，孤独症谱系障碍儿童有以下几点特质。

（1）固着行为：于生活中常有固定的习惯或坚持，例如回家时必须走同样路线、携带同样的物品出门；特殊固定的衣、食、住、行习惯（如可能对于食物极度偏食、不吃某一类型的食物或只喝特定品牌的饮料等）；少有变化或特殊的兴趣、单调的游戏，玩法单一反复且缺乏变化（如看着水龙头流出的水一下午）；要求环境布置固定（如书本的排列必须固定）等，如果稍有改变，就不能接受而抗拒、哭闹。

（2）不适当行为：包括干扰他人的活动、乱吐口水、不顺从规则等。

（3）自我刺激行为：孤独症谱系障碍的儿童于生活中可能不断地表现不具社会意义的相同动作以满足自己的感官需求。例如不停地发出声音、晃头、扭转手指、大声喊叫等。

（4）攻击行为：可能出现撞击墙壁、敲打头部、吐口水、咬、打他人等自伤或攻击行为。

958. 孤独症谱系障碍儿童认知障碍的特征是什么？

孤独症谱系障碍的儿童依照其情况严重程度可能在智力表现上有相当不同的表现，有些患者有极高的智商，但是也可能出现严重智力障碍的情况。在认知层面上，孤独症谱系障碍患者常有以下几点的认知困难。

（1）缺乏心智解读能力：孤独症谱系障碍儿童在了解他人的感受、换位思考、以他人的角度看世界等心智解读能力的发展较一般儿童迟缓。因此往往给人缺乏同理心、自我的感受。

（2）缺乏中心聚合能力：中心聚合能力指在理解文字、图像或情境时，略过不重要的细节，联结既有的经验以掌握主旨的能力。孤独症谱系障碍儿童在将掌握外界信息融合个人经验上时常表现出困难。

（3）执行功能障碍：执行功能为信息处理、组织、计划行为的过程，执行功能障碍会影响孤独症谱系障碍儿童自我管理的能力，例如对被指派的工作，他们可能对事情的先后缓急顺序上的安排出现困难，以致未能按时完成工作。

959. 孤独症谱系障碍儿童情绪障碍的特征是什么？

孤独症谱系障碍儿童可能出现的情绪障碍特征如下。

（1）社交互动：缺乏依恋行为，不容易与人建立关系、与他人无法建立眼神接触，缺乏如眼神、表情等非语言的情绪表达。

（2）情绪行为：容易因生活作息或是固定的活动被打断、执行步骤不一致（如出门时妈妈走了不同于以往的路、物品位置被改变、游戏被中断）或是受到外界因素影响（如害怕工地施工的噪音、讨厌他人的触碰）而出现极度不安、愤怒甚至自伤的行为。

（3）心智解读：缺乏心智解读的能力，即对于感情理解有困难、欠缺洞察别人的意图及感受的能力。孤独症谱系障碍的儿童因为在心智解读能力的发展都较一般儿童迟缓，导致他们在社交沟通方面遇到很大的困难。例如因为无法通过面部表情推测他人的情绪，或是无法站在他人的立场同理他人的感受，因而容易让人感觉不高兴、造成他人的误解。

960. 孤独症谱系障碍儿童于童年时期的象征性游戏会受到何种影响？

象征性的能力与儿童语言、认知和社会能力的发展息息相关。象征性游戏的缺乏是孤独症谱系障碍儿童相当典型的特征之一，孤独症谱系障碍对于象征性游戏的发展困难，会影响到其日后各方面的学习。

一般幼儿约从第18月开始，象征性游戏能力不须经成人指导即可自然地发展，而孤独症谱系障碍儿童象征性游戏的发展可能受到以下三者的影响。

（1）语言发展障碍：孤独症谱系障碍儿童可能因为语言发展尚未达到一定的水平，以至于在象征性游戏中无法顺利地以口语沟通，因而没能顺利表现出象征性游戏。

（2）后设表征能力缺陷：孤独症谱系障碍儿童在区分自己与他人的信念上往往有困难，因此无法进行以表征能力为中心的象征性游戏。

（3）社会能力缺陷：有学者主张孤独症谱系障碍儿童缺乏情绪知觉及社会参照的症状是阻碍其发展象征性游戏能力的最大原因。缺乏社会互动并且往往伴随情绪障碍的孤独症谱系障碍儿童在辨识他人的感受上有很大的困难，因而阻碍了需要辨识不同情境与情绪的象征性游戏的发展。

 961. 常伴随孤独症谱系障碍之相关障碍有哪些？

（1）智力障碍：智力障碍常与孤独症谱系障碍同时出现。

（2）注意力不足过动症：孤独症谱系障碍患者常伴有注意力差、冲动、活动量高、打断他人活动等情形。

（3）发展性协调障碍：孤独症谱系障碍患者可能在动作发展与协调上有困难，可以通过感觉统合训练、知觉动作训练等改善其操作表现。

（4）读写障碍：孤独症谱系障碍患者对于认读书籍或是书写字词上可能出现困难，进而影响阅读理解或学习能力。

（5）焦虑症及抑郁症问题：孤独症谱系障碍患者容易因为环境中的人、事物而在日常生活中出现紧张不安的情绪，也较缺乏排解压力的能力。此外，即使孤独症谱系障碍患者看似喜欢独处，患者仍会因为社交互动上的困难感到孤独或挫折，受负面情绪影响可能伴随焦虑症或抑郁症的发生。

（6）因神经系统异常可能引发姿势、步态异常。

（7）癫痫。

 962. 在诊断疑似孤独症谱系障碍的同时应将哪些疾病纳入鉴别诊断？

大约20%的孤独症谱系障碍儿童将患有可诊断的遗传综合征。这些综合症可能是由DNA缺失、基因拼写错误等异常所引起。美国医学遗传学和基因组学学院建议患有孤独症谱系障碍的患者接受临床遗传学家的评估。

可能与ASD相关的遗传异常的疾病如下。

（1）22q缺失综合征（22q deletion syndrome）：约有20%患有孤独症谱系障碍。

（2）安格尔曼综合征（Angelman syndrome）：患有安格尔曼综合征的儿童最有可能也诊断出孤独症谱系障碍。安格尔曼综合征与某些形式的孤独症谱系障碍具有共同的遗传基础。

（3）Charge综合征：约27%可以归为孤独症谱系障碍。

（4）Cornelia de Lange综合征（Cornelia de Lange syndrome）：约60%的Cornelia de Lange综合征患者也患有孤独症谱系障碍。

（5）脆性X染色体综合征（Fragile X syndrome）：约有1/3的脆性X染色体综合征患者也符合孤独症谱系障碍的诊断标准。

（6）雷特综合征（Rett syndrome）：患有瑞特综合征的儿童可以被诊断出患有孤独症谱系障碍（由瑞特综合征引起的孤独症谱系障碍）。

（7）Smith-Lemli-Opitz综合征（Smith-Lemli-Opitz syndrome）：约有75%诊断为孤独症谱系障碍。

（8）史密斯·马盖尼斯综合征（Smith Magenis syndrome）：有50%～75%的人也患有孤独症谱系障碍。

（9）结节性硬化症（Tuberous Sclerosis）：约50%患有结核性硬化症的儿童在5岁时符合孤独症谱系障碍的标准。

963. 什么是雷特综合征？

雷特综合征（RTT）是一种由于X染色体上的MECP2基因发生突变而引起的遗传性疾病，通过症状以及基因检测进行诊断。雷特综合征的患者几乎都为女性。雷特综合征的症状包括语言和协调能力受损以及重复运动。患者通常生长较慢，行走上有困难且有较小的头部。可能出现的其他症状包括癫痫发作、脊柱侧弯和睡眠问题。此疾病目前尚无根治方法，治疗的目的为改善症状，例如以抗惊厥药帮助控制癫痫的症状，以物理、职能、语言治疗等方法提升生活参与等。

雷特综合征的症状阶段可以分为以下几个阶段。

（1）第一阶段（早期发作阶段）

1）通常开始于婴儿6～18个月大时。症状通常持续几个月，也可能持续1年以上。

2）患者出现头部生长曲线下降的情形。

3）可能开始表现出较少的眼神接触。

4）可能粗大动作的发展延迟。

5）可能会发生手部动作。

（2）第二阶段（快速毁灭性阶段）

1）通常在1～4岁开始，可能持续数周或数月。

2）头部生长缓慢。

3）可能渐渐地或迅速地失去有目的的手部技能和口语。

4）通常会开始典型的手部动作。

5）出现孤独症般的症状。

6）步行可能会不稳定。

（3）第三阶段（平稳期或伪平稳期）

1）通常开始于2～10岁，并可以持续数年。

2）许多女孩一生都停留在这个阶段。

3）运动问题和癫痫发作很明显。

4）警觉性、注意力和沟通技巧可能会得到改善。

（4）第四阶段（晚期运动恶化阶段）

1）可能持续数年或数十年。

2）认知、沟通或手部技巧通常不会下降。

3）活动性降低。

4）可能失去行走的能力。

 孤独症谱系障碍儿童的临床表现分级及预后是什么？

（1）临床表现分级：DSM-5对孤独症谱系障碍的严重程度分级如下。

1）一级：需要协助与帮忙

在没有他人协助的情形下，在社交互动上会出现缺损；在启始社交互动方面有困难，对于他人启动的社交互动会出现异常的互动反应；可能对于社交互动不感兴趣。在一种或多种情境下，会出现固定的或重复的行为，明显干扰功能；若要中断其固着行为，会出现抗拒的情形。

2）二级：需要大量协助与帮忙

语言与非语言能力的社交沟通技巧明显缺损，即使在支持的环境下也会出现社交互动的缺损；在启动社交互动方面有困难，对于他人启动的社交互动响应较少或可能出现异常的互动反应。出现固定的或重复的行为，影响不同情境下的功能；当固着行为被中断，会显得失落或沮丧，很难中断其固着行为。

3）三级：需要非常大量的协助与帮忙

语言与非语言能力的社交沟通技巧严重缺损，严重影响社交互动；在启动社交互动方面有困难，对于他人启动的社交互动较少有响应。出现固定的或重复的行为，影响各种领域的功能；当固着行为被中断，会显得非常沮丧，很难中断其固着行为，即使被中断也会很快地恢复固着行为。

（2）预后：孤独症谱系障碍预后的参考指标为诊断当时的严重度与智商。因此早期诊断、早期接受矫治对孤独症谱系障碍患者非常重要。国外的研究报告指出，若是孤独症谱系障碍儿童能够于2～5岁接受正确积极的介入，90%儿童可以发展出语言且在智力测验评估上有显著改善。

 评估孤独症谱系障碍儿童的跨专业医疗团队应包含哪些领域的专业人员？

孤独症谱系障碍的评估跨专业医疗团队成员如下。

（1）儿童发展相关专科医师：包含儿童精神科医师（心理科医师）、康复科医师、儿童神经科医师，提供疾病病因的诊断，作为治疗的依据。若在评估期间发现合并有其他相关问题时，将个案转介给其他专科做进一步的处理。

（2）遗传科医师：提供遗传基因检查与咨询服务，以了解是否合并其他疾病、确定病症与病因。

（3）临床心理师：进行心理衡鉴、运用会谈、测验等工具进行评估，了解儿童的心理发展状况。

（4）物理治疗师：评估个案动作发展、体能状况以作为治疗参考依据；实施如电疗、水疗等物理治疗并提供辅具使用指导与相关咨询。

（5）职能治疗师：评估个案身心功能及障碍程度、规划并且进行职能治疗。

（6）语言治疗师：提供语言发展迟缓、学习障碍、听力障碍及智力不足、构音障碍、沟通障碍的评估和治疗。

（7）社会工作师：提供个案及其家庭需求的评估与支持性服务。

966. 如何评估孤独症谱系障碍儿童？

孤独症谱系障碍的评估应通过与受评估儿童直接互动、观察，与照顾者进行会谈、检视完整的就医记录以及社交沟通技巧、局限性重复行为、语言以及认知功能的评估进而达到确定诊断。于确定诊断之前需先鉴别症状相似的疾病、进行共病症的检视并且预估儿童的能力。孤独症谱系障碍的确定诊断，需合乎DSM-5的标准，于门诊中经由医师问诊了解儿童的病史、个案的发展状况和家庭背景、填写个案数据表及发展检核表（问诊内容包含母亲怀孕过程的状况、出生过程、疾病史以及家族史、就诊原因、家中经济状况等），接着会进行体格检查与神经学检查（包含发展评估、身高体重、原始反射等），并且经由临床观察了解是否有如唐氏综合征的遗传性疾病。最后由治疗师或其他科别的医师执行物理、心理、语言、职能等专业评估。

967. 何种评量工具可用来筛检孤独症谱系障碍儿童？

筛检工具被用为初步的判断，通常经过观察或是由父母填答的方式进行，筛检过程会经由日常行为的评分取得幼儿社交互动、语言表达等方面的整体分数，并依据各筛检工具的标准判断是否有孤独症谱系障碍的倾向。最常被用于筛检孤独症谱系障碍儿童的评估工具为婴幼儿孤独症谱系障碍检核表修订版（the modified checklist for autism in toddlers，M-CHAT），M-CHAT适用于16～30个月的幼儿，由照顾者填答筛检量表。M-CHAT的23题题目中若有3题以上未通过或关键题2题以上未通过，即判定为异常　有孤独症谱系障碍的倾向。其他常用量表还有：作为18个月以内婴幼儿筛检的婴幼儿自闭症检核表（CHAT），2岁幼儿自闭症筛查工具（STAT），自闭症类型疾患筛选问卷，提供父母、教师使用的Gilliam自闭症评定量表（GARS）等。

968. 诊断孤独症谱系障碍儿童常用的评估工具包括什么？何种评估工具是诊断孤独症谱系障碍儿童的黄金标准？

（1）克氏行为量表（Clancy Behavior Scale）：适用年龄为2～5岁儿童。

（2）儿童孤独症谱系障碍评估量表（the children autism rating scale，CARS）：适用于学龄前儿童。

（3）孤独症谱系障碍诊断观察量表第二版（ADOS-2）：ADOS-2是评估儿童孤独症谱系障碍特征的黄金标准。ADOS-2是一种互动沟通的测验，针对孩子的沟通、社交互动、游戏以及单一/重复性的行为等方面进行评估。

（4）自闭症诊断访谈量表（修订版）（the autism diagnostic interview-revised，ADI-R）：通过访谈的方式进行，量表包含了社交互动、沟通以及单一/重复性的行为等方面进行评估。ADI-R及ADOS被国际公认为孤独症诊断的黄金标准。

（5）智力及发展功能：诊断时也常会用到作为智力及认知功能评估的魏氏幼儿智力量表修订版（WPPSI-R）、评量适应行为的文兰适应行为量表以及检视儿童各方面能力发展状况的婴幼儿综合发展测验等。

969. 孤独症谱系障碍儿童的治疗原则包含哪些？

（1）孤独症谱系障碍的治疗原则

1）生活化：治疗内容依据个别家庭需要、围绕日常生活而设计，增进孤独症谱系障碍儿童生活中的参与、提升自理能力。

2）运用视觉教材：运用孤独症谱系障碍儿童视觉功能优于其他感官学习的特点，以图像作为辅助，帮助孤独症谱系障碍儿童的吸收与理解。

3）结构化：治疗的编排以有系统的方式进行。经由组织化提供孤独症谱系障碍儿童清晰可预期的学习内容。

（2）孤独症谱系障碍的治疗包含以下几个方面。

1）行为治疗：减少极端的异常行为（如情绪失控、自我伤害等）、避免固着行为。

2）语言治疗：促进沟通与表达能力。

3）游戏治疗：治疗者以能够不需口语表达心理层面的游戏取代语言作为沟通的方法，目的在于通过游戏发挥儿童自身的治愈力，抒发情绪，提升专注力、表达能力及人际互动能力。

4）应用行为分析：通过行为原理，将孤独症谱系障碍儿童行为改变的过程进行详尽的记录，以分析孤独症谱系障碍儿童行为背后的原因，最终的目标为达到行为改变。

5）人际互动介入训练：通过指定任务，促使孤独症谱系障碍儿童学习了解他人的想法，以此练习应对技巧、建立情感关系。

6）音乐治疗：以稳定情绪、培养专注力、建立兴趣与促进互动为主要目的。

7）感觉统合：通过感官系统的刺激训练信息的整理与分析，以此提高专注力、组织能力、学习能力，以及参与活动的兴趣。

8）艺术治疗：艺术治疗是属于心理治疗的其中一种。可以协助孤独症谱系障碍儿童以非语言的方式达到抒发、表达情绪的目的，亦可以做为了解孤独症谱系障碍儿童的桥梁。

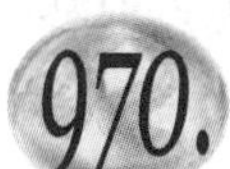

970. 孤独症谱系障碍儿童的药物治疗包含哪些？

孤独症谱系障碍目前尚无能够治愈的药物，但是以下几种药物常被用以治疗相关的症状。

（1）抗思觉障碍剂：通过降低神经传导质多巴胺的浓度，改善过动、躁动不安、退缩、抽搐和攻击行为。

（2）抗忧郁剂：提升血清素浓度，减少负面情绪、焦躁和重复性的行为。

（3）中枢神经活化剂、非中枢神经活化剂：改善专注力及减少过动的情况。

（4）其他药物如抗癫痫剂、锂盐等则依个案的其他症状或共病搭配使用。

971. 孤独症谱系障碍儿童的教育干预包含哪些？

常用的孤独症谱系障碍儿童的教育干预策略可以分为以下四种。

（1）环境策略：结构化教学法（treatment and education of autistic and communication handicapped children，TEACCH）运用孤独症谱系障碍儿童的学习特质，制订个别化的学习计划，并通过结构化的环境、作息时间表及有系统的教学法，训练孤独症谱系障碍儿童各方面的能力。

（2）行为策略：应用行为分析（applied behavior analysis，ABA）常被用于改善孤独症谱系障碍儿童的问题行为，经由行为问题的观察记录、分析前因、经过及后果，并且运用行为改变技术改善目标问题行为。

（3）互动策略：关系本位模式（DIR）运用地板时光（floor time）协助孤独症谱系障碍儿童与他人建立情感联系，提升其社交能力。

（4）认知策略：社交情景故事（social story）透过简单完整的社交情景故事来教导儿童社交技巧、学习站在他人的角度思考。心智解读训练（theory of mind）通过假想游戏、视线侦查等策略训练孩子理解及推测自己或别人不同的心理状况。

972. 孤独症谱系障碍儿童的心智解读会有怎样的障碍？如何分级？

（1）心智解读（mind reading）的障碍：心智解读指通过沟通过程，洞察别人的想法、意图及感受，然后去推敲他人的行为，并调控自己作出恰当的反应。心智解读能协助我们从他人的角度看世界，与人对话时更进一步地了解对方说话中深层的意图，而不只是仅限于表面含意的理解，同时也能够观察对方心理状况，以在交谈或互动时作出适当的响应和修正。许多有孤独症谱系障碍的学生在心智解读能力方面的发展都较一般学生迟缓，导致他们在社交沟通及学习方面遇到很大的困难。

（2）心智解读能力分级：孤独症谱系障碍儿童心智解读能力的训练可以通过循序渐进的方式进行。主要分为以下两级。

1）基础的心智解读能力：包含观点取替、理解假装、看见以致知道、情感观点取替、理解信念与欲求、区辨真实与外表、初级错误信念。

2）进阶的心智解读能力：包含理解次级错误信念、了解失礼情境与语用规则、了解讽刺、谎言及玩笑、建立同理心。

973. 心智解读教学如何应用于孤独症谱系障碍儿童？

心智解读能力是沟通的基础，孤独症谱系障碍儿童往往在了解他人的心理状态方面有困难，因此心智解读教学常用于提升孤独症谱系障碍儿童的社交沟通技巧。心智解读教学目的是教导学生站在他人的立场来思考事物，帮助学生了解他人行为想法，以预测他人可能有的行为反应，希望经由心智解读能力的增进，提升孤独症谱系障碍儿童与人沟通互动的能力。此心智解读教学的进行依赖以下原则。

（1）由浅至深：通过循序渐进的方式进行。心智解读能力包含九个层面：观点取替、理解假装、看见以致知道、情感观点取替、理解信念与欲求、区辨真实与外表、了解错误信念、了解讽刺、谎言及玩笑、建立同理心。

（2）大量运用视觉提示：运用孤独症谱系障碍儿童的视觉学习优势，可以以图标进行视线侦查、社交情境理解的训练。

（3）强调准则及反复背诵。

（4）模拟演练：通过故事、角色扮演等方式作为教学中的练习，引导孤独症谱系障碍儿童将所学实际运用于真实情境中。

974. DIR中的地板时光模式如何应用于孤独症谱系障碍儿童？

地板时光起源于二十世纪，由美国学者Stanley Greenspan所提出的个体发育差异关系模式（DIR）。地板时光时常于地板游戏中进行，强调由成人依循儿童的发展阶段，充分运用儿童的兴趣及优势，经由参与由儿童主导的游戏协助儿童增进社交互动，并且建立更高层次的情感表达。地板时光不聚焦于特定能力的训练，更加着重情感的建立与情绪交流和表达。

其执行方式为治疗师或照护者跪坐下来，以儿童的高度跟随儿童的主导，用伙伴的角色与儿童一同营造有趣的游戏及互动情境。通过地板时光，照护者或治疗师可以进一步了解孤独症谱系障碍儿童，以自然且愉快的情境给予儿童学习上的引导，提升语言、认知、情绪及社会技能，训练共同注意力、双向交流能力并且建立健康的互动关系。

975. 应用行为分析干预如何应用于孤独症谱系障碍儿童？

应用行为分析（ABA）的干预常被使用于孤独症谱系障碍儿童的问题行为改变，致力于以科学的方法理解进而改善行为。应用行为分析多运用以下特点进行目标行为的训练。

（1）观察问题行为，将行为进行记录并且分析问题行为的可能成因，制定明确的行为目标。

（2）充分预备环境，避免空间内的视觉与听觉刺激，尽可能地减少影响儿童学习的事物。

（3）制定清楚的规范及作息表。

（4）分解目标，将要强化的技能与学习内容划分为多个独立的小步骤，逐步训练。

（5）通过反复教学与练习让儿童明确地掌握目标技能以强化目标技巧的习得。

（6）运用提示物帮助儿童做出正确的反应（如示范或手势提示）。

（7）给予儿童明确的指令。

（8）运用操作制约的原理，使用代币、贴纸等辅助工具作为增强物，并且强调赞美等正增强。

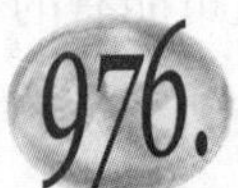976. 社交故事干预如何应用于孤独症谱系障碍儿童?

社交故事起源于1911年，由美国辅导员格雷（Carol Grey）所提出，是一种通过故事帮助孤独症谱系障碍儿童建立社交理解的学习模式。孤独症谱系障碍儿童在模仿学习上较为困难，在类推的能力上也有障碍，他们往往无法从单一事件联结到其他相似情况，因此在面临新的情境时容易出现激烈的情绪反应。社交故事用于孤独症谱系障碍儿童预备面对新的事物或掌握复杂的情境。此外，社交故事干预也常被用于帮助孤独症谱系障碍儿童了解他人的感受，以促进社交技巧，降低互动中的挫折与冲突。

（1）每一个故事皆有明确的主题（如剪头发、排队等）。

（2）使用四种句型：使用描述句（陈述事实，如我有一个妹妹）、透视句（用以描述他人的感受或意见，如妈妈喜欢喝咖啡）、指示句（明确给予情境下反应的引导，如听到钟声时，我会尝试离开操场进教室）、肯定句（用以强调规则或价值，如结账时要排队，这样才有礼貌）。

（3）配合图片与对话完整地呈现各种情境，帮助儿童融入该场景，理解其中的社交线索。

977. 丹佛早期干预如何应用于孤独症谱系障碍儿童?

丹佛早疗模式（early start Denver model，ESDM）为针对12～48个月的孤独症谱系障碍儿童所设计，建立于丹佛模式（DM）、关键反应训练（PRT）和应用行为分析（ABA）的理论基础上，融合发展科学、应用行为分析、社会—情感的神经科学等。强调游戏，旨在提升孤独症谱系障碍儿童的主动参与、学习以及互动交流能力。丹佛早疗模式可能以一对一或是团体的模式进行，可以用于诊间、家中及学校等多种情境。重视于自然情境的游戏中进行学习。以一般幼儿的发展阶段作为知识基础，并将正向的亲密关系建立视为核心，鼓励通过游戏增进互动与沟通，以促进模仿、社交、认知、动作、适应行为等能力。此外，丹佛早疗模式也强调将学习融入日常作息中，将吃饭、做家务、穿衣、洗澡等家庭活动视为幼儿与家长互动的重要时机。

978. 结构化教学法如何应用于孤独症谱系障碍儿童?

结构化教学利用孤独症谱系障碍儿童在视觉处理上的优势，以物质环境的结构、作息时间的结构、个别工作结构以及视觉结构所构成一系列有组织的教学设计。

（1）物质环境结构化：空间内的区域分布及其功能区分清晰易辨认，能够帮助学生掌握确认即将进行的工作以及进行的区域。

（2）作息时间结构化：作息时间的编排固定并且时间表的呈现符合可视化的特性。作息时间以图表呈现按照时间顺序由上而下或由左而右排列，使学生可以清楚地理解其个人作息、独自学习，避免因无所适从所引起的情绪问题。

（3）个别工作结构：通过卡片标示各项活动顺序与内容，图卡放置于学习桌上并且依照学生的能力建立规则即工作制度。制定明确的工作指令、内容、顺序及规则。

（4）视觉结构化：结构性教学充分应用孤独症谱系障碍儿童的视觉优势，运用视觉提示、组织以及技巧，将信息加以结构化，帮助儿童通过视觉组织学习、增加学习效果。

979. 孤独症谱系障碍的青少年问题包括什么？如何干预？

（1）青少年问题：孤独症谱系障碍的青少年问题多在社交互动层面上。青少年时期的孤独症谱系障碍患者即使能够流畅地说话，却还是会在语用及语意理解上遇到困难，即他们可能难以在社交场合中恰当地使用语言并且对于对话的理解流于表面。此外，孤独症谱系障碍的青少年在同理心的建立以及维系社交关系上亦有困难，孤独症谱系障碍的青少年可能会感到被排挤、霸凌或是因为社交上的孤独而感到挫败。这可能增加青少年时期的孤独症谱系障碍患者患抑郁症或焦虑症等心理疾病的机会。

（2）干预：此时期重要的干预可能包含了针对心理健康问题的辅导，面对社交场合的策略教导，自身优势的发掘以及学业或职业转衔的协助与鼓励，以协助青少年时期的孤独症谱系障碍患者更好地融入社会、实践自身的价值。

980. 目前孤独症谱系障碍儿童的新兴疗法有哪些？

（1）重复性经颅磁刺激（rTMS）：通过磁场在脑部诱发出微电流刺激，使得情绪相关的大脑区域血流量增加及调控情绪回路活性，进而产生治疗效果。

（2）经颅电刺激（tDCS）：作用于大脑皮质，给予持续的弱电流刺激，调节大脑神经活性。可以依使用的大脑区域引起特定的神经心理、神经生理或运动功能的改变，目前大多显示正向的使用结果，广泛应用于神经心理方面疾病。

（3）社交机器人：根据耶鲁大学（Yale University）近期的相关研究，未来在社交机器人协助下，孤独症谱系障碍儿童将有望能更有效地沟通。社交机器人通过模拟眼神交流和其他社交行为，通过讲故事和互动游戏指导参与家庭的儿童，这些故事和互动游戏旨在提高社交技能，例如情感理解、共情和以他人的角度看事物。在临床数据中可以看到社交行为的改善，至研究结束时，照顾者提到孩子们在眼神交流和沟通方面的能力明显提高，显示出社交机器人在协助孤独症谱系障碍儿童学习社交互动的可行性。

（4）心智解读教学：心智解读能力是沟通的基础，孤独症谱系障碍儿童往往在了解他人的心理状态方面有困难，因此心智解读教学常用于提升孤独症谱系障碍儿童的社交沟通技巧。目的是教导孤独症谱系障碍儿童站在他人的立场来思考事物，帮助其了解他人行为想法，以预测他人可能有的行为反应，希望经由心智解读能力的增进，提升孤独症谱系障碍儿童与人沟通互动的能力。

（五）脊柱侧弯康复

981. 什么是脊柱侧弯?

脊柱侧弯指脊柱的一个或数个节段在冠状面上向侧方弯曲，通常伴有横断面上椎体旋转和矢状面上弧度改变，是一种三维畸形。国际脊柱侧凸研究学会（scoliosis research society，SRS）认为，应用Cobb法测量站立位全脊柱冠状面X线片上脊柱的侧方弯曲，如Cobb角大于10°，且伴有轴向旋转则为脊柱侧弯。国际脊柱侧弯与康复治疗协会（society on scoliosis orthopaedic and rehabilitation treatment，SOSORT）将其定义为应用Cobb法测量站立位全脊柱前后位X线片时Cobb角≥10°且伴有轴向旋转。

982. 脊柱侧弯的患病率是怎样的?

流行病学调查显示，我国中小学生脊柱侧弯患病率为1.02%～5.14%，女性患病率较高，其中90%以上为特发性脊柱侧弯。

983. 特发性脊柱侧弯是什么? 病因有哪些?

特发性脊柱侧弯指原因不明的脊柱侧弯，是最常见的一类，好发于青少年，女性多于男性。目前特发性脊柱侧弯的病因尚未明确，存在多种假说，如遗传因素学说、激素学说、结构畸形学说、神经肌肉失调学说、姿势解体学说等。

984. 特发性脊柱侧弯的分型有哪些?

特发性脊柱侧弯的分型方法有以下几种。

（1）根据发病年龄分为婴儿型、儿童型、青少年型和成人型。

1）婴儿型：0～3岁发病，男婴多见，侧弯多位于胸段且常为左弯，多数生后6个月内进展。

2）儿童型：3～10岁发病，多见于女孩，常为右侧胸弯和双主弯。

3）青少年型：10～18岁发病，最为常见。

4）成人型：18岁以后发现的侧弯。

（2）根据侧弯角度的大小分为轻度、中度、重度、极重度。

（3）根据顶椎所在解剖位置分为颈弯、颈胸弯、胸弯、胸腰弯、腰弯、腰骶弯（表8-12）。

表8-12　特发性脊柱侧弯的分型

分类依据	类型		分类方法
按Cobb角度分型	轻度	轻	Cobb角度5°～15°
		轻中	Cobb角度16°～24°
	中度	中	Cobb角度25°～34°
		中重	Cobb角度35°～44°
	重度		Cobb角度45°～59°
	极重度		Cobb角度60°以上
按顶椎位置分型	颈弯		顶椎位于C_1至C_6～C_7椎间盘之间
	颈胸弯		顶椎位于C_7至T_1之间
	胸弯		顶椎位于T_1～T_2椎间盘至T_{11}～T_{12}椎间盘之间
	胸腰弯		顶椎位于T_{12}至L_1之间
	腰弯		顶椎位于L_1～L_2椎间盘至L_4～L_5椎间盘之间
	腰骶弯		顶椎位于L_5至S_1之间

985. 特发性脊柱侧弯有哪些临床特点?

特发性脊柱侧弯早期易被忽视，随着侧弯角度的发展逐渐出现非对称性脊柱，一侧肋骨和肩胛骨隆起，对侧肩膀抬高或臀部侧弯，身高常低于同年龄儿童。除胸腰双弯躯干缩短但畸形不明显外，其他类型严重脊柱侧弯常出现躯干畸形，胸部侧弯躯干畸形尤为明显，这种畸形无法因姿势变化而纠正，当患儿躯干向前弯屈时，弯出侧肋骨后隆明显呈剃刀背，严重者可继发胸廓畸形。

32%的青少年特发性脊柱侧弯患儿存在腰背痛，其中23%一开始即有疼痛，9%在治疗期间出现疼痛，疼痛多发生于右侧胸腰段；颈胸以上的侧弯有时会出现头痛症状。疼痛的严重程度与侧弯的类型有关，与侧弯程度无关。

许多特发性脊柱侧弯患儿存在平衡功能障碍、肺功能障碍、心理障碍等。轻、中度脊柱侧弯患儿基础心肺功能不受限制，但最大运动耐量试验时通气量和最大摄氧量显著减少，严重者（Cobb角＞80°或者旋转角度较大的患儿）可因继发胸廓畸形影响心肺发育，出现易疲劳、运动后气短、呼吸困难、心悸等症状，甚至心肺衰竭。侧弯造成的外观畸形是患儿心理障碍的应激原，患儿表现出敏感、脆弱、紧张、焦虑等。此外，严重脊柱畸形甚至可出现神经系统牵拉和压迫症状。

986. 如何早期发现脊柱侧弯?

可单独使用目测法、Adams前屈试验、躯干旋转角测量对脊柱侧弯进行早期识别，可联合使用3种方法进行筛查，筛查结果异常则需拍摄站立位全脊柱X线片以明确诊断。

（1）目测法：受检者充分暴露躯干（双肩至髋部），双脚并拢保持自然直立状态。检查者从被检者身后观察其双肩是否等高、肩胛骨是否对称、肩胛下角是否等高、双侧腰部皱褶皮纹是否对称、脊柱棘突连线是否偏离正中线；再从被检者前方观察双侧胸廓发育是否对称。任一部位的不对称均提示可能存在脊柱侧弯。

（2）Adams前屈试验：受检者充分暴露背部，双足并拢，双膝伸直，双手合掌、双上肢自然下垂，缓慢向前弯腰，直至背部与地面平行。检查者从受试者后方观察，如背部左右两侧不对称，则为Adams前屈试验阳性，提示可能存在脊柱侧弯。

（3）躯干旋转角测量：进行Adams前屈试验时，检查者可采用脊柱侧弯测量尺（Scoliometer）或便携式电子脊柱侧弯筛查工具分别测量上胸段、主胸段、腰段的躯干旋转角。当躯干旋转角≥5°时，提示可能存在脊柱侧弯（图8-1）。

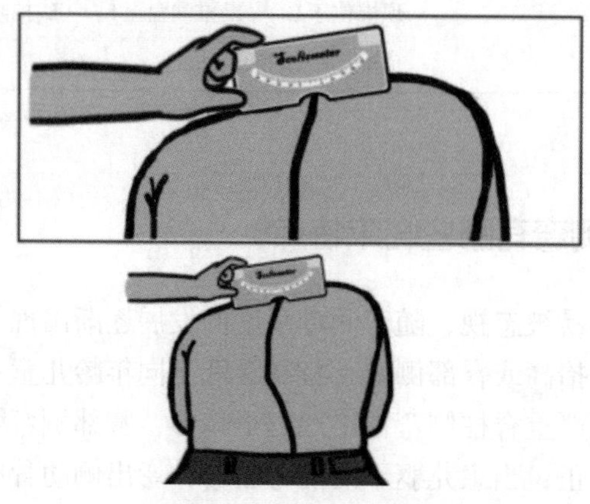

图8-1　Scoliometer测量

987. 如何测量侧弯Cobb角度?

Cobb角的测量是在站立位全脊柱正位X线片上进行的，国际脊柱侧凸研究学会（Scoliosis Research Society，SRS）建议的Cobb角测量法包括三个步骤：第一步确定上端椎，第二步确定下端椎，第三步沿上端椎椎体上缘和下端椎椎体下缘各画一横线，分别作这两条横线的垂线，两条垂线的夹角即为Cobb角（图8-2），Cobb角反映了脊柱在冠状面上的畸形程度，是观察脊柱畸形进展最常用指标。

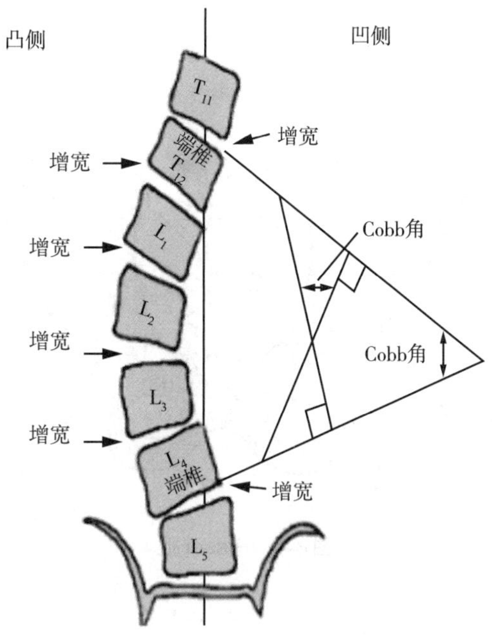

图8-2　侧弯Cobb角测量方法

988. 如何评定椎体的旋转?

椎体的旋转通常采用Nash-Moe法对站立位全脊柱正位X线片上椎体旋转进行评定。正位X线片上，将椎体纵向分6等份，根据椎弓根投影在椎体中的相对位置将椎体旋转分为0～4级。0级：双侧椎弓根位置正常、对称，无旋转移位；Ⅰ级：弯侧椎弓根轻度移向中线，但仍在外侧段，凹侧椎弓根向外侧移位，外侧缘消失；Ⅱ级：弯侧椎弓根已移至第二段，凹侧椎弓根基本消失；Ⅲ级：弯侧椎弓影像移至椎体第3段；Ⅳ级：弯侧椎弓根越过中线，位于椎体凹侧（图8-3）。椎体的旋转与脊柱侧弯的进展、治疗和预后评估有着重要的关系。

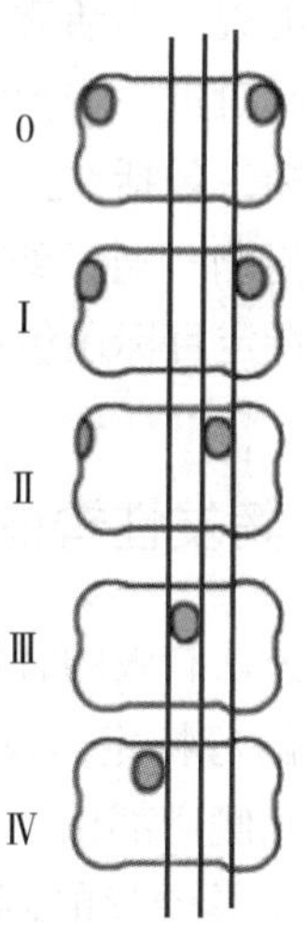

图8-3　Nash-Moe旋转角度

989. 如何评定骨骼成熟度?

骨骼成熟度最常用的方法是通过测量髂嵴骨骺骨化的进展程度（Risser征）来评定骨骼成熟度。将髂嵴分为4等份（图8-4），骨化由髂前上棘向髂后上棘移动，没有骨化为0度；骨骺移动25%为Ⅰ度；50%为Ⅱ度；75%为Ⅲ度；移动到髂后上棘为Ⅳ度，骨骺与髂骨完全融合为Ⅴ度，也代表患儿骨骼已经成熟。通常在青少年快速生长期后或身高高峰生长速率后，才出现Risser征Ⅰ度。

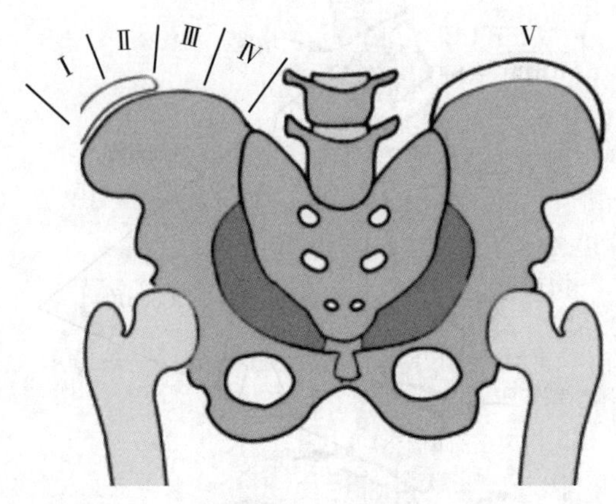

图8-4 Risser征

990. 特发性脊柱侧弯保守治疗的目标是什么？

2011年SOSORT发表的脊柱侧弯康复治疗共识提出脊柱侧弯保守治疗主要针对多个问题，涵盖美观、生活质量、残疾、背部疼痛、心理健康、成年侧弯进展、呼吸功能、侧弯角度、成年后对进一步治疗的需求九大方面。脊柱侧弯康复治疗目标主要为形态学和功能学两方面的目标，包括在青春期尽可能阻止或减少侧弯进展、预防或治疗呼吸功能障碍、预防或治疗脊柱疼痛、通过纠正姿势改善外观和形体；对于45°以上的青少年特发性脊柱侧弯，保守治疗的特定目标还包括避免手术、改善外观和生活质量、减少残疾和疼痛。

991. 特发性脊柱侧弯的保守治疗有哪些方法？

国际公认有效的脊柱侧弯的保守治疗方法主要为脊柱侧弯特定运动疗法和支具治疗。

脊柱侧弯特定运动疗法（physiotherapeutic scoliosis specific exercises，PSSE）是针对脊柱侧弯患儿侧弯部位、类型、程度制定的特定运动训练方案，可单独用于轻度侧弯患儿，或联合用于支具治疗的侧弯患儿以提升治疗有效性。SOSORT学会认为，PSSE对于特发性脊柱侧弯患儿具有较好的治疗效果，可作为脊柱侧弯治疗的第一步。支具治疗适用于Cobb角＞25°±5°、处于生长发育期、有畸形进展风险的脊柱侧弯患儿。婴儿型脊柱侧弯、少年型脊柱侧弯以及依从性差的患儿，一般首选支具治疗。支具治疗需根据患儿的侧弯类型、部位、治疗目的等，结合支具特点选择最佳的支具治疗方案。支具治疗初期佩戴时间应≥18小时，其中Risser征较小的患儿每天应佩戴23小时。

992. 特发性脊柱侧弯的康复治疗原则是什么?

不同程度的脊柱侧弯康复治疗的原则也不同。

（1）Cobb角＜20°,Risser＜5的患儿，每6～12个月随访一次，并予以相应的康复治疗。

（2）Cobb角＜20°，Risser＝5的患儿，通常不再需要进一步检查和治疗。

（3）Cobb角＞20°，Risser＜5的患儿，每4～6个月随访一次，同时予以相应的康复治疗；如果发现每6个月进展5°以上且Cobb角＞25°，应行支具治疗。

（4）胸椎侧弯Cobb角25°～40°，Risser＜5的患儿，初诊考虑支具治疗，并予以相应康复治疗。

（5）胸椎侧弯Cobb角25°～40°，Risser＝5的患儿，通常不需要治疗，但成年后仍有进展可能，应每年随访至骨骼成熟3年后，再改为每5年随访一次。

（6）胸段侧弯Cobb角＞40°，支具治疗每年Cobb角加重＞6°的患儿，应行手术治疗。

（7）胸腰段、腰段侧弯Cobb角＞35°，支具治疗每年Cobb角加重＞6°的患儿，应行手术治疗。

993. 保守治疗适用于哪些特发性脊柱侧弯患儿?

保守治疗适用于Cobb角＜60°的脊柱侧弯患儿，但对Cobb角≤45°的疗效更好。

当Cobb角≤25°时，Risser＝5，可随访观察；当Cobb角≤20±5°时，Risser＜5，可予以脊柱侧弯特定运动疗法，6个月左右随访；Cobb角＞20±5°且处于生长发育期（Risser 0～3）、存在侧弯进展风险的患儿推荐进行支具治疗联合脊柱侧弯特定运动疗法，3～6个月进行随访；Cobb角在45°～60°且拒绝手术的患儿，经一段时间非手术治疗后，若能维持角度且依从性好，则可继续尝试非手术治疗。但非手术治疗并非是最佳替代手术的方法，必要时应进行手术。

994. 什么是脊柱侧弯特定运动疗法?

脊柱侧弯特定运动疗法是针对脊柱侧弯患儿的特定运动训练方案，可根据患儿侧弯的部位、程度进行个体化方案的制定。其治疗原则主要是基于三维平面特定的主动矫正模式和运动训练，主要包括平衡与稳定性训练、呼吸训练、本体感觉训练、神经运动控制等，还可以将其融合于日常生活，使患儿能够进行家庭的自我康复训练。PSSE可作为脊柱侧弯的保守治疗，也可以作为支具治疗的辅助治疗，术前术后的康复促进治疗。SOSORT学会认为，PSSE对于10°～25°的特发性脊柱侧弯患儿具有较好的治疗效果，可作为脊柱侧弯的第一步治疗。PSSE主要通过增强背部肌肉力量，维持脊柱两侧肌肉及软组织平衡，减少畸形进展，延迟支具及手术治疗时间。目前国际上PSSE主要包括：Schroth疗法、SEAS疗法、Lyon疗法、FITS疗法、DoboMed疗法、Side shift疗法等。目前应用最多的为Schroth疗法与SEAS疗法。

Schroth疗法通过镜面监督、呼吸功能矫正、姿势认知结合的矫正训练，促进患儿脊柱畸形向正常模式转变。SEAS疗法是一种针对脊柱侧弯的主动自我矫正技术，包括三维方向的自我主动矫正，矫正姿势下的肌力及平衡训练、自我矫正与日常活动相结合、有氧训练与支具治疗相结合的呼吸训练等运动训练。

995. 脊柱侧弯的支具有哪些?

脊柱侧弯的支具根据脊柱解剖平面、支具材质、支具佩戴时间等有不同的分类。

（1）根据侧弯解剖平面不同：可将支具大体分为颈胸腰骶联合支具、胸腰骶联合支具。颈胸腰骶联合支具带有颈托或上部支撑金属结构，主要作用是控制和矫正上部胸椎侧弯畸形，如Milwaukee支具等。胸腰骶联合支具不带颈托、高度只达腋下，主要作用是控制和矫正下部胸椎侧弯畸形（T7以下），如波士顿支具、色努支具、Wilmington支具等。其中胸腰骶联合支具是目前最常使用的支具，其作用原理是通过向患儿身体施加纠正应力，从而达到控制脊柱侧弯畸形的目的。

（2）根据支具制作材质的不同：可分为硬支具、软支具。硬支具通常由聚乙烯材料制成，是目前使用最为广泛的支具类型，如Milwaukee支具、Boston支具、Wilmington支具、色努支具、Charleston支具、Sforzesco支具等。软支具一般由弹性材料制成，包括SpineCor支具、TriaCTM支具等。

（3）根据支具佩戴的时间不同：可分为夜间支具、部分时间佩戴支具、全天佩戴支具。夜间支具主要夜间佩戴，每天佩戴8～12小时；部分时间佩戴支具主要在学校外和夜间使用，每天佩戴12～20小时；全天佩戴支具每天佩戴20～24小时。

996. 支具治疗特发性脊柱侧弯有哪些注意事项?

脊柱侧弯支具治疗是一个长期的过程，治疗中有以下注意事项。

（1）根据要求佩戴支具，最初2～3周为适应期，逐渐增加每天穿戴支具时间，直至达到穿戴目标时间。

（2）支具内穿一件贴身无扣、无接缝的纯棉衣服，并注意每天观察皮肤情况。

（3）正确穿戴支具，确保支具位置合适，没有移位。

（4）支具佩戴时间的长短直接影响支具治疗的效果，佩戴支具的时间越长，矫正的效果越好。但长时间佩戴支具会给患儿心理与生活质量造成较大影响。因此，支具佩戴期间应鼓励患儿适度参加体育运动，以缓解佩戴支具所带来的不适。

（5）支具治疗会对肺活量、胸壁、肋骨形态有影响，因此支具治疗同时应加强呼吸功能训练。

（6）停止支具治疗应采取逐渐减少支具佩戴时间的方式。

（7）支具并不是适用于所有脊柱侧弯患儿，对于骨骼发育成熟（Risser征5级）的脊柱侧弯患儿，或Cobb角25°以下且随访无进展的患儿不建议支具治疗。

 997. 特发性脊柱侧弯家庭康复治疗的目标与内容是什么？

特发性脊柱侧弯患儿的家庭康复方案需要专业机构的医生诊断和进行系统评定，再根据患儿的具体情况进行个性化家庭康复方案制定，其治疗目标：①控制脊柱畸形的进展；②纠正患儿先前的不良姿势；③建立正确的呼吸模式；④增强维持脊柱正确姿势的肌肉力量，调整两侧脊柱椎旁肌肌力的平衡；⑤预防患儿因脊柱侧弯引起的继发性畸形。特发性脊柱侧弯的家庭康复的内容包括家庭康复体操、不同体位的脊柱纵轴伸展、呼吸训练三大方面，以帮助纠正患儿的不良坐姿、站姿，改善患儿的形体；增加脊柱周围肌群的核心稳定性；提高患儿的心肺功能。特发性脊柱侧弯的家庭康复的训练需循序渐进。此外，为确保治疗效果，要做好定期随访，配合医生和治疗师及时调整患儿家庭康复治疗方案；进行家庭康复治疗期间，需严格按照医生和治疗师的要求实施，家长协助做好督促。

 998. 如何制订特发性脊柱侧弯患儿的随访计划？

临床最常用的侧弯严重程度随访评估方法是拍摄站立位全脊柱X线片，同时监测患儿是否出现平背、驼背、肋骨畸形等，建议所有患儿均定期随访至发育成熟或成熟后1年。SOSORT指南指出为了保护儿童和青少年生长发育，应尽量减少X光照射的次数。一般而言，随访计划时间间隔定为6～12个月，并推荐处于生长发育期间的患儿每6个月进行一次临床随访。

当患儿Cobb＜20°且Risser征为0～2级时，建议每6～9个月随访一次至发育成熟（女孩达到Risser征4级，男孩达到Risser征5级）；当患儿Cobb角为20°～29°且Risser征为0～2级时，建议3～6个月随访一次至发育成熟；当患儿Cobb角＜30°且Risser征3级，建议1年随访1次至发育成熟后1年；当患儿Risser征4～5级以及Cobb＜30°时，无须定期随访。

但对于支具治疗的患儿，随访计划的安排需考虑支具的调整。首次支具治疗1个月后，建议拍摄穿戴支具时的站立正、侧位和仰卧位全脊柱X线片，观察不同体位下支具是否贴合。支具治疗的患儿应每6个月随访一次，生长发育迅速者，即身高每增加4～5cm或体重改变4～5kg即需至医疗机构随访一次，以及时调整支具。针对不同脊柱侧弯患儿的预后及进展高峰所处时间段可以制定个体化的随访模式。对高进展风险的脊柱侧弯可以采取缩短随访时间间隔或增加随访项目，对无/低进展风险患儿可以适当延长随访时间间隔。

 999. 特发性脊柱侧弯的预后是怎样的？

85%婴儿型特发性脊柱侧弯具有自限性，双胸弯易进展并发展为严重畸形，右侧胸弯的女婴通常预后不良；67%儿童型特发性脊柱侧弯为进展型侧弯，可进展为严重畸形，损害肺功能。青少年特发性脊柱侧弯的预后与侧弯进展风险、是否合理干预密切相关。一般而言，侧弯角度越大、骨骼发育越不成熟则进展风险越大，若不及时干预，会严重影响疾病的预后。

九、其他疾病康复

（一）心脏康复

1000. 心脏康复的定义和主要内容是什么？

依照美国心脏学会的定义，“心脏康复需要整合性的介入治疗，以确保其恢复到最佳的生理、心理及社会状态，因此，慢性或亚急性的心脏病患者可以通过自己的努力，在社会中维持或恢复适当的社交功能，并经由健康行为的改善，延缓或反转疾病的进展”。因此，一个完整的心脏康复计划，应包含以下内容：营养咨询、减重、控制血压、控制血脂、控制血糖、戒烟、压力管理和运动训练。心脏康复的主要内容：①心脏康复的目的是增进体能，减轻活动所引起的症状（如心绞痛），减少残障，并使患者重返社会。②因为冠状动脉搭桥术、冠状动脉支架术、心脏移植及血栓溶解术等发展，改善了患者的预后，心脏病患者不但更具有多样性，也更有潜力接受训练。心脏康复所服务的对象不只限于冠心病，还包括风湿性心脏病、先天性心脏病及心脏衰竭的患者。此外，老年及青少年心脏病患者的康复也应受到重视。③冠心病患者的差异很大，由于诊断工具及技术的进步，可以将患者的危险性做适当的分级，作为运动处方与训练的参考。因此，心脏康复应针对患者的危险性，提供安全有效的训练计划。④在发展中国家推广心脏康复，应利用有限的医疗资源，提供患者适常的服务，并配合当地社会资源和文化传统，制订适当的训练计划。

1001. 心脏康复有哪些适应证？

患者接受心脏康复的适应证如下：急性心肌梗死后医疗状况稳定；稳定性心绞痛；冠状动脉搭桥术后；冠状动脉支架术后；稳定性心脏衰竭；心脏移植；心脏瓣膜手术后；周围血管疾病；有糖尿病、血脂异常、高血压以及肥胖等冠心病危险因素；由其他医师转诊或康复团队同意可耐受运动训练及宣教受益的患者。

1002. 心脏康复有哪些禁忌证?

冠心病患者在运动时，可能会发生心肌缺血、心肌梗死、心律不齐或猝死。为了避免运动诱发的危险，进行训练前，应先评估患者是否有下述禁忌证，心脏康复禁忌证主要包括：不稳定性心绞痛；休息时收缩压＞180mmHg或舒张压＞110mmHg；姿势改变时血压降低＞20mmHg，且伴有不适症状；严重主动脉狭窄（主动脉瓣＜1.0cm^2）；无法控制的心房或心室性心律不齐；无法控制的窦性心动过速（120次/分）；无法代偿的心脏衰竭；三度房室传导阻滞；急性心包膜炎或心肌炎；最近曾发生栓塞（肺栓塞或全身性栓塞）；急性血栓性静脉炎；急性全身性疾病或发热；无法控制的糖尿病；严重骨关节疾病所致无法运动；其他代谢性疾病如急性甲状腺炎、血钾过低、血钾过高或血容量不足；严重精神疾病。

1003. 心脏疾病的危险分级标准是什么?

高危险群的心肌梗死患者常有左心室功能不全、心脏衰竭、严重的心律不齐或明显的心肌缺血，发病后第一年的死亡率可达25%。因此，心脏病患者接受康复前应接受运动测验，并配合患者的临床状况及左心室功能，需要做危险性分级。美国心肺康复学会（AACVPR）所建议的分级标准如下。

（1）低危险性（下列所有项目都要符合）

1）运动测试判断标准：①在运动中或运动后恢复期，没有复杂的的心室性心律不齐。②在运动中或运动后恢复期，没有发生心绞痛或其他明显的症状（如呼吸急促、头重脚轻或头晕）。③运动耐力≥7METs。

2）非运动测试判断标准：①休息时射血分数（EF≥50%）。②心肌梗死后或血管再通手术后没有并发症。③休息时没有复杂的心室律不齐。④没有心脏衰竭。⑤没有心肌缺血的症状或体征。⑥临床上没有明显的抑郁症表现。

（2）中等危险性（下列有任何一项或两项以上）

1）运动测试判断标准：①在运动量≥7METs后，有心绞痛或其他明显症状（如呼吸急促、头重脚轻、或头晕）。②在运动中或运动后恢复期，心电图出现轻到中度的无症状心肌缺血表现（ST压低＜2cm）。③运动耐力＜5METs。

2）非运动测试判断标准：休息时射血分数（EF）＝40%～49%。

（3）高危险性（下列有任何一项或两项以上）

1）运动测试判断标准：①在运动中或运动后恢复期，有复杂的心室性心律不齐。②运动量＜5METs或运动恢复期，发生心绞痛或其他明显症状（如呼吸急促、头重脚轻或头晕）。③在运动中或运动后恢复期，心电图出现重度的无症状心肌缺血表现（ST压低≥2cm）。④在运动中血流动力学异常（收缩压上升不足、下降或心跳节律性不足）或运动后恢复期严重血压降低。

2）非运动测试判断标准：①休息时射血分数＜40%。②曾发生心搏骤停或猝死。③休息时或运动中有复杂的心律不齐。④急性心肌梗死或心脏手术后有严重并发症。⑤有明显心脏衰竭。⑥有心肌缺血的症状或体征。⑦临床上有明显的抑郁症表现。

1004. 制订心脏疾病的运动处方原则是什么?

心脏病患者因疾病的严重程度不同，运动能力的差异很大，应视患者的能力及需求开立运动处方。根据2007年美国心脏学会及美国心肺康复学会的心脏康复核心内容，心脏病患者的运动原则如下。

（1）心肺耐力运动

1）运动形式：以使用大肌肉群、韵律性的有氧运动为宜，如快走、慢跑、骑脚踏车等。如果患者的下肢无法运动或工作性质以上肢为主，可以从事上肢的运动。

2）运动频率：每周3～5次。

3）锻炼时间：正式运动前要作热身运动，运动后要作缓和运动。热身运动与缓和运动动各10分钟，正式运动时间则为20～60分钟，持续式或间歇式运动皆可，对于有周围血管疾病或是间歇性跛行的患者以间歇式训练为宜。

4）运动强度：运动强度的设定有下述两种方法。①最大摄氧量或储备心率（HR reserve）的50%～80%。②运动自觉强度（rate of perceived exertion，RPE）。

5）运动调增：心脏病患者的运动应从低强度开始，逐渐增加运动时间与运动强度。

（2）肌力训练：日常生活以肌力性的活动为主，因此心脏病患者应该接受适当的肌力训练。根据美国心肺康复学会的建议，肌力训练的原则如下。

1）重量以可连续做10～15次为原则，上身为最大肌力的30%～40%，下身为最大肌力的50%～60%。

2）每组包括8～10个主要肌群的动作，做1～3次，包括多关节的复合式运动最佳。

3）动作和缓，避免憋气，用力时呼气。

4）运动强度不要超过运动处方的PRE11～14（light-somewhat hard）。

5）当12～15次轻松完成时，可以增加重量5%。

6）低危险群患者可逐步将阻力增加至最大肌力的60%～80%。

7）先作大肌肉群运动，再做小肌肉群运动，上下肢的肌肉都要做。

8）运动频率每周2～3次，至少间隔48小时。

9）不要太用力，以免血压过度升高。

10）如有头晕、气喘、心律不齐或心绞痛等症状，应停止运动。

1005. 急性心肌梗死的康复分期和内容是什么?

（1）第一期（住院期inpatient）：多数心肌梗死患者在医院内停留1～2周，刚发病时住在心脏监护病房，监视有无心律不齐或心脏衰竭，以降低急性期的死亡率。在监护病房内，可作四肢的关节运动，避免关节僵硬或血栓静脉炎的发生。患者通常发病3～4天后转入一般病房，可以开始日常生活活动，并逐渐增加运动量。运动强度以休息时心率增加20次以下为原则。运动形式采用间歇式运动，前3大每大运动3 ～ 4次，每次3 ～ 5分钟，中间休息1 ～ 2分钟，总运动时间为20分钟。第3天以后，每天运动两次，每次约10分钟。运动包括柔软操、走路或骑固定式脚踏车。

（2）第二期（出院后outpatient）：患者出院后，经由门诊接受3 ～ 6个月的训练。在开始训练前，先进行一次运动测验，以评估患者的危险性及运动耐力，作为运动处方的依据。训练包括每周3次轻度到中度的有氧运动，以固定式脚踏车或走跑步机为主。经过3个月的训练后，大部分患者会有适当的进步，此期的运动训练，主要目的是改善患者的体能，恢复正常的生活。

（3）第三期（维持期maintenance）：此期是依照第二期的运动强度，长期规律的进行运动。患者可以自行选择运动，并按照自己的需求调整运动量。除了快走、慢跑、游泳，骑脚踏车等耐力性运动外，也可以参加一些传统运动，如太极拳等，这些运动内容多样化，也不会太剧烈，很适合心脏病患者参加。

1006. 心脏康复对身体的影响主要包括哪些?

心脏康复在短期内可以增进体能、改善症状及冠心病危险因素、促进早日恢复工作、减少焦虑及提高生活品质，具体如下。

（1）生理方面：心脏康复可以提高最大摄氧量，提升肌力与肌耐力，增加血液中纤维蛋白溶解活性，降低血小板凝集性、血液中肾上腺素的浓度、血管炎性指标，提高心肌血流灌注。

（2）症状方面：心脏康复可以减少心绞痛发生率，减轻心脏衰竭症状。

（3）解剖学方面：心脏康复可以减轻冠状动脉阻塞。

（4）心理方面：心脏康复可以减轻患者焦虑及沮丧情绪，提升其自信心与自尊心。

（5）流行病学方面：心脏康复可以降低非致死性心肌梗死发生率、全因死亡率、心脏病死亡率，提升血管内皮功能。

（6）危险因素方面：心脏康复可以降低胆固醇、甘油三酯、肥胖、高血压、胰岛素抵抗及血糖等。

1007. 如何制订心脏衰竭患者的心脏康复处方?

传统上认为心脏衰竭患者不适合参加运动训练，因为这些患者的预后不佳，运动可能使病情恶化。但有研究发现，左心室射血分数低于25%的患者，接受8周的运动训练并没有发生并发症，且运动耐力可以增加。这些患者经过3年的追踪，死亡率只有8%，六成的人还可以工作，大部分的患者持续运动。另有研究对有心脏衰竭的心肌梗死患者进行6个月的训练，发现运动组的左心室射血分数从34%增加到38%，且运动耐力增加，表示运动可以改善心脏功能。目前关于心脏衰竭最大规模的研究发现运动组较对照组的死亡及住院率降低11%，且健康状态有明显改善，表示运动训练对心脏衰竭患者有益。心脏衰竭患者在运动时，热身时间需要较长，运动强度为最大摄氧量的40%～60%，开始运动时可使用间歇式训练，每次2～6分钟，中间休息1～2分钟。训练时间逐渐延长，以每周运动3～5次，每次累计30分钟的运动为目标，应避免过度的肌力训练。心脏衰竭患者的心跳反应可能不正常，用RPE 10～13（稍轻松至有点累）的运动量较为适当。

（二）肺 康 复

1008. 肺康复前为什么需要进行运动风险评估？

影响慢性肺病患者运动能力的常见因素包括：通气量不足、气体交换受阻、血流动力学异常、骨骼肌功能障碍。基于“无评估不治疗”的原则，在肺康复前进行运动风险评估，有助于分析患者的功能障碍类型，制订个性化康复计划，提高训练内容的针对性，降低治疗中可能发生的不良事件概率。

1009. 有氧耐力评估的绝对禁忌证包括哪些？

有氧耐力评估的绝对禁忌证包括：急性脑卒中，急性肺栓塞，未控制的呼吸衰竭，未控制的哮喘，急性或严重心血管合并症（如急性心肌梗死、急性感染性心内膜炎或心包炎、不稳定性心绞痛、未控制的心律失常、未控制的心力衰竭、未控制的高血压、严重的主动脉狭窄等），非心肺系统的急性功能障碍（如肾衰、甲状腺毒症等），下肢深静脉血栓，可疑的夹层动脉瘤，不明原因的晕厥等。

1010. 如何利用6分钟步行试验评估亚极量心肺运动功能？

本测试要求受试者在6分钟内走得尽量远，根据受试者所走的距离，以及测试前、中、后的生理指标来判断患者的心肺运动功能。测试步骤包括以下内容：先让被试者在起点旁安静休息10分钟，后站立测量立位的生命体征（血压、血氧、心率），记录站立时Borg气促评分和劳累评分；使用标准指导语进行测试内容讲述，然后发出开始指令，在完成过程中，每隔一分钟进行一次标准鼓励语；停止后记录患者完成的位置，同时记录患者自觉疲劳指数、呼吸困难指数、生命体征（心率、血压、脉搏、血氧）。如果患者出现胸痛、喘憋、大汗、步态不稳等表现，立即停止测试，同时预防跌倒。最后计算总的步行距离。对于同一个受试者追踪康复前后的相对变化，临床最小差值（MCID）为25～35m。

1011. 根据FITT原则，有氧运动和抗阻运动的处方有何区别?

FITT原则包括四个要素：频率、强度、时长、类型。以慢阻肺患者的康复处方为例，有氧运动频率一般为3～5次/周，强度按靶心率制订，时长20～30分钟/次，运动类型可以是踏车、跑步、行走等不同方式。抗阻运动频率一般为2～3次/周，强度可根据自觉用力程度（Borg RPE）按相应肌群的可重复次数（RMs）完成2～3组/次，时长不定，类型可分为器械训练和徒手训练两种方式。

1012. 如何应用Borg气促量表和劳累量表指导慢阻肺患者的有氧运动?

目前常用的Borg气促量表又称CR10，通过选择0～10中的某一个数值或刻度来反映患者的呼吸困难程度。Borg劳累量表又称为RPE，一般通过选择6～20中的某一个数值或刻度来反映患者的疲劳严重程度。Borg气促量表和劳累量表均可用于康复处方的制订以及实施。如在有氧运动开始前、过程中或者结束后，使用上述量表让患者评分以获取其主观感受，配合心率、氧合等情况调整处方内容。

1013. 有效咳嗽的四个阶段是什么? 选用何种姿势可以帮助患者促进有效呼气?

①充分吸气：吸入足够的气体为有效咳嗽提供动力（占肺活量的60%～75%）。②声门关闭：关闭声门，呼气肌群准备。③增加内压：呼气肌群的主动收缩，提高胸内压和腹内压。④声门开放：声门突然开放，产生气道高速气流促使气道内壁痰液廓清。端坐位较卧位减少了腹部脏器对膈肌的压迫，可以改善通气，同时呼气时配合俯身的姿势能够提高腹内压有助于患者有效呼气。

1014. 主动循环呼吸技术促进肺廓清的原理是什么?

主动循环呼吸技术（ACBT）是一种灵活的主动肺廓清治疗技术。每个循环周期包含3个动作要素：①呼吸控制（BC），配合自身感受进行腹式呼吸，尽可能地放松颈肩及上胸部肌肉，在休息间歇均可进行呼吸控制，另外存在阻塞性通气障碍的患者可以同时利用缩唇呼吸缓慢呼出气体以延长呼气相。②胸廓扩张（TEE），采取深呼吸达到较大的吸气容量，被动放松呼气，注意深呼吸不宜超过3次以免通气过度和疲劳，另外对于肺不张的患者可以在吸气末屏气或用鼻嗅气以促进肺复张。③用力呼气（FET），保持声门开放，收缩胸腹呼气肌群，发出1～2次类似“呵”的用力叹气动作以诱发咳嗽。当患者有气道分泌物时，可以灵活地应用上述3种要素进行自由组合（如BC→TEE→BC→FET→BC，BC→TEE→BC→TEE→FET→FET→BC）。

1015. 改善肺部通气的康复技术有哪些？各项技术特点分别是什么？

（1）缩唇呼吸锻炼法：训练患者缓慢的用鼻深吸气，然后让患者噘起嘴唇轻松的做吹笛式呼气。缩唇呼吸使小气道的压力相应增加，使等压点向大气道移动，防止小气道过早塌陷闭塞，利于肺泡残气排出，改善换气。

（2）膈肌呼吸锻炼法：患者取卧位或坐位，全身放松，经鼻吸气，从口呼气，一手放于腹部，一手放于胸前，吸气时尽力挺腹，也可用手加压腹部，呼气时腹部内陷，尽量将气呼出。待患者掌握横膈吸气后进行横膈肌阻力训练。膈肌呼吸锻炼可以改变辅助呼吸肌参与的不合理的浅速呼吸方式。

（3）胸部扩张运动训练：患者取仰卧位或坐位，治疗师将双手置于患者欲扩张肺叶对应的胸廓上，请患者呼气，感受肋骨向下向内移动，治疗师手掌同时向下施压；治疗师在患者吸气前瞬间，快速向下向内牵张胸廓，诱发肋间外肌收缩；请患者吸气，并抵抗治疗师双手阻力。通过训练改善受限肺叶，胸壁再扩张，进而增加通气量。

（4）吸气肌阻力训练（IMT）：通过各种不同直径的管子或弹簧提供吸气时的阻力。个体化设置合适的阻力起始值，逐渐增加训练器的阻力，从而让患者虚弱的吸气肌进行足够反复负荷力量的训练，逐渐提高吸气肌的强度和耐力。

1016. 呼吸肌如何分类，相应的肌群又包括哪些？

呼吸肌群分为吸气肌群和呼气肌群，吸气肌群主要是膈肌、肋间外肌和胸锁乳突肌。呼气肌群主要有肋间内肌和腹肌（腹直肌、腹外斜肌、腹内斜肌和腹横肌）。

1017. 呼吸模式训练对于慢阻肺患者的意义是什么？

（1）呼吸模式训练有益于改善症状：咳嗽、咳痰、喘息（呼吸困难）是COPD患者的主要症状，其中以活动后喘息为标志性症状。这些症状会逐渐影响COPD患者的运动能力和生活质量。腹式呼吸和缩唇呼吸是两项代表性的呼吸模式训练，可以预防气道过早闭合，通过减少临床症状，提高患者的疗效满意度。

（2）呼吸模式训练有益于提高运动能力：COPD患者一旦出现运动能力下降，则会进一步恶化患者生活质量，呼吸模式训练通过保持呼吸道内压力，提高通气效率的良好模式，有助于改善患者通气功能，进而提高运动能力。

（3）呼吸模式训练有益于延缓肺功能的下降：训练呈时间累积效应，通过增强COPD患者肺通气功能，不仅减少呼吸肌疲劳，还能改善患者远期运动耐力，提高生存质量。

1018. 如何通过BODE指数来预测慢阻肺患者的预后情况?

BODE指数是指四个英文单词的首字母：体质指数（BMI），气流阻塞受限指数（Obstructive index）采用$FEV_1\%$，呼吸困难程度（Dyspnea）采用mMRC评分，运动耐力（Exercise capacity）采用六分钟步行试验。通过综合营养状况、肺功能、临床症状和运动能力四个方面的信息，能够比较准确地预测慢阻肺患者的预后情况。一般而言，随着BODE指数的增加，代表健康状况的恶化和生活质量的降低，预后情况相对较差。

1019. 胸外科围手术期康复训练计划的阶段和对应的内容是什么?

胸外科围手术期康复训练计划一般包括三个阶段：术前期、术后早期、术后居家期。术前康复的内容包括：呼吸控制、肺廓清技术、手术切口管理、疼痛管理、日常生活节能技术等。术后早期康复的内容包括：胸部物理治疗、主被动肢体运动、日常生活节能技术。术后居家康复的内容包括：呼吸训练、有氧运动、日常生活能力恢复训练等。

1020. 胸外科手术患者早期活动的目的是什么?

符合肺康复指征的患者进行术后早期活动，可以促进日常生活能力的恢复。对于使用呼吸机的患者，除了通过主被动肢体运动以预防肌肉萎缩、关节僵硬和压疮等并发症以外，胸部物理治疗可以改善肺廓清功能和呼吸肌肌力，协助患者脱机。总而言之，术后早期活动能够改善患者的生活质量，缩短ICU逗留时间和住院天数，节省医疗成本。

1021. 适宜慢性肺病患者的居家节能技术有哪些?

学会使用不引起气喘的速度和节奏步行和上楼；将穿脱衣、刷牙、如厕、洗脸、洗澡等日常生活活动动作分解成小节间歇进行；可以利用一些辅助装置减少体力消耗，如用提鞋器穿鞋，用长柄刷子洗澡；避免弯腰，压迫腹部的动作，以免影响到膈肌运动，导致憋气；穿多件衣裤时先重叠套好袖子或者裤腿，减少套头和站起重复步骤，尽量减少摘掉鼻氧管次数。洗脸或者洗澡时可以佩戴浴帽以防止水进入口鼻，不要屏气，避免摘掉鼻氧管。

1022. 返回家庭的慢性肺病患者如何识别疾病急性加重?

慢性肺病的常见急性加重症状包括：气促加重，常伴有喘息、胸闷、咳嗽咳痰增多、痰液颜色和/或粘稠度改变，此外，还可出现发热、心动过速、运动耐力下降、疲乏、嗜睡等症状。患者还应注意记录症状出现的时间、严重程度和频度。另外，对于病情严重的患者，家属应该仔细观察其是否存在胸腹矛盾呼吸、口唇发绀、下肢水肿、血压降低、精神紊乱等情况，并协助及时就诊。

（三）肿瘤康复

1023. 恶性肿瘤患者功能障碍的主要因素是什么？

（1）癌症本身造成的功能障碍：癌症本身造成功能障碍的原因可分为三类。①原发性癌症本身造成的伤害，如脑肿瘤、脊髓肿瘤、骨肿瘤。功能贮备不全的器官，其功能一旦受损，剩余的组织无法代偿所失去的功能，因此患者在早期就出现功能障碍的相关症状。②癌症转移所造成的功能丧失。癌症本身没有造成显著的功能缺损，或者功能障碍可能很轻微，然而，这些患者不幸出现癌症复发、远处转移时，癌症常见的转移部位有脑、四肢骨或者脊柱骨、肺以及肝，这时会造成患者的机能损伤及功能下降。③肿瘤本身造成的功能障碍为系统性症状，包括肿瘤伴随综合征及体质性症状，如内分泌的异常、皮肤黏膜的异常、血液学的异常以及神经系统的异常。

（2）手术治疗造成的功能障碍：肿瘤本身若可以根治性手术切除，其复发率最低。然而这种根治性手术会切除一定的安全边界，并进行附近的淋巴结廓清术，清除范围越大，手术后遗留下组织黏连与淋巴水肿的可能性就会越高。

（3）放射线治疗造成的功能障碍：放射线治疗所造成的副作用可分为三个时期：急性副作用，续存性副作用以及迟发性副作用。在放射线治疗期间，若细胞死亡的速度超过干细胞增生的速度，组织就会逐渐崩坏，造成急性期的副作用，如唾腺细胞的死亡导致口干、黏膜表面的细胞死亡导致黏膜破损发炎、皮肤红肿甚至溃疡等。当放射线治疗结束后，若干细胞已经受到伤害，无法完全修补组织，而遗留下持续存在的伤害，称为续存性副作用，如皮肤的基底细胞已经受到放射治疗的伤害，破损的皮肤可能无法修复，造成类似烧烫伤后局部结疤的现象。迟发性副作用可能是因为放射线治疗所累积的DNA伤害，在慢速分裂的细胞组织中，必须经过一段时间的细胞代谢后才会逐渐显现所累积的伤害；也可能是经过放射线治疗的组织被导向异常分化，逐渐地被纤维细胞所取代；也可能是经过放射线治疗的组织，其血管内皮受到伤害，血管逐渐萎缩，而导致组织慢性地缺血病变。

（4）化疗药物治疗造成的功能障碍：化学治疗药物对身体的副作用可分为急性可逆转型的副作用及慢性不可逆转型的副作用。

1024. 放射治疗迟发性副作用的主要表现是什么？

当放射线治疗结束后，患者也逐渐地从急性副作用中复原，此后才开始发生的放射线治疗副作用，称为迟发性副作用，其发生时间可以是放射线治疗数周后到数十年后，甚至最长的案例到放射线治疗三十年后才发生。主要表现为各种器官和组织的进展型退化以及纤维化现象，如肌肉萎缩，肌力下降，组织黏连，关节活动受限和相关性疼痛等。若其发生在重要构造，如脑、脊髓、周围神经，会造成不可逆的神经功能受损，这种迟发性副作用通常是不可逆的，与放射线治疗主要的剂量相关。

1025. 化疗药物的副作用主要表现是什么？

化学治疗药物的剂量限制因素通常是急性期的不良反应，如恶心、呕吐、脱发、疲劳、血红蛋白降低、出血倾向、肝肾功能异常等。然而，有些慢性期的副作用却常造成患者生活功能的受损，包含心脏系统副作用、神经系统副作用、呼吸系统副作用、肌肉骨骼系统副作用。

（1）化疗药物的心肌毒性：造成心肌毒性的化学治疗药物中，最常见的是蒽环抗生素，包含阿霉素、表阿霉素、米托蒽醌，常用于乳腺癌、肺癌、卵巢癌、淋巴癌、白血病的治疗。心肌毒性和使用剂量呈正相关，并导致患者的体力及运动能力显著下降。

（2）化疗药物的肺毒性：会造成肺毒性的化学治疗药物非常多，如苯丁酸氮芥、环磷酰胺、依托泊苷，甲氨蝶呤，博来霉素等，常用于淋巴瘤，鳞状细胞癌患者的治疗。根据统计，20% ～ 30% 的癌症患者发生肺部感染，发生的概率和患者的年龄，使用的剂量以及诊断肺部炎症的方式有关，而许多淋巴瘤患者也会接受纵膈的放射线治疗，进一步导致肺部的炎症更严重。仍然有少部分的患者在两年后逐渐地走向全肺纤维化。

（3）化疗药物的神经毒性：铂类化疗药物包含第一代的顺铂，第二代的卡铂，以及第三代的草酸铂，常用来治疗表皮细胞相关的癌症，此类药物会导致不可逆的感觉神经受损，特别是粗大的感觉神经纤维，如本体感觉。周围神经毒性发生的初期，患者可能已经开始丧失深反射，或患者开始有初期感觉丧失。治疗持续5 ～ 7个月时，高达一半的患者会有感觉异常。

（4）化疗药物的肌肉骨骼毒性　癌症患者的肌肉骨骼疼痛发病率比较高，约有1/4的癌症患者，会有肌肉骨骼疼痛的现象，可能与肿瘤本身有关，也可能与治疗肿瘤所使用的化疗药物有关。

1026. 肿瘤患者的分期和治疗原则是什么？

癌症患者的分期根据不同的患病时期，可将病程分为五阶段。

（1）第一期：诊断期。患者在初步发现癌症时，通常是先接受根除性治疗。无论是手术、化学治疗或放射线治疗，目的都是完全清除肿瘤细胞。治疗过程中，患者会经历一段功能缺损的时期。初次的根除性治疗结束后，功能是否可以完全恢复到病前的水平，取决于肿瘤所影响到的器官。

（2）第二期：观察期。观察期患者需要定期回诊追踪观察，检查癌症是否复发。在这个时期的患者病情相对平稳，但是可能会逐渐开始呈现化学治疗的慢性副作用，以及放射线治疗的迟发性副作用。

（3）第三期：复发期。若患者不幸地在追踪期间发现癌症复发，而复发的范围仍可进行根除性治疗，患者通常会接受第二次的根除性治疗。若接受第二次根除性治疗，手术范围通常会比第一次的初始治疗更大，而化学治疗与放射治疗的毒性通常会累加，加上患者的身体状况不如病前强壮，因此，通常会留下更大的功能缺损。

（4）第四期：妥协期。当肿瘤已经有局部严重扩散，或出现远处转移，无法接受根除性治疗，则进入妥协期。根据不同的癌症种类，给予对症处理。

（5）第五期：安宁缓和期。常预期患者的寿命只剩下6个月或更短。则进入第五期安宁缓和期，患者功能障碍非常严重且持续恶化，往往需要更多医疗专业的共同参与，来协助患者及家属走过困难的时期，如安宁缓和医护人员、心理师、社会工作师、宗教人员、家庭治疗师以及癌症康复人员。

1027. 乳腺癌患者常见哪些肩部康复问题？其康复方法是什么？

乳腺癌患者手术后会切除部分前胸及腋下的皮肤或皮下组织，因此肩关节的活动度受损是乳腺癌患者常见的并发症，最容易受限的是外展的角度。目前认为，早期康复介入可以有效减少肩关节相关并发症。在手术之后发生并发症的患者，如伤口感染、引流管延迟拔除或是伤口裂开，关节活动度的训练常常也会延迟，肩关节挛缩的风险也增高。在疾病初期，要鼓励患者多进行肩部的内旋以及外旋活动。放射线治疗过程中及结束后，敦促患者维持规律的肩关节活动训练，或者同步接受正规康复治疗。高达70%的乳腺癌术后患者有肩部疼痛症状，难以进行肩关节活动度训练，此时需明确患者是否有肩袖肌腱炎、肌腱断裂、滑囊炎、肌筋膜疼痛综合征、放射线后肱骨头坏死、腋网综合征或局部肿瘤复发的情况，积极开展肩关节的牵伸运动、软组织松解术及按摩，可有效缓解疼痛。

1028. 淋巴水肿有哪些主要表现和并发症？

肿瘤侵犯、手术切除以及放射线治疗都会破坏淋巴管或淋巴结，淋巴回流受到干扰，导致周围的皮下组织堆积过量的淋巴，就会形成淋巴水肿。由于淋巴液是富含蛋白质的液体，堆积在周围的皮下组织会造成异常的蛋白质沉积，诱发慢性过敏反应及淋巴细胞过敏反应，导致表皮层异常增生，皮下组织异常的胶原蛋白沉积，造成血管旁异常的单核细胞炎症反应，甚至会造成异常的表皮组织增生，局部的脂肪组织肥厚。因此，淋巴水肿若没有加以治疗，不仅仅表现为肢体肿胀，更会造成皮肤、皮下组织、肌肉的慢性变性、纤维化、硬化、增生。当淋巴水肿影响到皮肤时，皮层可能会增加2倍厚，发生血管扩张、过敏反应、过度角质化、脱皮、色素沉淀等病变，造成皮肤变性而失去正常屏蔽能力，容易发生蜂窝织炎，严重时甚至会有乳头状瘤病（papillomatosis）及象皮肿（elephantiasis）。当淋巴水肿影响到皮下组织时，皮下组织的厚度会不均匀地增加，若此时发生异常变性，会使皮肤黏在肌肉与骨骼之上，造成继发性的关节活动度受损，特别是手指与手腕等处。若淋巴水肿影响到肌肉组织，会造成肌肉收缩的耐力下降与肌肉疲劳。若淋巴水肿的范围扩大，如双下肢大范围的重度淋巴水肿，甚至会造成身体内循环液体的不足，出现患者血液中蛋白含量过低、血压下降等现象。

1029. 如何通过临床表现和体格检查，对淋巴水肿进行临床分级？

大部分的淋巴水肿凭借临床表现就可以诊断。临床上，淋巴水肿的体格检查，首先观察皮肤是否有异常的病变；其次检查肿胀的皮下组织；最后检查相关的关节活动度是否受限。关于淋巴水肿的严重程度，有许多种分级方式，其中，Casley-Smith等人所建议的淋巴水肿性质的分级系统被广为接受，见表9-1。

表9-1　淋巴水肿的临床分级

分级	皮肤改变	皮下组织硬化	pitting征	储留/沉积	临床表现
1	−	−	＋	水潴留	自发可逆恢复 肢体抬高完全消退
2	红斑，过敏反应	＋	＋/−	水蛋白潴留	不可逆转 肢体抬高不能完全消退
3	营养改变蜂窝织炎	＋＋	−	蛋白质沉积	不可逆转 肢体抬高不消退

第一级（grade 1）的淋巴水肿以水分储溜为主，属于凹陷式水肿，淋巴水肿会分布在单侧肢体，特别是淋巴组织受到破坏的淋巴流域，好发于手掌的背侧、前臂的背侧以及上臂的背侧，呈现内外侧不均匀地分布。此级蛋白质沉积所致慢性炎症并不显著，皮肤以及肌肉状态良好，只要找出诱发因子并予以去除，水肿有机会自然消退。

第二级（grade 2）的淋巴水肿开始出现蛋白质沉积的炎性反应，皮肤出现红、热、过敏现象。慢性炎症会导致皮下组织硬化，出现非凹陷性水肿，以及皮肤与肌肉、肌腱、关节粘连。因此，水肿若发生在手指或手腕区域，关节活动度可能已经开始受限。此时期的淋巴水肿，已经无法因为睡眠休息或抬高而自发性的消退，但皮肤结构尚未出现质变。

第三级（grade 3）的淋巴水肿，皮下组织硬化，皮肤组织也开始病变，如色素沉着、皮肤硬化、角质层增生、象皮肿或乳头状瘤病；皮肤失去正常功能，如毛发脱落、失去正常排汗功能、失去正常防护功能、出现频繁的荨麻疹，或罹患过一次以上的蜂窝织炎。

1030. 淋巴水肿的测量方法以及诊断标准是什么？

无论在临床上或研究上，目前最常见的量化评估是圆周法及体积法。测量肿胀肢体的圆周变化，可在肿胀肢体与健侧肢体的相对应位置，测量其圆周的差异，目前最常被使用的诊断条件为2厘米。若差距在2～3厘米，属于轻度幅度水肿；差距3～5厘米，属于中度水肿；差距大于5厘米，属于重度水肿。测量肿胀肢体的体积变化，可使用水排除法和红外线量测法，一般认为两者有良好的相关性，且都可探测到3%以上的体积变化，目前最常被使用的诊断条件为100～150ml。若两侧体积差距小于20%，属于轻度水肿；差距20%～40%，属于中度水肿；差距大于40%，属于重度水肿，见表9-2。

表9-2 淋巴水肿的诊断标准

双侧肢体比较	圆周法	体积法
诊断标准	2cm	100～150ml
轻度	2～3cm	＞20%
中度	3～5cm	20%～40%
重度	＞5cm	＞40%

1031. 综合消肿治疗有哪些康复内容?

综合消肿治疗（complete decongestive therapy，CDT）包含了四个内容：皮肤照护（skin care）；加压治疗（compression therapy）；手法引流（manual iymphatic drainage，MLD）；消肿运动（decongestive exercise）。

（1）皮肤照护主要是患者卫教，包含：正确的清洁方法以减少皮肤菌落、保持皮肤湿润以避免干裂、避免淋巴水肿的危险因素、如何观察自己的皮肤、皮下组织，以尽早发现初期的淋巴水肿。

（2）加压治疗可以分为两个等级，第一等级为多层次的低弹性包扎，以治疗淋巴水肿为目的；第二等级为压力套袖或足套，以维持疗效为目的。目前认为多层次的低弹性包扎是效果最好的治疗方法，单一治疗就可以改善26%的肿胀或减少200～250ml的肿胀体积。淋巴水肿压力套袖是使用低弹性的材质，在远心端肢体达到30～40mmHg的压力，在近心端肢体的压力则逐渐减低到远心端的60%～70%，制造一个压力梯度的分布，以利淋巴的回流。由于套袖低弹性的特质，患肢在做动作时手套不会跟着延展，在压力高低变化之间制造了泵送效应。在第一级（grade 1）淋巴水肿时，潴留成分以水分为主，此时只要使用压力治疗就会有很好的成效。

（3）手法引流必须由受过训练的专业人士操作，目的是软化皮下组织，减少蛋白质的沉积，改善皮下组织纤维化及粘连，促进淋巴的侧支回流，将潴留淋巴液导向正常未受损的淋巴流域。完整的淋巴引流约需执行40分钟，但单纯徒手淋巴引流疗效并不佳，仅能减少12%的肿胀，必须配合其他治疗。

（4）消肿运动分为肌肉泵运动、有氧运动、肌力训练及柔韧性训练。消肿运动最好在淋巴引流之后进行，运动时并配合加压治疗穿戴多层次包扎或压力套袖，利用次序性、肌肉泵的肌肉收缩，增加淋巴回流的速度。有氧运动可以提升心输出量及调节交感神经活性，这两者都会提升淋巴收集管的内生性收缩，因此也可以改善淋巴循环。肌力训练可以提升局部肌肉的收缩力及淋巴收集管的内生性收缩频率。关节及软组织的柔韧性训练可以达到牵拉皮下组织的效果，进而促进淋巴收集管开口的开启。

1032. 综合消肿治疗疗程包括哪些时期?

CDT包含两个时期，第一个时期是强化期，由治疗师执行；第二个时期是维持期，由患者自我执行，又称为居家消肿治疗。在强化期，患者每天接受综合消肿治疗，含30～40分钟的手法引流（MLD）、由治疗师进行多层次包扎、再连续20～30分钟的消肿运动，视症状严重程度持续2～4周，直到患肢显著消肿，患肢与健侧的圆周相差2厘米以内，或是患肢与健侧的体积差异在150ml以内，并且皮下组织已显著地软化，则视强化期治疗成功，可进入维持期的治疗。

强化期治疗结束后，进入维持期的居家消肿治疗期（SDT）。在此时期患者仍然需要每天自行执行皮肤照护、自我手法引流、居家消肿运动、24小时佩戴压力套袖或足套，直到患肢的淋巴水肿程度稳定并且不再恶化。在此期间，患者可定期回诊，若发现患部淋巴水肿有恶化的现象，可以再进行短期的淋巴水肿强化治疗1～2周。

1033. 头颈部恶性肿瘤患者吞咽障碍表现和康复治疗方法是什么?

（1）口腔期吞咽障碍：吞咽动作可粗分口腔期以及咽喉期。若是口腔内的恶性肿瘤生长在下颚骨，如牙龈癌，则可能会有下颚骨的局部切除，造成咀嚼困难，也会切除部分的脸颊以及口底组织，若影响到口底构造，则会影响舌头的功能。肿瘤若是生长在上颌骨，除了切除部分的牙龈、骨骼之外，也可能切除部分的硬颚或软颚，会影响食物的咀嚼，导致食物反流至鼻腔，以及过度鼻音的问题。此类手术的复杂性非常高，虽然术后会进行各式重建手术，但重建的目的主要在于伤口覆盖，重建的组织缺乏正常的感觉及运动功能。康复可以早期介入，在皮建的稳定期即可开始进行温和的关节活动度训练，但是在执行过程中必须与外科医师配合，勿造成伤口的拉裂。硬颚切除后，可以放口腔内硬颚体作口腔内辅具，来改善进食中鼻腔逆流的问题；缺损的软颚，会导致较轻微的鼻腔逆流，经由吞咽技巧的训练，可以部分改善，但是发生鼻腔过度共振的现象，则难以避免。

（2）咽喉期吞咽障碍：口腔期的吞咽障碍主要导致生活品质的下降，只要咽喉期的吞咽能力正常，患者仍可进食流质食物，来维持养分及水分的需求。咽喉期的吞咽障碍，则会导致相关并发症，如营养不良、脱水、吸入性肺炎。从外观上可以观察舌头以及舌根的活动度及力量，软颚的活动，咽喉上下升降的能力，舌骨前移的幅度，来判断患者吞咽时，喉部食团流动的情形，也可以安排患者接受吞咽摄影（VFSS）来了解吞咽的状况。通常还是以患者的临床表现评估疗效及康复治疗，将吞咽困难分成三个等级。

1）轻度吞咽困难患者，虽然出现味觉、嗅觉异常，口干，吞咽不易，偶尔呛咳等主诉症状，但仍可在正常时间内摄取正常食物量，不需特别调制饮食，只需搭配汤水进食。此阶段可进行短期吞咽治疗，重点在于指导患者正确的居家运动以及了解吞咽功能下降的危险征兆，并长期追踪，以便及时发现吞咽恶化的征兆。

2）中度吞咽困难患者，进食的食物需要特别调配，如煮软、切碎、打粗泥、打细泥、打细泥滤渣、全流质饮食。患者开始出现呛咳次数增多、进食量减少、进食时间延长、体重开始有轻度的下降。中度吞咽困难是最需要积极介入的时期，因为在这个阶段经过适当的训练治疗，可以改善吞咽功能、维持安全的经口进食。由于患者只能进食糊状物及流质食物，能摄取的总量也有限，应会诊营养师，指导患者及家属如何正确调制饮食内容，有效率地摄入水分、热量、蛋白质、纤维素。

3）重度吞咽障碍有以下征兆：①体重减轻，在过去6个月内虽然努力进食，但体重依然减轻10%以上。②脱水征兆，尿色深、血压低、心跳快、体力差、自觉喘，容易在转位时头晕，甚至昏倒。③总是呛咳，即使专心进食，依然时常出现呛咳现象，痰多难咳，甚至曾经有过一次以上吸入性肺炎病史。④无法处理口水，正常人一天的口水分泌量为750～1500ml，放射线治疗过后的患者口水分泌量常常只占正常人的20%～30%。但重度吞咽障碍的患者一天500ml的口水都无法自行吞咽，反而会抱怨口水多，必须不停擦拭，这是一个严重的提示信息。若患者出现以上重度吞咽障碍征兆，应注意心跳、血压、呼吸音，予以抽血检查营养状态、炎症状态、脱水状态，胸部X线检查潜在的肺部炎症，治疗的第一步不是急于进行吞咽治疗，而是改善肺部清洁和营养状态，必要时应短时间放置鼻胃管并安排肺部康复。对于重度吞咽障碍的患者，治疗目标在于找出可逆转的负面因素，如咽喉痛造成吞咽困难、忧郁症状造成食欲不佳、不当的饮食调制的技巧、不佳的喂食技巧、错误的吞咽代偿方式、肌力不足但仍有机会强化的相关吞咽肌肉等。若是这些负面因素都已排除，并且经过适当的训练，吞咽能力依然不佳，就应考虑长期鼻胃管饮食。虽然一般认为胃造瘘在长期使用时优于鼻胃管，可以独立自主灌食、减少更换次数、美观舒服、减少食管磨伤及胃食管反流等，但胃造瘘也有相关并发症必须加以考虑。

（3）舌癌患者的吞咽障碍：舌头是口腔内最主要的构造，当患者发生舌癌时，必须切除部分的舌组织，几乎无可避免地一定会造成咬字以及吞咽的困难。舌头前段有协助咬字清晰的功能；舌头中段在吞咽期可以帮助食团的搅拌及成形，减少口腔残留，并且使食团后送；舌头的后段可以和软颚共同关闭口腔，避免食物提前掉入咽喉。舌头的功能如此重要，若患者接受小于50%的部分舌切除，口腔期吞咽功能便开始受损；若患者接受大于50%的部分舌切除，咽喉期吞咽功能便开始受损；若患者接受全舌切除手术时，患者的发音以及吞咽的功能障碍几乎是难以恢复，25%～75%的患者需要终身使用灌注进食。无论是手术造成的舌头丧失，或因放射线治疗后继发性的舌头萎缩，吞咽治疗及早介入，就有机会改善吞咽的能力。

1034. 头颈部恶性肿瘤患者颈部挛缩及疼痛的主要表现和治疗方案是什么？

颈部的疼痛以及挛缩，是头颈部癌症患者最常见的颈肩区域后遗症。颈部的挛缩，最常见的原因是软组织的病变，而非骨骼、关节的问题，如术后的疤痕挛缩、放射线治疗后的肌肉纤维化、皮下组织纤维化及黏连等。据统计，头颈部癌症治疗一年后，患者的颈部活动度为45°～70°的前屈、35°～55°的后伸、50°～75°的旋转、20°～35°的侧屈，其中33%的患者有颈部疼痛症状，且常放射到头部、肩部、背部，无法完全靠吗啡控制。头颈部癌症肿瘤患者的疼痛可以区分为神经痛、炎性疼痛、肌筋膜痛，其中又以接受放射线治疗者为重，严重的影响患者的生活质量。手术本身可能造成神经的切除，放射线治疗也会有迟发性神经病变，称为肌纤维颤搐。被放射线照射过的纤维化肌肉，可能因为肌肉紧绷导致反复拉伤、代偿的肌肉因为过度使用而产生疼痛。根据患者的痛点及症状推论疼痛的原因，适度使用镇痛药（神经类镇痛药、鸦片类镇痛药）肌肉松弛剂，配合牵拉运动治疗来减少肌肉痉挛，必要时也可进行肌肉、肌腱、激痛点的局部注射，以降低患者的疼痛严重度。

1035. 头颈部恶性肿瘤患者肩部功能障碍主要病因和表现是什么?

患者颈部的淋巴结转移可接受各种手术治疗。根治性颈清扫术（RND）后，由于清除了第十一对脑神经（副神经）导致斜方肌的萎缩，显示肩功能显著受损。其中肩关节前屈丧失38°的主动关节活动度以及33%的肌力，肩关节外展丧失64°的主动关节活动度以及52%～75%的肌力。改良式或选择性颈清扫术（MRND/SND），可能保留第十一对脑神经，但许多神经的支干依然受累，在肌电图检查下，斜方肌依然呈现显著的去神经化征兆，肩关节前屈仍丧失20°的主动关节活动度以及20%～49%的肌力，肩关节外展仍丧失28°的主动关节活动度以及25%的肌力。功能性颈清扫术（FND）同时保留了胸锁乳突肌、颈内静脉和第十一对脑神经，可以显著地保存肩功能。目前一些手术医师会在手术前进行前哨淋巴结取样，来决定要廓清的淋巴组织，减少患者的术后后遗症。

1036. 如何制定恶性肿瘤患者的运动康复处方?

恶性肿瘤患者的运动训练，可分为肌力训练、肌肉耐力训练、柔韧性训练、心肺运动训练。尽管患者可能每种能力都有缺损，但由于患者体力有限，因此在制定运动治疗目标时，应选择造成功能下降的因素优先处理。例如：针对神经系统损伤的患者，肌力训练是首要的，以执行日常生活的功能；对于曾经接受过放射线治疗的患者，柔韧性运动必须终身执行，并且要特别针对被照射过的肌肉进行牵拉运动；心肺运动训练特别适合使用过心肺毒性化疗药物的患者，可以减少生活质量下降，也对心脏起到保护作用。某些难治性的体质性症状，如疲惫、失眠、忧郁、恶心、便秘、焦虑等，心肺耐力训练也可以改善此类症状。中高强度心肺运动，并不会造成患者有较多的并发症，因此，若患者有心肺能力下降的征兆，且患者身体状况仍可负荷中高强度的运动治疗，则应予以安排短期的心肺运动治疗。癌症患者的肌力及有氧运动治疗，有多重的益处，可以增加肌肉体积、改善代谢以及日常生活的行动能力，提升患者生活自主的信心，还可以延长存活、减少并发症，甚至可以降低癌症复发的概率。

由于心肺耐力训练必须执行中高强度的运动，通常只有观察期的患者，以及部分妥协期的患者有能力配合此强度的治疗。若妥协期的患者已有骨骼转移，不适合进行此类较为剧烈的运动，可改为无骨转移肢体的肌力及耐力训练。处于安宁缓和期的患者因体质过于虚弱，一般都无法进行心肺耐力运动，此时可让患者进行肌力训练，也可以有效地提升生活质量、协助症状控制。当患者连肌力训练都难以负荷时，可安排一般的活动训练，目的在于增加患者的活动能力，减少照护者的负担，增加患者的自主性，并预防制动造成的并发症，甚至可以增加存活时间。

1037. 恶性肿瘤骨转移的康复要点是什么?

当恶性肿瘤骨转移时，患者可接受手术治疗、放射线治疗、化学治疗或症状治疗。当康复对象有骨转移时，必须先评估病理性骨折的风险，股骨头、股骨颈、粗隆、髋臼处是最容易发生病理性骨折的地方，占所有病理性骨折的60%以上。此关节难以从外在固定，因此需要选择手术固定来减低骨折风险。康复训练时要注意改变活动方式，勿使其承重或弯折。当原发性肿瘤转移到脊柱时，可能发生骨骼排列的破坏，患者可接受手术肿瘤切除及内固定，或进行辅助性放射线治疗，开展经椎弓内固定手术后，建议患者佩戴支具保护脊柱稳定性。若肿瘤影响到三节以上的脊柱、或脊柱2/3受累，必须考虑8～12周的支具固定，防止发生继发性病理性压迫骨折的风险。患者也有可能仅接受化学治疗或支持性疗法等非手术治疗，这些患者若无明显疼痛，则不一定佩戴支具，因为，支具最重要的功能还是疼痛控制，协助患者在翻身转移时维持脊柱正位，以减少活动造成的疼痛，并不能预防脊柱转移造成的压迫性骨折。开具支具处方时，必须考虑支具可能会造成压迫伤口、限制呼吸、增加腹压、生活不便以及各种不适等副作用。

1038. 恶性肿瘤神经系统转移的康复要点是什么?

当肿瘤转移到脊柱而压迫到脊髓，导致四肢瘫或截瘫时。进行化学治疗、手术切除或放射线治疗、类固醇激素治疗后，神经学症状大致固定，可以开始参照脊髓损伤的评估方法，制定患者的功能处方并判断预后。然而，相较于一般脊髓损伤患者，癌症患者通常伴随心肺功能的下降以及周围神经病变，因此在患者的肌力训练和耐力训练上，其表现都会较一般的脊髓损伤患者差。肿瘤转移累及脊髓的患者，若仍有体力及意愿接受积极康复，能够接受一天3小时以上的康复治疗，预计仍有半年以上的寿命，给予短期的积极康复及耐力训练，可有明显的功能改善。当恶性肿瘤转移到脑部时，患者可接受手术减压、放射线治疗、化学治疗或支持性疗法。和脊柱转移造成脊髓压迫不同，减压手术、放射线治疗通常无法明显改善神经学表现，甚至可能会有继发性的脑出血或放射线脑病变，导致神经学表现持续恶化。脑部转移性病灶的预后和脑卒中、脑外伤也不同，因此难以出现神经可塑性，也没有康复黄金期。此类患者通常没有足够的体力可进行肌力和耐力训练。若患者只剩下3～6个月的寿命，康复的重点在于根据患者的神经学表现，给予活动技巧教学、辅具评估、居家计划、短期积极治疗，也可有相当显著的功能改善。

（四）老年康复

1039. 老年患者的老化与衰弱指的是什么?

老年患者最大的特点是老化（aging）和衰弱（frailty）。患者的老化表现：人体系统和器官储备功能下降，机体稳态发生改变，对于外界刺激的反应能力下降，对于疾病打击的承受能力减弱。老化除了功能本身的退化外，还会受到环境、生活习惯和慢性病等外在因素的影响。衰弱是老年患者的另一个常见问题，是一种渐进的、多方面表现的易受伤害状态。随着年龄增大，患者多系统功能衰退，机体稳态调节能力下降导致身体应激水平降低，不但容易患病，疾病预后也相对较差。衰弱的临床表现包括：体重减轻、肌力下降、疲劳、行走缓慢以及缺乏活力。在临床中，老年人的衰弱经常伴随着失能或合并症，医生在预防和治疗失能或合并症时，必须考虑到衰弱的问题。

1040. 肌少症的诊断及治疗方法是什么?

肌少症（sarcopenia）是肌容量减少，肌力和肌肉功能随着年龄增长而减退的一种综合征，是老年人群肌容量减少，导致老年人衰弱最常见的原因之一。欧洲老年肌少症工作组（European Working Group on Sarcopenia in Older People，EWGSOP）提出的肌少症诊断条件如表9-3所示；诊断标准为满足第1条的同时合并第2或第3条之一。亚洲肌少症工作组（Asian Working Group for Sarcopenia，AWGS）沿用了EWGSOP的诊断方式，并提出了适合亚洲人群的肌少症诊断条件。

表9-3 肌少症诊断条件

序号	条件	内容
1	肌容量减少	双能X射线吸收仪（DXA） 欧洲老年肌少症工作组（EWGSOP） 男性≤7.23～7.26kg/m^2；女性≤5.50～5.67kg/m^2 亚洲老年肌少症工作组（AWGS） 男性≤7.0kg/m^2；女性≤5.4kg/m^2 生物电阻抗分析（BIA） 欧洲老年肌少症工作组（EWGSOP） 男性≤8.87kg/m^2；女性≤6.42kg/m^2 亚洲老年肌少症工作组（AWGS） 男性≤7.0kg/m^2；女性≤5.7kg/m^2

续 表

序号	条件	内容
2	肌力下降	握力 欧洲老年肌少症工作组（EWGSOP） 男性＜30kg；女性＜20kg 亚洲老年肌少症工作组（AWGS） 男性＜26kg；女性＜18kg
3	体能降低	行走速度 欧洲老年肌少症工作组（EWGSOP） ＜0.8m/s 亚洲老年肌少症工作组（AWGS） ＜0.8m/s

临床上对于肌少症的治疗首先应控制可能引起肌容量减少的疾病，如慢性心力衰竭、慢性肺病、糖尿病、甲状腺疾病、慢性炎症、癌症、抑郁和痴呆等。在原发疾病稳定的前提下，采用渐进式抗阻运动可以增加肌力，改善肌肉功能，尤其有助于提高行走速度。此外，充足的热量和蛋白质摄入［建议量为0.8g/（kg·d）］，额外补充必需氨基酸及维生素D也有助于改善肌少症。

1041. 老年患者运动系统及步行状态的生理改变有哪些?

老年患者除了肌肉功能的整体下降之外，其他组织功能也会出现退化。老年患者，尤其是老年女性患者容易出现骨密度下降或骨质疏松的情况。骨内胶原纤维也会因老化而发生变化，进而影响骨质。骨密度和骨质的变化使得老年人容易发生骨折。老年人的关节退化通常与软骨细胞减少相关，造成软骨细胞外基质无法正常代谢，在受伤或磨损之后修复缓慢。老年人步行速度随着年龄增长而减慢，平均每年减慢0.2%。老年步态特点包括：双脚支撑期延长，步速减缓，步距缩短以及姿势反应变慢。步与步的时间差异变大，会导致老年患者步态不稳而容易跌倒。

1042. 老年患者脑解剖和功能，以及视、听觉的生理改变有哪些?

大于70岁的患者大脑萎缩以颞叶内侧、小脑及海马区为著，主要表现为脑白质的萎缩变性，并伴随神经元数目的减少。脑功能的退化导致分析处理信息并做出反应的时间延长，短期记忆力明显下降，但对语言及智力的影响不大。此外，脑内神经递质也会随着年龄增大而改变。多巴胺水平的下降会影响认知和行动；血清素的减少会使神经突触可塑性下降，阻碍突触再生。

老年患者还会出现视力下降，瞳孔对光反射减慢，分泌眼泪减少，晶状体失去弹性，黄斑老化等视觉表现。老年人的听力退化，以高频听力的丧失为主，表现为可以听到说话声，但听不清说话内容，造成与人交流沟通方面的困难。

1043. 老年患者心血管和呼吸系统的生理改变有哪些？

随着年龄的增长，老年患者的心血管系统出现动脉硬化加重，收缩压升高，脉压增宽，左心室肥厚并充盈不足，β-肾上腺素能受体刺激反应降低，窦房结自律性下降，心肌细胞数量减少，血管新生不活跃等问题。老年人存在左室充盈迟滞和左室舒张压升高，由此造成的心脏舒张功能下降使左心室充盈更依赖心房收缩来实现，因此如果发生心房纤颤，老年人更有可能发展为心力衰竭。老年人的肺泡和终末气道直径逐渐增大，使得通气面积不断缩小，肺通气/血流比不匹配加剧，肺内感染风险增高。老年患者肺弹性回缩力下降，肺间质纤维化进展，伴随呼吸肌力量逐渐减弱，导致肺顺应性及胸廓活动性降低。这些变化导致老年人肺残气量增加，肺功能储备减少，使得老年人在运动时呼吸频率加快，对剧烈运动的耐受能力下降。

1044. 老年患者消化功能和肾脏泌尿功能的生理改变有哪些？

老年患者由于牙齿脱落、食管蠕动不良或胃贲门失弛缓等原因，容易出现吞咽困难的情况。吞咽过程中老年患者喉部上抬的时间延长，也会影响吞咽，导致吸入性肺炎的发生。老年患者因为味觉改变、咀嚼效率低下以及口腔黏膜萎缩会影响进食，造成营养不良。由于胃酸分泌减少或存在萎缩性胃炎，老年患者可能出现维生素B_{12}、钙、铁、锌和叶酸吸收不良。胃酸分泌减少还会导致胃肠道菌群结构改变，使老年人更容易出现菌群失调。缩胆囊素和瘦素水平随着年龄增长而增加，两者都有抑制食欲的作用。老年患者肾血流量和肾小球滤过率随年龄增大而下降。一般情况下，老年患者肾脏可以维持机体水和电解质平衡，但是应激状态下，老年患者由于功能储备不足，对钠、钾等离子调节速度慢，更容易发生急性肾功能不全及电解质紊乱。衰老也会使肾脏浓缩尿液的能力下降，导致机体水分流失。

1045. 老年患者内分泌系统、淋巴免疫和皮肤防御能力的生理改变有哪些？

老化对内分泌系统的影响包括：激素分泌减少，昼夜节律消失，组织对激素的反应能力下降。生长激素和胰岛素样生长因子等激素的分泌随着年龄的增长而减少，导致肌肉纤维蛋白合成受损，人体成分构成改变。老年患者因β细胞分泌胰岛素减少以及胰岛素抵抗增加，会造成糖耐量下降。老年女性患者雌激素水平低下，会增加心血管疾病的风险，出现骨量减少，膀胱及尿道黏膜萎缩使得泌尿系感染风险增加，或出现压力性尿失禁。老年男性睾酮水平下降会造成性功能下降，肌肉组织减少等情况。老年患者免疫淋巴细胞总数维持不变，但遇到抗原时其增生能力及产生特异性抗体的能力下降造成患者免疫力低下。老年患者皮肤真皮厚度下降，皮肤纤维母细胞及血管数量减少，胶原蛋白及弹性蛋白含量降低，汗腺与皮脂腺萎缩，使得皮肤干燥、粗糙、皱纹增加，皮肤防御能力低下，更容易发生压疮。

1046. 老年患者药物代谢能力的变化以及常见的处方问题有哪些?

随着年龄的增长，机体药代动力学和药效动力学发生变化。临床药物试验通常在年轻和健康的人群中进行，老年人对药物的反应可能会与最初药物测试情况不同。在老年人中，药物不良反应更为频繁，也更为严重。随着年龄的增长，脂肪组织的增加，导致脂溶性药物的分布扩大，生物半衰期延长；机体含水量的减少会限制水溶性药物的分布，导致药物血清浓度升高。大部分老年人中，肝脏及肾脏药物清除水平都有不同程度的降低。对于身体虚弱的老年人，肌肉质量下降使血清肌酐水平较低，导致临床医生对患者肾小球滤过率估计过高。老年患者治疗中常需要多种药物联合应用，会导致药物不良反应、处方级联、疾病-药物和药物-药物相互作用以及依从不良等问题。

1047. 临床中如何识别和处理老年综合征?

老年综合征最常见的临床表现有：跌倒、认知障碍、尿失禁。预防老年人跌倒要处理潜在的内科疾病，完善视力检查，审查在用药物不良反应，康复治疗应该加强平衡及肌力训练，并为其提供康复辅具及居家环境改造建议。老年患者认知障碍主要表现为谵妄和痴呆。谵妄是一种急性认知障碍，通常可逆，但也可以转为慢性持续并致残。谵妄表现为短时间内出现并进展的注意力和意识障碍，同一天内有病情起伏变化，常见于老年人和有精神障碍病史的人。痴呆并不是单一的疾病或病因，而是由于执行障碍、记忆障碍、情绪、个性和行为改变等因素引发的一系列症状。管理痴呆患者要对护理人员进行健康教育，在保障安全的前提下尽可能提高患者生活质量。老年人的尿失禁可分为急性尿失禁和慢性尿失禁。急性尿失禁的诱因有感染、谵妄、精神问题、便秘和药物不良反应，通常是可逆的；慢性尿失禁常因压力性失禁、逼尿肌过度活跃或膀胱满溢等问题。对于老年尿失禁，临床医生应该仔细查看排尿日记，明确尿失禁的时间点、频率、严重程度、漏尿量以及潜在的诱发因素，进行针对性治疗。

1048. 针对不同健康状态的老年患者所采取的康复策略是什么?

老年患者初始功能水平是多种多样的，既有运动爱好者，又有日常生活活动依赖护理的人，他们对保持活力和防止功能衰退的需求也因个体的功能水平而异。老年康复主要有三个层面：针对健康状态较好的老年人进行健康促进和疾病预防，重点在于维持正常的生理功能和生活自理能力；针对潜在衰弱的老年患者，重在疾病和功能损伤后的康复训练，提倡尽早开始康复介入；针对已经衰弱的老年患者应给予宁养康复，利用仅剩的能力尽可能维持独立生活，让其生命的最后阶段也能拥有尊严。

1049. 老年综合评估的内容是什么?

老年综合评估（comprehensive geriatric assessment，CGA）是老年康复评定的常用方法，适用于已经存在功能障碍、有多种慢性病伴随、长期服用多种药物、伴有精神心理问题的老年康复患者，评价内容主要包括：一般情况评估、躯体功能状态评估、营养状态评估、精神状态评估、心理状态评估、衰弱评估、肌少症评估、疼痛评估、合并症评估、多重用药评估、睡眠障碍评估、视力障碍评估、听力障碍评估、口腔问题评估、尿失禁评估、压疮评估、社会支持评估、居家环境评估等方面。

1050. 老年康复的目标及常见疾病的康复目的是什么?

老年康复最初的短期目标：尽可能排除精神障碍、慢性疾病以及体能下降等各种因素的影响，稳定病情，为康复训练创造条件。医疗团队应该提供专业化、个体化并且有弹性的治疗方式，增强患者的合作意愿，医患共同克服种种治疗上的障碍。老年康复的远期目标：在康复指导下，提高环境适应的能力，改善衰弱，维持目前身心状况或减缓功能退化。在得到初步恢复之后，康复训练应该发挥患者最大的潜能，尽量使患者达到生活自理，提高生活质量。在所有康复阶段中，康复最主要的目标就是维持功能，提高生活质量，延迟依赖和被照顾的需求。

老年患者骨关节退行性改变的康复旨在维持运动功能，减轻关节僵硬或疼痛等不适，利用残余功能或辅具进行功能代偿。老年骨折康复旨在使老年人减轻疼痛，维持肌力和关节活动度，及早下床活动，以避免长期卧床相关的并发症。老年患者的心脏康复除了运动训练之外，也强调健康教育以及社会心理干预，以达到减少失能的康复目的。对周围血管病患者进行心脏康复可以改善行走距离，对慢性阻塞性肺疾病患者进行心脏康复可以减少呼吸道症状，改善运动耐力。

1051. 老年康复的方法及康复整体思维的意义是什么?

康复治疗方法可分为四大类：运动疗法、适应性训练、物理治疗和康复辅具。运动疗法包含有氧运动、抗阻运动、柔韧性训练、平衡及功能性训练，以增加肌肉的功能、减缓骨量流失、防止关节僵硬、改善协调平衡并促进心肺功能恢复。适应性训练包括转移、清洁、如厕等日常生活活动。对于已存在生理功能障碍的患者，可以通过技巧训练或改良操作方式来避免失能。物理治疗是借助声、光、电、热、磁等各种物理因子来减轻局部炎症反应、促进神经功能恢复、放松肌肉、减轻疼痛。康复辅具是利用辅具或支具来辅助运动或固定肢体，协助日常生活及活动。

老年人的生理储备较少，常伴随一种或多种慢性疾病，发病后功能损伤更重，恢复更慢。在一个老年患者身上，可能会同时存在多种功能障碍，使得治疗中往往需要多种疗法联合应用。老年康复的失败通常与各个岗位上的工作人员提供了不协调，甚至相互冲突的治疗相关。因此，制订医疗方案时的整体思维在老年康复中十分重要。

1052. 老年患者的运动锻炼需要注意哪些问题?

老年患者常合并多种慢性疾病，有长期服药习惯，在制订运动处方时康复医生需要留意心率抑制剂、肌松剂和镇静剂等特殊药物的使用情况，并监测运动中心率、血压变化，以确保训练安全。针对老年患者的运动说明必须简洁，并重复多次，运动形式以安全、简单、容易上手为原则。老年患者关节僵硬、肌肉弹性差，在每次运动前应做好热身，避免发生运动拉伤；运动后由于代谢及心肺回调速度减慢，也需要重视运动放松以减少低血压、头晕及肌肉酸痛现象。适量的伸展运动可以提高柔韧性，有助于改善关节活动，预防肌肉拉伤发生，减轻跌倒相关损害。老年患者适合主动牵伸，牵伸时感到肌肉紧绷或轻微疼痛即可，过度牵伸可能造成拉伤。平衡功能的衰退导致老年患者跌倒风险增高，应加强老年患者的动静态姿势平衡训练。上肢的抗阻训练可以使老年患者维持良好姿势，提高日常生活活动能力；下肢承重肌群的渐进式抗阻运动可以增加肌力及肌耐力，预防跌倒，减少骨量流失。抗阻训练时要注意避免憋气用力，防止血压突然上升，心肺系统负担过大。

1053. 老年脑卒中康复的特点是什么?

多数老年卒中为缺血性卒中，常合并高血压、高脂血症、心脏病、糖尿病等慢性合并症，治疗管理相对复杂。康复计划中除了肌力训练、关节活动改善、痉挛控制等常规内容，还需要考虑吞咽障碍、视觉障碍、言语障碍、认知障碍、排尿障碍等问题。老年患者脑卒中康复目标的制定必须考虑功能结局以及出院后的生活环境，根据患者病情是否稳定，体力耐受情况、功能损伤严重程度、家庭支持情况以及经济能力选择适合患者的康复形式。在康复治疗过程中，除了日常生活活动能力训练之外，应强调辅助性日常生活活动能力的指导，以提高老年患者社区独立生活的能力。

1054. 老年疼痛康复的特点是什么?

多种慢性疾病如风湿、关节炎、骨折、胃炎、溃疡病、糖尿病、心绞痛、中风和癌症等都可以诱发老年患者的疼痛，还有的慢性疼痛并无明确诱因。老年患者疼痛治疗不足，与对疼痛的认识、评估和处理不到位相关。老年患者认知能力的下降和沟通困难会使正确的评估更加复杂。疼痛可以引发老年患者抑郁和焦虑情绪、社交退缩、日常活动受损、睡眠障碍以及自理能力下降。老年疼痛临床管理的复杂性还与患者缺乏疼痛教育以及不愿使用可能上瘾的药物相关。老年患者的疼痛往往需要镇痛药物和物理治疗等多种方式的综合治疗，联合家庭及社会的支持才能有效缓解。

1055. 老年心理康复的特点是什么？

老年康复患者常见精神心理问题包括谵妄、痴呆和抑郁。对于出现谵妄的患者，应注意可能导致精神症状的药物，尤其是作用于中枢神经系统的药物，如镇痛药（特别是阿片类药物），助眠药物，抗组胺药，抗焦虑药，肌松剂和抗抑郁药。老年痴呆的来源包括可以治疗逆转的疾病，如硬膜下血肿、正常压力脑积水、抑郁症、激素失衡、药物和酒精滥用以及维生素缺乏；也包括病情不可逆的疾病，如阿尔茨海默病、帕金森病、亨廷顿病、获得性免疫缺陷综合征，多次脑卒中和严重脑损伤后出现的病情。有氧运动有助于改善认知功能和提高日常生活活动能力，但是对抑郁症相关的痴呆没有明显效果。抑郁常见于患有慢性疾病的老年康复患者，如中风、甲状腺功能减退、高钙血症或肺癌。老年抑郁症的临床特征与年轻患者相同，但躯体症状、妄想和认知功能下降会更明显。临床上可以应用抗抑郁药物治疗轻、中度抑郁，患者一旦出现自杀的想法等严重抑郁症状，应该及时联系精神心理医生进行专科治疗。

1056. 康复科老年患者的营养管理应该怎么做？

对于70岁以上的老年人，推荐的钙摄入量是1200mg/d，推荐的维生素D是800国际单位/天。应该鼓励老年人通过食物获取钙和维生素D，对于饮食中摄入不足的老年人，才额外补充钙和维生素D。51岁及以上老年人的蛋白质摄入标准为0.80g/（kg·d），重症老年患者则需要不少于1.5g/（kg·d）的蛋白质来维持氮平衡。对于患肝脏或肾脏疾病的老年患者，监测蛋白质摄入量很重要，要在不加重患者的肝肾衰竭的前提下，提供足够的蛋白质摄入。老年人脂肪摄入量不宜超过总热量的30%，应以不饱和脂肪为主，减少饱和脂肪和部分氢化脂肪的摄入。在体质虚弱的老年人中，减肥风险较高，应鼓励各种类型的脂肪摄入，以增加总热量摄入量。碳水化合物需要量一般在确定总热量、脂肪和蛋白质需要量后计算。因此，碳水化合物通常占总热量摄入的55%左右，鼓励粗粮食品，减少单糖的摄入。老年患者还可以考虑几种特定的饮食方案。地中海饮食包含大量植物性食物，如多叶蔬菜、坚果、全谷物和橄榄油，已被证明可以减少心血管事件，可能有助于减少衰弱，对降低老年人的死亡率有积极作用；高血压防治计划（Dietary Approaches to Stop Hypertension，DASH）饮食富含水果、蔬菜和低脂乳制品，从脂肪中提供的热量小于25%，一般用于降低患者血压。增加谷物食品可以提高纤维素的摄入量，改善肠道功能，对降低心血管疾病、消化道憩室疾病和2型糖尿病风险有所帮助。

1057. 对老年患者进行蜡疗、热水疗法、气压治疗及电疗时应分别注意哪些问题？

老年患者由于外周血管、皮肤及感觉神经功能的退化，在进行蜡疗时应当采用安全性更高的蜡块包裹法，而不是浸蜡法。蜡块包裹的紧密程度较松，温度较低，温热效应持续时间较长，可以减小蜡疗导致烫伤、肿胀的风险。水疗能降低静息时的心率，增加健康老年人运动时的最大摄氧量、最大心率和心脏做功，改善慢性阻塞性肺疾病患者的呼吸功能。由于老年人的体温调节功能下降，温热刺激或热水水疗应限制在躯体的局部。老年患者下肢深静脉血栓形成风险较高，在进行下肢气压治疗之前应该完善血管超声检查除外深静脉血栓形成。当采用电疗诱发体弱老年人肌肉的收缩时，125～250毫秒的短脉冲会更有效，耐受性也更好。

1058. 老年康复的辅具选择和环境改造需要注意什么？

轮椅对老年患者肢体运动功能要求最低，既能满足家中活动需求，也能在社区进行远距离移动。助行器也可以提供稳定的支撑，如果患者手或手腕的功能障碍限制了抓握能力，可以使用平台式助行器。为了满足使用助行器的患者上楼梯或房间内更灵活的活动需求，训练患者将助行器逐渐过渡为健侧使用的四脚或三脚拐杖。肢体运动功能更好的患者可患侧使用单脚拐，以减轻患侧下肢的负重，并为行走平衡提供稳定性支撑。平底鞋可以使重量更均匀地分散在脚上，改变股四头肌的运动负荷。脚踝以上的高帮鞋可以增加脚踝处感觉刺激，充气护踝也有此功效，都能提高踝关节稳定性。足踝矫形器可用于纠正扁平足，定制的矫形鞋垫可以有针对性地治疗特殊足部问题。改善患者生活环境可促进健康、预防伤害和提高生活质量。特殊设计地椅子可以减少老年人在变换体位时的困难。铺设防滑地垫，增加照明设备，走廊上安装夜灯，以及调低床的高度，可以预防跌倒和跌倒相关的伤害。扩大住宅内部通道空间，可以增加使用助行器的患者通往厨房或浴室的可行性，有效提高患者生活舒适性和安全性。

（五）烧伤康复

1059. 皮肤的结构和特点是什么？

皮肤分表皮和真皮两层，表皮在皮肤表面，可分成角质层和生发层两部分。已经角质化的细胞组成角质层，脱落后成为皮屑。生发层细胞不断分裂，能补充脱落的角质层。表皮属复层扁平上皮，真皮则是致密结缔组织，有许多弹力纤维和胶原纤维，故有弹性和韧性。真皮比表皮厚，有丰富的血管和神经。皮肤下面有皮下组织，属疏松结缔组织，有大量脂肪细胞。皮肤还有毛发、汗腺、皮脂腺、指（趾）甲等许多附属物。皮肤覆盖在人体表面，直接同外界环境接触，具有保护、排泄、调节体温和感受外界刺激等作用的，是人的身体器官中最大的器官。烧伤将导致这些功能部分甚至全部受损或丧失，使人的保护屏障防御机制受到影响。

1060. 如何对烧伤深度进行分类?

烧伤深度取决于很多因素：接触热源的持续时间、热源的强度、局部皮肤的厚度、皮肤距离热源的距离、暴露于热源的皮肤面积、局部皮肤血供情况及年龄等。烧伤深度被分为Ⅰ度、浅Ⅱ度、深Ⅱ度和Ⅲ度。

Ⅰ度烧伤，又称红斑性烧伤，仅伤及表皮的一部分，但生发层健在，因而增殖再生能力活跃，常于3～5天内愈合，一般不留瘢痕。

浅Ⅱ度烧伤，伤及整个表皮和部分乳头层，由于生发层部分受损，上皮的再生有赖于残存的生发层及皮肤附件，如汗腺及毛囊的上皮增殖。如无继发感染，一般经1～2周愈合，亦不留瘢痕。

深Ⅱ度烧伤，烧伤深及真皮乳头层以下，但仍残留部分真皮及皮肤附件，愈合依赖于皮肤附件上皮，特别是毛囊突出部内的表皮细胞的增殖。如无感染，一般需3～4周自行愈合，常留有瘢痕。临床变异较多，浅的接近浅Ⅱ度，深的则临界Ⅲ度。

Ⅲ度烧伤，又称焦痂性烧伤。一般指全层皮肤的烧伤，表皮、真皮及皮肤附件全部毁损，创面修复依赖于手术植皮或皮瓣修复。

此外，如果烧伤深及肌肉、骨骼甚至内脏器官，创面修复依赖于手术植皮或皮瓣修复，严重者需截肢。

1061. 居家烧烫伤急救处理原则和方法是什么?

烧烫伤急救原则：迅速脱离致伤源、立即冷疗、就近急救和转运。

居家火焰烧伤，蒸汽、高温液体、金属等烫伤，常用方法如下：①尽快脱去着火或沸液浸湿的衣服，特别是化纤材质的衣服，以免着火或衣服上的热液继续作用，使创面加深。②用水将火浇灭，立即用大量清洁水冲洗至少30分钟以上，或跳入附近水池、河沟内。③就地打滚压灭火焰，禁止站立或奔跑呼叫，以防止头面部烧伤或吸入性损伤。④立即离开密闭和通风不良的现场，以免发生吸入性损伤和窒息。⑤用不易燃材料灭火。⑥冷疗。

电烧伤急救时，应立即切断电源，不可在未切断电源时接触患者，以免自身被电击伤，同时进行人工呼吸、心外按压等处理，并及时转送至就近医院进一步处理。

1062. 如何计算烧伤体表面积?

为了快速计算烧伤区域占全身体表面积的百分比，Pulaski和Tennison创立了九分法，在1951年由Wallace正式发表使用。九分法将身体划分为多个占全身体表面积9%或9%的倍数的区域。图9-1显示了在成人及儿童中九分法的具体划分方式。

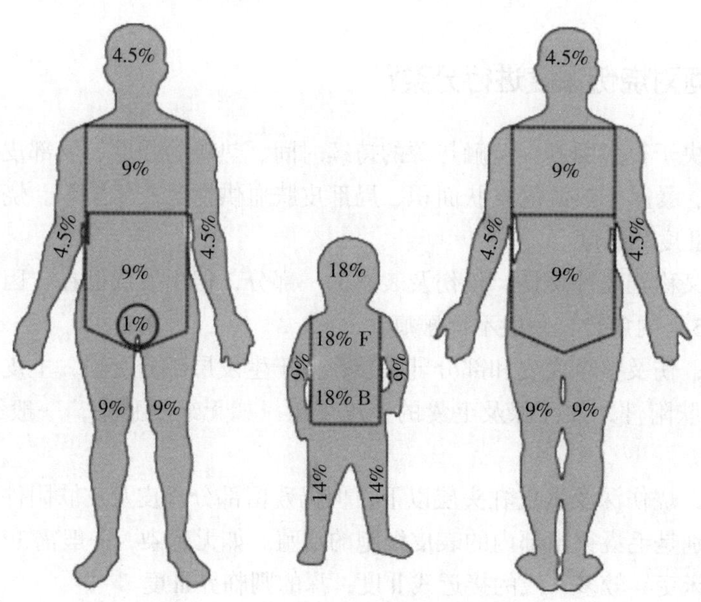

图9-1 成人及儿童的烧伤面积九分法

1063. 大面积烧伤后的补液原则是什么?

为了扩充大面积烧伤后血容量，尤其对面积较大和/或血压降低者，需快速静脉输液。要建立有效的周围或中心静脉通路（穿刺、置管或切开）。对原有心、肺疾病者，又须防止过快输液所引起的心力衰竭、肺水肿等。输液种类首选晶体液，利于改善微循环；输入一定量（并非全部估计量）晶体液后，继以一定量的胶体液和5%葡萄糖；然后重复这种顺序。5%葡萄糖不应过多或将估计量全部连续输注，否则会明显加重水肿。

烧伤后第一个24小时每1%烧伤面积每千克体重补胶体和电解质液1.5ml（小儿2.0ml），另加水分，一般成人需要量为2000ml，小儿依年龄或体重计算；胶体和电解质或平衡盐液的比例一般为0.5:1，严重深度烧伤可为0.75:0.75；补液速度：开始时应较快，伤后8小时补入总量的一半，另一半于以后16小时补入；伤后第二个24小时的一半。

1064. 烧伤严重程度分类包括什么?

为了设计治疗方案，需要对烧伤的严重程度进行分类，一般分为4类：①轻度烧伤：Ⅱ度烧伤面积在9%（小儿在5%）以下。②中度烧伤：Ⅱ度烧伤面积在10%～29%（小儿6%～15%）；或Ⅲ度烧伤面积在10%（小儿5%）以下。③重度烧伤：总面积在30%～49%；或Ⅲ度烧伤面积在10%～19%（小儿总面积在16%～25%或Ⅲ度烧伤在6%～10%）；Ⅱ度、Ⅲ度烧伤面积虽达不到上述百分比，但已发生休克、严重呼吸道烧伤或合并其他严重创伤或化学中毒者。④特重烧伤：总面积在50%以上；或Ⅲ度烧伤面积在20%以上（小儿总面积

25%以上或Ⅲ度烧伤面积在10%以上）；或已有严重并发症者。

1065. 增生性瘢痕和瘢痕疙瘩的区别是什么？

增生性瘢痕和瘢痕疙瘩是病理性瘢痕的两种基本病理形式，有相似之处，也有差别。瘢痕疙瘩具有特殊的好发部位，良性肿瘤样生长趋势，切除后复发的倾向。瘢痕增生病变局限于病损区域之内者为增生性瘢痕，超出病损区域的增生状态称为瘢痕疙瘩。这个区分增生性瘢痕和瘢痕疙瘩两者的简单方法得到业界公认并沿用至今。此外，临床上二者的区别还包括：发生部位的差别，增生性瘢痕发生部位不定，可见于全身绝大多数部位，瘢痕疙瘩则好发于耳垂、胸骨前上区、三角肌区与肩背区等；增生性瘢痕病程短，具有逐渐成熟、自然消退的倾向，但是瘢痕疙瘩病程长，有的可长达数十年，一般不会自行消退；压迫疗法对增生性瘢痕有效，但不宜用于瘢痕疙瘩。

1066. 常见烧伤的类型是什么？

1～5岁儿童烧伤的主要原因是热液烫伤。其他年龄段烧伤的主要原因是火焰烧伤。其他的烧伤类型还有接触性烫伤，电烧伤，化学烧伤，其他类型烧伤。大部分烧伤发生在家中、工作场合或机动车、娱乐、运动活动等其他场合。

1067. 常见创面处理的方法是什么？

有些烧伤中心使用淋浴、喷洒或床浴以揭除敷料和日常创面清洗。早期创面处理需治疗团队称重患者、全身查体、必要时去除头发，并切除松动的皮肤以清创。创面清理和清创术的目的是去除坏死组织、防止感染、促进创面血管再生及上皮化。敷料揭除后应仔细检视创面。记录外观、深度、大小、渗液、气味等。感染的特征包括脓性分泌物、异味、发热、创面呈黑褐色改变、迅速溶痂、创周肿胀或深Ⅱ度创面加深至Ⅲ度创面。创面处理应使用无菌器械进行清洁操作。如果进行锐性清创（用外科剪或手术刀和手术镊去除焦痂），应去除痂皮并引流脓液。操作时应尽量仔细以控制出血。

1068. 植皮手术分类是什么？

植皮手术是将皮肤替代物用于覆盖切痂创面。皮肤替代物包括以下几种：培养的自体表皮移植物，培养的自体复合移植物，异体皮肤替代物，培养真皮（临时替代），培养真皮（永久替代）。大张皮片移植是从供皮区取大张皮片并原样覆盖受区创面。若供皮区域受限，大多数受区可覆盖网状皮片。网状皮片是将大张皮片通过仪器进行平行排列切口而成，可在拉伸后覆盖创面。

1069. 烧伤康复介入的最佳时间是何时?

现代康复治疗理念认为，对于严重烧伤患者，康复治疗应尽早介入，并贯穿整个烧伤治疗过程。在烧伤急性期，特别是大面积烧伤的急性期，应立即开展康复治疗，包括烧伤后患者的心理适应、心肺及运动康复评估、康复治疗等。对于轻度和小面积烧伤患者，康复的介入往往是在创面愈合后开始进行瘢痕管理及相关的功能训练。

1070. 早期体位摆放的原则是什么?

体位摆放方案应该从患者入院之日开始实施，原则为烧伤区域摆放在伸长状态或功能中立位体位。摆放方案目标如下：①尽量减轻水肿。②防止组织破坏。③保持软组织为拉长状态。④保留功能。为了减轻瘢痕挛缩和关节受限的发展，必须根据烧伤创面相对于邻近关节的分布情况设计体位摆放方案。根据创面分布和深度评估，关节位置应与预期挛缩方向相反。

1071. 康复早期介入(创面未愈合)的处理原则是什么?

康复早期介入(创面未愈合)的处理原则有：①积极处理创面，及时清除坏死组织并封闭创面。②合理使用红外线、紫外线、微波等物理治疗进一步加快创面愈合。③保护和促进创面愈合，可以利用肢体摆放或支具降低创面张力，且在康复操作时注意无菌操作以预防创面感染。④运动训练需注意强度和频率，避免破坏创面。⑤尽早开始心理适应及心肺康复。

1072. 康复后期介入(创面已愈合)的处理原则是什么?

康复后期介入(创面已愈合)的处理原则有：①积极处理瘢痕，可使用硅酮凝胶、压力治疗等手段。②预防或矫正因制动及瘢痕挛缩形成的畸形，必要时需配合烧伤整形手术。③加强运动训练，包括活动度及肌力训练。④注重日常生活能力训练。⑤必要时行职业强化训练。

1073. 烧伤后可能会出现哪些并发症?

根据烧伤面积、烧伤深度和烧伤类型不同，可能会继发相应的全身性并发症。同时，烧伤患者的健康状况、年龄和心理状态也将影响这些并发症。①感染：某些铜绿假单胞菌和金黄色葡萄球菌的致病株对抗生素产生耐药性，并可能引起烧伤中心的流行性感染。②肺部并发症：任何在密闭空间烧伤的患者均应怀疑有吸入性损伤。吸入性损伤的症状包括面部烧伤、鼻毛烧焦、剧烈咳嗽、声嘶、异常呼吸音、呼吸窘迫、痰中带碳末和/或低氧血症。

③代谢并发症：烧伤后代谢和分解代谢活动增加，其后果是体重的快速下降、负氮平衡以及对愈合过程至关重要的能量储备的减少。作为患者代谢改变的一部分，来源于肌肉组织的蛋白被优先使用作为能量来源。这种情况和卧床休息相叠加，导致肌肉萎缩，表现为因烧伤和住院导致的虚弱。④心血管并发症：烧伤后患者体液流向组织间隙产生血流动力学变化，从而导致血容量和血浆的减少。体液分布的改变是局部和短时全身性毛细血管通透性改变的结果。体液流向组织间隙可导致明显水肿。⑤异位骨化：异位骨化在烧伤后不常见，若发生会导致疼痛和功能障碍。⑥神经病变：烧伤患者的周围神经病变有多发性神经病变或局部神经病变两种形式。⑦病理性瘢痕：当瘢痕变成了增生性瘢痕、挛缩性瘢痕，或者两者都有，则为病理性瘢痕。

1074. 该如何平衡功能锻炼和伤口愈合的关系?

功能锻炼是烧伤康复中必不可少的一部分，包括关节活动度的主被动训练，肌力强化训练等。但在烧伤早期，创面还未完全愈合，功能锻炼时皮肤受到的牵拉、压力往往会加速伤口渗出，甚至再次裂开。因此，需要平衡功能锻炼及伤口愈合，主要包括以下措施：①对不同病情的烧伤患者应选用不同强度的功能锻炼方法。②在实施功能锻炼时，内容应由少到多，程度由易到难，运动量由小到大，让患者有逐步适应的过程。③密切关注伤口情况，避免在伤口处过多的加压或牵拉。④积极与医生护士沟通伤口状况，必要时暂时停止功能锻炼，观察创面，确定伤口无碍可继续。

1075. 烧伤后常见功能障碍是什么?

烧伤后由于组织器官的损害、长期制动带来的不利影响、并发症的出现、心理状态的改变等，常会带来一系列的烧伤恢复期的康复问题。如不及时处理问题或处理不得当，将会造成新的或更严重的功能障碍，如烧伤后内脏器官功能障碍，瘢痕挛缩引起的功能障碍，肌肉萎缩和肌力下降，深度烧伤后瘢痕影响外观，日常生活活动和职业能力障碍，烧伤后心理障碍，体温调节障碍等。

1076. 压力治疗对增生性瘢痕的作用是什么?

压力治疗又称加压疗法，指通过对人体体表施加适当的压力，以预防或抑制皮肤瘢痕增生，防止肢体肿胀的治疗方法。压力治疗常用的方法包括绷带加压法和压力衣加压法，一般在使用压力衣加压前，通常使用绷带进行加压治疗。在工作中常需配合压力垫、橡筋带和支架等附件以保证加压效果。是经证实的防治增生性瘢痕最为有效的方法之一，常用于控制瘢痕增生、防止肢体肿胀、预防深静脉血栓和促进截肢残端塑形。

1077. 在烧伤患者中如何应用支具？

矫形器在烧伤康复过程中发挥着重要的作用，贯穿烧伤康复的全过程。早期主要用于保护及协助肢体摆放，以促进组织愈合、预防挛缩和畸形；中期主要用于对抗挛缩、改善关节活动度，最大限度地恢复肢体功能；后期多用于矫正畸形。

烧伤早期利用支具完成体位摆放及保护，特别是大面积烧伤，通常需要将肢体置于对抗可能出现挛缩的位置，常用于协助手部、肩部、下肢的体位摆放。烧伤后由于瘢痕、肿胀、制动等原因，常发生关节挛缩、僵硬等情况，矫形器可用于早期预防和治疗。常用部位为腕手部、肘关节、膝关节、踝足部等。关节畸形烧伤后常易发生关节畸形，如手部爪状畸形等，可通过矫形器进行矫正。由于严重烧伤导致部分手/指缺失的患者，可通过矫形器（如临时假指）代偿部分功能，协助完成日常活动。

1078. 植皮手术后的皮肤护理的注意事项有哪些？

需对患者和家属进行术前宣教，讲解手术、麻醉的相关知识和术后的注意事项。术后根据患者手术部位、手术和麻醉方式，严密观察植皮区和供皮区渗血、渗液情况。供皮区一般采用包扎或半暴露疗法。包扎常用于肢体供皮区，一般在术后1周更换敷料，如有渗血、臭味、剧烈疼痛应及时检查。躯干和头皮取皮区均采用半暴露疗法，有渗液、渗血应及时用消毒棉签或纱布吸干，也可用红外线灯照射以促使干燥结痂，防止受压，必要时可增加翻身次数。

1079. 在烧伤康复中，医生、物理治疗师、作业治疗师、护士的角色分别是什么？

多学科、专科化的团队合作的康复模式进一步加强烧伤康复治疗，这种团队行为更有利于康复。在烧伤康复中，医生、物理治疗师、作业治疗师、护士都应该开展以患者为中心的康复服务，医生应关注患者生命体征及疾病健康状况，护士应该积极关注伤口及ADL活动，物理治疗师着重运动功能锻炼，作业治疗师注重瘢痕管理、ADL及职业能力。医生、护士、物理治疗师、作业治疗师应该密切合作，定时沟通，才能保证最大限度地让患者回归社会。

1080. 烧伤患者出院后，如何在家做好延续康复？

在出院前，护士会教会照顾者掌握正确的皮肤护理及创面换药方法，作业治疗师会教会患者观察瘢痕治疗是否有效，是否需要调整压力衣，以及ADL的训练方式方法，物理治疗师会教会患者主动和主动辅助锻炼的方法。康复团队除了向患者提供出院后居家康复计划，同时应该提供随访计划，根据患者状况，门诊随访时间1～3个月一次不等，严重烧伤者门诊随访时间可能要持续一年或更长。要做好延续康复，不仅需要治疗团队的合理出院计划和密切的随访，还需要患者本身积极主动的康复意愿。

（六）盆底康复

1081. 如何应用肉毒毒素于盆底疾病中？

（1）肛裂：原发性慢性肛裂的本质是缺血性溃疡，由于肛管内括约肌持续痉挛，肛管静息压增高影响肛管末端血供所致。肉毒毒素在肛裂中的应用机制：①阻断神经肌肉接头突触前膜乙酰胆碱释放，降低肛管静息压和改善肛管局部血供。②抑制引起疼痛相关的神经递质释放，降低中枢神经对慢性疼痛的敏感度。

（2）盆底肌痉挛疼痛综合征：肉毒毒素的镇痛机制是抑制乙酰胆碱的释放，缓解痉挛；抑制疼痛物质释放如P物质、神经激肽A；增强中枢神经系统中内生阿片受体和GABA-A受体的活性，降低中枢神经对慢性疼痛的敏感度。

（3）前列腺肥大：A型肉毒毒素（BTX-A）是通过调节前列腺的交感和副交感神经，抑制前列腺平滑肌的收缩以及前列腺的感觉运动功能；抑制前列腺组织细胞增殖，促进分化、凋亡增加导致腺体萎缩。

（4）尿道括约肌紧张-尿潴留：BTX-A治疗的机制为阻断副交感神经的胆碱能神经传出通路，抑制尿道括约肌内乙酰胆碱释放和传递，产生暂时性去神经作用，松弛尿道外括约肌，降低尿道压力以利于患者排尿。

（5）逼尿肌过度活动-尿失禁：BTX-A治疗的机制为阻断副交感神经的胆碱能神经传出通路，抑制逼尿肌过度活动。

（6）出口梗阻性便秘：肉毒毒素可抑制乙酰胆碱的释放，阻断接头处的兴奋传递而使盆底肌肉松弛，达到松弛肛门，缓解便秘作用。

1082. 盆底主要肌群的作用是什么？

（1）括约功能：耻骨直肠肌：控便；耻骨阴道肌：控尿。

（2）支持功能：耻骨尾骨肌、髂骨尾骨肌。

（3）性功能：球海绵体肌：充血、勃起；耻骨尾骨肌：兴奋时8次/秒收缩；耻骨阴道肌：阴道开放。

1083. 尿失禁的药物治疗包括什么？

托特罗定——抗胆碱药物，可通过抑制逼尿肌不自主收缩来控制尿失禁；米拉贝隆——β受体激动剂，收紧括约肌，控制尿失禁；米多君——α受体激动剂，促进尿道收缩，提高尿道压力，适用于压力性尿失禁。

1084. 下尿路神经支配是怎样的?

交感神经：来自脊髓T11-L2侧柱，分布到平滑肌，末梢分泌去甲肾上腺素，使α肾上腺素受体为主的膀胱颈平滑肌与尿道内括约肌收缩，使以β受体为主的逼尿肌松弛而抑制排尿。副交感神经：来自脊髓S2-S4，逼尿肌具有胆碱能受体，副交感分泌的乙酰胆碱与其结合，使膀胱逼尿肌收缩，尿道内括约肌舒张而排尿。躯体神经：S2-S4骶神经组成阴部神经，支配尿道外括约肌及横纹肌，能引起以上肌肉收缩或松弛实现储尿和排尿。

1085. 治疗尿潴留的药物有哪些?

溴比斯的明-抑制胆碱酯酶的活性，兴奋逼尿肌；坦索罗辛-α受体阻滞剂，松弛尿道，降低膀胱出口阻力；黄酮哌酯-拮抗钙离子、抗毒蕈碱作用，松弛膀胱平滑肌，扩大膀胱容量。

1086. 神经源性膀胱的治疗目标是什么?

①增加膀胱的顺应性，恢复低压贮尿功能，以减少膀胱输尿管反流，保护上泌尿道。②恢复膀胱的正常容量，减少尿失禁。③恢复膀胱的可控制性排尿，减少使用导尿管。④提高患者生活质量，减少和避免泌尿系感染和结石等并发症。

1087. 神经源性膀胱常见并发症的治疗是什么?

（1）尿路感染：诊断的金标准是尿液分析和尿培养。对于无症状性菌尿不需要治疗。文献报道，尿路感染与膀胱排空方式有关系，自主排尿、自我间歇性导尿、他人辅助间歇性导尿、留置导尿管等情况下尿路感染的发生率是逐步增加的。

（2）输尿管反流：建议将降低储尿期膀胱内压，控制膀胱逼尿肌收缩，合理排空膀胱，控制感染作为神经源性膀胱伴有输尿管反流治疗的前提条件（A级证据，强推荐）。

1088. 盆底肌纤维类型是什么?

Ⅰ型肌纤维：强直收缩、长且持久、不易疲劳，如耻骨阴道肌、70%耻骨直肠肌、90%耻骨尾骨肌、髂尾肌、68%坐尾肌都是Ⅰ型肌纤维。Ⅱ型肌纤维：阶段性收缩、快速短暂、易疲劳，如球海绵体肌、坐骨海绵体肌、会阴浅横肌。

1089. 什么是耻骨直肠肌综合征?

由耻骨直肠肌（PRM）肥大或痉挛造成的排便出口阻塞所引起的排便障碍性疾病，最常见为PRM感染、排便习惯不良，刺激PRM反射性收缩，久之形成痉挛，同时也可使PRM水肿瘢痕化并刺激肌纤维肥大，使其失去舒张能力，导致出口梗阻。辅助检查：盆底表面肌电图可见前、后静息电位增大，提示PRM松弛不全；直肠指诊可见肛管长度、紧张度增加，PRM肥大，有时有锐利边缘，常用触痛；排便造影：PRM肥大时排便在静息、收缩、排便相均存在"搁架征"，PRM痉挛表现为排便时的肌肉异常收缩。

1090. 盆底表面肌电检查内容有哪些?

（1）原理：肌电是神经肌肉微弱电信号的集合，表面肌电（sEMG）信号是将生物电变化，经表面电极引导、放大、显示所获得的一维电压时间序列信号。低的肌电图活动反映低张性盆底活动，高的肌电图活动反映高张性疾病。

（2）sEMG评估内容：静息状态下肌肉激活情况；快速收缩下肌肉爆发力检查；持续收缩状态下肌肉疲劳性检查；快速收缩和短时间持续收缩交替情况下肌肉激活情况；长期收缩后静息状态下肌肉激活情况。

（七）风湿免疫疾病康复

1091. 风湿关节炎的发病机制是什么?

风湿关节炎属变态反应性疾病，发病机理是A型溶血性链球菌感染人体上呼吸道后，持续存在体内，诱发人体对链球菌产生免疫反应，这种免疫反应所产生的抗体通过循环系统流经全身，当它经过人体各个关节时，就会出现风湿关节炎，经过心脏时，引起风湿性心脏病，侵犯皮肤时，引起皮肤环形红斑、皮下结节，经过神经系统时，表现为"舞蹈病"。

1092. 风湿关节炎的临床表现是什么?

溶血性链球菌感染人体后，患者常先有咽喉炎、扁桃体炎等上呼吸道感染，2～3周后出现风湿热，风湿热反复发作可累及关节，形成风湿关节炎，表现为游走性多发性关节痛，以侵犯膝、踝、肘、腕、肩等大关节为主，常在冬春阴雨季节发作，潮湿和寒冷为诱因，局部可呈现红、肿、灼热、剧痛，伴随不规律性发热，肌肉疼痛，还可能出现肌无力；合并其他系统病变时，可出现风湿性心脏病、皮肤环形红斑、皮下结节、"舞蹈病"。

1093. 风湿关节炎主要存在哪些功能障碍？其相关的功能评定方法是什么？

风湿关节炎发生时，局部症状有红、肿、热、痛的炎症反应，患者会因为肿、痛等症状而避免活动关节，造成关节活动度受限和肌力下降，可伴有心理变化。在口服非甾体抗炎药后，疼痛缓解，炎症消退，一般不会引起关节变形，如病程过长、反复发作、制动可能发生关节畸形。评定的方法包括：肿胀评估（围度、类型），疼痛评估（视觉疼痛量表VAS、疼痛评分等），关节活动度评估，徒手肌力测试，功能性作业评估（改良巴塞尔指数），HM（功能独立性量表等），心理评估等，关节畸形时还有关节畸形的评估。

1094. 风湿关节炎的康复治疗原则和方法有哪些？

风湿关节炎是由链球菌感染引起的，首要目标是消除链球菌，其次为缓解疼痛。患者遵循医嘱进行合理的药物治疗后，可以非常有效的缓解疼痛。康复治疗原则为避免患者产生畸形，缓解水肿。主要使用物理治疗（超短波、磁疗、中低频、超声波等）、压力治疗、主被动活动、运动等改善患者的水肿情况，通过调整患者的作业活动等级、提供辅助器具、调整活动需求等避免关节畸形。风湿关节炎一般不引起关节畸形，若反复发作且合并其他关节炎，影响关节活动和负重，可以考虑外科手术。

1095. 风湿关节炎的康复教育内容是什么？

遵循医嘱，规律用药。风湿关节炎一般不引起关节畸形，合并其他关节炎，影响关节活动和负重会导致关节畸形，避免错误的受力和发力方式。例如：避免出现手掌柱状抓握有垂直向下的力的物体，避免掌指关节的过度尺偏发生变形，具体参看其他关节炎相关内容。若出现畸形，及时问诊康复科，被动纠正、主被动活动、使用支具、调整作业活动需求等方法改善症状。矫形手术、人工关节置换、滑膜切除等手术不能治愈疾病，只能改善关节功能和生活能力。

1096. 类风湿关节炎的发病机制是什么？

目前类风湿关节炎确切发病机制不明。

（1）遗传因素：类风湿关节炎的发病与遗传因素密切相关，具有遗传易感性。

（2）免疫紊乱：是类风湿关节炎目前较为公认的发病机制，活化的CD4＋细胞和MHC-Ⅱ型阳性的抗原递呈细胞（APC）浸润关节滑膜。滑膜关节组织的某些特殊成分或体内产生的内源性物质也可能作为自身抗原被APC呈递给活化的CD4＋T细胞，启动特异性免疫应答，导致相应的关节炎症状。在病程中T细胞库的不同T细胞克隆因受到体内外不同抗原的刺激而活化增殖，滑膜的巨噬细胞也因抗原而活化，使细胞因子如TNF-α、IL-1、IL-6、IL-8等增多，促使滑膜处于慢性炎症状态。TNF-α进一步破坏关节软骨和骨，造成关节畸形。IL-1是引起类风湿关节炎全身性症状如低热、乏力、急性期蛋白合成增多的主要细胞因子，是造成C反应蛋白和血沉升高的主要因素。另外，B细胞激活分化为浆细胞，分泌大量免疫球蛋白。其中有多种自身抗体如类风湿因子（RF）、抗环瓜氨酸肽（CCP）抗体等，免疫球蛋白和这些抗体形成的免疫复合物，经补体激活后可以诱发炎症，类风湿关节炎患者中过量的Fas分子或Fa分子和Fas配体比值的失调都会影响滑膜组织细胞的正常凋亡，使类风湿关节炎、滑膜炎免疫反应得以持续。未证实有导致本病的直接感染因子，但细菌、支原体和病毒等可能通过感染激活T、B等淋巴细胞，分泌致炎因子，产生自身抗体，影响类风湿关节炎的发病和病情进展。类风湿关节炎是遗传易感因素、环境因素及免疫系统失调等各种因素综合作用的结果。

1097. 类风湿关节炎的临床表现是什么?

类风湿关节炎的起病多迟缓且隐匿，关节症状出现前，可出现不典型的前驱症状，如乏力、低热、食欲减退、手足发冷等。

（1）关节症状，可具有以下表现。①晨僵：很常见，病损的关节在夜间休息时、不活动后出现较长时间的僵硬，晨僵程度及持续时间可作为对病情活动性判断指标之一。②关节痛与压痛：关节的疼痛为关节最早症状，常伴有关节压痛，多对称与持续，但时轻时重，常见双手关节（尤其是近端指间关节及掌指关节）与腕关节，其次为趾、膝、肘、踝、肩等关节。③关节肿：可伴有皮温增高，但表皮很少发红，多为对称性，常见于近端指间关节、掌指关节、腕关节、膝关节等。④关节畸形：慢性晚期患者可出现关节的不同畸形，腕关节多表现为掌侧半脱位，手指的畸形多为“天鹅颈畸形”与“纽扣花畸形”，膝、肘多固定在屈位，肩、髋及颞颌关节、颈椎也易累及。

（2）关节外症状，具体表现如下。①类风湿结节：多位于关节隆突部及经常受压处（如肘关节鹰嘴突），结节可黏附于骨膜、肌腱或腱鞘上，提示疾病处于活动期。②类风湿血管炎：血管炎多发生于病情较重、关节炎表现明显、类风湿因子效价高的患者。③其他：心脏病变中心包类最常见，肺部通常有胸膜炎、胸腔积液、渐进坏死性结节和类风湿尘肺（Caplan综合征）四种病变，前两者最为常见。本病很少引起肾损伤。

1098. 类风湿关节炎的诊断标准是什么?

美国风湿病学院1987年提出的诊断标准如下。

（1）连续6周的晨僵，每天至少持续1小时以上。

（2）连续6周的至少有3个或更多的关节肿胀。

（3）连续6周的腕、掌指、近端指间关节至少一处的关节肿胀。

（4）连续6周的对称性的关节肿胀。

（5）有皮下结节。

（6）手典型的X线表现（关节间隙的变窄和骨质疏松）。

（7）RF阳性。

以上7项中有4项符合即可诊断为类风湿关节炎。

1099. 类风湿关节炎主要功能障碍及评定内容是什么？

（1）主要功能障碍：①生理功能障碍，类风湿关节炎患者生理功能受限表现为疼痛、运动功能受限。②心理功能障碍，患者由于病情反复、功能受损重，常产生焦虑、无助、绝望等心理障碍。③ADL能力障碍，类风湿关节炎患者由于疼痛和关节畸形，影响日常生活能力，严重者生活不能自理。④社会功能障碍，类风湿关节炎患者社会参与、社会交往等均有不同程度的受限。

（2）评定内容

1）生理功能评定：①临床活动性的评定，类风湿关节炎是否在活动期。②疾病分期及功能分类。③疼痛评定，采用VAS评分法（视觉模拟评定法）来进行。④关节活动度的测量，ROM的测量是类风湿关节炎功能评定的重要方面，反映了关节挛缩、粘连，畸形的程度。⑤肌力评定，肌力测定反应受累关节周围肌肉的状态，一般采用徒手肌力测定法。⑥步态评定，下肢关节受累的患者会出现异常步态，包括疼痛步态、肌无力步态、关节挛缩步态等。

2）心理功能评定：焦虑自评量表（SAS）和抑郁自评量表（SDS）、汉密顿抑郁量表（Hamilton depression scale，HAMD）、汉密尔顿焦虑量表（Hamilton Anxiety Scale，HAMA）等。

3）ADL评定：可采用功能病损信号评定法（SOFI评定法）、Fries功能障碍调查表等方法。

4）社会功能评定：社会功能量表（Social Functional Rafing Scale，SFRS）。

1100. 类风湿关节炎的病理分期是怎样的？

类风湿关节炎是以多发性和对称性增生性滑膜炎为主要表现的慢性全身性自身免疫病，由于炎症的加剧和缓解反复交替进行，引起关节软骨和关节囊的破坏，最终导致关节强直畸形。类风湿关节炎的基本病理改变是滑膜炎和血管炎，滑膜炎是关节表现的基础，血管炎是关节外表现的基础。

（1）类风湿关节炎滑膜炎的病理变化具体可分为炎症期、血管翳形成期和纤维化期3个分期。①炎症期：滑膜下层小血管扩张，内皮细胞肿大、细胞间隙增大，间质有水肿和中性粒细胞浸润。②血管翳形成期：随着炎症期的进展，病变进入慢性期，滑膜细胞肥大增生，呈多层，有时可形成绒毛状突起，滑膜下结缔组织多量淋巴细胞、巨噬细胞和浆细胞浸润，可见淋巴滤泡形成，大量新生血管形成，其内皮细胞可表达高水平黏附分子，处于高度血管化、炎细胞浸润、增生状态的滑膜覆盖于关节软骨表面形成血管翳，突向关节腔内或侵入到软骨和软骨下的骨质，具有很强的破坏性，是造成关节破坏、畸形和功能障碍的病理基础；③纤维化期：血管翳逐渐向心性伸展和覆盖整个关节软骨表面，关节软骨严重破坏，最终血管翳充满关节腔，发生纤维化和钙化，引起永久性关节强直。

（2）血管炎发生在类风湿关节炎关节外的任何组织，类风湿小结是其特征性表现，结节中央为大片纤维素样坏死，周围有呈栅状或放射状排列的上皮样细胞，外被以肉芽组织，肉芽组织间有大量淋巴细胞。

1101. 常见类风湿关节炎药物治疗有哪些?

强调早期诊断、早期治疗、达标治疗和严密监测，药物治疗应及早并规范化用药。常用药物可分为五大类。①非甾体抗炎药：具有解热、镇痛、消炎的作用，但不能控制病情，应与抗风湿药同服，如吲哚美辛、布洛芬、吡罗昔康、塞来昔布、萘丁美酮、尼美舒利等。②抗风湿药物：患者一经确诊，应尽早开始抗风湿药物治疗，可改善和延缓病情进展，常用药物包括甲氨蝶呤、来氟米特、柳氮磺吡啶、艾拉莫德、羟氯喹和氯喹、金制剂、青霉胺、硫唑嘌呤、环孢素等。③糖皮质激素：具有强大的抗炎作用，能迅速缓解关节肿痛症状和全身炎症，小剂量、短疗程使用，必须同时应用抗风湿药，注意补钙、补钾。④生物制剂靶向治疗：疗效较为显著，宜与甲氨蝶呤联用增加疗效和减少不良反应，如TNF-α拮抗剂、IL-6拮抗剂。⑤植物药制剂：可缓解关节症状，如雷公藤总苷、青藤碱、白芍总苷等。

1102. 类风湿关节炎物理治疗的方法是什么?

（1）温热疗法：在急性期禁用，热疗能改善局部血液循环，加速炎症消退，缓解痉挛，对晨僵有效，分为全身应用和局部应用。全身温热疗法主要方法有温泉浴、热水温浴、哈巴德水槽浴、全身或半身热泥湿布浴等；局部热疗主要方法有蜡疗、中药熏药等。

（2）冷疗：在急性期使用较多，可以镇痛、缓解痉挛，降低肌张力，减少炎性渗出、抑制滑膜中的胶原酶活性等，冷疗方式有冷泉、冷水帘、冰袋、氯乙烷、液氮冷冻喷雾等。

（3）电疗：①直流电离子导入，适用于浅表的小关节。②中低频脉冲电治疗，可以提高痛阈，缓解疼痛，防治肌肉萎缩。③高频脉冲电治疗，可以改善局部血液循环、消炎、镇痛、降低肌张力。

（4）光疗：急性期可用紫外线照射，在穴位处应用激光照射治疗等。

（5）运动治疗：①关节被动活动，在急性期，为防止关节活动度受限，关节挛缩。②关节主动运动，改善血循环而消除局部淤血，多数具有良好的镇痛效果。③肌力的训练，在急性期，制动的关节周围肌肉应作等长肌力训练，防止肌萎缩；在慢性期，在关节炎症稳定后，可进行等张肌力训练，包括应用高阻力低重复法（Delorme法）、恒定负荷重复法

（Delateur法）。④肌耐力训练，在慢性期关节炎症消退后进行。⑤牵伸，在慢性期，关节周围肌肉、肌腱、关节囊有挛缩时，可应用牵伸训练。在治疗过程中，采用能量节省原则、限制错误动作和避免过度用力的动作。

1103. 类风湿关节炎的作业治疗包括哪些内容?

对类风湿关节炎患者，自我的残存功能评价较低，且病变在四肢，炎症、肌力下降、关节脱位、关节变形等导致日常生活活动能力降低。应使用炎症管理、教育、作业治疗、辅助器具、支具等方式改善患者的功能。在炎症稳定后，开始进行作业训练，主要是进行维持日常生活活动的训练，包括进食、梳洗、更衣、写字及一些家务劳动等的训练，在训练过程中应注意减少用力，可使用轻便器皿、应用购物车或小型推车等；避免长时间站立，可在坐位进行较长时间的家务活动；避免蹲位大便，应使用坐便器；避免一种姿势保持时间过长，一般一种姿势保持10分钟就应变换姿势或做相应的牵伸运动；避免小关节用力，尽量使用较大的关节来代替小关节的活动。对于日常生活活动困难的患者，可使用自助器改善，如应用长柄取物器、穿衣棒、穿鞋棒、粗柄食具等。下肢作业包括站立，行走、蹲下、上下阶梯等，上肢作业包括矫正和预防关节畸形的作业。在进行作业治疗时要避免任何可能加重关节畸形的作业。

1104. 类风湿关节炎的治疗原则是什么?

治疗原则为强调早期诊断、早期治疗、达标治疗和严密监测，治疗目的是获得临床缓解或低临床活动度，延缓病情进展，减少残疾发生，尽可能维护关节功能，以改善患者的生活质量。类风湿关节炎目前尚不能治愈，为终身疾病，需要终身间歇性治疗。在疾病的不同时期，康复的重点不同。急性期康复治疗的重点是关节休息，尽可能使关节处于接近功能位的舒适位置，以减轻疼痛、控制炎症、避免关节负重；亚急性期以维持关节活动度，进行适当的主动和被动运动，以不加重疼痛为度；慢性期以矫正畸形为主，可以通过体力训练，增加关节活动度和增强肌力等手段来实现。

1105. 类风湿关节炎的康复教育包含哪些内容?

（1）让患者了解什么是类风湿关节炎，了解类风湿关节炎的发病特点与临床症状特点、类风湿关节炎的高致残率及其转归，认识类风湿关节炎发病规律及防止病情反复的方法，让患者消除对疾病的无所谓或对疾病过度关注的态度。患病早就医、早诊断、早治疗；严格定期复查，及时调整治疗方案。

（2）让患者了解类风湿关节炎所造成的功能受限的表现，并进行活动指导。

（3）让患者了解治疗内容：让患者充分认识类风湿关节炎是可以治疗的，帮助患者建立乐观情绪，树立战胜疾病的信心，早期、个体化、规范化治疗能使绝大多数患者病情得到缓解，从事日常工作，认识药物必须坚持应用及药物的各种不良反应及其防治方法。

（4）饮食指导：加强营养，少食多餐，给予高热量、高维生素、高蛋白、低盐易消化食物，忌食生冷、油腻、辛辣、刺激食物。

1106. 运动在类风湿关节炎中的作用机制是什么?

在类风湿关节炎中，适当的运动可以改善水肿、防止肌腱粘连、避免关节僵硬和维持手部功能性和灵活性。运动时，局部的血液循环加速，促进关节的新陈代谢，提供足够的营养和带走堆积的废物，同时减缓局部的水肿。另外，肌肉带动关节的肌腱滑动，防止肌腱的粘连；关节运动的同时也防止因疼痛限制活动等原因造成的关节僵硬。类风湿关节炎患者常常会因为疼痛和受力错误等原因而降低使用受累关节的频率，从而使关节失去功能性，所以适当的运动也可以维持关节的活动度和功能性，从而维持作业活动的参与。

1107. 康复工程在类风湿关节炎中的运用原则和主要分类是什么?

在类风湿关节炎中支具的使用是非常重要且有效的。支具的使用原则包括：矫正畸形、缓解疼痛、减缓关节脱位、提供支撑以支持足够的关节活动度和肌力。其类型主要分为两种，一种是市面售卖的提前制作好的成品支具，一种是在康复工程中心为患者个性化制作的定制支具。第一种的作用是统一的，不能根据患者的情况进行调节的；第二种则可以针对患者的畸形程度、疼痛和关节脱位等症状进行个性化的定制，以减缓病程、改善症状。另外，第二种类型细分下的种类也有多种，根据关节是否脱位，累及的主要关节等进行个性化的定制支具，发挥最大的固定，矫正和活动功能。

1108. 类风湿关节炎的手术治疗有哪些?

对使用矫形器也无法矫正或功能明显受限的患者，可进行外科手术治疗。

（1）滑膜切除术：适用于髋、膝关节无破损的较年轻患者。

（2）软组织松解术：适用于幼年类风湿关节炎多关节受累患者和有挛缩畸形倾向患者。

（3）截骨术：用来矫正颈椎及胸腰椎、脊柱屈曲畸形，对四肢非功能位强直亦可采用。

（4）关节置换术：用于上、下肢各关节受累者。

1109. 强直性脊柱炎的发病机制是什么?

强直性脊柱炎（ankylosing spondylitis，AS）是一种主要以中轴关节（脊椎和骶髂关节）慢性非特异性炎症为主的全身性、进行性、风湿性疾病，可波及其他关节和内脏，病因至今未明。一般认为，该病与免疫介导机制、基因遗传、感染、内分泌及外伤、过敏、寒冷潮湿气候等因素有关。现已确定AS与人白细胞相关抗原HLA-B27高度相关。由于AS的血清学检验类风湿因子多为阴性反应，故临床将其归为血清阴性脊柱关节病。AS的病理特点主要包括附着点炎和滑膜炎，其病理过程类似于类风湿关节炎变化，但关节软骨和滑膜腐蚀较轻，主要改变是关节软骨和关节囊、韧带、纤维环等关节周围组织之间逐渐纤维化、骨化，最终发展成关节骨性强直。AS患病率与种族、地区、性别、年龄等密切相关，我国患病率约为0.25%。由于AS多为隐袭性、慢性起病，早期影像学表现不确定，临床误诊漏诊率较高，病情进行性加重将出现驼背、关节强直等畸形，致残率高，严重影响患者的健康及生活。

1110. 强直性脊柱炎的临床表现是什么？其影像学检查以及实验室检查有哪些？

（1）临床表现：①炎性腰背痛，慢性腰痛是早期强直性脊柱炎最具特征的症状，容易漏诊。患者多在腰骶部出现钝痛，同时下腰伴有晨僵、疲劳乏力等现象，疼痛以静息痛为特征，夜间明显，活动后疼痛及晨僵现象改善，服用非甾体抗炎药可使疼痛减轻。②外周关节炎，部分患者以外周关节炎为首发症状，主要表现为以髋、膝、踝、肩关节肿胀为主的单关节炎。青少年起病的患者常见以髋关节炎为首发症状，骶部疼痛，因青少年处于生长发育期，骨骼生长迅速，因此，青少年患者易导致髋关节畸形。③关节外表现，HLA-B27阳性者更易出现关节外表现，部分患者出现急性前葡萄膜炎，表现为畏光流泪、视物模糊，多为急性单侧发作，2个月内可自行缓解，容易反复发作导致白内障、青光眼、黄斑变性。其他的关节外表现包括心脏传导障碍、主动脉瓣关闭不全、心包炎、肺间质纤维化、IgA肾病和淀粉样变性、炎性肠病、外周神经病变、马尾综合征，以及皮肤黏膜病变。

（2）影像学检查：强直性脊柱炎的诊断主要依靠影像学诊断。骶髂关节炎是其最早的X线征象，早期骶髂关节炎的X线片表现为双侧骶髂关节面边缘不规则，出现关节面破坏，关节间隙变宽，随着病情的发展，后期表现为关节间隙变窄、消失甚至融合。

骶髂关节炎X线分级可分为以下5级。①0级：正常骶髂关节；②Ⅰ级：可疑或极轻微骶髂关节炎；③Ⅱ级：关节局限性侵蚀，边缘模糊，关节间隙正常；④Ⅲ级：进展性骶髂关节炎，关节区硬化，关节间隙变窄，骨质破坏；⑤Ⅳ级：骶髂关节融合。X线诊断为双侧Ⅱ级以上或单侧Ⅲ级骶髂关节炎可确诊强直性脊柱炎。晚期脊柱椎体骨质疏松及方形改变，呈现典型“竹节样”。

（3）实验室检查：HLA-B27阳性者仅有5%～20%是强直性脊柱炎患者，故患者仅有HLA-B27阳性并不能确诊，仅提示诊断本病的可能性将大大增加，而高龄患者HLA-B27常为阴性，类风湿因子和抗核抗体多为阴性。具有慢性疾病的共同变化：正色素性贫血，轻度白细胞增多，红细胞沉降率（ESR）增快，C反应蛋白（CRP）增加，碱性磷酸酶和IgA升高。

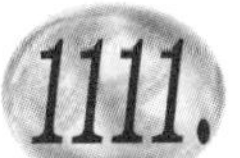 强直性脊柱炎主要发生哪些功能障碍？其相关的评定内容是什么？

（1）功能障碍

1）生理功能障碍：①疼痛，早期症状主要为腰痛，疼痛可向下肢放射，其特点为晨起、静止、休息后较重，行走、活动后减轻，夜间腰痛可影响睡眠，胸椎受累时患者感胸背及胸肋关节疼痛，病变波及颈椎后，可出现颈椎疼痛，神经根受累则出现肩臂手放射性疼痛和麻木。②运动障碍，主要为腰部僵硬，晨起明显，行走或活动后可减轻。如果病情不断进展，整个脊柱可发生自下而上的强直，颈部活动受限后，向后看时只能整个身体后转，即所谓的“连轴转”，此外，病变累及胸椎和胸肋关节将影响呼吸时胸廓运动，累及四肢可导致四肢关节活动受限，累及心肺则导致整体运动能力下降。③畸形、步态异常，驼背畸形最为常见。如髋关节强直、挛缩，膝关节代偿性屈曲，患者表现为鸭步步态。部分患者髋、膝关节屈曲强直，颈椎屈曲和驼背畸形，可呈现一种固定的特殊姿势，称为“乞讨姿势”。

2）心理障碍：主要表现为失眠、焦虑和情绪抑郁等，采用焦虑自评量表（SAS）和抑郁自评量表（SDS）、汉密顿抑郁量表（Hamilton depression scale，HAMD）、汉密尔顿焦虑量表（Hamilton anxiety scale，HAMA）等。

3）日常生活活动受限：脊柱疼痛、僵硬、畸形以及合并的心肺功能障碍等都将不同程度地影响AS患者的日常生活活动，但日常生活一般都能自理。

4）参与能力受限：患者由于受到关节疼痛和僵直的困扰，工作和学习均受不同程度的影响。

（2）相关评定内容

1）生理功能评定：①疼痛评定，主要包括以下3种类型。总体疼痛评定采用目测类比评分法（VAS），具体评定参见《康复功能评定学》。夜间痛评定：0分—总体上无疼痛；1分—有时有疼痛；2分—经常疼痛或断断续续疼痛，通常影响睡眠；3分—夜间持续疼痛，明显干扰睡眠。脊柱痛评定：0分—严格的触诊和叩诊无疼痛；1分—触诊和叩诊或活动时有轻度疼痛；2分—触诊和叩诊或活动时有中度疼痛；3分—轻度触诊和叩诊或活动时有疼痛，并有中度到重度的活动受限；4分—轻度触诊和叩诊时及脊柱基本不动时也有不能耐受的疼痛。②脊柱活动度评定：AS主要侵犯人体的中轴关节，因此脊柱活动度的评定至关重要且必不可少，除了常规的颈、胸、腰椎前屈、后伸、侧弯及旋转功能的测定外，常用以下几项专项评定。Schober试验（腰椎活动度试验）：患者直立，在背部正中线与髂嵴水平交叉点向上10cm、向下5cm各做一标记，然后嘱患者尽量弯腰前屈（保持双膝伸直），分别测量上述两点间的直线与曲线距离以计算两个标记间增加的距离，正常可增加4～8cm，不足4cm说明胸腰椎前屈受限。指-地距离（脊柱前屈功能评定）：患者直立，膝关节伸直，向前用力弯腰以中指触地，测量中指尖与地面距离，正常为0～10cm，距离越大说明脊柱前屈功能障碍越严重（注意髋关节病变会影响评定结果）。枕-墙距：患者双足跟及背部贴墙站立，双腿伸直，收眼平视，测量枕骨结节与墙的水平距离，正常为0cm，大于0cm为异常。胸围呼吸差（胸廓活动度评定）：患者直立，在第4肋间隙水平（女性乳房下缘）测量深吸气和深呼气时的胸围差，差值＜2.5cm则胸廓活动度减小，活动受限。

AS的其他生理功能评定还包括“4”字试验、四肢关节活动范围测量，肌力评定、心肺功能评定等，可根据情况选择运用。

2）心理功能评定：AS对患者心理状态的影响包括抑郁、焦虑、消沉、悲观等，其心理功能的评定常采用焦虑自评量表（SAS）和抑郁自评量表（SDS）、汉密顿抑郁量表（HAMD）、汉密尔顿焦虑量表（HAMA）等。

3）日常生活活动能力评定：AS日常生活活动能力的评定可采用巴氏强直性脊柱炎功能指数（Bath ankylosing spondylitis functional index，BASFI）量表。该评定法共包括10个问题，前8个问题评定患者日常生活的功能性活动，后2个问题则估价患者处理日常生活活动的能力。

4）生活质量评定：生活质量是指人类个体在生理、心理、精神和社会方面的主观感觉和总的满意程度。对AS患者生活质量的评价可采用中文版健康状况调查问卷（SF-36）。

1112. 强直性脊柱炎的康复治疗原则是什么？

由于病因及发病机制未明，AS至今尚无特异性治疗方法，其治疗重点在于早期诊断，一旦明确诊断就应坚持正规的药物和康复治疗。AS康复治疗的原则为早期治愈，控制中期发展，改善晚期症状，多采用综合治疗并根据不同临床阶段运用不同的康复治疗措施，几乎所有的AS患者均适合康复治疗，康复治疗的目标主要是控制炎症，减轻疼痛；维持并增加关节活动度，提高肌力，延缓或阻止疾病发展，防止出现畸形；保护或改善关节功能，使患者保持独立工作及日常生活的能力；常用的方法包括物理治疗、作业治疗、心理治疗、矫形器的应用及健康教育等。

1113. 强直性脊柱炎的运动疗法有哪些？

通过运动康复训练，有助于改善患者全身关节活动度、肌肉舒张和肌肉收缩功能，同时运动康复训练有助于改善血液循环，从而缓解肌肉痉挛导致的疼痛，有助于恢复功能状态。

（1）胸肌运动：面对墙角而立，双手合并举高到胸前，双手微张，将手、肘靠近墙面，一脚前一脚后成前弓后蹬，身体慢慢往墙角推，缩下颚，直到肩膀前侧绷紧，维持不动约30秒后将手放下休息，休息的时候将手合并打开15秒。每天3次，每次5遍。主要特点：简单，不需要设备，运动幅度充分，在运动过程中可最大限度地牵拉胸部肌肉。该动作对胸椎及胸锁关节部位严重受累的患者有一定难度，此时要求患者尽量伸展，但不要过度拉伸，以免造成损伤。AS的中晚期胸背部改变非常常见，而且影响患者的整体形象，胸肌运动对扩胸度的改善和保持非常有益，同时可避免慢性胸锁关节肌腱附着点炎引起胸廓的固缩而导致的肺功能下降。

（2）腹直肌运动：跪坐在地板上，慢慢侧身趴下，将双手置于身体前方，肩膀和身体慢慢抬起手肘伸直，直到腹部前面绷紧，维持不动约30秒后，侧身跪起，双手伸直撑于地板上，接下来再做背部拱起背部凹下的动作，约15秒，侧坐休息，每天3次，每次5遍，动作不宜过急，避免损伤脊柱。该动作对脊柱任何部位受累的患者均有一定的难度，尤其是胸、腰椎已经融合的患者，建议患者在家属的帮助下进行，一是便于动作的实施，二是保证患者的安全。在该运动步骤中，患者的腹部肌肉及腰椎得到充分的活动和松弛，竖脊肌则拉伸和松弛并重，整个脊柱得到最大程度的校正，有益于AS患者的脊柱活动度和腰椎的运动能力，BASMI和Schober值可能在这个运动过程中得到显著改善。

（3）腰侧群肌运动：跪坐于床面，准备一叠棉被在身边，身体侧躺在棉被上，双手举高垂下，同时脚放轻松垂下，当腰的侧面紧绷时，维持不动约30秒之后坐起，身体侧弯、挺直重复约15秒，然后换另外一侧，每天3次，每次5遍。在此步骤的运动中，腰侧群肌和髂后上棘肌腱附着点得到松弛和血液循环增加，同时对整个脊柱尤其是腰椎的锻炼起到增强作用。

（4）背肌运动：趴在床上，肩膀与头抬高，离开床面，缩下颚，维持这个动作约5秒，再慢慢放下，每天3次，每次15遍。该动作主要针对上背部肌肉的活动，难度较大，很多患者无法充分地完成，尤其是颈、胸椎已经受累的患者。在此运动中，颈椎和胸椎同时得到锻炼。

（5）坐、立姿矫正：坐姿矫正—坐在板凳上，双膝弯起，双脚平踩于地面，身体往前推，缩小腹，腰椎往后推，胸廓挺起，两肩移平，缩下颚，眼睛直视正前方，维持这样的姿势约30秒，每天3次，每次5遍。立姿矫正—双脚并拢，双膝夹紧，提臀，缩紧小腹，胸部挺起，两肩移平，微缩下颚，眼睛直视正前方，维持这个动作约30秒，每天3次，每次5遍。这两套动作可矫正患者的坐姿及立姿，有益于患者保持经以上步骤锻炼改善后的身体功能适应度，同时保持患者整体的良好形象，减少AS脊柱改变带来的负面影响及心理创伤。

1114. 强直性脊柱炎诊疗新进展有哪些？

（1）强直性脊柱炎的诊断标准：影像学诊断与腰背症状对本病的诊断有很大的帮助。诊断强直性脊柱炎的影像学标准：①骶髂关节炎诊断明确（双侧骶髂关节炎Ⅱ～Ⅳ级或单侧骶髂关节炎Ⅲ～Ⅴ级）；②MRI提示骶髂关节炎处于急性活动期，只要满足其中之一便可作为影像学诊断依据。

临床诊断目前仍多采用1984年修订的纽约标准：①下腰背痛至少持续3个月，活动后疼痛改善，但休息后不缓解；②腰椎屈伸和侧屈活动受限；③胸廓扩展范围小于同年龄和性别的正常值；④双侧骶髂关节炎Ⅱ～Ⅳ级，或单侧骶髂关节炎Ⅲ～Ⅳ级。如果患者具备④并分别附加1～3条中的任何1条即可确诊。

诊断强直性脊柱炎的必要症状是发病年龄＜45岁和腰背痛、僵硬至少持续3个月，疼痛随活动改善，休息后不缓解，再加上以下条件之一便可诊断：①骶髂关节炎影像学标准加上≥1个脊柱关节炎特征表现；② HLA-B27阳性加上≥2个脊柱关节炎特征表现。

由于强直性脊柱炎诊断的纽约标准对早期或不典型患者很容易漏诊，为了提高早期诊断率，目前主要依据国际脊柱关节炎评估工作组（ASAS）推荐的中轴型脊柱关节炎的诊断分类标准。

脊柱关节炎特征表现：①炎性腰背痛；② HLA-B27阳性；③CRP升高；④脊柱关节炎家族史；⑤眼葡萄膜炎；⑥银屑病；⑦指（趾）炎；⑧克罗恩病或溃疡性结肠炎；⑨跟腱起止点炎；⑩非甾体抗炎药（NSAIDs）治疗有效。其中，炎性腰背痛的诊断标准是发病年龄＜45岁和腰背痛、僵硬至少持续3个月并且满足以下条件中至少两条：①有晨僵出现；②症状活动后改善而休息后无缓解；③夜间因腰背痛可以疼醒；④臀部交替性疼痛。

（2）强直性脊柱炎的治疗进展：强直性脊柱炎呈慢性病程，目前尚无根治的方法。治疗主要是及早诊断并合理治疗，控制症状并改善预后。治疗方法主要有：非药物治疗、药物治疗与手术治疗。治疗目前主要依据2015年ACR强直性脊柱炎治疗指南。①非药物治疗：2010年国内风湿病协会制定了具体的方案，对患者及家属进行疾病知识宣传教育，有助于患者主动参与治疗；劝导患者合理进行体育锻炼，首选常规普通有氧锻炼方式，因寒冷刺激会导致症状加重，所以不再提倡游泳锻炼；日常活动保持正确的站姿和坐姿。②药物治疗：非甾体抗炎药（NSAIDs）无论急性发病活动期还是慢性病程缓解稳定期，NSAIDs是目前治疗的首选药物，可迅速改善腰背疼痛、晨僵、关节肿痛等症状。在急性活动期患者应选择足量持续用药，病情缓解稳定后则按需使用。NSAIDs发挥最大疗效是在服药2周后，因此应持续规则使用至少2周，如1种药物治疗2～4周疗效不明显，应改用其他类别的NSAIDs，避免同时使用2种以上NSAIDs。不良反应是长期服用会导致消化系统溃疡、肝肾损伤、水肿及过敏等。抗肿瘤坏死因子α拮抗剂（TNFi）治疗适于足量NSAIDs治疗后无效，有虹膜炎或炎性肠病等关节外症状者。

1115. Bath强直性脊柱炎功能指数量表内容包括什么？如何利用其对患者进行评定和健康指导？

（1）Bath强直性脊柱炎功能指数量表（BASFI量表）及评定方法见表9-4。

（2）健康指导：系统的健康教育不仅有助于AS的早期诊疗，还可帮助患者改变不良生活方式，以良好的心态坚持长期正规的治疗，延缓畸形的发生发展，是防治强直性脊柱炎的重要手段。AS的健康教育主要包括疾病知识教育和治疗的自我管理监督。后者主要涉及遵医治疗及改变不良生活方式，内容包括：①生活中采取对抗畸形或维持关节生理位置的卧、立、坐、行姿势；②养成定期测量身高的习惯，及早发现脊柱弯曲；③在了解药物不良反应的基础上坚持长期用药；④认识运动疗法、温热疗法等物理治疗作用，综合运用以减少药量并提高疗效。

表9-4 Bath强直性脊柱炎功能指数量表（BASFI量表）

姓名：　　　　　　性别：　　　　　　年龄：　　　　　　住院号：

请根据您在近1周的情况。在表示下列活动能力的每一表横线上标出反映您能力水平的位置。注意：辅助物为一系列帮助您完成活动和运动的装置。

①帮助或借助辅助物（如穿衣器）穿上您的袜子或裤子	容易 1 2 3 4 5 6 7 8 9 10 不能
②在无辅助物的条件下可向前弯腰拾起地面上的钢笔	容易 1 2 3 4 5 6 7 8 9 10 不能
③无帮助或借助辅助物（如上肢辅助用具）可够及较高橱柜的隔板	容易 1 2 3 4 5 6 7 8 9 10 不能
④不用手或其他帮助可以从无扶手椅上站起	容易 1 2 3 4 5 6 7 8 9 10 不能
⑤无帮助下从仰卧位起床	容易 1 2 3 4 5 6 7 8 9 10 不能
⑥无支持下站立10分钟且无不适	容易 1 2 3 4 5 6 7 8 9 10 不能
⑦不用手杖或助行器一步一个台阶登12～15个台阶	容易 1 2 3 4 5 6 7 8 9 10 不能
⑧不转运身体侧视肩部	容易 1 2 3 4 5 6 7 8 9 10 不能
⑨完成机体需要的活动（如运动疗法的训练、园艺或运动等）	容易 1 2 3 4 5 6 7 8 9 10 不能
⑩在家中或工作场所可全日活动	容易 1 2 3 4 5 6 7 8 9 10 不能

注：每一问题采用水平10cm视觉模拟评分法（VAS）。VAS没有区别标记。起点为容易做到（0分）。终点为完全做不到（10分）。

1116. 大骨节病的主要病理特征有哪些?

大骨节病是以关节软骨、骺软骨和骺软骨板变性坏死为基本病变的地方性骨病，坏死灶常为多发性，大小、形态不一。本病主要累及软骨内成骨的骨骼，特别是四肢骨，表现为透明软骨的变性坏死及伴随的吸收、修复。大骨节病区别于其他骨关节病的主要病理变化为软骨的深层细胞坏死而表层细胞正常，呈近骨性分布。其主要病理特征为：①关节损害从四肢向脊柱发展，损害的靶器官是发育中的软骨内成骨，软骨细胞损害早于基质。②软骨细胞终末分化障碍，软骨细胞表层的“去分化”或调控异常，Ⅱ型胶原合成减少，新合成Ⅰ型、Ⅲ型胶原中层软骨细胞过度凋亡。③坏死的软骨细胞主要分布在软骨深层，临近软骨内的血管渠，相当于肥大软骨细胞层，但也有在增殖层与肥大软骨细胞上层的移行带间；软骨细胞坏死的严重程度与软骨细胞分化成熟层的方向相反。大骨节病软骨内的萎缩和变性，与正常人关节软骨和髓板软骨内的年龄性变化在形态学上相似，并非大骨节病所特有，仅当它们出现的年龄提前或程度严重而广泛时，才能视为病理现象。

1117. 大骨节病的临床表现有哪些?

大骨节病多发生于儿童管状骨干骺端闭合以前的四肢骺软骨、骺板软骨及关节软骨。在临床上表现为多发性、对称性关节受累，以及广泛的继发性退行性骨关节病；具体表现为四肢关节疼痛、增粗、变形，肌肉萎缩，短指、短肢甚至矮小畸形及运动功能受限，血清酶活性增高，尿肌酸、羟脯氨基酸、黏多糖含量增加。发病早期，可能出现关节疼痛、指末节弯曲、弓状指、凝状指节增粗，症状、体征多缺乏特征性。随着病情发展，除关节疼痛等早期表现继续加重外，可出现多发性、对称性指间关节增粗、关节活动障碍、关节摩擦音、关节游离体、骨骼肌萎缩、短指/趾畸形、短肢畸形，身材矮小等表现。不同的发病年龄，病情轻重也各不相同，若少年时期发病，由于骨骺板提前骨化，使发育出现障碍，表现为侏儒型，体型矮小，关节粗大，并有疼痛与活动受限，以踝关节发病最早，接着顺序为手指关节、膝、肘、腕、足趾关节和髋部。手指短粗小，足部扁平。因骺板融合速度不一致，双下肢往往出现膝内翻，膝外翻或髋内翻畸形。发病年龄愈轻，关节变形和侏儒越明显。而青春后期发病，畸形不明显。主要表现为骨关节炎症状，关节肿胀，有少量积液，活动时有摩擦感并伴有绞索症状，有时还可检查到关节内有游离体。成人下肢发病多，因踝、膝肿胀疼痛，行走十分不便。

1118. 大骨节病的影像学检查表现是什么?

影像学检查具有局限性，包括对大骨节病的早期诊断并不敏感，当大骨节病出现影像学改变时，表明病变部位已经有明显的组织结构改变。但影像学检查是本病的最佳检查手段，特别是在进行疾病监测与流行病学调查时。主要检查包括：

（1）X线是目前诊断大骨节病的主要手段，但不能检出软骨坏死阶段，仅当软骨坏死后发生钙化形成了一定量的瘢痕性骨组织，又或者坏死和机化等过程使原来正常的骨性结构发生移位、变形或破坏时，X线下才能显影。大骨节病的主要X线表现包括：骺板软骨多发锯齿状凹陷，凹陷底部存在不同程度硬化，骺线锯齿状不整，骨骺干骺早期中心愈合。关节间隙明显边窄，跟骨短，距骨扁。部分关节旁软组织内可见不规则形游离小体。骨性关节面可见凹凸不平、局限性吸收、骨端凹陷、硬化、粗大并见刺状增生。通常距骨性关节面10mm以上的骨质疏松、皮质均未见异常改变。这与大骨节病主要累及关节软骨、骺软骨和骺板软骨有关。

（2）CT检查能清楚显示关节面的硬化、凹陷及骨端的囊变及缺损，尤其是对深部关节、脊柱关节、有无椎管狭窄和关节内是否积液能更清楚的显示，对大骨节病的诊断是有力的补充。CT检查能发现囊变、骨质损伤、关节囊内少量积液。

（3）MRI对大骨节病的骨骺病变及预后观察很有帮助，可清晰显示骨骺的形态和部分早愈合的改变，尤其对结构较复杂组织，如脊柱等病变具有较大帮助。

1119. 大骨节病的功能障碍包括什么？如何进行康复评定？

（1）大骨节病的功能障碍

1）生理功能障碍：①疼痛，早期大骨节病患者以手、腕、踝、膝关节疼痛为主。②运动功能障碍，早期大骨节病患者有手、腕或踝、膝关节活动轻度受限，Ⅰ～Ⅲ度大骨节病患者均有不同程度存在手、腕或踝、膝等关节活动度受限及肌肉萎缩及肌力下降。③肢体畸形，早期大骨节病患者有对称性手指末节屈曲畸形、指节下垂，Ⅰ～Ⅲ度大骨节病患者均有不同程度存在短指（趾）或短肢畸形和矮小畸形。

2）心理功能障碍：主要表现为忧郁、沮丧甚至绝望。

3）日常生活活动受限：疼痛、运动功能障碍和肢体畸形严重影响患者进食、穿衣、行走、个人卫生及购物等日常生活能力。

4）参与能力受限：手指畸形、运动功能障碍及短指（趾）或短肢畸形、身材矮小畸形最终会影响患者的生活质量、劳动、就业和社会交往等能力。

（2）大骨节病的康复评定

1）生理功能评定：①疼痛：可采用目测类比评分法（VAS）或简式MPQ疼痛问卷量表，每周一次。②运动功能评定：采用徒手肌力评定（MMT）和关节活动度（ROM）方法。③心理功能评定：可采用焦虑自评量表（SAS）和抑郁自评量表（SDS）、汉密顿抑郁量表（HAMD）、汉密尔顿焦虑量表（HAMA）等。

2）日常生活活动评定，ADL侧重于自我照顾、日常活动、家庭劳动及购物等，多采用改良巴氏指数评定表。

3）参与能力评定，主要进行生活质量评定和职业评定。

1120. 大骨节病的康复治疗原则和措施是什么？

（1）治疗原则：大骨节病的治疗以综合治疗为基础，积极实施康复治疗为原则，即在综合治疗的基础上，积极进行康复治疗。综合治疗除药物、手术和康复治疗外，还包括调整产业结构、改善膳食构成、补硒、移民搬迁等综合预防措施；康复治疗方法主要包括物理、作业、心理治疗，矫形器的应用及健康教育；康复治疗适用于大骨节病早期、Ⅰ～Ⅲ度的患者。

（2）康复治疗措施：①物理治疗，以改善循环、消炎镇痛、防治关节软骨破坏、改善关节活动度和预防关节畸形为目标。包括物理治疗、关节松动技术、运动疗法等方法。②作业治疗，以减轻患者疼痛症状，改善受累关节活动度、肢体肌力、肌耐力和心肺功能，改善患者心理功能、日常生活自理能力及恢复劳动能力为目标。可根据病情，选择功能性作业活动、ADL作业、职业治疗及环境改造。③康复工程，主要涉及矫形器和辅助具，具有固定镇痛、防治和矫正畸形的作用。对早期患者使用矫形器可以固定镇痛和防治手指末节屈曲畸形；对Ⅰ度和Ⅲ度患者使用矫形器可以防止矫正曲畸和防止畸形加重；对下肢疼痛、行走困难的患者使用拐杖或轮椅改善其步行功能和社会交往能力。④心理治疗，具有改善和消除患者的忧郁、焦虑和自卑心理作用。一般采用心理支持、疏导的治疗方法。⑤其他治疗，非甾体类消炎镇痛、透明质酸钠缓解肢体关节功能障碍和关节疼痛、手术治疗改善关节畸形等。

另外，在生活中要减少体力劳动，保持良好姿势，避免负重，尤其是关节部位，更要注重休息，避免再次扭伤，体胖超重者，宜控制饮食，适当体力活动，实行减肥。

1121. 痛风性关节炎的临床表现及诊断标准是什么？

（1）临床表现：痛风性关节炎可分为急性关节炎期、间歇期和慢性关节炎期。急性关节炎期多在午夜或清晨突然起病，关节剧痛；数小时内关节出现红、肿、热、痛和功能障碍；单侧第1跖趾关节最常见，其次为踝、膝等；发作呈自限性，多于2周内自行缓解；饮酒、暴食、过劳、着凉、手术刺激、精神紧张均可成为发作诱因。可伴有全身无力、发热、头痛等。间歇期指两次发作之间的无症状期，为数月或数年，随病情反复发作，间期变短、病期延长、病变关节增多，逐渐转成慢性关节炎，发生永久性的破坏性关节畸形。而由急性发病转为慢性关节炎期平均11年左右，关节出现僵硬畸形、运动受限。30%左右患者可见痛风石和发生肾脏合并症等。

（2）诊断标准：具备A、B、C三条中一条即可确诊本病。A.滑囊液中查见特异性尿酸盐结晶。B.痛风石经化学方法或偏光显微镜检查，证实含有尿酸钠结晶。C.具备下列临床、实验室和X线征象等12项中6项者：①1次以上的急性关节炎发作。②炎症表现在1天内达到高峰。③单关节炎发作。④患病关节皮肤呈暗红色。⑤第1跖趾关节疼痛或肿胀。⑥单侧发作累及第1跖趾关节。⑦单侧发作累及跗骨关节。⑧有可疑的痛风石。⑨高尿酸血症。⑩X线显示关节非对称性肿胀。⑪X线摄片示骨皮质下囊肿不伴有骨质侵蚀。⑫关节炎症发作期间关节液微生物培养阴性。

1122. 血友病骨性关节炎的发病机制是什么？

血友病为一组遗传性凝血功能障碍的出血性疾病，其共同的特征是活性凝血活酶生成障碍，凝血时间延长，终身具有自发和创伤相关出血为特征的先天性出血疾病，其中以含有较多滑膜组织的肘、膝以及踝关节出血多见。根据缺乏凝血因子不同（Ⅷ、Ⅸ、Ⅺ）分为血友病甲、乙、丙三型。急性关节出血后，正常滑膜内层细胞大约需要1周才能将血液从关节腔清除，而血友病患者关节滑膜内皮细胞基底膜的异常重塑、凝血级联反应的起始抑制以及纤溶系统的异常亢进共同导致患者关节出血时间的延长及反复出血，造成关节腔血液量超过滑膜内层细胞的清除能力并最终导致关节内血液及其降解产物的堆积。降解产物进入受损关节参与炎症反应。血浆酶、细胞因子等也可通过刺激细胞增殖、介导血液炎症反应以及促进软骨蛋白聚糖的释放，导致滑膜炎以及软骨破坏。随着血液的蓄积，软骨损伤，关节腔内的压力增加会导致血管受压，再加上免疫细胞的浸润以及滑膜细胞的增殖会进一步加重组织对氧的需求，导致关节处于低氧环境，而低氧会激活HIF通路进而诱导炎症、血管生成、细胞迁移和软骨破坏，抑制滑膜细胞和炎症细胞的凋亡。血液还会导致滑液中黏多糖的下降。总之，血友病骨性关节炎发病机制是一个十分复杂的过程。关节出血作为始发因素，继而引起了一系列相关细胞分子参与的级联放大反应，导致铁沉积、炎症、滑膜增生、软骨降解、新生血管生成以及纤维蛋白溶解，形成了以滑膜炎症、软骨破坏以及软骨下骨破坏为主的病理表现。上述病理表现互相影响形成一种恶性循环推动疾病进展。

1123. 血友病的康复方案及具体措施是什么？

（1）康复方案：血友病的康复治疗是在血液科、骨科、康复科医生、物理治疗师、作业治疗师、护士、心理治疗师及社会工作者等的密切合作下，以血友病患者为中心，根据其具体情况制定个体化的康复治疗方案。目的在于对患者的伤残进行诊断、评定、治疗和预防；减轻疼痛，恢复关节活动范围；防治肌肉萎缩；增强肌力；恢复本体感觉；防治后遗症和畸形；维持正确的步态；减少关节出血频率；提高活动能力和生存质量。

（2）血友病康复治疗具体措施：①药物治疗。凝血因子替代治疗同时，可加用口服镇痛药对症治疗，如对乙酰氨基酚、安乃近、阿片类药物。COX-2特异性抑制剂能选择性地作用于COX-2而不干扰血小板的聚集，并且对消化系统无影响，也有研究发现，口服镇痛药可能影响患者体内凝血因子活性，需权衡利弊后服用。②关节内注射。关节内注射治疗必须与凝血因子替代治疗同时进行，并要求在无菌条件下进行。常用的关节内注射药物有类固醇、局部用麻醉剂、透明质酸或者放射性同位素。

（3）物理治疗：运动疗法、水疗法、电疗法、超声波疗法、冷疗、日光浴、海水浴。

（4）矫形治疗：常用的有肘、膝、踝关节矫形器；用于矫正屈曲畸形的动态伸展矫形器；矫正下肢不等长的足底镶嵌物或衬垫；增加足后部支撑力的外用或内用楔形物；踝关节融合术后便于行走的鞋垫。

（5）辅助用具：协助进食的设备（合适的餐具、盘子和玻璃杯），协助使用浴室的设备（可升降便盆、扶手、坐式淋浴等），协助穿衣的设备（扣纽扣辅助具、尼龙搭扣、长鞋拔等），协助行走的设备（学步车、拐杖、轮椅等），应由作业治疗师指导患者在日常生活中如何使用这些辅助用具。

（6）体育活动：无论是为了预防还是治疗目的，为了改善或维持正常身体状态，都建议进行有规律的无风险非竞技体育运动。

1124. 运动的种类包括什么？如何分析其利弊？

运动的种类分为主动运动和被动运动，有氧运动和无氧运动。

（1）被动运动和主动运动在以下情况中应用：当患者出现剧痛、关节僵硬、关节活动度降低和肌力下降时，无法进行主动活动，那么被动恢复关节活动度是有必要的；同时，在患者出现关节变形时，主动活动和支具的佩戴并不能很好地纠正关节的畸形，必须采取被动活动纠正关节到正确的位置。但是，被动活动不能有效消除水肿和维持关节的活动度和功能性，因此主动活动在疼痛减轻、关节活动度降低、功能减退时应用，但是弊端在于不正确的固定和发力的主动运动势必会导致关节的恶化。

（2）有氧运动和无氧运动，前者属于任何富韵律性的运动，其运动时间较长（约15分钟或以上），运动强度在中等或中上的程度（最大心率值60%～80%）。有氧运动是一种恒常运动，是持续5分钟以上还有余力的运动，会过度使用关节，疲劳肌肉和身体。无氧运动是肌肉在缺氧的状态下高速剧烈的运动，大部分是负荷强度高、瞬间性强的运动，所以很难持续长时间，而且疲劳消除的时间也慢。

（3）治疗中选取何种运动方式因人因病而异，个性化方案至关重要。

（八）器官移植康复

1125. 器官移植术的定义及常见的器官移植术有哪些？

临床将由于疾病而导致人体生命重要器官发生不可逆的功能衰竭，采用当今最佳中西医疗法都无法治疗好转时，只能从另一人身上切取整个或部分正常器官植入患者体内而发挥相应的功能称为临床同种异体器官移植。目前比较成熟的同种异体器官移植有肾移植、肝移植、心脏移植等。也有学者表示，将保持活力的健康器官，从身体的某一部分移植到同一个体（自体移植）或同种另一个体（同种异体移植）或不同种个体（异体移植）的相同部位（原位）或不同部位（异位），以取代有病的器官，叫作器官移植。

1126. 如何评估器官移植术前受体的心肺功能？

国际心肺移植学会（the International Society for Heart and Lung Transplantation，ISHLT）以及中华医学会器官移植学分会建议采用心肺运动试验（cardiopulmonary exercise test，CPET）对心脏移植候选者进行入选评估，但不建议仅以Peak VO_2作为入选依据。对于不能耐受β受体阻滞剂的患者，以Peak VO_2≤14ml/（kg·min）为入选标准；对于使用1种β受体阻滞剂的患者，以Peak VO_2≤12ml/（kg·min）为入选标准；接受心脏再同步治疗的患者也参照以上推荐。对于年轻患者（＜50岁）和女性患者，可以考虑联合使用其他替代标准和Peak VO_2作为入选标准，例如Peak VO_2≤50%预计值。采用次极量运动方案（RER＜1.05）进行试验的患者，也可将二氧化碳通气当量＞35作为移植入选标准。对于肥胖患者（BMI＞30kg/m^2），可以考虑使用去脂体质量校正PeakVO_2＜19ml/（kg·min）作为评估预后的最优阈值。无CPET设施的移植中心，可以进行6分钟步行试验（6-minute-walk test，6MWT），步行距离与Peak VO_2有一定的相关性。2014年，一项术前6分钟步行距离在肺移植中应用的研究，共纳入9526名患者，发现增加步行距离可显著降低总体死亡风险。若步行距离可达到1200～1400英尺（365.76～426.72米）可增加除肺血管疾病外肺移植患者的生存。

将CPET、6MWT应用于肝移植受试者，Bernal等纳入223位成功完成肝移植术的患者，发现无氧阈值（anaerobic threshold，AT）与住院时间呈负相关，且术前PeakVO_2与术后停留ICU的时间呈负相关；而在未进行移植的176名患者中，1年后幸存者的AT值和PeakVO_2均显著高于前者。Carey等通过对121例等待肝移植患者进行术前6MWT，发现患者的步行距离＜250米，死亡风险显著增加，步行距离每增加100米，生存率增加52%。总之，器官移植术前进行心肺功能评估是非常必要的，后续期待更多的大样本前瞻性研究。

1127. 器官移植术后面临的临床问题有哪些?

器官移植后面临的临床问题较多，主要有以下几个方面。

（1）排斥反应：所有器官移植都面临排斥反应。发生原因主要与组织配型不理想、术后免疫抑制治疗不规范、患者未按医嘱服药等有关。心脏移植排斥反应的诊断及治疗目前可参考《中国心脏移植免疫抑制治疗及排斥反应诊疗规范》2019版。

（2）感染：术后患者需长期口服较大剂量的免疫抑制剂，致使机体的细胞免疫和体液免疫均受到攻击，导致免疫力低下，极易发生各种致病菌感染，且多具有发病迅速、进展快等特点，危及患者生命。

感染是器官移植术后死亡和发生并发症的重要原因，重在预防。术前合并感染应积极有效抗感染治疗，术中、术后严格无菌操作，术后尽早拔除气管插管及各种介入性插管，及早恢复饮食，建立正常的胃肠道菌群。

（3）移植的器官衰竭：心脏移植后的急性心力衰竭、单纯右心衰竭是心脏移植后较常见的早期并发症，表现为右心收缩无力，其原因可能是受体在长期心力衰竭的情况下，肺动脉阻力不同程度增加，引起肺动脉高压，而供体的右心一直处于低负荷状态。此外，肝肾移植后都可以发生移植器官功能衰竭。

（4）高血压：高血压是器官移植术后常见并发症，肝移植术后的高血压与钠水潴留、高血脂、免疫抑制剂使用等多种因素有关。当肾移植患者出现肾动脉狭窄的并发症时，则多表现为恶性高血压或者难治性高血压。

（5）恶性肿瘤：移植受者发生恶性肿瘤的危险比普通人群增加3～5倍。肾移植患者，无论接受血液透析还是腹膜透析，终末期肾脏疾病患者发生原肾肾细胞癌的危险均较高。

1128. 器官移植术后的康复评估应侧重于哪些方面?

（1）功能评估

1）心肺功能评估：可参考心脏学会的心功能分级（NYHA）、心脏彩超，床旁血流动力学检测测定心排量及肺功能测定。CPET借助于运动心肺功能测试及代谢分析系统可客观定量评价心肺功能。

2）呼吸功能的评定：呼吸困难量表评分（modified medical research council dyspnea scale，mMRC）可评价呼吸困难对患者整体生活状态的影响程度。

3）运动能力的评估：肌力和关节活动度采用MMT和ROM的方法。平衡功能可使用三级平衡检测法和Berg平衡评定量表来评定，使用6MWT可评定患者运动耐力。

4）营养状态评定：一般进行身高、体重、体重指数（BMI）的测定，体脂测定等。

（2）日常生活活动能力评定：常用Barthel指数（BI）、改良Barthel指数（MBI）和功能独立性评定（FIM）等评定患者的生活自理能力，为居家生活提供参考及指导。

（3）参与能力评定：主要进行生活质量评定、劳动力评定和职业评定。如肾移植患者生活质量的评估，可采用Kidney Disease Quality of Life 36-Item Short-Form Survey（KDQOL-36），包括4个分量表SF-12、肾病负担、症状与问题以及肾病对日常生活的影响，共36条项目。通过CPET可评估患者心肺功能，将其与患者欲从事的职业活动强度进行比较，评估患者是否可返回职业活动。

（4）心理功能评估：部分移植后患者心理精神障碍表现为焦虑和/或抑郁。临床评定多采用汉密尔顿焦虑量表（HAMA）、汉密尔顿抑郁量表（HAMD）或症状自评量表（SCL-90）、自评焦虑量表（SAS）和自评抑郁量表（SDS）等进行评定。

1129. 器官移植术后的康复治疗介入时机是何时?

目前针对器官移植术后康复治疗介入时机，可参考呼吸重症康复治疗技术专家共识。

（1）血流动力学及呼吸功能稳定后，立即开始。

（2）入重症医学科24～48小时后，符合以下标准：心率P＞40次/分或＜120次/分；收缩压≥90或≤180mmHg和/或舒张压≤110mmHg，平均动脉压≥65mmHg或≤110mmHg；呼吸频率≤35次/分；血氧饱和度≥90%，机械通气吸入氧浓度（FIO_2）≤60%，呼气末正压（PEEP）≤10cmH_2O；使用小剂量血管活性药物支持，多巴胺≤10mg/（kg·min）或去甲肾上腺素/肾上腺素≤0.1mg/（kg·min），即可实施康复介入。

（3）生命体征稳定的患者，即使带有引流管（应有严格防止脱落措施），也可逐渐过渡到每天选择适当时间作离床、坐位、站位、躯干控制、移动活动、耐力训练及适宜的物理治疗等。

1130. 器官移植术后的康复治疗停止指征有哪些?

①充血性心力衰竭未得到控制者。②出现心绞痛、呼吸困难。③不能维持每搏输出量。④急性全身性疾病，中度以上的发热。⑤安静休息时收缩压＞220mmHg，或舒张压＞110mmHg。⑥直立性低血压，直立位血压下降≥20mmHg。⑦严重室性心律失常。⑧术后出现气胸、胸腔积液、严重呼吸功能不全（PaO_2＜8kPa）。⑨术后近期出现体、肺静脉栓塞、下肢血栓性静脉炎、下肢水肿者。⑩切口愈合不良、感染或出血，电解质紊乱。

1131. 器官移植患者常用的物理治疗方法有哪些?

（1）体外膈肌电刺激：通过功能性电刺激膈神经引起膈肌收缩，锻炼呼吸肌，达到改善通气的目的。

（2）高频电疗（超短波、微波）：具有改善训练、消炎镇痛的作用。

（3）中频电疗：如干扰电、音频，具有镇痛、改善循环的作用。

（4）光疗：冷光紫外线可用于防止手术切口感染，促进伤口愈合。激光可改善血液循环、促进组织修复及生长。

（5）呼吸肌评估及训练仪：肺功能评估及训练。

（6）无创咳痰机：辅助排痰。

（7）空气压力治疗仪：促进循环，防止血栓形成。

（8）呼吸容量锻炼器：改善肺功能，提高呼吸功能。

1132. 营养支持在器官移植中的应用是什么?

（1）肥胖患者接受心脏移植手术后并发症发病率和死亡风险较高，体现在其创伤修复能力弱、感染、下肢血栓形成和肺部并发症发生风险增加。虽然ISHLT注册数据显示，BMI＞35kg/m^{2}者，通常移植前等待时间更长，找到合适供者的难度更大，同时一些单中心研究指出这类受者术后并发症更多。总的来说，移植前BMI＞30kg/m^{2}似乎与移植后不良预后相关；因此，肥胖患者在列入移植候选者名单前应强制减轻体质量，力求达到BMI＜30kg/m^2。

（2）肾移植受者由于长期接受透析治疗，往往存在不同程度的蛋白质-能量营养不良，影响术后康复，因此对受者进行营养评估并及时纠正尤为重要。评估方式有主观全面营养评定方法（SGA）和体质指数（BMI）、肌肉质量、营养摄入量、其他生化指标（如血清白蛋白、前白蛋白和胆固醇水平等）评估及计算，得出营养不良等级。对于营养状况较差的受者，应在术前进行纠正。肾移植术后应尽早恢复进水、进食，无须等待肛门排气。不建议常规持续静脉补液，术后24小时即可逐步减少静脉补液。即使进入多尿期，也可以根据尿量等指标估计出入量。采用口服补液为主的方式，限制静脉补液量，避免引起肠道水肿，导致消化道功能延迟恢复。强化营养支持治疗，必要时及时补充蛋白、应用铁剂等辅助药物。

（3）终末期肝病患者大都伴有不同程度的营养不良，再加上肝移植术后不能进食，会加重营养不良的程度。对需行肝移植的患者，尤其对于重度营养不良者，建议术前给予肠内营养，有利于患者的康复。推荐使用营养风险筛查（nutritional risk screening，NRS）2002评分表或危重症营养风险（nutrition risk in the critically ill，NUTRIC）评分标准作为营养评估的标准，NRS≥3分，NUTRIC≥5分即提示存在营养风险。不推荐使用传统的内脏蛋白（血清白蛋白、前白蛋白、转铁蛋白）水平作为营养指标，营养评估还包括疾病状态评估、胃肠道功能状态评估、误吸风险评估。可于术中留置空肠营养管，可于肝移植手术后24～48小时开始肠内营养，尽快使食糜与肠道绒毛接触，如果肠内营养不能实施，肠外营养尽快开始。

1133. 如何对器官移植术后患者实施作业治疗?

作业治疗以减轻移植患者呼吸困难症状，增加受累关节活动度，增强整体肌力和心肺功能，改善患者心理功能、日常生活自理能力及恢复劳动能力为目标。

（1）对于尚具有工作潜能的患者应评价其工作能力，进行功能任务分析和适应性改造并提供模拟工作环境，为重返工作岗位做准备。

（2）对于不能重新工作的患者，可培养其兴趣爱好，增加休闲活动的内容。

（3）通过功能性作业、日常生活能力训练、适合患者能力的职业训练及适当环境改建来提高患者生活质量，早日重返家庭和社会。

（4）方法：根据病情，主要选择功能性作业训练、ADL作业、职业治疗及环境改造。ADL训练每日1次，每个设计项目20分钟，每周5次，连续4～8周。

1134. 如何进行器官移植术围手术期的呼吸训练方法及指导?

（1）咳嗽训练：目的是促进分泌物排泄和咳痰。方法主要有强制呼气借助法、震动法和叩击法。有条件者可由专业物理治疗师进行床旁呼吸排痰训练，适合于术后早期卧床患者。

（2）呼吸机通气下的呼吸训练及坐立训练：在呼吸机通气下，一边观察胸廓的活动和柔软性，一边进行放松训练、胸廓体操、呼吸借助手法以及体位排痰。进一步努力调整和改善呼吸模式，进行脱机。这时进行四肢和躯干的肌力强化训练以及坐位训练，当患者可以长时间取坐位时，应努力早期离床。

（3）扩胸伸展训练：具有扩大胸廓和改善肩关节活动范围的作用。训练方法为在专业物理治疗师帮助下双手交叉放在腹前，深吸气时前伸至头上，深呼气时将两手从两侧放下。

（4）呼吸训练：呼吸方式可分为静态的呼吸运动和配合有躯体动作的呼吸运动。呼吸训练的方式有以下两种。

1）腹式呼吸：增大膈肌的活动范围，进行深而慢的呼吸。腹式呼吸能提高肺的伸缩性。膈肌较薄，活动时耗氧量较小，其活动每增加1cm，可增加肺通气250～300ml。呼吸深而慢，使呼吸频率及每分通气量减少，但一次通气量及肺泡通气量增加；提高了呼吸效能，可纠正过度通气；有利于气体交换，提高动脉血氧饱和度。物理治疗师可在床旁辅助患者进行腹式呼吸训练，物理治疗师一手扶患者肩部，另一手搭在患者腹部，配合患者腹式呼吸训练。

2）缩唇呼吸：由鼻吸气口呼气，呼气时口唇缩成吹口哨状，可使支气管内压增高约0.490kPa（5cmH_2O），防止支气管过早萎陷，减少无效腔通气。由于呼气阻力减少使呼吸耗功减少。

呼吸训练时要求：①全身放松，特别要放松颈部及肩胛带紧张的呼吸辅助肌。②纠正不正确的姿势，如耸肩，胸椎后凸、代偿性腰椎前凸。③加强颈、胸椎间小关节及肩胛部活动；④取各种体位练习腹式呼吸、深慢呼吸、吹哨式呼吸。

1135. 如何进行器官移植术后患者的心理康复及干预?

患者在术前和术后都有着明显的心理特征表现，通过他们的状态可以判断他们的心理问题，主要特征有恐惧、焦虑和烦燥、消极悲观和绝望、抑郁等。医务人员在术前应对患者进行心理干预，消除患者恐惧和忧虑心理，使患者尽快熟悉环境消除陌生感。为患者讲解与疾病相关的知识以及手术的必要性，使患者对医院及医务人员充分信任，对治疗充满信心。使心脏移植受者于术前基本了解心脏移植术后可能出现的感染、排斥反应、免疫抑制剂用法及注意事项等。术后多与患者沟通交流，对于患者的提问耐心细致的解答以增加患者的信心。缓解患者的焦虑、烦躁、抑郁情绪。心理治疗师可以通过肌肉放松、中医气功等技术来完成放松训练，选择一些放松精神和心灵的音乐给患者在家里舒缓焦虑的情绪。其次，鼓励患者参加一些同病者的社会活动，减少患者的社会孤立感。

1136. 如何进行移植术围手术期健康指导?

有针对的健康教育是器官移植术后康复的关键，可以让患者了解术后的知识，积极配合治疗，加快身心恢复，提高生活质量，更早、更好地回归社会。

（1）饮食指导：选择低盐、低脂、低胆固醇易消化饮食，多食新鲜蔬菜水果、豆类和乳制品，少食高纤维素食物，防止其降低抗凝药物的疗效，不宜过饱，忌暴饮暴食，饭后不要立即活动，适量饮酒。

（2）生活指导：舒适和谐的生活环境对心脏术后患者的康复有积极的意义。治疗师应指导患者家属为患者营造一个温馨、舒适、和睦的生活环境，以消除患者的恐惧、悲观、抑郁、焦虑的情绪。淋浴时要注意水温，过冷、过热都会对患者造成一定的影响，淋浴的时间也不宜过长。

（3）药物预防：遵照医嘱按时口服免疫药物，预防呼吸道感染。

（4）戒烟指导：戒烟是能够挽救生命的有效治疗手段。面对吸烟患者，需用明确清晰的态度建议患者戒烟。药物结合行为干预疗法会提高戒烟成功率。基于戒断症状对心血管系统的影响，建议有心血管病史且吸烟的患者使用戒烟药物辅助戒烟（一线戒烟药物：盐酸伐尼克兰、盐酸安非他酮、尼古丁替代治疗），以减弱神经内分泌紊乱对心血管系统的损害。建议所有患者避免暴露在工作、家庭和公共场所的环境烟草烟雾中。

（5）自我锻炼：患者可根据自身情况自我锻炼。如气功、太极拳、保健体操等。活动量不宜太大，运动时心率不应超过休息时心率的5～10次/分。①指导患者了解自己在运动康复过程中身体的预警信号，包括胸部不适、头痛或头晕、心律不齐、体重增加和气喘等。②患者在运动中若出现如下症状，如胸痛、头昏目眩、过度劳累、气短、出汗过多、恶心呕吐以及脉搏不规则等，应马上停止运动，停止运动后上述症状仍持续，特别是停止运动5～6分钟后，心率仍增加，应及时就医。如果感觉到有任何关节或肌肉不寻常疼痛，可能存在骨骼、肌肉的损伤，也应立即停止运动。③强调遵循运动处方运动的重要性，即运动强度不超过目标心率或自感用力程度，并应注意运动时间和运动设备的选择。④强调运动时热身运动和整理运动的重要性，这与运动安全性有关。⑤提醒患者根据环境的变化调整运动水平，比如冷热、湿度和海拔变化。

（6）家庭支持干预：家属的支持对患者的康复意义重大，与患者家属沟通交流，指导患者家属保持良好心态，对患者多探视，给予细致关心和理解，使其认识到亲情支持的重要性，时刻感受到来自家属的重视和呵护，从而改善患者的不良情绪，坚定后续治疗。

（7）随访：心脏移植受者随访频率应根据术后时间和临床表现决定。若受者恢复顺利，术后随访第1个月每7～10天1次，第2个月每14天1次，术后第2年每个月1次，2年后每3～6个月1次。如果出现免疫抑制剂血药浓度不稳定、不良反应、感染和排斥反应等并发症，以及存在棘手的医学或社会心理异常等问题，随访频率应随之增加，除了常规门诊随访以外，每1～2年还应行进一步的临床评估。随访项目包括：①完整的病史采集及体格检查。②血液、尿液检测。③心电图、超声心动图检查。④冠状动脉造影和血管内超声或冠状动脉CT检查（每1～2年1次）。⑤各移植中心自行制定流程进行心内膜心肌活检。⑥根据检查结果分析并进行药物调整。

1137. 心肺移植术后如何进行胸骨保护？

心肺移植术后对胸骨施行预防措施：①根据疼痛和不适感来评估手臂的运动。②避免用一只手推或拉。③在举重时，双臂要紧贴身体。④可以使用手臂，但要靠近身体。⑤避免同时向后伸展一只或两只手臂。⑥咳嗽时使用垫子或使用胸骨保存技术（双臂交叉成“自我拥抱”姿势）。⑦床上转移的时候，侧躺在床的边缘，小心地借助手臂力量从躺着的姿势坐起来。

1138. 器官移植术的预后是怎样的？

器官移植术后患者的预后包括以下几个方面。

（1）生理功能方面：器官移植术后患者可因排斥反应再次行器官移植，多脏器功能衰竭、出血、脑病、血管阻塞、心力衰竭、死亡为结局。

（2）心理功能方面：心脏移植术后患者有不同程度的沮丧、焦虑、抑郁甚至绝望等心理障碍。

（3）社会功能方面：患者ADL能力及其相关活动明显受限，加之焦虑和抑郁心理使移植术后患者社会交往受限，劳动能力下降或丧失、职业受限使患者生活质量严重下降。

康复治疗可改善器官移植术后患者的生理功能、心理功能、社会功能，提高生活质量，使其早日重返家庭、社会。

随着移植技术、供体保存和围手术期处理的逐步成熟，肺移植的1年生存率从过去的70%提高到85%，5年生存率大约为50%。肝移植5年生存率达到70%左右。肾移植的10年生存率可达到60%，中国心脏移植受者院内存活率连续3年达92.5%以上。

1139. 如何进行心脏移植术前运动康复干预?

术前让能走动的患者接受心肺运动试验，测定最大氧摄取量，是决定患者预后的强有力指标。研究显示，运动能力＜4MET的患者与最大氧摄取量储备较好的患者相比生存期明显减少1年。因此在等待供体的同时可制定运动处方，有助于改善或维持患者心血管功能。术前运动处方一般偏保守，种类包括步行或踏车运动。强度为Borg控制在11～13（约占运动能力或心率储备的40%～60%）；时间一般每组5～30分钟，频率每周3组或3组以上。对于活动受限，每组运动不能坚持5～10分钟者，建议采用每天短时多次的运动方法。为防止心脏术后肺部并发症，术前患者开始接受呼吸操（重点为腹式呼吸），以及如何配合做深呼吸、振动排痰的康复训练。

1140. 心脏移植术后住院期间的运动方案是什么?

研究证明，有氧训练对于心脏移植患者安全有效，能够改善患者运动能力，有效逆转心脏移植后与心脏失神经支配相关的病理生理学改变，预防免疫抑制治疗所致的不良反应。心脏移植术后3～5天，只要患者病情平稳、血流动力学稳定，就可以进行相应的运动。

（1）运动方式：有床边站立、步行、活动平板上步行、床上踏车等。

（2）运动量：应根据患者个人体质及自感反应来决定，在患者无不适感、各项指标正常时，每次运动5～15分钟。术后1周后可根据情况将运动持续时间增加到20～30分钟。

（3）运动频率：一般为每周运动2～3次，锻炼时间应逐渐增加。

由于心脏移植患者心率对于运动反应的特殊性，因而以心率为目标的运动方案效果有限。较为合理的监测和控制运动强度的指标应该是血压储备（收缩压与舒张压之差）、患者自感用力程度和呼吸状况。

1141. 心脏移植出院后的康复程序是什么？

（1）康复处方

1）运动时机：心脏移植患者在出院后前几天内即可开始心脏康复程序。出院后在监护下进行康复运动（至少6周，每周3次）和独立康复运动（每周至少3次）。

2）运动强度：院外运动自感劳累分级以12～14为宜。

3）运动时间：包括5～10分钟的准备运动和放松运动，30～60分钟渐增有氧运动，每周3～6次。

4）运动种类：力量训练（闭链抗阻运动训练，如仰卧抬起臀部的桥式运动、半蹲、提踵、躯干前倾、骨盆倾斜），柔韧性训练（胸腔扩张、胸壁运动、大腿伸展、躯干旋转、肩关节旋转），有氧运动（平板运动或踏车运动）。

（2）心脏移植术后有氧运动训练：包括步行、活动平板上步行、踏车运动和有限度爬楼梯活动。

1）胸骨伤口接近痊愈者：可进行划船、屈臂、臂腿联合运动、户外踏车、徒步旅行、游泳等活动。

2）胸骨创伤已近痊愈者：可进行更积极的运动，如网球、慢跑、篮球运动（网球运动相当于5MET，慢跑或篮球运动至少8～9MET）。

3）急性排斥反应：发生时可合并出现复杂室性心律失常，建议心脏康复运动期间定期监测心电图。

（3）心脏移植术后力量运动训练：慢性心力衰竭本身也可引起骨骼肌功能不良，常出现骨骼肌软弱无力。力量训练应被列入运动康复计划中。

1）术后前6周：双侧上肢举重练习应限制在4.5kg以内，以避免胸骨愈合不良。然而，使用橡皮筋等轻度力量训练或手持重物训练在术后前两周内即可开始。

2）术后6周后：若胸骨创伤愈合良好，患者可开始在举重训练器械上运动。须强调举重量应适中，每组10～20次，每次运动1～3组，每周运动3次，锻炼主要肌肉群。

3）监测血压：由于心脏抑制患者须使用环孢素来治疗，所以高血压多发，须注意在力量训练期间定期监测血压。

1142. 心脏移植术后的急性运动反应是什么？

由于移植心脏失去交感神经支配，依靠儿茶酚胺循环来维持正常心率。静息时心率上升为95～115次/分，代表了窦房结去极化的固有心率。运动刚开始时心率增加缓慢，运动心率的峰值明显低于正常（大约150次/分）。因而运动时的最大心率、每搏输出量及心输出量都较年龄对照组低。运动恢复阶段，抑制心率上升并且伴随着儿茶酚胺水平恢复到基线，心率逐渐恢复到运动前水平。心率变异性心率储备（休息和运动峰值心率的差）低于正常。运动时移植患者血浆儿茶酚胺水平正常升高，对β肾上腺素刺激有正常敏感性。

1143. 心脏移植患者异常的运动生理反应是什么?

（1）心率：静息心率增加，运动开始时心率增加延迟，最大心率减低，运动停止后恢复到静息水平延迟，心率储备减少。

（2）心室压力：增加左室舒张末压（舒张功能障碍），运动中肺动脉压和肺毛细血管压、右房压增高，增加左室收缩末期和舒张末期容量指数。

（3）心输出量：运动中每搏输出量的增加量减少，运动时心输出量减少。

（4）血氧：运动时动静脉混合血氧差减少，运动中氧气摄取减慢，最大氧摄入降低，运动实验中最大能量输出减少，通气无氧阈值减低，氧和二氧化碳通气量增加，运动时潜在的动脉非饱和度降低。

（5）血压：高水平去甲肾上腺素和心肌对儿茶酚胺敏感性增强导致静态血压增高，但运动中儿茶酚胺水平却不足以加强心肌收缩达到正常交感神经调节的程度，因此最大心率反应减弱。而血中去甲肾上腺素的长期增高使其受体调节作用下降，因而极量运动时血压反应减弱。

1144. 如何进行肺移植术前运动康复干预?

术前通常存在严重的肺部基础疾病，需要降低运动训练的强度，对于慢性肺部疾病患者，目标心率作为运动强度评价指标是不合适的，因为这些患者通气功能的限制往往先于目标心率的出现。其训练强度应该接近他们所能耐受的最大的运动负荷，这个负荷可通过他们的症状来衡量，包括呼吸困难，全身疲乏，腿部疲劳或头晕。训练强度以患者有一定程度的呼吸困难，但休息几分钟后可恢复到相对的舒适状态为宜，然后逐渐增加训练强度和持续时间。总之，训练过程中既要保证患者足够的强度以达到训练效果，又要保证其能安全地耐受预定的工作负荷。

1145. 肺移植术前下肢有氧训练应如何进行选择?

步行运动被认为是优于其他训练的康复方式，有些患者需要通过助行器进行，也可以在跑步机上进行，步行运动较其他不太激烈的训练方式相比，需要更大的呼吸做功和能量消耗。借助步行器或跑步机可以减少呼吸做功，并延长训练时间。

踏车训练适合虚弱患者，较步行训练可以消除体重的影响，以及由于辅助呼吸肌工作造成的胸廓不稳定的影响。踏车扶手可以抬高并稳定胸廓，有助于膈肌的下降，从而降低运动过程中呼吸做功和能量消耗。更虚弱的患者可以使用带靠背的自行车，可稳定患者的背部、胸部和手臂，同时避免跑步机和踏车训练时发生的等距手臂收缩。

1146. 肺移植术后住院期间的康复程序是什么？

在患者气管插管的情况下就可进行呼气末正压和胸部手动或机械叩击并体位引流。早期下床坐在椅子上有助于减少肺不张和促进胸腔积液的引流。拔管后，可使用激励式肺量计和内振动排痰装置进一步预防肺不张和增加膈肌肌力。术后早期康复还应包括有效的呼吸形式、上下肢的肌力训练以及功能活动。

患者被确定为稳定状态就可使用带靠背的功率车和早期下床活动。在做简单运动时，可同时做上下肢的抗阻运动。对于切口和胸引流管引起疼痛的患者需要使用镇痛药物，药物剂量以维持到达预定的锻炼目的为宜。

患者出院前要确认其步态是否稳定，下肢力量是否足够完成如移动到床上和爬楼梯等独立活动。

1147. 肺移植术后出院后的康复程序是什么？

出院后，患者将继续进行肺康复训练，最大限度提高肌力和耐力。此时可类似于肺移植前的肺康复方法。因长期使用免疫抑制剂药物有很高的骨质疏松风险，因此保持良好的姿势和实施背部保护措施，避免旋转和屈曲，以防止脊柱压缩性骨折。

1148. 肾脏移植术后如何进行早期运动康复干预？

肾脏移植患者由于慢性肾病的影响，常有骨骼肌萎缩、贫血和心血管功能失调、功能性红细胞减少和血红蛋白水平过低，导致运动能力严重减弱，因而应在移植成功后早期开始运动训练。肾脏移植术后第1～2天进行卧位肢体活动，双下肢直腿抬高训练，双下肢做屈髋屈膝、伸髋伸膝活动，每一动作做5～10次。移植肾脏侧抬高的范围以不引起明显伤口疼痛为度，次数视患者具体体力而定，一般每天3～4次，后续可逐步在半卧位双手持哑铃进行上肢训练，以及双下肢卧床踏车训练和下床步行等，根据患者一般情况的恢复可以逐渐增加四肢、手部抗阻训练的强度，增加步行距离，直到身体基本恢复出院。

1149. 肾脏移植术后并发症的康复治疗包括什么？

（1）骨缺血性坏死的康复治疗：肾移植早期，容易出现股骨头、膝关节、肩关节等部位缺血性坏死，严重影响患者的生活治疗，宜尽早行康复训练。①高压氧治疗：患者进入氧舱后取坐位，面罩吸氧法，压力为0.1～0.15MPa（2.0～2.5ATA），吸氧1小时，每日1次。②功能锻炼：进行踝关节活动，股四头肌、腘绳肌等长收缩，膝关节伸屈，行走训练等。

（2）糖尿病：肾移植患者常表现为隐性糖尿病，要及早检查、发现。有氧运动和抗阻训练可提升血糖控制能力、抗氧化应激、改善胰岛素抵抗、提高血管内皮功能。患者可根据身体情况选择步行、活动平板上步行、踏车运动、慢跑和有限度爬楼梯等活动。

（3）肺部感染的康复治疗：感染是肾移植的重要并发症及死亡原因，其中肺部感染的发生率尤其高。①体位引流及振动排痰：病情允许的前提下，选择适当体位，结合振动排痰机或手法叩击胸部和背部。餐前1～2小时或餐后2小时进行，2～4次/日，治疗前宜先行雾化吸入20分钟。②指导患者咳嗽及排痰及呼吸训练：训练过程中，注意观察患者生命体征及面色等，防止发生意外。③湿化痰液：鼓励患者多饮水，或予静脉输液以增加身体内的水分，输液速度以20～40滴/分为宜，24小时入量宜控制在2500ml左右，防止心脏负荷过重。④超声雾化吸入：超声雾化器吸入生理盐水5ml、糜蛋白酶2000U、氨溴索15mg、庆大霉素8万U，嘱患者反复深吸气。

1150. 肝脏移植术后运动康复干预的原则及重点是什么？

肝移植术后患者长期卧床增加肺功能损害、组织氧合不全、下肢静脉血栓等风险。应积极鼓励患者从术后第1日开始活动，每日对患者的意识、肌力、配合能力进行评估，并为患者制定锻炼计划和目标，完成每日制定的活动目标。患者术后早期活动的原则包括：

（1）先确保患者安全和自身安全。

（2）改善患者的功能障碍，要分主次、先后。

（3）意识清楚者以肺部功能恢复、坐位、站位等为目标。

（4）意识不清者以预防肺部感染、压疮、深静脉血栓、关节挛缩、肌肉萎缩等并发症为目标。

患者术后早期活动的重点，包括呼吸功能锻炼、肢体肌力锻炼、关节活动锻炼。

制定个体化活动计划：应每日对患者的意识、肌力、配合能力进行全面评估并制定个体化活动目标和计划，完成每日制定的活动目标。

（九）安宁照护的康复介入

1151. 安宁照护的定义是什么？

安宁照护（palliative care，PC），又称姑息治疗、缓和治疗、安宁疗护。是以患者及其家庭为中心，致力于有效管理肿瘤患者疼痛和其他痛苦症状，并根据患者及家属的需求、价值观、信念和文化为其提供身体、心理、社会、精神和灵性的照护。安宁照护的团队成员包括康复专科医师、康复治疗师、其他相关专科医师、护理人员、心理师、社工、志愿者、神职人员、宗教师、律师等，该团队与主要照护者（家人、好友）等团队间合作（interdisciplinaryteam），大家共同讨论，拟定方针，给予症状缓解（palliative）及支持性（supportive）的照护，以减轻或免除患者的痛苦，提高患者的生活质量与尊严，并协助家属面对患者遭受病痛的过程，并进行亲人离世后心理的疏导。

1152. 安宁照护涵盖范围包括哪些患者？

安宁照护的对象是所谓的“末期患者”，也就是指罹患严重伤病，经两位医生以上诊断，认定伤病已经无法治愈，患者走向死亡已经无可避免，且只剩不到6个月的生命。将姑息治疗纳入标准肿瘤治疗：美国临床肿瘤学会临床实践指南更新中将晚期癌症患者定义为：“有远处转移、晚期疾病、生命受限的癌症和/或预后为6～24个月的患者。”其中，最常见是“癌末病患”，至于非癌症的患者大都是各种疾病的末期，大概范围包括：心脏病末期、肝病末期、肾病末期、肺疾末期、慢性气道阻塞性疾病（COPD）、衰老老人合并多重功能衰退、末期运动神经元病变、末期失智症等。

1153. 为什么把患者只剩下不到6个月的生命时间作为安宁照护的一个重要条件？

因为人面对重大挫折时的情绪应对，需要经过心理悲伤过程的5个阶段，分别是否认阶段（denial）、愤怒阶段（anger）、讨价还价阶段（bargaining），沮丧阶段（depression）、接受阶段（acceptance），一般而言需要6个月的时间才能完整的过渡。因此希望医务人员能够在预期患者即将面对死亡之前，提早6个月告知，然后让患者有充分的时间可以处理生命的重大相关议题。

1154. 安宁照护的场所有哪些？

安宁照护的场所，可以在家（home）、医院的普通病房或安宁病房（hospice beds）、护理之家（nursing home）、患者自己的住所，或任何独立的场所。在国外，有些医院有设置安宁缓和病房，但更多的医院是设置安宁缓和团队，在各个病房之间和肿瘤治疗团队共同照护患者。

1155. 安宁医疗和缓和医疗的区别是什么？

缓和医疗（palliative medicine）是症状控制的医学，例如为了改善疼痛症状所给的药物治疗是缓和医疗的一部分，安宁医疗（hospice medicine）是让患者舒适地结束生命的过程，这个过程其实是违反生物求生的本能，除了医疗的生物学层面要缓解疾病的疼痛、死亡前的生理挣扎反应，更大一部分包含了医疗的心理和精神层面，面对死亡本能的心理恐惧、丧失自主、丧失自尊、与自己所拥有的一切告别的痛苦，这些课题若无法解决，无论缓和医疗做的再好，患者也只会死于灵魂的痛苦。因此，把人体和疾病拆分为生物反应和化学反应来分析并且治疗是错误的，只有把安宁医疗和缓和医疗（hospice and palliative medicine）结合起来，回归到重视疾病的载体-人的身上，才能让治疗更完整。

1156. 安宁医疗中最困难的第一步是什么?

如何将患者转介到安宁医疗，是安宁医疗中最困难的第一步。由于肿瘤医学的治疗本质是对抗绝望的战争，患者被鼓励要勇敢的奋斗对抗癌症，即使要承受手术的后遗症和化疗的毒性，放弃自己的容貌与体格，也要挣扎求生，不能轻易放弃。但是安宁医疗的本质其实是认命与道别，因此患者必须经历一个极大的心境转换，才能接受两个医疗团队不同的照护特质。若能够成功地转换心境，安宁医疗就已经成功了一半。然而，在劝说患者接受安宁医疗的过程中，患者常常感受到被肿瘤医疗团队放弃，原本已经熟识的医疗团队，在最无助彷徨的时候，却要离开，送患者去接触另外一个不熟悉的团队，这种情境常常让患者更加焦虑而不愿意接受安宁医疗。

1157. 康复医学科团队应如何介入患者的癌症治疗过程?

在患者接受癌症治疗的期间，安宁医疗团队应逐渐地介入，协助患者的症状控制，当患者的病情已经进入末期，安宁团队可直接接手主导，但原来的肿瘤治疗团队也要不定时给予治疗建议。这种模式下十分适合康复医学科团队介入，因为在肿瘤治疗的初期，康复医学科就已经开始以支持性照护（supportive care）的角色介入，协助患者克服手术后的残缺，重拾病前的生活功能；治疗中期，可以协助处理放射线治疗、反复化疗造成的失能；治疗后期，可以协助处理脑转移、脊髓转移的康复，改善疼痛控制、宣教照护技巧、配置辅具改善照护质量，在整个医疗过程中，患者会经历数次医疗团队的转换，而康复医学科团队可以扮演贯穿整个癌症照护病程的角色，让患者始终有一些熟面孔，增加心理上的安定感。

1158. 安宁团队需要具备的能力包括什么?

（1）对各不同的癌程病程有基础的认知。

（2）能够处理癌症晚期患者的医疗问题，如营养、脱水、肠梗阻、水电解质等代谢异常和败血症。

（3）能够处理各种癌症晚期患者的身体症状：疼痛、恶病质、咳痰喘、谵妄、忧郁、焦虑、虚弱、疲惫、恶心、呕吐、便秘、失眠等。

（4）能够处理患者原有的各种慢性疾病。

（5）熟悉癌症患者常用的药物：镇痛药，止吐药、心肺系统用药、精神科用药。

（6）善于沟通，能够与患者及家属做各种医疗协商。

（7）熟悉社区资源，能够为患者安排居家安宁，或提供各种养护中心的资讯。

（8）能追踪各种安宁疗护的医疗新进展，或是研究中心的医疗文件。以不伤害患者的前提下，让患者的身体症状获得更好的控制。

（9）能够和患者以及家属讨论各种伦理议题，包含预立遗嘱、安乐死、不急救、撤除呼吸机等维生装置等。

（10）患者撤除呼吸机等维生装置时，熟悉不同的步骤，并且能够妥善的和家属解释不同的症状和结果。

（11）熟悉医疗体系的传送系统以及各种公、私立医疗保险的给付。

（12）当遇到有争议的伦理议题时，能够建立一个有效沟通的渠道。

（13）在与家属和患者的相处中，要保持正直、诚信、诚恳态度，当遇到伦理争议的时候需要站在维护患者权益的一方。

1159. 如何控制癌症末期患者的体质性症状?

癌症末期患者的体质性症状相当复杂，跨越了许多身体的器官系统。这些症状包括疼痛、疲劳、恶心、抑郁、焦虑、困倦、食欲下降、舒适感下降、喘和其他的不适。这些症状错综复杂的交织在一起，当疼痛与焦虑、失眠并存时，可能只用抗焦虑药物可解决三个症状，因此应将患者视为一个整体的人，将其症状做整合的评估之后，再分析其背后的成因，而不是针对单一的主诉来治疗，可以有效减少患者的用药量。当患者的症状负荷始终很高，无法下降，此时期的患者通常无心、也无力参与康复活动，此阶段的康复目的通常是指导患者以及照顾者生活技巧，让他们即使有症状负荷，仍然能执行其基本的日常生活所需，来减少疾病对患者的影响。体质性症状的控制以疼痛控制为首要目标，其次是喘、便秘、恶心和呕吐。唯有当这些症状被控制在一个合理的范围时，患者才有心情及体力来面对人生中重大的课题，并和他的家人、朋友共同走过生命最后的里程。

1160. 癌症患者的疼痛分类及处理办法是什么?

癌症患者的疼痛可分为持续性的疼痛、突发性的疼痛及事件相关性的疼痛。持续性的疼痛可分为内脏痛、神经痛、发炎痛、肌筋膜痛以及心因性疼痛。对于内脏痛可应用吗啡和神经阻滞剂；对于神经痛可用神经阻滞剂和神经安定药；对于发炎痛可用非甾体类抗炎药；对于肌筋膜痛可用肌松剂和扳机点注射；对于心因性疼痛，可用抗焦虑和抑郁药，也可以进行心理咨询、家庭治疗以及宗教信仰来调节。对于突发性的疼痛可以使用吗啡，但要控制用量。对于事件相关性疼痛，可利用支具或辅助具、改变姿势和运动方式、环境的改造以及运动前的调整处理。

1161. 如何控制癌症患者事件相关的疼痛?

事件相关的疼痛难以依赖常规止痛药来控制。复健相关人员应评估特定动作引起的疼痛的机制，以改变活动的方式来减少疼痛，而不是一味的增加吗啡的剂量。除了给予辅助、改变肢体的使用方式之外。改善环境也是很重要的一环。复健团队需要具有灵活的思维，才能将医疗认识化为最大的帮助。癌症复健相关人员必须具有慢性疼痛治疗的能力。评估患者的疼痛是否有心理的成分，适度地给予抗焦虑药物和抗忧郁药物。

1162. 如何照护癌末患者的吞咽功能?

吞咽是照护癌末患者非常重要的一环。癌末患者患者可能具有嗜睡、吞咽肌肉虚弱无力、肺部感染、呼吸急促、有脑部病变或脑转移等状况，使吞咽功能受到多重的伤害。此时期的患者，不要试图诱发吞咽反射，可以通过辅助的措施改善吞咽功能，适当的体位摆放技巧，如头部固定、座位，有利于吞咽动作的完成。调整食物的粘稠度，让食物可以缓慢轻松地滑入食管，诱发吞咽。调整食物味道，有助于进食困难者的吞咽及营养维持。身体状况较好的患者可以用进食辅具协助自己进食。不能进食或不愿进食者，可以通过肠内、肠外营养保证患者营养的供应。同时，医者和家属一定要先有健全的心理准备，本着对生命尊重的理念，认识安宁照护的本质，才能胜任这份艰难的工作。

1163. 如何照护癌末患者除疼痛外的日常生活活动?

对于吞咽功能障碍的患者，可通过体位摆放，应用辅助器具，调整食物味道、黏稠度等措施改善吞咽。对于呼吸功能障碍的患者，可进行上肢、下肢运动，利用体位性排痰，放松技巧，穴位按摩，电疗等治疗。学习有效咳痰技巧或配合药物，以减轻患者的痛苦。对于沟通障碍者，可协助以手势、交流手册、辅具及电子沟通板进行沟通。对于排便功能障碍者，可进行简单腹式呼吸或腹肌运动，增加水分及纤维素摄入，利用饭后胃大肠反射最明显时，按摩腹部，使排便更顺畅；排尿困难者，可进行腹肌运动，还可以学习腹部加压，配合膀胱同时收缩的双重收缩，设法协助排尿。严重膀胱功能障碍者可以学习以饮水计划加清洁导尿法解决。

1164. 康复医学科团队在安宁照护中的作用是什么?

康复医疗的目标是促进功能的恢复，早日回归工作，回归社会，提高患者的生活质量。但在安宁照护中面对生命末期的患者，康复医学科强调的是疼痛的减轻这类症状控制等姑息性的手段，而不是积极的治疗。为这些患者拟定治疗计划时，功能进步不再是考量的重点，而是面对患者状况逐日恶化的残酷事实，如何减轻痛苦，维持必要的生活功能，要考虑在功能减少中设法提高患者的生活质量。康复医学科团队在安宁照护中扮演的角色是多元化的。在门诊当中提供一些辅具的建议、居家照顾的技巧、社会资源相关的鉴定与咨询。也可以深入到肿瘤病房或安宁缓和病房，针对原治疗团队的需求提供康复相关的医疗服务。

1165. 安宁照护团队对于生命末期患者的照护要做整体连贯考量，其意义是什么?

安宁照护团队的主要任务是着重症状控制，尽可能给予症状缓解治疗，让患者感觉比较舒服。而不是积极的去处理疾病本身或是延长生命。对于生命末期患者的照护，治疗者要做整体连贯的考量，包括全人、全家、全队、全程、全社区的五全服务。提供患者全人性（身、心、社会、精神）的照护，同时要将患者的家属视为一体，一起关照。由整合性团队的共同合作，提供任何有助益的协助，让他们得以找到有意义、充满亲情、心灵寄托的生活方式，来共同度过这段生命的最后时光。即使最后患者离世，家属仍然持续得到协助与关怀，包括伤痛治疗。安宁照护团队通常扮演多个角色，除了照顾患者的例行工作外，还要扮演教师、顾问、协调者、聆听者等角色。善用沟通技巧与法律常识，帮助患者与家属解决遗嘱、丧葬等身后的问题，经常跟家属们保持联系，聆听他们的倾诉，并适时给予安慰与关怀。

1166. 需要进行安宁照护咨询的患者条件是什么?

包括患生存期限制性肿瘤或可选抗癌方案有限的患者；高症状负担，尤其是存在对传统管理方法无效的非疼痛类症状的患者；有多重过敏或不良反应史者；多次急诊就诊或者入院者；有ICU照护需求的患者；有姑息性支架或姑息性胃造口术者；高抑郁痛苦评分者；认知损伤者；交流障碍者；需要澄清照护目标的患者；患者家属或照顾者对于照护计划不满者；很可能发生疼痛管理不良的患者；需要加速死亡的患者；拒绝参与预立照护计划的患者；周围社会环境较差的患者；很可能发生复杂悲伤反应的患者。